EFFETS

TOXIQUES ET PATHOGÉNÉTIQUES

DES MÉDICAMENS,

SUR

L'ÉCONOMIE ANIMALE DANS L'ÉTAT DE SANTÉ,

RECUEILLIS ET MIS EN TABLEAU SYNOPTIQUES,

PAR

LE DOCTEUR **BEAUVAIS** (DE ST.-GRATIEN).

> Rerum natura sacra sua non simul
> tradit; aliud hæc ætas, aliud quæ
> post nos subibit, accipiet.
> SENECA.

5ᵉ livraison.

PARIS,

J.-B. BAILLIÈRE,

LIBRAIRE DE L'ACADÉMIE ROYALE DE MÉDECINE,
RUE DE L'ÉCOLE DE MÉDECINE, 13 *bis*;

A LONDRES, MÊME MAISON, 219 REGENT STREET.

—

1838.

Bibliothèque Royale.   Paris, le 7 Juillet. 1847

Monsieur

Nous n'avons reçu par le Dépôt que les cinq premières livraisons des Effets pathogéniques des médicaments par Beauvais.

Nous avons réclamé dernièrement au ministère le complément de cet ouvrage comme étant imprimé chez Cosson.

Cosson a répondu au Commissaire de police de la librairie « que cet ouvrage avait été commencé il y a 7 ou 8 ans et qu'il n'en a rien été fait depuis cette époque. »

Cependant votre Catalogue annonce cet ouvrage comme complet.

Je viens donc vous prier, Monsieur, avant d'adresser une nouvelle réclamation à la Direction, de vouloir bien me faire savoir par qui ont été imprimées les livraisons bis suivantes de l'ouvrage en question.

Agréez, Monsieur, mes salutations empressées.

O. Barbier

Il n'y a eu effectivement que cinq livraisons chez Mr Baillière les exemplaires en vente ou quand il s'y a acheté le reste de l'édition actuelle

Monsieur,

Je continue ma correspondance pour vous faire observer
1° que votre Catalogue de nov. 1846, p. 5
    annonce l'ouvrage de Beauvais en 420 pages
2° que votre Catalogue de Janvier 1843, p. 42
    dit que cet ouvrage a été publié en 6 livraisons

Laquelle de ces deux versions est la bonne?
Evidemment la seconde puisque votre 5e livraison
finit avec la page 448.

Veuillez donc, Monsieur, nous faire savoir
qui a imprimé cette 6e livraison ainsi que le
titre portant la date de 1845

Agréez, Monsieur, mes salutations
empressées
                    D. Barbier

7 Juillet 1847.

je ne sais ce qui puisse de la B
mais toujours est-il que l'ouvrage
marque 420 pages je ne me rappel
pas bien si il y a eu que 6 liv.
mais il m'a rien paru depuis
la page 420 et l'ouvrage
jamais terminé

Monsieur

Monsieur J. B. Baillière
Libraire — Éditeur

Rue de l'École de médecine

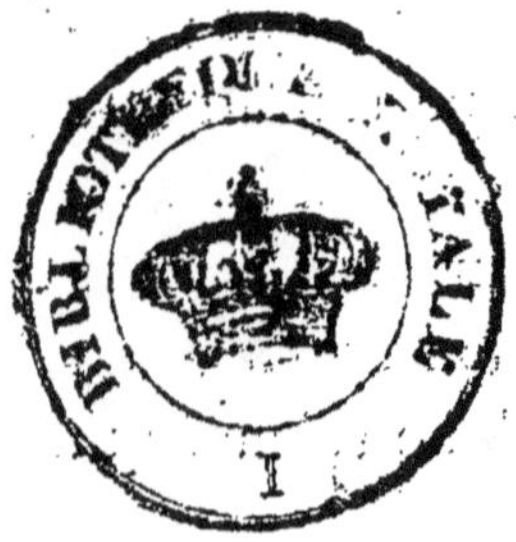

INTRODUCTION.

Il ne faut pas beaucoup de pénétration pour apprécier l'importance d'une bonne Matière médicale. Si quelques homœopathes s'imaginent en posséder une déjà ; si, en parcourant le Manuel de M. Jahr, ils pensent y trouver tout ce qu'on a pu faire de mieux sur ce sujet, leur illusion tient à ce que, ne pouvant vérifier les sources , ils sont obligés de croire l'auteur sur parole.

Nous sommes loin de déprécier le travail de M. Jahr, et nous avons même prouvé combien nous y attachons d'importance, en participant à la première traduction qui l'a reproduit en France. Mais nous pensons qu'on peut faire mieux, comme nous serons certainement aussi dépassés par ceux qui viendront après nous.

Il est du devoir de quiconque écrit sur une science tout empirique, telle que la matière médicale, de se montrer exact et consciencieux. Ce n'est point assez de donner un livre où l'histoire de chaque médicament commence par *vertige*, et finit par *mauvaise humeur*. On doit encore au public, ami de la vérité, de lui in-

diquer exactement les sources auxquelles on a puisé.
Sans doute, l'ouvrage porte ainsi le cachet d'une com-
pilation; mais une matière médicale ne saurait être
autre chose, puisqu'elle rassemble des expériences
éparses et en fait un corps. L'amateur des romans
doit s'adresser à la brillante imagination de Hugo ou
de Balzac, et non à la triste réalité d'une science qui
est l'enfant de la douleur.

Sur quels fondemens doit-on asseoir une matière
médicale spécifique? et sont-ils assez solides pour supporter un si lourd édifice? car celui qui bâtit sur le
sable ne doit s'en prendre qu'à lui-même si un instant
suffit pour renverser l'œuvre de plusieurs années.

Ces fondemens sont les symptômes produits par les
médicamens essayés sur les sujets bien portans, qu'on
trouve dans la Matière médicale de Hahnemann, dans
son Traité des maladies chroniques, dans les quinze
volumes des Archives homœopathiques de Leipzig, dans
la Matière médicale de Hartlaub et Trinks, dans l'Héra-
clide de Helbig, dans le Journal des essais pathogénétiques, dans la Correspondance pratique, dans l'Hy-
géa de Griesselich, et dans la Bibliothèque de Genève.

Aux résultats consignés dans ces ouvrages, il faut
joindre les faits pratiques épars dans une foule de pu-
blications, et d'où l'on peut tirer une matière médicale
ex usu in morbis. Pour mettre chacun en mesure de
reconnaître combien est fragile la base sur laquelle re-
posent toutes nos indications actuelles *ex usu in morbis*,
telles qu'elles sont consignées dans le Manuel de
M. Jahr, nous avons entrepris la rude tâche de rechercher toutes les observations, bonnes et mauvaises, et
de les réunir dans la *Clinique homœopathique*.

En donnant tout, de manière qu'il soit possible au lecteur d'apprécier la valeur des faits, nous voulons échapper à la critique chicanière de ceux qui s'osbtinent à voiler les fautes commises en homœopathie, et qui, si nous avions choisi, auraient eu d'autant plus beau jeu pour faire suspecter nos intentions, qu'il est dans la nature humaine de dédaigner ce qu'on possède et de n'attacher de prix qu'à ce qu'on n'a pas. Tout nous porte à espérer que la publication de la Clinique sera bientôt terminée, et nous aimons à croire qu'il se trouvera en France des médecins assez bienveillans pour nous aider de leurs conseils et de leur coopération pour séparer l'ivraie du bon grain. Alors seulement il sera temps de songer à une véritable matière médicale *ex usu in morbis.*

Si nous examinons la Matière médicale de Hahnemann et les fragmens dispersés dans d'autres écrits, nous voyons les symptômes fournis par des expérimentations sur l'homme bien portant, entremêlés avec d'autres symptômes qui ont été empruntés à d'anciens allopathes. En suivant cette marche, Hahneman voulait donner plus de poids à ses propres observations. Il rassembla donc ou fit réunir un assez grand nombre de citations. Malheureusement beaucoup de ces citations sont fausses, d'autres sont dénaturées, et quelques unes enfin, quand on approfondit la chose, établissent le contraire précisément de ce qu'on avait voulu en déduire. De plus, des symptômes d'empoisonnement par de grandes doses sont fréquemment mêlés avec des effets curatifs dus à ces mêmes doses, de sorte qu'il y a une multitude de cas dans lesquels on ne sait à quoi s'en tenir. Il est donc nécessaire, pour avoir une véritable matière médicale pure, d'écarter tous ces symptômes étrangers.

Rechercher quels effets salutaires un médicament employé seul et à haute dose a produits sur les malades, tel est le but d'une troisième partie de la Matière médicale, dont nous ne nous occuperons qu'après avoir terminé les deux autres. Déjà nous avons préparé une grande masse de matériaux; nous poursuivons assidument nos recherches, et, si les circonstances le permettent, nous en soumettrons les résultats au public médical.

Notre but actuel est de présenter le tableau des symptômes qui ont été observés sur l'homme bien portant, soit par les hasards de la toxication, soit par des expériences faites exprès et conduites avec prudence. Ici encore, nous le disons à regret, si l'on a fait beaucoup, on aurait pu faire beaucoup mieux. Nous profiterons cependant avec reconnaissance des trésors que nous ont ouverts Hahnemann et ses disciples, et nous ferons de notre mieux pour en tirer tout le parti possible.

Nous n'avons pas pu faire connaître partout les traits individuels des sujets sur lesquels ont été recueillis les symptômes, les circonstances au milieu desquelles on a procédé, les doses employées par les expérimentateurs, et l'ordre que les phénomènes ont suivi dans leur manifestation; car ces détails si importans ne sont point toujours indiqués; mais chaque fois que nous les avons rencontrés, nous avons eu soin de les rapporter avec la plus scrupuleuse exactitude. Nous n'avons rien négligé surtout pour assigner à chaque personne mise en expérience les symptômes qui lui appartiennent, afin de parvenir à déterminer quelle a été la manière diverse d'agir d'une substance sur des individus différens, quels effets elle a produits sur tous et quelle influence elle a constamment exercée sur tel ou tel organe.

Reconnaître le caractère propre ou *spécifique de chaque médicament*, démêler *quel organe il affecte* d'une manière plus particulière, rechercher si plusieurs substances agissent sur un même organe, et faire ressortir les différences essentielles qui existent entre elles sous le rapport de la manière dont elles impressionent l'économie vivante; tel est le résultat principal que nous avons cherché à atteindre. Pour y arriver, nous avons adopté un classement physiologique que maintes expériences nous ont montré être celui qui conduisait le plus directement à notre but.

Nous avons encore un mot à dire de l'ordre suivant lequel les médicamens ont été disposés. L'ordre thérapeutique serait sans doute le plus scientifique et le plus commode; mais il a l'inconvénient que, si l'on voulait le suivre à la rigueur, on serait obligé de reproduire le même médicament dans plusieurs endroits, puisque certaines substances exercent des actions tout-à-fait différentes. Nous avons donc fait choix de l'ordre physiographique. On pourrait lui reprocher de ne pas appartenir proprement à la matière médicale et d'être emprunté d'une autre science; mais ce reproche devait d'autant moins nous arrêter, qu'il serait applicable aussi à tout autre mode de classement. Celui que nous avons adopté a l'avantage d'éviter les répétitions.

Nous supposons que tous ceux qui s'occupent d'homœopathie possèdent les traductions de la Matière médicale de Hahnemann, de son Traité des maladies chroniques; aussi avons-nous cru devoir y renvoyer constamment le lecteur. Quant aux observations qui ont été faites depuis, nous les avons ajoutées, et de cette manière les homœopathes français pourront juger de tout ce qui a été fait dans le domaine purement pratique de l'homœopathie.

Nous prions nos confrères de vouloir bien nous aider de leurs conseils, nous éclairer de leurs judicieuses critiques. La tâche que nous avons entreprise est lourde, et elle a besoin d'encouragement pour être menée à bien. Quelque jugement qu'on en porte, on ne pourra du moins nous contester le courage d'avoir abordé les points les plus difficiles de l'homœopathie.

Le 1ᵉʳ août 1837.

EFFETS

PATHOGÉNÉTIQUES ET TOXIQUES

DES MÉDICAMENS

SUR L'HOMME EN ÉTAT DE SANTÉ.

RÈGNE VÉGÉTAL.

—

TABLEAU

*De tous les médicamens tirés du règne végétal qui ont été
soumis à l'expérimentation pure jusqu'à ce jour.*

—

ACOTYLÉDONIE.
  Champignons.
    Agaricus muscarius.
  Lycoperdacées.
    Lycoperdon Bovista.
  Mousses.
    Lycopodium clavatum.
MONOHYPOGYNIE.
  Aroïdées.
    Arum maculatum.
    Arum Seguinum.
MONOPÉRIGYNIE.
  Asparaginées.
    Paris quadrifolia.
    Smilax salsaparilla.
  Colchicacées.
    Colchicum autumnale.
    Veratrum album.
    Veratrum sabadilla.
  Liliacées.
    Scilla maritima.

MONOÉPIGYNIE.
  Iridées.
    Crocus sativa.
EPISTAMINIE.
  Aristolochiées.
    Asarum europæum.
PÉRISTAMINIE.
  Thymélées.
    Daphne mezereum.
  Laurinées.
    Laurus camphora.
  Polygonées.
    Rheum palmatum.
HYPOCOROLLIE.
  Primulacées.
    Cyclamen europæum.
  Verbénacées.
    Vitex agnus castus.
  Labiées.
    Teucrium marum.
    Lamium album.

Personnées.

Gratiola off.
Digitalis purpurea.
Verbascum tapsus.
Euphrasia off.

Solanées.

Atropa Belladonna.
Hyoscyamus niger.
Datura stramonium.
Capsicum annuum.
Nicotiana tabacum.
Solanum dulcamara.
Solanum mammosum.

Gentianées.

Menianthes trifoliata.
Spigelia anthelmia.

Apocynées.

Cephaelis ipecacuanha.
Ignatia amara.
Strychnos nux vomica.
Nerium oleander.

PÉRYCOROLLIE.

Rhodoracées.

Ledum palustre.
Rhododendron chrysanthum.

EPICOROLLIE-SYNANTHÉRIE.

Chicoracées.

Leontodon taraxacum.
Lactuca virosa.

Cynarocéphales.

Viola odorata.
Viola tricolor.

Corymbifères.

Arnica montana.
Matricaria chamomilla.
Achillæa millefolium.
Cina.

EPICOROLLIE CORYSANTHÉRIE.

Valérianées.

Valeriana off.

Rubiacées.

Coffæa arabica.
China reg.

Caprifoliacées.

Sambucusnigra.

EPIPÉTALIE.

Araliacées.

Panax quinquefolium.

Ombellifères.

Aethusa cynapium.
Asa fœtida.
Conium maculatum.
Cicuta virosa.
Phellandrium aquaticum.

HYPOPÉTALIE.

Renonculacées.

Aconitum napellus.
Ranunculus bulbosus.
Ranunculus acer.
Anemone pulsatilla.
Clematis erecta.
Helleborus niger.
Delphinium staphysagria.

Papavéracées.

Chelidonium majus.
Papaver somniferum.

Capparidées.
Drosera rotundifolia.
Hypéricées.
Hypericum perforatum.
Ménispermées.
Menisperm. cocculus.
Berbéridées.
Berberis vulg.
Polygalées.
Ratanhia.
Polygala senega.
Rutacées.
Angustura.
Guajacum officin.
Ruta graveolens.
PÉRIPÉTALIE.
Rosacées.
Prunus laurocerasus.
Prunus spinosa.
Légumineuses.
Indigofera tinctoria.

Baryosma tongo.
Térébinthacées.
Pistacia terebinthus.
Rhus toxicodendron.
Anacardium orientale.
DICLINIE.
Euphorbiacées.
Croton tiglium.
Croton cascarilla.
Euphorbia officinarum.
Cucurbitacées.
Bryonia alba.
Cucumis colooynthis.
Myristicées.
Nux moschata.
Urticées.
Cannabis sativa.
Conifères.
Juniperus sabina.
Thuja occidentalis.
Taxus baccata.

Ire CLASSE. — ACOTYLÉDONIE.

AGARICUS MUSCARIUS.

AMANITA MUSCARIA (Fausse Oronge).

Agaricus pseudo aurantiacus. *Bulliard*, vol. 2, p. 673.

Fungorum perniciosorum genus 12 n° 4. *Clusius*, hist. 2, p. 280.

Fungus bulbosus e volva erumpens. *Micheli*, nova plantarum genera. 188, tab. 78.

Melmuscarum venenosum. *Steerbeek*, Theatrum fungorum, tab. 19, fig. A.

Agaricus muscarius. *Schaeffer*, Fung. icones, tab. 27.

Agaricus muscarius. *Bergeret*, tom. 1, p. 1.

Agaricus muscarius. *Bolton*, Fung, tom. 1, tab. 27.

Agaricus muscarius. *Linnœus*, sp. plant., p. 1640.

§ 1. *Caractères.*

Son chapeau atteint quatorze à dix-huit centimètres (5-7 pouces); il est d'abord convexe, et ensuite presque horizontal; sa couleur, rouge écarlate, est plus foncée au centre; il est un peu rayé sur le bord, et presque toujours tacheté de tubercules ou verrues blanches qui sont les débris du volva; le pédicule, long de huit à douze centimètres, est blanc, plein, cylindrique, excepté à sa base, où il est épais; les feuillets sont blancs, inégaux, recouverts dans leur jeunesse d'une membrane qui se rabat sur le pédicule et forme son collier. Le volva est incomplet, c'est-à-dire qu'il ne le recouvre pas entièrement à sa naissance et forme quelques écailles le long du pédicule.

§ 2. *Propriétés chimiques.*

D'après Schrader (1) , ce champignon contient une substance teignant en rouge, qui se dissout dans l'eau et qui paraît en conserver les propriétés vénéneuses.

M. Letellier (2), y a découvert une substance particulière qu'il appelle *Amanitine.* Cette matière, dont l'alcalinité est encore incertaine, est combinée avec le fungate de potasse.

§ 3. *Manière de le préparer.*

On coupe en morceaux, après les avoir nettoyés aussi proprement que possible, le chapeau et le pédicule ; puis on en exprime le suc. Des parties égales de ce suc fraîchement exprimé et d'esprit de vin à 35° donnent une teinture employée dans la thérapie homœopathique.

§ 4. *Essais sur les animaux.*

A. (3) On fit prendre à un chien de moyenne taille trois de ces champignons mêlés avec de la pâtée. Trois heures après, l'animal, qui n'avait point été incommodé, éprouva des tremblemens et de la faiblesse dans les extrémités. Cet état dura environ quatre heures, pendant lesquelles il se plaignit parfois ; enfin il tomba dans la stupeur ; la respiration était lente et profonde, et il poussait de temps en temps des cris plaintifs ; tantôt il se roulait par terre, tantôt il se tournait comme autour de lui et avec des frissonnemens subits qui ressemblaient à des secousses électriques. Cet état dura huit à neuf heures sans que l'animal eût la moindre évacuation. On lui fit avaler du vinaigre, qui, loin de diminuer les symptômes, les aggrava. Onze ou douze heures après

(1) *Bulletin d'Hermbstaedt* , tom. IX, cah. 4, p. 33.
(2) *Journal de chim. méd.*, tom. III, p. 41.
(3) Paulet, *Traité sur les Champignons*, 1793, tom. II, p. 352.

l'apparition des premiers accidens, on lui donna trois grains de tartrate de potasse antimonié dans deux cuillérées d'eau, ce qui ne le fit point évacuer. Au bout de deux heures, on lui administra un peu d'huile d'olives, et il vomit, cinq heures après, une partie des champignons ; il vomit de nouveau des morceaux de champignons mêlés de mucus blanchâtre, et il fut complétement guéri en peu de jours, au moyen d'une certaine quantité de lait.

B. (1) Schlegel a vu cent chèvres qui avait mangé de cette espèce de champignon, tomber à terre et être prises de flatuosités. Quatre moururent, les autres furent sauvées au moyen de saignées et de clystères ; mais elles perdirent leur lait pour tout l'automne.

C. (2) Hertwich donna à une brebis de deux ans une décoction de deux onces de fausse oronge dans huit onces d'eau. Elle n'avait rien mangé depuis douze heures. Au bout de cinq minutes, elle devint un peu plus vive et se mit à faire des cabrioles. Quelque temps après, il sembla qu'elle allait vomir. Au bout de vingt-neuf minutes, elle se coucha tranquillement. Elle mangea ensuite.

D. (3) Il donna à un barbet de quatre ans une décoction semblable. Cinq minutes après, se manifestèrent des envies de vomir. Au bout de huit minutes, il vomit effectivement une mucosité visqueuse et la décoction. Le pouls était petit, spasmodique, fréquent. Au bout de treize minutes, il fit plusieurs fois d'inutiles efforts pour vomir. Au bout de vingt-trois minutes, il urina pour la première fois ; au bout de vingt-neuf minutes, pour la seconde, et au bout de trente-cinq minutes, pour la troisième fois. L'urine était foncée. Le pouls était normal une heure après. Il mangea au bout de deux heures.

(1) Journal de Hufeland. 1822, p. 30.
(2) *Neue Bresslauer sammlung.* 1829, tom. I, p. 398.
(3) *Ibid.*

E. (1) Deux mopses prirent l'un deux onces, l'autre quatre onces d'eau distillée sur de la fausse oronge. Ils furent un peu malades et un peu tristes pendant un quart d'heure ; mais ils avaient déjà recouvré leur vivacité une demi heure-après.

F. (2) Des pillules composées d'une once de fausse oronge fraî-che et de deux gros de racine de guimauve furent données en une seule fois à un chien de trois ans de taille moyenne. Au bout d'une demi-heure, il eut des envies de vomir. Le pouls et la respiration devinrent plus forts ; il était triste, inquiet. Trois heures après, un violent effort lui fit rendre par le vomissement un peu de mucosité. Six heures après, il se portait fort bien.

G. (3) Le suc de sept onces et deux drachmes de fausse oronge fraîche exprimé dans deux onces d'eau fut donné à jeun à un basset de cinq ans. Au bout de dix minutes, il devint abattu, triste, et bava. Deux heures après, il eut des envies de vomir, et vomit, au milieu de beaucoup d'efforts, une mucosité d'un vert jaunâtre. Le pouls était plus fort, petit, mou, et régulier ; la respiration plus forte. Il se portait bien au bout de six heures et demie.

§ 5. *Effets toxiques observés sur l'homme.*

A. (4) Lœsel raconte que six Lithuaniens moururent d'avoir mangé de ce champignon.

B. (5) En 1774 une blanchisseuse de la rue de l'Arbre-Sec nom-mée Mad. Besançon, ayant cueilli au mois d'octobre plusieurs de ces champignons au bois de Romainville, les fit cuire dans

(1) *Neue Bresslauer sammlung.* 1829, tom. I, p. 398,
(2) *Ibid.*
(3) *Ibid.*
(4) *Flor. pruss.*, etc. Regiomont., 1703, p. 88.
(5) Paulet, *l. c.*, p. 351.

l'huile avec l'assaisonnement auquel elle ajouta un peu d'ail, et les mangea avec deux de ses filles et un étranger, vers les cinq heures après midi. Environ une heure après, elle fut prise d'un malaise général, d'envies de vomir, de défaillances fréquentes, et d'un sentiment d'astriction ou de resserrement à la gorge. Une de ses filles n'éprouva ces accidens que vers minuit; l'autre rendit en vomissant les champignons qu'elle avait pris. Leur état était sans fièvre d'abord; ils n'eurent ni coliques d'entrailles, ni douleurs vives. Ils prirent tous de l'émétique ou de l'eau chaude, qui leur fit rendre les champignons et ils se rétablirent tous; mais la mère, qui était âgée de soixante ans, eut de la fièvre le lendemain, laquelle se soutint pendant plusieurs jours.

C. (1) En 1768, M. Sabarot de la Vernière, étant en Vivarais, fit un repas de ce même champignon apprêté avec l'assaisonnement ordinaire, auquel il fit ajouter un peu de vinaigre, dans la vue de le corriger. Mais peu de temps après l'avoir pris, il éprouva un malaise général et un abattement de forces considérable; le pouls était si faible qu'à peine les pulsations étaient sensibles. Il finit par rendre le champignon en vomissant et se rétablit.

D. (2) En 1751 feu madame la princesse de Conti, lors d'un voyage de la Cour à Fontainebleau en automne, ayant aperçu dans la forêt plusieurs de ces champignons, les fit cueillir, les prenant pour des oronges; et obligea son cuisinier de les servir à dîner, malgré tout ce qu'on put lui dire. Elle avait à sa table entre autres personnes, monsieur l'évêque de Langres, et en mangea plus que tout le monde. Deux heures après le dîner, elle éprouva des envies de vomir accompagnées de défaillance et d'anxiété, resta quelques temps sans connaissance, et dans un état de stupeur et d'anéantissement qui fit craindre pour sa vie. Vingt-sept grains de tartre émétique donnés dans la journée n'avaient en-

(1) Paulet, *l. c.*, p. 351.
(2) Paulet, *l. c.*, p. 350.]

core produit aucun effet, lorsque du suc de raifort, et surtout
un lavement préparé avec une forte décoction de tabac procu-
rèrent une évacuation complète par haut et par bas, qui lui fit
rendre les champignons tels qu'elle les avait pris. Elle rendit le
sang par les selles, et on craignit un moment un état inflammatoire dans les entrailles, à raison de l'irritation excessive que les
remèdes avaient produite. Elle fut très-long-temps à se remettre,
et le lait contribua beaucoup à son rétablissement. Je tiens ces
particularités d'elle-même.

E. (1) Plusieurs soldats français mangèrent, à deux lieues de Polosck en Russie, des champignons que l'on croit être des fausses
oronges ; quatre d'entre eux fortement constitués, se crurent à
l'abri des accidens, parce que la plupart de leurs camarades
étaient déjà en proie à des accidens plus ou moins graves : ils
refusèrent constamment de prendre de l'émétique. Le soir, les
symptômes suivans se manifestèrent : anxiété, suffocation,
soif ardente, tranchées excessivement intenses, pouls petit et
irrégulier, sueurs, froid général, altération de la physionomie,
teint violacé du bout et des ailes du nez, ainsi que des lèvres,
tremblement général, météorisme de l'abdomen, déjections de
matières fécales très-fétides. Ces accidens augmentèrent d'intensité ; on les porta à l'hôpital. Le froid et la couleur livide des
extrémités, un délire mortel et les douleurs les plus vives les
accompagnèrent jusqu'au dernier moment : l'un succomba quelques heures après son entrée à l'hôpital ; les trois autres eurent
le même sort et périrent dans la nuit.

Ouverture des cadavres. Le premier présenta les phénomènes
suivans : évacuation de matières écumeuses, noirâtres, verdâtres ; abdomen météorisé ; l'estomac et les intestins étaient distendus par des gaz très-fétides ; leur surface interne offrait
des marques d'inflammation et des points gangréneux : dans

(1) Vadrot, *Diss.*, 1814, p. 26.

plusieurs endroits, la membrane muqueuse de l'intestin grêle était détruite ; l'estomac contenait un peu de liquide noirâtre. Le deuxième était à peu près dans le même état, à cette différence près, que l'intérieur de l'estomac offrait une sorte de congestion inflammatoire près l'orifice pylorique : le foie était prodigieusement gonflé, la vésicule du fiel remplie d'une bile épaisse et foncée en couleur. Le troisième et le quatrième présentaient les mêmes altérations que le premier, mais bien plus marquées ; on apercevait de larges taches gangréneuses tant dans l'estomac que dans les intestins, où la putréfaction paraissait déjà fort avancée.

§ 6. *Expérimentation pure sur l'homme bien portant.*

HAHNEMANN (1).

1. Vertige.

2. Etourdissement, assourdissement.

3. Céphalalgie, déchiremens du cerveau.

4. Battemens au vertex, avec désespoir approchant de la fureur.

5. Déchiremens saccadés dans la tête, se terminant derrière l'oreille droite, où ils sont le plus sensibles.

6. Accès de céphalalgie pressifs, avant de se coucher.

7. Bruissemens dans l'oreille.

8. Douleur brûlante dans le nez et les yeux (produite par l'olfaction).

9. Déchiremens à la gorge et aux lèvres (produits par l'olfaction).

10. Une sensation désagréable lui monte presque dans la bouche

11. (Pyrose).

12. Pression dans le creux de l'estomac s'étendant presque dans le sternum.

(1) *Archives homœop. de Leipzick*, t. IX, cah. I, pag. 173. 1830.

13. La salive lui coule de la bouche.

14. Sensation de torsion dans le bas-ventre.

15. Agitation dans le bas-ventre, presque comme s'il avait besoin d'aller à la selle.

16. Diarrhée.

17. Tiraillemens dans les testicules, avec malaise, pesanteur et somnolence; le soir.

18. Après la sieste, envie indomptable d'évacuer le sperme et après l'excrétion, tension pressive au dessous des côtes sans indice de flatuosités.

19. Pesanteur dans tout le corps, surtout dans les mollets.

20. Chaleur à la face et dans toute la partie supérieure du corps, par fréquens accès de 5 à 10 minutes.

M. Fréderic Hahnemann (1).

21. Hébétement et vertige le matin (3 heures après).

22. Pesanteur dans les deux tempes, jusqu'au milieu des oreilles, comme si un lourd poids était suspendu des deux côtés, plus forte dans la journée que le matin, et plus forte au toucher.

23. Une mouche noire se meut devant l'œil gauche à la distance d'une demi-aune; en clignant les yeux, elle voltige çà et là.

24. Rougeur du blanc de l'œil.

25. *Pression dans les yeux.*

26. Sensation dans les yeux comme si on devait constamment les essuyer.

27. Il croit sentir le matin par la bouche et a un goût puant dans la bouche.

28. Eructations ayant le goût des alimens, le matin.

29. Gargouillemens sonores dans le ventre (1/2 heure après).

30. *Émission abondante de flatuosités.*

(1) *Archives homœopat. de Leipzick,* t. IX, cah. I, p. 173. 1830.)

31. Diarrhée muqueuse avec beaucoup de vents.

32. Evacuation par les selles de mucosité avec vents.

33. Menstrues plus copieuses.

34. Douleur pinçante dans le côté gauche de la poitrine, s'étendant jusqu'au nombril.

35. Prostration générale des forces.

36. Abattement et pesanteur dans les membres.

M. Gross (1).

37. Pression violente dans le temporal gauche.

38. Douleur dans le pariétal comme si on y enfonçait un clou.

39. Tiraillemens dans la tête dans toutes les directions, avec la sensation qu'il allait s'évanouir (2 heures après).

40. Tiraillemens dans l'os frontal, des deux côtés jusqu'à la racine du nez.

41. Déchiremens dans la région temporale droite.

42. *Déchiremens pressifs dans toute la partie gauche du cerveau*, surtout dans l'orbite et l'os zygomatique, avec sensation de vide dans la tête (8 heures après).

43. Pression douloureuse à l'apophyse zygomatique du temporal.

44. *Les angles internes des yeux cuisent, comme s'ils allaient s'enflammer, et causent des douleurs qui augmentent au toucher.*

45. *En fermant fortement les yeux, cuissons dans les angles internes.*

46. *Sécrétion continuelle, même le jour, d'une sérosité visqueuse aux angles internes des yeux; elle est d'abord blanche, puis jaune* et (plus forte le matin que le soir).

47. Elancemens pénétrans dans le côté gauche de la racine du nez.

48. *Le matin, de suite en se levant, il mouche de la mucosité sanguinolente, puis violent saignement de nez* (33 heures après).

(1) *Ibid.*

49. Pression douloureuse au côté droit du menton (10 minutes après).

50. Picotemens pénétrans dans un petit endroit précisément au dessous de la lèvre inférieure, du côté gauche.

51. Aussitôt après le repas, langue blanchâtre, couverte à la pointe de petits aphthes d'un jaune sale qui causent une sensation comme si l'épiderme allait se lever (4 heures après).

52. *Déchirement violent dans la mâchoire inférieure à la région de la dernière molaire.*

53. *Dans le côté gauche où les côtes cessent, élancement en aspirant, dans quelque position du corps que ce soit.*

54. *Quand il penchait la poitrine en avant, dans le côté gauche, précisément où les côtes cessent, à chaque aspiration, petit élancement douloureux, en étant assis (12 heures après).*

55. *En aspirant, élancemens sourds dans le foie.*

56. *Picotemens pénétrans comme d'une aiguille, dans la région du foie.*

57. *Elancemens sourds dans la partie latérale de la région de l'os iliaque gauche antérieure supérieure.*

58. *Elancemens sourds à l'épine supérieure et antérieure de l'ition droit.*

59. Démangeaisons au coccyx du côté gauche.

60. Prurit qui invite à gratter à la tubérosité sciatique.

61. Oppression dans la région du cœur, comme si la cavité thoracique s'était rétrécie.

62. Pression douloureuse au milieu du sternum, s'aggravant par l'aspiration (2 heures et demie après).

63. Sensation mêlée de fourmillement et de cuissons, surtout sur le sternum, n'augmentant ni ne diminuant au toucher (1 heure après).

64. Elancemens au dessous du mamelon droit (au bout de 14 heures).

65. Elancemens au dessous du mamelon gauche (au bout de 30 heures).

66. *Sensation désagréable dans la partie inférieure de la poitrine, surtout dans la région du creux de l'estomac; il y éprouvait des douleurs comme si les viscères de la poitrine étaient serrés les uns contre les autres; douleurs plus violentes après les repas* (28 heures après).

67. Violente pression subite entre le cou et les épaules (10 heures après).

68. *La colonne vertébrale lui fait mal, quand il se penche, comme si elle était trop faible pour supporter le poids du corps* (1 heure après).

69. *Sans s'appuyer, il lui est difficile de s'asseoir, parce que les muscles du dos paraissent trop faibles.*

70. *Douleur dans les lombes, comme de faiblesse, augmentant quand il se tient debout ou marche* (12 heures après).

71. Picotement pénétrant à l'extrémité supérieure et antérieure de l'omoplate.

72. *Après avoir écrit, le bras paralysé.*

73. *Brûlure au dessus du coude gauche.*

74. *Sur le côté antérieur de l'avant-bras gauche, près de l'articulation du métacarpe, sensation cuisante, comme s'il s'était brûlé.*

75. Déchirement dans la chair entre le pouce et l'index de la main gauche.

76. Déchirement très-fort dans le doigt du milieu de la main droite (23 heures après).

77. Déchiremens dans les articulations inférieures des doigts de la main gauche, au point où ils se joignent au métacarpe, n'augmentant ni ne diminuant par le mouvement (1 heure après).

78. Tressaillement déchirant dans les doigts de la main droite, à l'exception des trois premiers.

79. Démangeaisons au milieu de la partie antérieure de la cuisse gauche.

80. Au milieu de la partie antérieure de la cuisse droite, douleur (de paralysie) surtout en marchant; il lui semblait que sa

112. Prurit chatouillant dans l'oreille droite, qui force à la gratter (14 heures après).

113. Langue chargée d'un enduit blanc (6 heures après).

114. Vers le soir, accroissement de l'appétit ; il croit ne pouvoir se rassasier, et dévore les alimens (8 heures après).

115. Renvois fréquens acides, comme s'il avait l'estomac gâté (42 heure après).

116. Fréquens renvois acides qui alternent avec le hoquet, en fumant sa pipe comme à l'ordinaire (5 heures après).

117. *Hoquets fréquens* (26 heures après).

118. *Émission abondante de flatuosités.*

119. *Excrétion de matières abondantes en forme de bouillie* (12, 23, 26, 38 heures après).

120. (En marchant à l'air libre) douleur de foulure à l'aine gauche (4 heures 1/2 après).

121. Envie d'uriner, avec excrétion très-peu abondante (3/4 d'heure après).

122. Prurit demangeant à l'anus (en marchant et debout); qui force à gratter (3/4 d'heure après).

123. Besoin fréquent d'uriner avec émission d'urine abondante, la verge restant toute flasque (3/4 d'heure après).

124. Prurit chatouillant au scrotum, forçant à gratter (assis) (12 heures après).

125. Pollutions nocturnes, sans rêves lascifs.

126. Prurit chatouillant sur le bord du prépuce, obligeant de le frotter (5 heures après).

127. *Fréquens éternuemens* sans coryza (au bout de 12 et de 22 heures).

128. Douleur de foulure dans les muscles de la nuque comme produite par le coucher sur le dos (32 heures après).

129. *Prurit chatouillant à l'extrémité du coude gauche, excitant à gratter* (3 heures après).

130. Prurit chatouillant à la région carpienne droite , forçant à gratter (1/4 d'heure après).

131. Prurit chatouillant sur la surface interne de l'index droit qui oblige à gratter ; comme produit par des engelures (5 heures 1/2 après).

132. (En écrivant) *douleur resserrante dans la partie char-nue du pouce droit* (au bout de 1 et de 8 heures).

133. (Debout ou en marchant) douleur resserrante dans la partie charnue du pouce gauche , cessant quand il s'asseyait (6 heures après).

134. Fort tremblement des mains, comme produit par la vieillesse, quand il se remue ou qu'il tient quelque chose (1 heure 1/2 après).

135. Prurit chatouillant dans la paume de la main droite, à la partie charnue du doigt du milieu et de l'index, forçant à gratter (7 heures après).

136. Prurit chatouillant dans la partie charnue du pouce droit, forçant à gratter (au bout de 8 heures).

137. En posant la cuisse droite sur la gauche, douleur tiraillante , déchirante , dans les muscles de la cuisse droite , cessant quand il l'étendait (1 heure après).

138. Au côté interne des muscles des mollets , pression comme résultant d'une meurtrissure, assis , diminuant debout ou au toucher , mais reparaissant plus violente en s'asseyant de nouveau (2 heures après).

139. Elancemens violens , forts , dans le côté externe des mollets (2 heures après).

140. *Pression déchirante à la cheville interne du pied gauche* (assis) (35 heures après).

141. (Assis) douleur comme lancinante à la cheville externe du pied gauche (5 heures après).

142. Douleur d'écorchure dans un cor au second doigt du pied gauche , comme si le soulier était trop étroit (3 heures après).

143. Douleur d'écorchure au petit doigt du pied droit , comme

produite par la pression d'un soulier trop étroit (6 heures 1/2 après).

144. Prurit chatouillant aux doigts du pied, excitant à gratter comme dans les engelures (11 heures 1/2 après).

145. (Debout) élancement pénétrant dans les doigts du pied gauche (1/4 d'heure après).

146. Douleur resserrante çà et là dans les muscles de tout le corps, tantôt dans les membres supérieurs, tantôt dans les inférieurs (assis).

147. Fréquens bâillemens, comme s'il n'avait pas dormi (7 heures 1/2 après).

148. Chaleur vive, en partie agréable, en partie désagréable.

149. Violent besoin d'uriner, la nuit, avec excrétion d'urine copieuse (19 heures après).

150. Fréquens réveils la nuit, comme s'il avait assez dormi.

151. *Accès de violens frissons; il tremblait de tout son corps,* ses mains tremblaient en écrivant, avec *chaleur de la face naturelle, mains froides, sans soif, non suivis de chaleur* (au bout de 1 heure 1/4 et de 26 heures).

152. Le soir, violent accès de chaleur; les joues brûlantes, avec les mains froides, pendant une heure, avec soif qui dura plus long-temps encore, non suivi de sueur (au bout de 12 heures).

153. Silencieux, tranquille, sociable, actif et joyeux d'avoir rempli ses devoirs (37 heures après).

154. Humeur inquiète, triste et n'étant occupé que de lui et de sa situation présente ou à venir.

155. Triste, chagrin, pas de plaisir à travailler ou à parler.

M. APELT (1).

156. Vertige, comme après l'ivresse, le matin (1/4 d'heure après).

(1) *Archives*, t. X, cah. II, pag. 167. 1831.

157. Vertige dans la chambre en se tournant.

158. Vertige, surtout le matin, durant ordinairement de une à huit minutes, cessant ensuite pour revenir bientôt après, plusieurs fois dans un jour.

159. Tournoiement en marchant en plein air (1 heure après).

160. Vertige cessant quand on tourne rapidement et longtemps la tête.

161. Vertige, en réfléchissant pendant la promenade en plein air (8 jours après).

162. Accès de vertige avec démarche chancelante, pendant lesquels il ne voit pas bien les objets, même en les approchant de ses yeux, cessant quelque temps après (au bout de 5 minutes), et revenant bientôt. Il ne peut les faire disparaître qu'en portant sa pensée sur d'autres choses.

163. En marchant le matin en plein air, fréquens bâillemens coup sur coup, si forts qu'il en a des vertiges (bientôt après la prise).

164. Tête entreprise.

165. Pression dans la partie supérieure de l'os temporal gauche, précisément au dessus de la conque de l'oreille, paraissant pénétrer profondément dans le cerveau, augmentée par la pression ou le toucher des cheveux, et ôtant tout courage.

166. Douleur sourde dans la tempe droite.

167. Douleur térébrante au fond du cerveau, au vertex.

168. Déchirement dans le côté gauche de l'occiput, cessant bientôt, mais revenant bientôt aussi.

169. Douleur tiraillante dans l'occiput (après midi).

170. Assis, douleurs de différentes espèces dans le côté gauche du crâne et dans toutes les parties du corps.

171. Assis, douleur térébrante dans toute la tête, dans les cuisses, dans les tibias et les tarses; en même temps somnolence et abattement de tout le corps.

172. Douleur sourde dans la tête, violente surtout dans le front, l'empêchant de tenir la tête tranquille, l'obligeant à la

remuer sans cesse, et lui tirant les yeux, comme pour dormir.

173. Mal de tête, le matin, au lit.

174. Douleur fouillante dans la tête, ne durant que quelques minutes, mais se répétant souvent pendant la journée.

175. Violente douleur pressive dans le front avec vertige, assis.

176. Léger déchirement dans le front, précisément au dessus de la racine du nez.

177. Pression dans les sinus frontaux.

178. Douleur tiraillante dans le front, cessant bientôt.

179. Douleur sourde dans le front (à midi).

180. Sensation de froid, comme de glace, sur le côté droit du cuir chevelu de l'os frontal, près de sa suture avec le pariétal. La place était chaude au toucher.

181. Après des démangeaisons et des grattemens, froid glacial subit dans la région de la suture coronale de la tête, revenant par accès fréquens, mais de peu de durée, et s'avançant toujours un peu plus jusqu'à ce qu'il ait enfin envahi la partie du front non couverte de cheveux (après-midi).

182. Violentes douleurs fouillantes dans la bosse frontale gauche (3 heures après).

183. Tressaillement dans la peau du front, au dessus de l'œil droit.

184. Pression lancinante dans le front, au dessus des yeux.

185. Prurit sur le cuir chevelu.

186. Boutons sur le cuir chevelu.

187. Prurit sur la peau du front.

188. Prurit, obligeant à gratter, et boutons au front.

189. Prurit derrière les oreilles.

190. Prurit et boutons à la partie postérieure de la conque de l'oreille gauche.

191. Frémissemens, comme d'une artère, dans la joue droite (8 jours après).

192. Battemens rapides d'une artère, pendant une minute,

dans la joue gauche et élancemens fugitifs depuis l'œil gauche jusque dans la mâchoire supérieure, pendant le battement de l'artère.

193. Quand l'œil droit est fermé, tache longue d'un huitième de pouce, d'un brun foncé, voltigeant devant l'œil gauche, ordinairement dans une position oblique vers l'angle interne, assez près de l'œil.

194. Eblouissemens en marchant en plein air (1 heure après).

195. Il ne reconnaît pas distinctement les objets et doit les approcher de ses yeux pour les bien voir (1 heure après).

196. Tout lui semble couvert d'un léger nuage et par conséquent un peu obscur.

197. Il lui semble voir les objets à travers une eau trouble, ce qui l'oblige à de grands efforts pour bien reconnaître les objets.

198. Vue trouble, tout lui semble obscurci par une eau trouble.

199. Tous les objets lui semblent couverts d'un nuage.

200. Tout ce qu'il voit lui semble couvert d'une toile d'araignée.

201. Vue trouble ; en lisant, il doit rapprocher de plus en plus le livre de ses yeux pour distinguer les lettres, puis l'éloigner un instant après, parce qu'autrement sa vue s'obscurcit à l'instant de nouveau.

202. Vue très-peu distincte.

203. Vue trouble et couverte.

204. Yeux paraissant très-ternes, parce que les objets pâlissent dès qu'il les fixe quelques minutes seulement.

205. Par un ciel obscur, une mouche brune s'agite devant son œil gauche, vers l'angle interne, mais non devant le droit.

206. Horreur de la lumière.

207. Pression dans les yeux ; propension à les fermer, sans sommeil (après le dîner).

208. Sécheresse des yeux.

209. En lisant, fréquens tressaillemens et pressions dans le globe de l'œil gauche.

210. Petits tressaillemens se succédant très-rapidement dans les globes des deux yeux à la fois.

211. Fréquens tressaillemens dans le globe de l'œil gauche, après quoi l'œil devient humide de larmes.

212. Tressaillemens dans le globe de l'œil droit.

213. *A toute heure de la journée, par un temps serein ou trouble, même quand l'œil est en repos, tressaillemens et pressions dans le globe de l'œil gauche* (les tressaillemens sont plus fréquens dans le globe de l'œil gauche et toujours accompagnés de pression), forçant à le frotter, mais cessant bientôt.

214. Frémissemens dans les paupières.

215. Frémissemens de la paupière inférieure droite.

216. Démangeaisons et frémissemens de la paupière inférieure gauche, obligeant à la frotter.

217. Pendant le frémissement de la paupière inférieure droite, près de l'angle externe, et le rapide battement d'une artère sur le dos du nez à gauche, la peau du nez du côté gauche tressaillait fortement.

218. Frémissemens de la paupière supérieure droite, près de l'angle interne.

219. Frémissemens de la paupière inférieure gauche.

220. Rarement le frémissement se manifeste dans toute la paupière, le plus souvent il ne l'éprouve que dans une petite place, et il s'étend davantage vers un des angles.

221. Les paupières sont collées comme par des fils muqueux; symptôme qui cesse aussitôt qu'on les lave, mais pour reparaître bientôt.

222. Les paupières de l'œil gauche sont un peu enflées vers l'angle interne, ce qui les rétrécit un peu.

223. Pendant plusieurs jours, la fissure de l'œil gauche est moins grande durant quelques minutes seulement, mais souvent

ce symptôme est fréquemment accompagné de frémissemens des paupières et de tressaillemens.

224. L'œil moins fendu pendant plusieurs jours, sans qu'on remarque cependant d'enflure des paupières.

225. Démangeaisons dans les sourcils.

226. Chute des sourcils.

227. L'angle interne de l'œil gauche contracté et rétréci.

228. Pression dans les angles de l'œil gauche comme s'il y avait quelque corps étranger.

229. La caroncule lacrymale de l'œil gauche plus grosse pendant plusieurs jours.

230. Démangeaisons dans le conduit auditif externe de l'oreille droite.

231. Déchiremens dans le conduit auditif externe de l'oreille droite, produits et augmentés par l'entrée de l'air froid, s'étendant jusque dans la mâchoire supérieure et durant plusieurs jours.

232. Sensation dans les oreilles, comme s'il en sortait du cérumen, quoique ce ne fût pas le cas.

233. Prurit dans les deux oreilles.

234. Prurit plus fréquent dans l'oreille gauche que dans la droite, obligeant à la gratter avec le doigt.

235. Prurit aux lobules des oreilles.

236. Violent prurit à la conque de l'oreille, obligeant à la gratter ; elle devient alors rouge, écorchée ; mais les démangeaisons ne cessent pas.

237. Battemens rapides de l'artère dans le côté gauche de la racine du nez, avec frémissemens de la peau du nez du même côté et de la partie inférieure de la paupière droite.

238. Douleur pressive, passant rapidement, à la partie supérieure du dos du nez.

239. Prurit au côté externe du nez.

240. Violent prurit des ailes du nez, forçant à gratter.

241. Fourmillemens dans la narine droite et dans l'œil droit, comme excitant à éternuer.

242. Ecorchure et inflammation de la paroi interne du nez.

243. Sécheresse du nez.

244. Sécheresse continuelle du nez, d'où il ne coulait qu'une ou deux fois par jour, deux ou trois gouttes d'eau claire.

245. Quelques gouttes d'eau claire coulent du nez sans qu'il le sente quelquefois.

246. En se baissant, écoulement d'eau claire par le nez.

247. Souvent dans le nez, sensation comme s'il y avait beaucoup de mucosité. En se mouchant à plusieurs reprises, il n'en fait sortir qu'un peu de mucus blanc tout *sec*.

248. Grande sensibilité des parois antérieures du nez.

249. Aussitôt après avoir un peu prisé, écoulement abondant d'une mucosité visqueuse par le nez.

250. Odorat exalté.

251. Démangeaisons dans les favoris.

252. Démangeaisons au visage.

253. Déchiremens dans le côté droit de la mâchoire supérieure, commençant dans l'oreille droite et s'étendant ensuite plus loin; l'irruption de l'air froid les excitait et les exacerbait.

254. Déchiremens dans les dents de la mâchoire inférieure, augmentés par le froid.

255. Douleurs rongeantes dans les molaires de la mâchoire supérieure, puis prurit dans l'oreille gauche, et aussitôt après, nouvelles douleurs dans les dents (après midi).

256. Battemens déchirans dans les molaires du côté gauche de la mâchoire supérieure (après midi).

257. Maux de dents par accès dans le côté gauche de la mâchoire supérieure.

258. Les gencives du côté droit de la mâchoire supérieure grosses et douloureuses.

259. Les gencives enflées à la partie postérieure.

260. Les gencives saignantes et douloureuses (le soir).

261. Mauvaise haleine.

262. Haleine mordicante , comme après avoir mangé du raifort sauvage; cependant il n'en sentait pas lui-même l'odeur.

263. Langue muqueuse.

264. Langue très-pâle, couverte d'un léger enduit de mucosité blanche.

265. Ecorchure de la langue.

266. Eructations acides.

267. Eructations avec le goût des alimens.

268. Défaut d'appétit.

269. Pas d'appétit pour manger, mais pour boire.

270. Grande faim, sans appétit (le matin du second jour).

271. Il est pris le soir tout à coup d'un faim semblable à la boulimie, avec sueur sur tout le corps, grand abattement et tremblement des membres.

272. Plusieurs jours de suite, accès de faim subite pendant lesquels il dévore les alimens.

273. Faim, mais pas d'appétit.

274. Inappétence pour le pain.

275. Resserrement dans le gosier et pression d'estomac, après avoir mangé.

276. Hoquets (après midi).

277. Hoquets, aussitôt après la prise du médicament.

278. Malaise et tranchées.

279. Douleur, comme pressive, sur le côté droit, dans la région du bord supérieur de l'estomac, debout et en marchant (2 heures après).

280. Forts gargouillemens dans le ventre (le second jour).

281. Pincemens dans le bas-ventre.

282. Pression et plénitude dans le bas-ventre, après avoir mangé modérément des mets légers.

283. Pesanteur pressive dans l'estomac.

284. Gargouillemens dans les intestins, tout au fond.

285. Tournoiement douloureux dans le bas-ventre.

286. Ballonnement du bas-ventre.

287. Pression dans l'estomac avec envie d'aller à la selle.

288. Tranchées sans selle.

289. Mal de ventre, après une selle, comme si l'on avait pris du poison tout au matin (le 7e et le 9e jour).

290. Emission du ventre sentant l'ail.

291. Fréquentes émissions de vents infects.

292. Gargouillemens produits par les vents dans le ventre.

293. Emissions de vents avec les mêmes sensations que dans la diarrhée.

294. Pincemens au dessous du nombril, pendant une heure.

295. Pincemens au dessous du nombril, avec gonflement du bas-ventre.

296. Violens pincemens dans le bas-ventre, avec selle diarrhéique.

297. Frisson après avoir soupé.

298. Selle diarrhéique avec émission de beaucoup de vents (6 heures après).

299. Selle diarrhéique, avec violens pincemens dans le ventre, tout un matin (le 2e jour).

300. Gargouillemens dans le ventre après la selle.

301. Seconde selle diarrhéique avec émission de beaucoup de vents (après midi).

302. Bruit fort, sans douleur, dans le bas-ventre, comme d'un tonnerre lointain, comme s'il devait avoir encore plusieurs selles (le soir).

303. Selle, d'abord solide, puis en bouillie; la suivante, qui arrive peu après, est diarrhéique.

304. Selle molle, en bouillie.

305. La nuit, après de violentes tranchées, selle marronnée, puis violentes épreintes et besoin d'aller à la selle, sans résultat. Vers le matin, deux fois encore, de violentes tranchées et des épreintes avec selle aqueuse (le 3e jour).

306. Après des tranchées, selle marronnée, puis diarrhéique,

307. Selle d'excrémens très-durs.

308. Pendant toute la journée, sensation dans les intestins comme si une selle allait avoir lieu. Evacuation très-copieuse le matin et le soir.

309. Après une constipation de plusieurs jours, selle solide (1 heure après).

310. Selle de deux jours l'un, dure (5e jour).

311. Selle très-dure (le 2e jour).

312. Selle quotidienne en bouillie.

313. Selle marronnée avec violentes tranchées. Un quart d'heure après, nouvelles tranchées et selle aqueuse avec fermentation dans le bas-ventre et avec nausées.

314. Fréquentes excrétions d'urine.

315. Excrétions d'urine rares.

316. Il urine rarement, la quantité d'urine excrétée n'est pas augmentée.

317. Excrétion d'urine peu copieuse et rare.

318. L'urine sortait lentement et en jet faible, quelquefois goutte à goutte. Il devait souvent favoriser par la pression l'émission de l'urine.

319. Rétention d'urine.

320. L'urine ne coule pas en jet, mais s'arrête parfois quelques instans et coule de nouveau.

321. *Urine claire, jaune citron.*

322. Démangeaisons dans le poil des parties génitales.

323. Prurit chatouillant dans les parties génitales de la femme.

324. Erections.

325. Deux érections en une nuit.

326. Excitation du penchant sexuel.

327. Grande disposition au coït, avec verge faible.

328. Pendant la copulation, émission insuffisante de sperme, suivie d'affaiblissement physique.

329. Violent désir de coït avec verge flasque.

330. Violent désir de coït, sans jouissance cependant pendant la copulation.

331. Pendant l'acte de copulation, abondante éjaculation de sperme, suivie d'un long sommeil.

332. Ejaculation de sperme tardive pendant la copulation.

333. Après chaque copulation, sueur nocturne très-abondante.

334. Grand abattement après le coït.

335. Après le coït, il fut tellement abattu, que pendant deux nuits il sua beaucoup au milieu de demangeaisons cuisantes de la peau. La sueur se déclarait d'abord aux parties supérieures de la poitrine et aux aisselles, et quelque temps après, elle s'étendait au bas-ventre et enfin aux bras.

336. La sueur nocturne qui suit chaque copulation et le relâchement du corps durent plusieurs jours.

337. Eternuement sans coryza.

338. Fréquens et violens éternuemens, le matin au lit.

339. Fréquens éternuemens aussitôt après la prise.

340. Coryza fluant.

341. Sécheresse du nez avec sensation de coryza.

342. Ecoulement goutte à goutte d'une eau claire par le nez, sans avoir de coryza; il tombe quelquefois du nez plusieurs gouttes d'eau claire.

343. En se mouchant, sortie abondante de mucus consistant (5 jours après).

344. Besoin de tousser.

345. Chatouillemens fréquens dans le larynx produisant un toussotement bref.

346. Après les repas, toux sèche, assis, qui trouble la sieste.

347. Fréquens accès de toux après les repas, sans expectoration.

348. Expectoration de mucosité en petits globules, après quelques efforts pour la détacher (le premier jour).

349. Expectoration de petits flocons de mucus, sans toux (le troisième jour).

350. Sans beaucoup tousser, il lui vient dans la bouche de la mucosité en forme de petits globules.

351. Expectoration de petits morceaux ronds, solides, de mucosité avec peu de toux (le second jour).

352. Haleine courte.

353. Oppression de la poitrine.

354. Haleine très-courte et oppression de la poitrine en marchant lentement.

355. En marchant, il doit s'arrêter souvent pour reprendre haleine.

356. Serrement de poitrine qui l'oblige à respirer souvent et profondément.

357. Oppression de la poitrine telle qu'elle cesse promptement s'il respire lentement et profondément.

358. Il a de la peine à marcher parce qu'il doit respirer souvent et profondément.

359. Poitrine très-oppressée.

360. Anxiété dans la poitrine.

361. Respiration pénible (8 jours après).

362. Tension dans la partie inférieure de la poitrine, en se remuant et en étant assis, lui coupant la respiration.

363. Prurit sur la poitrine, se changeant en cuisson.

364. Prurit cuisant sur la poitrine et dans le dos.

365. Forte sueur sur la poitrine, la nuit, après le coït.

366. Elancemens dans la région du poumon, passagers.

367. Violentes démangeaisons des mamelons.

368. Prurit cuisant et boutons au mamelon gauche.

369. Tressaillemens se succédant rapidement dans la partie postérieure de la poitrine, qu'ils traversent, puis dans l'épigastre et enfin dans le bas-ventre. Ces tressaillemens arrivèrent plusieurs fois de suite et étaient violens surtout dans le côté droit. En même temps, sensation comme si tout le corps tremblait, sans qu'il en fût rien, debout; le soir.

370. Prurit chatouillant dans le dos.

371. Violens tressaillemens douloureux dans les reins, en voulant lever la jambe, en étant assis.

372. Douleur comme déchirante, tantôt du côté droit, tantôt du côté gauche des vertèbres des lombes, en marchant.

373. Sentiment de paralysie, précisément au dessus du bord de l'ilion, l'empêchant de marcher pendant quelques minutes quand il se levait de dessus son siége.

374. Violente douleur dans les reins, en se levant de dessus son siége, l'empêchant de redresser le corps et de mouvoir les jambes.

375. En se levant de dessus son siége et en redressant le corps, raideur dans le dos et violente douleur dans les lombes gauches, ne lui permettant de remuer le corps qu'au bout de quelque temps, tandis que, assis, il peut le mouvoir dans toutes les directions sans ressentir la moindre douleur.

376. Violent déchirement et sensation de froid dans la fesse gauche, très-violent, assis, diminuant, debout ou en marchant, pendant huit jours.

377. Déchiremens tiraillans dans la fesse gauche le réveillant la nuit.

378. Déchiremens dans le bras gauche.

379. Déchiremens dans l'os du coude gauche, en repos.

380. Vives douleurs rhumatismales de la partie antérieure de l'extrémité inférieure du bras gauche jusque dans le pouce, en repos (après midi).

381. Les bras comme brisés.

382. Lassitude douloureuse des bras.

383. Douleurs tiraillantes, tantôt dans le bras droit, tantôt dans l'articulation du genou gauche, tantôt dans l'articulation du genou droit, tantôt dans la cuisse gauche (à midi).

384. Les bras douloureux au toucher.

385. Douleur sourde, mais très-sensible, dans les avant-bras.

386. Déchiremens dans l'avant-bras droit.

387. Les bras sans force.

388. Il doit souvent, à cause des douleurs, faire prendre à ses bras une autre position.

389. Prurit dans les bras.

390. Nodosités cuisantes, pruriteuses, de la grosseur d'une tête d'épingle pendant plusieurs jours.

391. Boutons gros comme des grains de millet, cuisans, pruriteux sur les bras.

392. Sur le dos de la main gauche, trois boutons enflammés de la grosseur d'un grain de millet, pendant quatre jours.

393. Douleurs tiraillantes dans le métacarpe de la main gauche.

394. Douleur sourde dans l'os du métacarpe répondant au doigt du milieu de la main gauche.

495. Déchiremens dans le carpe de la main gauche.

496. Tiraillemens dans l'index de la main droite.

497. Violens déchiremens à l'extrémité de l'os crural gauche, troublant le sommeil.

498. Déchiremens depuis l'articulation de la cuisse gauche jusque dans le genou, causant une sensation d'engourdissement dans toute la jambe.

499. Déchiremens, avec sensation de froid au côté postérieur de la cuisse gauche.

400. Déchiremens précisément au dessus du petit trochanter de la jambe droite.

401. Déchiremens dans la cuisse droite, en marchant.

402. Douleur semblable à un déchirement, dans la cuisse droite, assis.

403. Douleur très-violente d'une espèce particulière dans les jambes aussitôt qu'on met une jambe sur l'autre.

404. Les cuisses douloureuses comme après une longue route à pied.

405. Lassitude douloureuse des cuisses. Pesanteur dans les jambes.

406. Tiraillement douloureux depuis le genou droit jusque dans les doigts du pied, assis.

407. Tressaillement à la partie interne du genou droit.

408. Tiraillement dans le genou gauche.

409. Tiraillement dans les articulations des genoux à la fois.

410. Déchirement dans l'articulation du genou droit, assis.

411. Violent déchirement dans l'articulation du genou droit, debout et assis.

412. Déchirement continuel, térébrant dans le genou droit, assis.

413. Douleur de foulure au côté interne de l'articulation du genou gauche, en marchant.

414. Le genou gauche douloureux au côté externe, en marchant, comme foulé.

415. La douleur dans les genoux et les tibias augmente quand on est assis, diminue quand on marche et disparaît.

416. Les articulations des genoux douloureuses tout au matin, après s'être levé, assis.

417. Tiraillement dans la jambe droite.

418. Déchiremens tiraillans dans le tibia droit.

419. Déchiremens à l'extrémité inférieure du tibia.

420. Déchiremens dans le tibia gauche.

421. Les jambes douloureuses, comme brisées.

422. Douleur dans les jambes, comme après une fièvre nerveuse, par suite de l'affaiblissement.

423. Violentes démangeaisons cuisantes dans la jambe gauche, forçant à gratter, mais ne cessant pas par le grattement, et une quantité de nodosités de la grosseur d'un grain de millet, blancs, à la même place, avec desquamation furfuracée. Ils durèrent près d'une heure, et avec eux disparurent les démangeaisons.

424. La douleur dans les tibias est continuel, assis, et se perd, en marchant.

425. Debout, exacerbation de la douleur dans les jambes, de sorte qu'il doit ou marcher ou s'asseoir. Elle se fait sentir une minute au plus après qu'il s'est mis debout.

426. Elancemens dans la surface inférieure des talons, assis.

427. Violens élancemens dans le métatarse et les doigts du pied, partant des chevilles, en repos.

428. Serrement dans la plante des pieds, la nuit.

429. Douleurs dans les plantes des pieds, comme des déchiremens, en marchant.

430. Elancemens dans la surface inférieure du premier et du second os du métacarpe, ne se perdant que très-lentement.

431. Déchiremens tiraillans sur le côté inférieur du gros orteil droit, assis.

432. Déchiremens dans la plante du pied droit, assis.

433. Tiraillemens dans les doigts du pied gauche.

434. Tressaillemens sensibles dans le gros orteil du pied gauche.

435. Douleur fouillante dans les doigts du pied droit.

436. Le déchirement dans les jambes est continuel, assis, et se perd par le mouvement.

437. Les douleurs, presque de toute espèce, dans les extrémités inférieures se font sentir presque toujours quand on est assis ou debout, rarement quand on marche, elles diminuent et se perdent par le mouvement.

438. Malaise par tout le corps ; il est comme malade.

439. Grande sensibilité à l'air frais.

440. En marchant le plus lentement possible, il se trouve le mieux.

441. Démangeaisons par tout le corps.

442. Tremblement des mains.

443. Tremblement anxieux avec abattement.

444. Les tubes des os des extrémités supérieures et inférieures, ainsi que toutes les articulations, sont, après le mouvement, comme brisés et les muscles sont douloureux au toucher.

445. Lassitude douloureuse dans les bras et les jambes.

446. Grande lassitude des jambes ; il ne sait où les mettre.

447. Engourdissement des jambes, aussitôt qu'il les place l'une sur l'autre.

448. Grande lassitude aussitôt qu'il marche un peu vite.

449. La lassitude et la pesanteur de ses jambes l'empêcheut presque de les soulever.

450. Il ne sait quelle position prendre au lit, tant il est las.

451. Grande prostration des forces.

452. Après une petite promenade, le lendemain ses bras et ses jambes sont comme brisés.

453. Grande propension au frisson.

454. Beaucoup de frissons le soir.

455. Grand froid intérieur.

456. Aussitôt qu'il s'expose au grand air, ou s'il se découvre un peu la nuit, il a froid.

457. Le moindre contact avec l'air frais lui donne la chair de poule.

458. Il a froid, avec les mains, les pieds et le visage chauds.

459. Frisson lui courant dans le dos.

460. Aussitôt qu'il appuie son dos contre la chaise, il lui semble qu'on lui verse de l'eau froide le long du dos.

461. Frisson s'il soulève un peu sa couverture.

462. Froid au lit, toute la nuit, aussitôt qu'il ne se couvre pas tout-à-fait.

463. Transpiration au moindre effort.

464. Transpiration en marchant.

465. En montant une petite élévation, aussitôt forte transpiration avec sentiment d'évanouissement.

466. Forte sueur nocturne après le coït.

467. Somnolence, le jour.

468. Le matin, lassitude.

469. Fréquens bâillemens.

470. Le matin, somnolence très-grande, sans pouvoir dormir.

471. Fréquens bâillemens, il peut à peine se retenir de se coucher le matin.

472. Il peut à peine s'empêcher de dormir après dîner.

473. Il est las, il a sommeil dans la journée, mais une foule d'idées l'empêchent de dormir.

474. En lisant, il ne pouvait s'empêcher de dormir, le matin.

475. Lassitude et somnolence, toute la journée.

476. Après dîner, le sommeil lui appesantit les yeux; mais les douleurs des jambes l'empêchent de dormir.

477. Malgré la somnolence qu'il éprouvait à midi, il ne pouvait dormir à cause de l'agitation dans les jambes.

478. Après avoir fait une sieste de deux heures, il ne pouvait se réveiller.

479. Sommeil très-bon, la nuit; mais pas de plaisir à se lever le matin.

480. Sommeil interrompu par des rêves inquiétans, la nuit.

481. Lorsqu'il se couchait tout assoupi le soir, il ne pouvait s'endormir à cause du malaise qu'il éprouvait dans tout le corps et de la lassitude qu'il ressentait dans les jambes. S'il s'endormait, un rêve le réveillait bientôt.

482. Quoiqu'il eût bien dormi la nuit, il ne se sentait pas restauré le matin et se levait sans plaisir.

483. Il devait se faire violence pour se lever le matin.

484. Fréquens réveils par des rêves pénibles,

485. Il se réveille souvent la nuit, est bien éveillé, et se rendort cependant quelque temps après.

486. Rêves désagréables le réveillant souvent la nuit.

487. Sommeil agité avec sueur.

488. Chaleur continuelle la nuit, puis sueur.

489. Le soir, long frisson, allant jusqu'à le faire trembler.

490. Frisson dans le dos, comme si on l'inondait d'eau froide, à midi.

491. Frisson fébrile, toute la nuit.

492. Frisson avec bâillemens.

493. Frisson dans le dos, le faisant trembler.

494. Tous les soirs, frisson fébrile, sans soif et sans chaleur ensuite.

495. Chaleur plus forte toute la nuit.

496. Chaleur la nuit ; mais dès qu'elle se retourne ou remue sa couverture , elle a froid.

497. Pouls lent , tombant de 90 à 57 pulsations (2 heures après).

498. Le pouls fort devient petit , faible , à peine sensible.

499. Pouls très-faible , inégal , interrompu.

500. Pouls tellement inégal que l'on ne peut souvent en sentir les pulsations , à cause de leur faiblesse.

501. Pouls interrompu quelquefois à la 30e ou à la 40e pulsation.

502. Pouls interrompu à la 10e pulsation.

503. Pouls très-petit , on dirait avoir entre les doigts un petit fil , il s'arrête avec pulsations indéterminées.

504. Pouls très-lent , faible.

505. Après avoir bu du café , le pouls se releva , s'interrompit moins , et monta de 50 à 60 pulsations.

506. Pouls moins interrompu le matin.

507. Pouls ondoyant , mais très- faible et très-lent , à peine sensible , interrompu souvent.

508. Pas de plaisir au travail.

509. Sans être de mauvaise humeur , il n'aime pas à parler.

510. Humeur gaie , et cependant pas d'envie de parler.

511. Moral abattu.

512. Il n'est pas disposé à parler (9 jours après).

513. Découragement.

514. Il se force à parler , mais ne répond que quelques paroles ; du reste , humeur gaie.

515. Il semble qu'il ne puisse trouver les mots pour parler.

516. Elle s'inquiétait beaucoup surtout auparavant ; mais alors elle est d'une indifférence complète.

517. Long pressentiment de quelque chose de désagréable.

518. Humeur très-chagrine et irritable.

M. Sch. (1).

519. Accès de vertiges en plein air, se perdant dans la chambre (pendant plusieurs jours).

520. Pesanteur continuelle de la tête (5 heures après).

521. Pesanteur et embarras de la tête, comme s'il avait fait quelque débauche la veille (le matin pendant 6 jours).

522. Douleur brûlante, pressive au dessus de l'œil droit, avec larmoiement (1/2 heure après).

523. Douleur lancinante, tiraillante dans la joue droite(2 heures après).

524. Léger saignement de nez.

M. SEIDEL (2).

525. Mauvaise humeur et indifférence.

526. Indifférence, taciturnité, répugnance pour toute espèce d'occupation.

527. Horreur du travail intellectuel; s'il s'occupe de tête, congestions à la tête, battemens dans les vaisseaux, chaleur à la face, pensées troublées.

528. Tête lourde et entreprise (2 heures après).

529. Pression dans l'occiput (le premier jour).

530. Violente céphalalgie pressive, surtout dans l'occiput, après avoir dîné (le 9e jour).

531. Tiraillemens très-douloureux à travers les tempes, le front et le globe de l'œil (le 9e jour).

532. Le matin, en s'éveillant, tiraillemens douloureux dans l a tête et pression dans les globes des yeux.

533. Douleur déchirante, tiraillante dans les tégumens de la tête (peau et os), exacerbé par la pression, surtout à une plaie dela grosseur d'un franc au vertex, qui fait mal comme si elle suppurait en dedans, la nuit (le 13e jour).

534. Pression et tiraillement dans les globes des yeux, sur-

(1) *Matière médicale pure* de Hartlaub et Trinks, tom. III, p. 167.
(2) *Ibid.*

tout dans le gauche, s'étendant jusque dans le front (le 4ᵉ jour).

535. Tiraillement très-douloureux dans les globes des yeux (le 3ᵉ ou le 4ᵉ jour).

536. Teinte jaune des yeux (le 3ᵉ jour).

537. Tiraillemens spasmodiques dans le menton et dans la mâchoire inférieure (2 heures après).

538. Joues brûlantes (2 heures après).

539. Rougeur de la face, sans chaleur remarquable.

540. Lèvres bleuâtres (le 1ᵉʳ et le 2ᵉ jour).

541. Petit abcès douloureux à côté du frein de la langue (le 9ᵉ jour).

542. Goût glaiseux dans la bouche et le fond de la langue chargé d'un enduit jaune (du 7ᵉ au 10ᵉ jour).

543. Goût amer (le 12ᵉ jour).

544. Odeur fétide par la bouche (du 8ᵉ au 10ᵉ jour).

545. Fort appétit, approchant souvent de la boulimie (du 4ᵉ au 8ᵉ jour).

546. Pas de soif.

547. Malaise (bientôt après la prise).

548. Pression dans le creux de l'estomac (le 1ᵉʳ et le 9ᵉ jour).

549. Après avoir dîné, pression dans le creux de l'estomac, avec tiraillemens et pressions très-pénibles dans les globes des yeux, pas de goût pour le travail, paresse (le 10ᵉ jour).

550. Après avoir déjeuné, pression dans le creux de l'estomac, se changeant après midi en douleur fouillante dans tout l'épigastre, et se perdant le soir seulement par une émission de vents (le 16ᵉ jour).

551. Depuis le creux de l'estomac jusqu'à la clavicule gauche, douleur tensive en respirant profondément, vers le soir (le 9ᵉ jour).

552. Dans l'intérieur du creux de l'estomac, tiraillement spasmodique remontant dans la poitrine, vers le soir (le 9ᵉ jour).

553. Sous les fausses côtes gauches, battemens douloureux

s'étendant souvent jusque dans la région de la troisième et de la quatrième côte, et durant plusieurs heures, après midi (le 8ᵉ jour).

554. La nuit, violente douleur pressive dans la région rénale gauche , troublant le sommeil (le 12ᵉ jour).

555. Tranchées et pincemens dans l'épigastre (le soir du 9ᵉ jour).

556. Constipation pendant deux jours.

557. Selle dure, de couleur foncée (le 3ᵉ jour).

558. Les selles deviennent en bouillie (le 6ᵉ jour).

559. Pendant et après la selle , mordications à l'anus (le 3ᵉ et le 4ᵉ jour).

560. Démangeaisons à l'anus pendant l'émission de vents , fourmillement à l'anus , comme produit par des vers (le 4ᵉ jour).

561. Urine rougeâtre , peu copieuse (le 1ᵉʳ et le 2ᵉ jour).

562. Erections continuelles (la 1ʳᵉ nuit).

563. Pollutions (la 1ʳᵉ nuit).

564. Oppression de la poitrine avec forte pulsation des vaisseaux (le 1ᵉʳ jusqu'au 2ᵉ jour).

565. Dans l'intérieur de la poitrine, douleur de foulure, s'aggravant surtout par une respiration profonde, vers le soir (le 9ᵉ jour).

566. Douleur cuisante dans le côté gauche de la poitrine (le 3ᵉ jour).

567. Battement et douleur d'écorchure à une petite place du côté droit de la poitrine, la nuit (le 14ᵉ jour).

568. Le jour, à quelques petites places de la poitrine, plutôt à l'extérieur, battement et douleur d'écorchure.

569. Raideur de la nuque (2 heures après).

570. Après midi, d'abord douleur dans le dos , puis dans l'intérieur de la poitrine , ainsi que dans l'œsophage , douleur spasmodique , pressive , tiraillante , durant plusieurs heures (du 5ᵉ au 7ᵉ jour).

571. Douleur pressive , térébrante dans le milieu du dos (le 2ᵉ jour).

572. Tout le dos comme brisé et luxé, avec propension à se pendiculer (le 3ᵉ et le 4ᵉ jour).

573. Douleur de brisure dans la région des lombes, surtout couché et assis.

574. Tressaillemens dans les muscles de la région des lombes droits (le soir du 9ᵉ jour).

575. Horrible douleur dans les reins, assis et couché, soulagée par le mouvement du 1ᵉʳ au 3ᵉ jour.

576. Dans la région sacrale du côté gauche, douleur de luxation considérable (du 6ᵉ au 8ᵉ jour).

577. Douleur rhumatismale tiraillante dans l'articulation de l'aisselle droite avec faiblesse de tout le bras (le 15ᵉ jour).

578. Grand abattement et marche chancelante (bientôt après la prise).

579. Sensation de tremblement de tout le corps (le 1ᵉʳ jour).

580. Fréquens réveils anxieux, la nuit.

581. Sommeil agité, de la 1ʳᵉ à la 3ᵉ nuit.

M. Woost (1).

582. Mauvaise humeur.

583. Sérénité, insouciance.

584. La vive lumière du soleil occasionne un vertige momentané jusqu'à tomber à la renverse, le matin.

585. Pression descendant du front sur la partie supérieure du globe de l'œil (1/2 heure après).

586. Mal de tête sourd, pressif, qui se perd après une selle copieuse; pendant cette douleur, chaleur fugace.

587. Douleur tiraillante dans l'occiput, le matin au lit, comme s'il avait pris une mauvaise position, exacerbée par des pendiculations avec respiration oppressée, mais diminuant ensuite de manière à ne plus être qu'une sensation sourde de pression.

588. Violens déchiremens lancinans dans la tête, descendant depuis le vertex jusqu'à l'oreille gauche (6 heures après.)

(1) *Matière médicale pure* de Hartlaub et Trinks, tom. III, p. 167.

589. Elancemens déchirans dans l'occiput d'un côté à l'autre, le matin (le 2ᵉ jour).

590. Pression dans le globe de l'œil gauche (10 heures après).

591. Il croit voir double.

592. Vue trouble et somnolence.

593. Elancemens dans la joue gauche remontant de la mâchoire inférieure (1 heure après).

594. Elancemens dans l'apophyse mastoïde gauche.

595. Chaleurs passagères dans les joues.

596. Tiraillemens douloureux dans les incisives de la mâchoire inférieure.

597. Douleur sourde dans les incisives de la mâchoire inféférieure.

598. Il lui vient quelquefois, surtout quand il relève la tête, une salive liquide dans le larynx, d'où de violens vomissemens.

599. Nausées aussitôt après avoir mangé, cessant peu à peu par des éructations.

600. Pression à l'orifice de l'estomac.

601. Tranchées spasmodiques, en forme de coliques, vers la colonne vertébrale, immédiatement au dessous du diaphragme, semblables à de violentes crampes d'estomac, assis; passant rapidement (1/2 heures après).

602. Légère douleur fugitive, pressive, revenant périodiquement de seconde en seconde, sur le côté gauche des dernières côtes vraies, sur un espace de la grosseur d'un franc, arrivant d'abord dans le mouvement et continuant dans le repos. La place correspondante du côté droit causait une douleur sourde comme par suite d'une ancien coup d'arme à feu (2 heures après.)

603. Pression sourde dans la rate, le soir au lit, couché sur le côté gauche, diminuant en se retournant sur le côté droit.

604. Pression douloureuse dans la région lombaire (2 heures après.)

605. Plénitude pénible dans tout le ventre l'empêchant de s'asseoir et de respirer à l'aise.

606. Légères tranchées dans la région du nombril (2 heures après).

607. Tranchées dans l'hypogastre, comme si la diarrhée allait se déclarer, le soir.

608. Faibles tranchées et tournoiemens dans les intestins avec ballonnement du bas-ventre, soulagés par des éructations à vide et des émissions de vents, mais seulement pour un instant, car le ballonnement estpénible et persiste (1 heure après).

609. Elancemens du côté droit de l'épine dorsale, dans la région du rein droit (1/2 heure après).

610. Douleur dans la région inguinale.

611. Tiraillemens spasmodiques dans l'aine gauche, en urinant (3 jours après).

612. Démangeaisons et fourmillemens à l'anus.

613. Un élancement dans l'urètre comme si l'on venait d'y enfoncer un acier brûlant (3 heures après).

614. Sensation dans l'urètre comme s'il n'avait pas fini d'uriner.

615. Sensation dans l'urètre comme si une goutte d'eau froide le traversait, ce qui n'était pas cependant le cas.

616. Prurit passager, voluptueux dans le pénis.

617. Tiraillemens spasmodiques dans le cordon spermatique gauche et le testicule.

618. Coryza, après midi.

619. Coryza subit avec éternuement.

620. Légère oppression de la poitrine, dans la région du diaphragme, accompagnée d'un tiraillement légèrement douloureux (1/2 heure après).

621. Douleur lancinante dans le milieu de la poitrine.

622. Battemens de cœur douloureux, debout.

623. Secousse spasmodique, douloureuse dans le côté gauche du dos.

624. Après une nuit paisible, pendant deux matinées de suite, mais surtout le second jour, en étant couché dans le lit ou assis,

les muscles du dos et de la nuque sont comme brisés, et en se penchant en avant, comme trop courts, pendant plusieurs heures.

625. Brisure des muscles du dos.

626. Douleurs dans le dos, comme si on était resté long-temps courbé.

627. Douleur comme de brisure dans les reins, surtout debout.

628. Fourmillement et cuisson dans l'index de la main droite, comme s'il allait s'y former un panaris ; ce ne fut cependant pas le cas. Après que cette cuisson a duré quelques jours, le doigt est souvent comme mort et il reste très-sensible au froid, sensibilité qui continuait encore au bout de sept semaines (14 heures après).

629. Sciatique pendant vingt-quatre heures, sans douleur, assis; mais douloureuse en marchant.

630. Pression douloureuse dans la jambe gauche.

631. Paralysie douloureuse dans la jambe gauche, surtout dans le jarret.

632. Tiraillement continuel de paralysie dans la jambe gauche descendant jusqu'au genou, comme dans la fascia lata, tant pendant le mouvement que pendant le repos, après midi.

633. Tiraillement rhumatismal dans le côté externe des deux cuisses, comme dans la fascia lata ; en marchant, après avoir mangé.

634. Ploiement subit du genou gauche en marchant, après midi (le 2e jour).

635. Léger tiraillement douloureux sur le côté postérieur de la jambe gauche, partant du mollet, disparaissant en marchant, après midi.

636. Pesanteur et lassitude dans les pieds.

637. Démangeaison très-pénible au cuir chevelu, surtout le matin en s'éveillant, diminuant en se grattant la tête avec un peigne serré.

638. Démangeaison excessivement pénible au bas-ventre avec

chair de poule pendant presque toute la nuit, et ne se perdant que le matin par une transpiration.

639. Violente démangeaison de la peau des deux jambes, commençant surtout le soir en se déshabillant, occasionant un besoin irrésistible de se gratter, devenant alors cuisante ; peau sèche et aride, état qui se perd au bout de cinq semaines seulement, par la desquamation de l'épiderme et laisse la peau molle et naturelle.

640. Bouton mordicant au dessus du genou gauche, qui, quand on le gratte, brûle comme du feu.

641. Somnolence invincible, forçant à se coucher (2 heures après).

642. Sommeil léger plein de rêves, qui changent constamment.

643. Sommeil agité interrompu par de fréquens réveils.

644. A peine endormi, une toux spasmodique durant six minutes le réveille ; titillation pénible dans la trachée-artère descendant jusque dans la fossette du cou.

645. Sensation de froid dans toute la jambe gauche le réveillant la nuit, le premier jour.

646. Frisson lui parcourant la jambe gauche jusqu'au pied.

647. Frissonnement presque continuel ; il ne peut se réchauffer, surtout le matin en chambre.

648. Le soir, en se couchant, frisson durant dix minutes.

649. Pouls petit, donnant 80 pulsations par minute, le matin.

M. Ng. (1).

650. Mal de tête comme pesanteur dans le front (le 5e jour).

651. Fréquens tressaillemens, sans douleur, dans la tempe droite, près de l'œil (le 7e jour).

652. Les yeux cuisent, avec sensation de constriction (le soir du 3e jour).

(1) *Matière médicale* de Hartlaub et Trinks, tom. III, p. 167.

653. Larmes dans l'œil droit après midi le premier jour ; plus abondantes encore le second.

654. Sécheresse et brûlure des lèvres, cessant bientôt (le 1er jour).

655. La lèvre supérieure est couverte de croûtes cuisantes (le 4e jour).

656. Gencives douloureuses et salive d'un goût pénétrant (les 10 premiers jours).

657. Les incisives lui paraissent trop longues et sont très-sensibles, le soir (le 3e jour).

658. Tout l'intérieur de la bouche, surtout le palais, lui fait mal comme s'il était écorché (le 5e jour).

659. Le palais est sensible et comme écorché, comme si on en avait enlevé la peau, mais cette sensation passe bientôt (le 1er jour).

660. Afflux d'eau dans la bouche, avec douleurs dans le ventre (le 2e jour).

661. Soif après midi (le 2e jour).

662. Rétraction douloureuse de l'estomac et du ventre ; pendant la diarrhée, tranchées dans le ventre, comme après un purgatif, avec besoin d'aller à la selle, selle liquide bientôt après et cessation des accidens (le 2e jour).

663. Cinq évacuations de matières fécales liquides, jaunâtres, précédées de pincemens dans le ventre et d'émission de vents inodores.

664. Sécrétion fréquente d'urine, quoiqu'il eût peu bu (le 4e jour).

665. Fréquens éternuemens, toujours deux fois de suite (le 1er jour).

666. Coryza avec obstruction du nez, surtout en se baissant (le 7e jour).

667. Déchiremens entre les épaules, fréquens (le 4e jour).

668. Violent élancement piquant entre les deux épaules (le 2e jour).

669. Frémissemens de la surface supérieure de l'avant-bras droit jusque dans les parties charnues de la main.

670. La main gauche engourdie à onze heures de la nuit et à trois heures du matin, jusqu'au milieu de l'avant-bras (le 5e jour).

671. Déchiremens dans la surface externe du mollet droit, assis (le 1er jour).

672. Tressaillemens dans la partie charnue du gros orteil gauche (le 1er jour).

673. Déchiremens dans la partie charnue d'ugros orteil gauche, fréquens (le 2e jour).

674. La nuit, fréquens réveils (le 5e jour).

§ 7. *Dose avec laquelle on a expérimenté et succession des symptômes.*

La dose du médicament employé dans l'expérimentation, non plus que l'ordre chronologique des symptômes, n'est indiquée ni par Hahnemann ni par les autres expérimentateurs, à l'exception de M. Apelt, qui fit prendre d'abord six, huit gouttes de la teinture décrite § 3, et plus tard la douzième et la trentième dilution. Cependant il ne nous dit ni à quels intervalles ni combien de temps il en a continué l'administration. L'ordre dans lequel les symptômes ont paru n'est donné par aucun d'eux d'une manière satisfaisante, et le peu d'indications qu'ils nous fournissent sur l'époque où se manifestèrent quelques accidens isolés, ne nous permettent pas d'en déduire toute la succession des symptômes.

§ 8. *Effets primitifs et secondaires.*

Il n'est certes pas nécessaire de rappeler quel rôle important jouent dans la théorie homœopathique les effets primitifs et les effets secondaires des médicamens. On aurait donc pu s'attendre, en toute justice, à voir indiqué dans une matière médicale quels sont les effets primitifs et les effets secondaires, pourquoi sou-

vent tel symptôme , qui se manifeste , sept , neuf et seize jours
après , est déclaré primitif, tandis que tel autre symptôme, qui ne
paraît que deux , douze , vingt-quatr eheures après , est considéré comme secondaire. Ni Hahnemann ni aucun autre observa-
teur homœopathe ne nous ont donné la manière de distinguer
les effets primitifs des effets secondaires , en sorte que nous
sommes forcés de les présenter entremêlés, à l'instar de nos prédécesseurs.

§ 9. *Individualité des personnes.*

Il serait évidemment de la plus grande importance de connaître l'individualité des personnes soumises à l'expérimentation.
Aucun des auteurs auxquels nous sommes redevables des symptômes de l'agaric , ne nous apprend s'il a fait l'essai sur lui-
même ou sur d'autres ; aucun d'eux ne nous décrit non plus ni
sa propre habitude organique ni celle des autres individus. Il
nous était donc impossible de déterminer la différence des effets
d'un médicament d'après la différence de l'individualité , d'indi-
quer les phénomènes qui se sont manifestés chez *tous*, et ceux
qui ne se sont montrés que chez *quelques uns*. Pour combler
autant que possible cette lacune , nous avons , sur la proposition
faite par M. Peschier (1) , indiqué par un chiffre le nombre des
observateurs qui ont noté tel ou tel symptôme, ainsi qu'on le
verra dans le tableau.

(1) Bibliothèque homœop., tom. V, pag. 82.

LYCOPERDON BOVISTA.

CREPITUS LUPI (VESSE DE LOUP DES BOUVIERS.)

Lycoperdon bovista. *Linné*, Spec. plant., 1653.
Lycoperdon saccatum. *Haller*, Histor. stirp. helv., n° 2172.
Lycoperdon maximum. *Schaeffer*, Fung. bat., tom. III, p. 294.

§ 10. *Caractères.*

Champignon arrondi, charnu, d'abord blanc, devient d'un jaune verdâtre, puis d'un gris tirant sur le brun ; plein dans son intérieur d'une matière âcre, laquelle s'échappe en poussière noirâtre à la maturité, en crevant avec une sorte de bruit les parois qui la contiennent ; commun dans toute l'Europe au mois d'août et de septembre.

§ 11. *Préparation.*

On prend un grain de la fine poussière contenue dans le champignon mûr et on la triture de la manière qu'indique Hahnemann dans son Traité des maladies chroniques (1).

M. Petroz, pharmacien à Paris, a préparé aussi avec le champignon entier, avant que la poussière s'en échappât, une teinture qui est préférée par plusieurs praticiens à la préparation sèche.

§ 12. *Expérimentation pure.*

M. HARTLAUB (2).

1. Inquiétude, anxiété, chaleur désagréable et pesanteur dans le bas-ventre, alternant avec une sensation de froid par tout le corps.

2. Grande tristesse (3 heures après), puis humeur variable et

(1) Traitement homœopathique des maladies chroniques, trad. de M. Jourdan, tom. I, pag. 227.

(2) *Matière médicale* de Hartlaub et Trinks, tom. III, p. 167.

au bout de sept heures, violent découragement allant jusqu'à la mélancolie.

3. Mauvaise humeur, tête entreprise, tristesse et en outre humeur très-capricieuse et irritable (pendant 14 jours).

4. Grande indifférence pour tous les objets extérieurs (9 jours après).

5. Grande distraction, en sorte que, malgré tous les efforts, il lui est impossible de savoir ce qu'on lui dit ou ce qu'on lui a demandé (13 jours après).

6. Il est très-distrait, se trompe facilement, oublie des syllabes entières et écrit beaucoup de mots tout de travers (5 jours après).

7. Embarras et pesanteur dans l'occiput, avec propension des paupières à se fermer, et sensation comme si les yeux étaient tirés en arrière, surtout à une vive lumière, le soir, en même temps, anxiété et agitation dans le corps.

8. La tête très-embarrassée et entreprise, avec tiraillemens dans toute la tête, surtout le matin.

9. Étourdissement dans la tête, le matin.

10. Fréquens vertiges pendant lesquels il lui semblait qu'il allait perdre connaissance.

11. Le matin, en se levant de dessus sa chaise, une espèce de vertige avec étourdissement, au point de manquer de tomber (le 2e jour).

12. Céphalalgie sourde, comme une pression au dessus de l'œil droit vers la région temporale.

13. Céphalalgie avec pesanteur de la tête, le rendant chagrin et incapable de réfléchir long-temps; la douleur augmente, quand il est couché, et est plus violente lorsqu'il s'éveille après la sieste. Il s'y joint une espèce de pulsation dans la tête. Son siége principal est dans le front au dessus du nez qui est en même temps un peu obstrué (au bout de 15 jours).

14. En s'éveillant à trois heures du matin, maux de tête très-violens lui faisant sentir chaque battement du pouls et menaçant

de fendre la tête. Il se déclare une sueur surtout à la tête, et la douleur cesse peu à peu (le 17e jour).

15. Léger tiraillement continuel dans tout le haut de la tête.

16. Douleur déchirante dans le front s'étendant de là au côté gauche de l'occiput et revenant par devant. Elle s'établit dans la tempe gauche et dure plusieurs jours (10 jours après).

17. Déchiremens pressifs dans la partie frontale, surtout au dessus de la cavité des yeux et répondant à la racine du nez (le 6e et le 7e jour).

18. Déchirement dans toute la tête, avec pesanteur et brisure de la tête, presque continuellement.

19. Sensation dans l'œil droit comme s'il y avait quelque chose, avec larmes dans cet œil (le 1er jour).

20. Pression dans les yeux, comme s'il y avait quelque chose; l'œil gauche rouge (le 8e jour).

21. Les angles des yeux rouges (32 jours après).

22. Le matin, il ne peut pas bien ouvrir les yeux (le 6e jour).

23. Le matin, yeux larmoyans.

24. Le matin en se levant, comme un voile devant les yeux (le 4e jour).

25. Tiraillement dans l'oreille (le 3e jour).

26. Elancemens dans l'oreille droite.

27. Violent prurit dans l'oreille et ouïe un peu dure.

28. Un ulcère dans l'oreille droite avec douleur dans cette oreille en avalant.

29. Disparition d'un écoulement copieux, purulent, infect, par l'oreille, lequel durait depuis plusieurs années.

30. Croûtes dans les narines.

31. Le matin, après s'être levé, face très-pâle, pendant plusieurs jours (15 jours après).

32. Enflure des glandes du cou.

33. Douleurs dans les incisives supérieures; elles sont douloureuses au toucher et ne permettent pas de mâcher. Bientôt

après, la lèvre supérieure commence à enfler, et les maux de dents s'apaisent un peu, mais l'enflure augmente tellement que la lèvre s'avance beaucoup au dessus de la lèvre inférieure ; le nez enfle aussi. Lorsque l'enflure de la lèvre a diminué un peu, la joue gauche commence à enfler. Toutes les parties enflées étaient douloureuses au toucher (15 jours après).

34. Maux de dents sourds. Il n'en avait pas eu depuis plusieurs années. Ils furent suivis d'une forte enflure pâle, de longue durée, de la lèvre supérieure. Toutes les nuits, en outre, vers le matin, sueur, forte surtout à la tête (3 semaines après).

35. Le soir, au lit, maux de dents que la chaleur seule fait cesser (au bout de 15 jours).

36. En marchant en plein air, les maux de dents cessent.

37. Douleurs sourdes tiraillantes dans les dents creuses (12 heures après).

38. Tiraillemens douloureux dans les dents (le 5e jour).

39. Elancemens dans les dents saines, surtout la nuit, l'empêchant de dormir, avec léger saignement des gencives. La douleur s'apaise quand il se tire du sang des dents avec la langue.

40. Les élancemens dans les dents s'étendent jusque dans les yeux.

41. Maux de dents comme si l'on frottait sur le nerf mis à nu.

42. Dents souvent couvertes de mucosité.

43. Toutes les fois qu'il presse ses gencives, il lui vient du sang dans la bouche, et les gencives lui font mal.

44. Même sans qu'il les presse, un sang clair lui coule de la bouche (provenant des gencives).

45. Le matin, en s'éveillant, il a les dents, les gencives et les lèvres couvertes de sang caillé.

46. De temps en temps, le soir, légers claquemens des dents comme quand on a froid (au bout de 15 jours).

47. Douleurs tranchantes dans la langue, se répétant pendant plusieurs jours.

48. Le matin, langue chargée, jaune (7 jours après).

49. Douleur lancinante dans le palais, passant de là dans le menton, durant quelques minutes (le 1er jour).

50. Ardeur et chaleur dans la bouche, sans soif.

51. *Afflux d'une grande quantité de salive dans la bouche.*

52. Goût infect dans la bouche, avec beaucoup de mucosité.

53. Odeur infecte par la bouche (le 6e jour).

54. Tous les matins, grattemens et mucosité dans le cou.

55. Fréquens maux de gorge.

56. L'enfant perd l'appétit, a des chaleurs par tout le corps, la face vultueuse et d'un rouge foncé, se couche, et vomit de la mucosité et les alimens ; la nuit suivante, transpiration terrible, surtout à la tête et deux saignemens du nez en dormant (27 jours après).

57. Grande faim, continuellement ; il ne peut se rassasier et a bientôt faim de nouveau.

58. Après avoir mangé, maux de ventre terribles dans la région du nombril, comme si on lui découpait le ventre à coups de couteau, pendant quelques minutes (le 3e jour).

59. (Chaque fois, aussitôt après le dîner, maux de ventre avec un peu de froid.)

60. Pendant et après le dîner, lassitude extraordinaire (le 4e jour).

61. Après avoir dîné, grande lassitude le forçant à dormir (15 jours après).

62. Le soir, après le repas, lassitude extrême (les premiers jours).

63. Après le dîner, grande somnolence (le 5e jour).

64. *Adipsie.*

65. Il a une soif naturelle, après n'avoir presque jamais éprouvé le besoin de boire.

66. Soif inextinguible (3 heures après).

67. Malaise.

68. Plénitude et anxiété dans les régions précordiales (1 heure après).

69. Après-midi, espèce de coliques dans les intestins et besoin d'aller à la selle.

70. Douleur spasmodique dans le bas-ventre, surtout en aspirant et en rentrant le ventre (15 jours après).

71. Tranchées terribles au point qu'il doit se tenir tout à fait courbé et qu'il lui est impossible d'être debout, avec urine d'un rouge foncé et beaucoup de soif (24 heures après).

72. Le matin, tranchées dans le bas-ventre, se perdant après avoir mangé.

73. Bas-ventre ballonné, avec douleurs dans cette partie (8 jours après).

74. Le soir, au lit, douleurs très-violentes dans le bas-ventre, comme si tout s'y était desséché (le 8e jour).

75. Emission de vents puans, surtout le matin et le soir (les premiers jours).

76. Irrégularité dans les selles; les évacuations n'ont pas lieu en temps convenable et sont trop solides.

77. Les effet secondaires paraissent rendre les selles molles.

78. Elancemens fugaces à travers le périnée vers l'anus et les parties génitales.

79. (Fréquentes sécrétions d'urine avec besoin soudain.)

80. Après midi, excrétion d'urine plus abondante.

81. En urinant, douleur dans l'urètre comme si l'urine passait sur une plaie écorchée (15 jours après).

82. Bouton rouge, dur, douloureux sur la peau de la verge, qui vient à suppuration (15 jours après).

83. *Deux nuits de suite, pollutions,* une fois avec des rêves voluptueux (chez un individu qui n'avait jamais rien éprouvé de pareil).

84. Sensation continuelle de coryza dans le nez avec enflure de cette partie (le 15e jour).

85. Coryza fluant, avec tête entreprise.

86. La nuit, le nez est obstrué ; il ne peut respirer par le nez (8 jours après).

87. Coryza sec.

88. Le mucus nasal qui coulait en abondance et qui était visqueux et jaune, devient blanc et sort toujours en grande quantité (16 jours après).

89. Tous les matins, enrouement.

90. Grattemens dans le cou avec excitation à tousser (le 1er jour).

91. Raideur dans la nuque, le matin en se levant (le 4e jour).

92. Une douleur de reins de plusieurs années, avec raideur en se baissant, disparaît (au bout de 17 jours).

93. Le bras gauche est comme paralysé et luxé; ce n'est qu'avec peine qu'il peut le mettre au-dessus de sa tête. La douleur augmente tellement dans la journée qu'il peut à peine finalement remuer le bras. Cette douleur avait beaucoup diminué après la transpiration du matin (15 jours après).

94. Tiraillemens spasmodiques dans les tendons de l'articulation de la main gauche.

95. Douleurs de luxation et d'ulcération dans l'articulation de la main gauche, précisément au milieu, à une petite place, sensible seulement au toucher ou en levant et en baissant la main.

96. Sensation d'engourdissement dans l'articulation de la main gauche.

97. Elancemens fugaces dans la cuisse et la jambe gauches, ainsi que dans la poitrine.

98. Crampes dans la jambe gauche.

99. Fort engourdissement de la jambe droite, dans quelque position que ce soit, durant 1/4 d'heure, après midi (le 1er jour).

100. Douleur lancinante dans le genou gauche, surtout en se levant de dessus son siége.

101. Froideur et douleur dans le genou gauche, s'il veut l'é-
tendre après l'avoir laissé quelque temps ployé.

102. Vers le matin, au lit, crampes dans les mollets si violentes qu'il en souffre encore le soir, comme si la jambe était trop
courte (15 jours après).

103. Anxiété générale, abattement physique, éructations,
malaises, ballonnement gazeux du bas-ventre, émission de
vents, fréquens bâillemens et pandiculations, avec envie irrésistible de dormir; (2 heures après).

104. Après-midi, en s'asseyant, accès subit, comme de syncope, précisément comme si les objets se retournaient sens
dessus dessous; (le 3e jour).

105. Tout le corps comme brisé, surtout les articulations des
bras et les muscles du ventre, au mouvement et au toucher
(15 jours après).

106. Il se sent très-fatigué.

107. Après une promenade, grand abattement (le 6e et le
7e jour).

108. Prurit extraordinaire dans le bras droit, pendant plusieurs
jours (9 jours après).

109. Chaque soir, violent prurit dans les bras, et après s'être
lavé, mordication et brûlures (3 semaines après).

110. Tous les jours, accès répétés de prurit et de mordication dans les bras, surtout le soir, mais aussi le matin après
s'être lavé.

111. *Prurit si violent dans tout le cuir chevelu jusqu'à la
nuque, surtout quand il a chaud, qu'il s'égratigne le front; il ne
cesse pas par le grattement.*

112. Violent prurit au coccys : il se gratte à s'écorcher et il s'y
forme une croûte qui dure quelques jours (le 1er jour).

113. Chair de poule avec fortes démangeaisons.

114. Le soir, prurit partout le corps avec éruption de dartres
(10 jours après).

115. Prurit et boutons sur la tête (3 semaines après).

116. Les mains sont couvertes de petits boutons secs, rougeâtres , qui disparaissent peu à peu au bout de quelques jours.

117. Démangeaisons à différentes parties du corps , avec boutons rouges.

118. Petites places écorchées sur le cuir chevelu, pruriteuses.

119. Il vient à une verrue déjà existante un point rouge qui se remplit de pus , et la verrue disparaît (21 jours après).

120. Douleur excessivement violente dans un cor , pendant long-temps (18 jours après).

121. Sommeil profond, paisible la première nuit ; en se reveillant plus tard qu'à l'ordinaire, grande lassitude, surtout dans les jambes.

122. Rêvasseries dont il ne peut se souvenir ; (4 jours après).

123. Rêves pénibles et réveil à chaque instant , la nuit.

124. Froid toute la journée, avec les mains froides.

125. Tous les matins de 6 à 9 heures environ, froid ; tout son corps était froid extérieurement ; pincement dans le ventre, sans chaleur ensuite et sans soif.

126. Le soir , en se couchant, dans une chambre chauffée, frisson qui le fait trembler pendant quelques instans (15 jours après).

127. Mains et pieds constamment froids.

128. Fièvre intermittente pendant huit jours ; chaque soir de 7 à 10 heures fort frisson commençant par un frissonnement dans le dos, avec soif les premiers jours , sans chaleur ou sueur ensuite, et chaque fois violentes douleurs tiraillantes dans le ventre (4 jours après).

129. Sensation paralysante et pruriteuse dans l'avant-bras ; (le 1er jour).

130. Forte sueur entre les épaules , en marchant lentement par un temps froid (le 1er jour).

131. L'odeur d'ognon, phénomène morbide qui existait déjà chez le sujet, dans les aisselles , augmente beaucoup (le 3e jour).

M. S. (1).

132. Elle ne trouve pas de repos.

133. Humeur mélancolique, toute la journée.

134. En société, elle était gaie, mais seule elle était triste, abattue et indifférente.

135. Tristesse et abattement, et vers le soir, grande faiblesse.

136. Tristesse, mauvaise humeur, et indifférence pour la vie.

137. Grande sensibilité, un rien l'offensait.

138. Humeur très-irritable, elle se fàchait de la moindre chose.

139. Mémoire affaiblie.

140. Elle ne se rappelait qu'avec peine des choses qu'elle avait faites quelques heures auparavant.

141. Il regardait souvent dix minutes devant lui, sans penser.

142. Grande maladresse, tout lui tombait des mains.

143. Humeur très-gaie, la vie se présentait à elle sous de brillantes couleurs le matin, mais mauvaise humeur et morosité la soir.

144. Tantôt elle aimait la vie, tantôt elle la haissait.

145. Grande franchise; elle parlait de ses défauts contre se coutume.

146. Loquacité.

147. Beaucoup de courage et de force, il aurait pu se battre avec les premiers venus.

148. Tête un peu embarrassée et lourde.

149. Tête très-embarrassée, il ne pouvait bien penser; pesanteur et pression dans le front.

150. Quelquefois comme assoupie.

151. Un peu de vin le rendît comme ivre.

152. Fréquens vertiges de peu de durée.

153. Vertiges durant quelques minutes.

154. Vertiges à tomber en avant, vers le soir.

155. Vertiges qui le tirent en arrière.

(1) *Matière médicale* de Hartlaub et Trinks, tom. III, p. 4.

156. Vertiges, toute la chambre tournait avec lui.

157. Le matin, en se levant, vertiges au point que tont tourne autour d'elle et qu'elle n'ose se hasarder à se lever.

158. Céphalalgie sourde dans l'occiput, avec tension dans les tempes.

159. Céphalalgie sourde avec abattement.

160. Céphalalgie étourdissante, surtout dans le front.

161. Céphalalgie dans tout le vertex, avec chaleur dans les yeux.

162. En s'éveillant, céphalalgie, comme après avoir trop dormi.

163. Le matin, céphalalgie pressive sourde.

164. Pression dans le front.

165. Pression dans les côtés de la tête.

166. Pression sourde dans le côté gauche de la tête.

167. Douleur dans l'occiput comme si on y avait enfoncé un coin.

168. Serrement au-dessus du nez avec sensation de pesanteur et de pression, comme si la peau était trop courte.

169. Céphalalgie resserrante, partant des deux tempes.

170. Pesanteur dans les tempes.

171. Elancemens, puis pression dans le front.

172. Elancemens et secousses dans la tempe gauche.

173. Chute des cheveux.

174. Elancemens pressifs dans la cavité de l'œil droit.

175. Ardeur dans les yeux, et chaleur des joues si grande qu'il lui semble qu'elles vont se fendre.

176. L'œil gauche enflammé.

177. L'œil gauche collé le matin.

178. Yeux ternes, sans feu et sans éclat.

179. Illusion optique : elle craint qu'une personne assise près d'elle ne lui enfonce ses ciseaux dans les yeux, quoiqu'elle soit éloignée de deux pas et occupée à couper du papier; malgré tout ce qu'on peut lui dire, il lui semble que les ciseaux sont tout près de son œil.

180. Elancemens dans les oreilles.

181. Prurit dans les oreilles et les yeux.

182. (Fréquemment dans les oreilles, surtout dans la droite, un bruit semblable à celui de la pluie.)

183. Elle n'entendait pas bien, comprenait souvent mal et répondait maintes fois de travers.

184. La peau du nez rouge et écorchée au point de contact avec la lèvre supérieure.

185. Elancemens au dessus de l'œil gauche, comme produit par un instrument pointu.

186. Douleurs térébrantes et fouillantes dans les os zygomatiques.

187. Bouillonnemens et chaleurs lui montant au visage.

188. Changement frappant du teint, tantôt très-rouge, tantôt pâle.

189. Enflure des glandes du cou avec douleurs tensives et tiraillantes pendant six jours.

190. Légers picotemens comme produis par des aiguilles ou une esquille dans la lèvre inférieure.

191. Douleur fouillante et térébrante dans une dent creuse avec douleur tiraillante dans le côté droit de la tête et élancemens dans les oreilles ; le froid les augmentait beaucoup.

192. Douleur fouillante dans une dent creuse le matin et le soir.

193. Les gencives se flétrissent, les dents deviennent plus longues.

194. Gencives enflées, douloureuses.

195. Sur le bord de la langue du côté droit, un petit ulcère profond, causant des douleurs d'écorchure au toucher.

196. Bégaiement.

197. En lisant, il bégaie quelquefois ; il ne pouvait prononcer vîte un grand nombre de mots.

198. (Enflure dans l'intérieur de la joue gauche. Elle disparaît et il se forme extérieurement sur la joue de petits boutons

brûlans pleins d'une sérosité jaune, qui crevèrent le lendemain et séchèrent.

199. Grande sécheresse dans la bouche, comme s'il y avait du sable, avec soif.

200. Vers le soir, la bouche se dessèche ; le soir, il est toujours rassasié et n'a pas d'appétit.

201. Goût amer dans la bouche.

202. Goût de sang dans la bouche.

203. Grande sécheresse dans la gorge, le matin en s'éveillant, en sorte que la langue est presque comme du bois.

204. Grattement et brûlure dans la gorge, comme s'il avait mangé quelque chose d'empyreumatique.

205. *Brûlure dans la gorge.*

206. Le soir, maux de gorge ; quand il avale sa salive, douleur comme si quelque chose était enfoncé dans la gorge. Par contre, il avalait bien les alimens.

207. Eructations d'air.

208. Eructations ayant le goût de ce dont il avait déjeûné, pendant toute la matinée.

209. Pas d'appétit, elle doit se forcer de manger.

210. Appétit, mais sans faim proprement dite.

211. (Après-midi, faim, contre son ordinaire.)

212. Vers le soir, faim.

213. Elle a du plaisir à manger ; cependant elle éprouve ordinairement ensuite une pression dans l'estomac, comme si elle l'avait surchargé.

214. Après les repas, somnolence, contre son ordinaire.

215. Soif, surtout le soir.

216. Beaucoup de soif, le soir, comme s'il avait mangé beaucoup d'alimens salés.

217. Soif pour l'eau froide.

218. Grande envie de boire de l'eau rougie.

219. Malaise et froid le matin.

220. Le matin, violent malaise et horripilation au point de

ne pouvoir se réchauffer; ensuite vertige laissant des maux de tête.

221. Malaise et battemens de cœur, plus cruels dans le mouvement, avec frissonnemens.

222. Le matin, grande mollesse dans l'estomac avec envies de vomir; cependant il ne vomit que de l'eau, avec malaise; ce symptôme cessa après le déjeuner.

223. Mollesse dans l'estomac, comme quand on a été longtemps sans manger.

224. Tous les matins, en se levant, il lui semblait avoir l'estomac gâté, avec goût dépravé dans la bouche; mais au bout de quelque temps, cela cessait et il avait de l'appétit; pendant 15 jours de suite.

225. Pression cruelle partant du creux de l'estomac en montant dans la poitrine, après avoir mangé, moins pénible en marchant, plus forte en étant assis; en même temps, douleur déchirante et tiraillante dans le côté gauche de la tête.

226. Serrement de cœur avec tension dans les tempes et pression sur le sternum.

227. Douleur dans la région rénale.

228. La nuit et le matin, coliques avec diarrhée.

229. Le matin, en s'éveillant, pincement dans le ventre comme s'il devait aller à la selle.

230. Espèce de coliques avec tremblement et claquement des dents, de froid, surtout après une évacuation; la douleur est très-violente, surtout de suite en s'éveillant; en outre, le côté gauche du ventre est gonflé, avec besoin d'aller à la selle. En marchant ou en appuyant les mains sur le ventre, la douleur était moindre; elle était plus forte en repos. Au bout d'une heure seulement, évacuation d'excrémens durs d'abord, puis liquides, avec diminution instantanée des douleurs.

231. Tension et élancemens dans l'épigastre.

232. Picotemens autour du nombril (1 heure après).

233. Douleurs lancinantes autour du nombril.

234. En se baissant, élancemens dans le ventre.

235. Picotemens dans le ventre, comme produits par des aiguilles.

236. Douleurs lancinantes dans la région lombaire, augmentant en tournant le corps.

237. Elancemens dans le ventre, avec sensation désagréable.

238. Douleur d'exulcération et déchiremens dans le bas ventre avec diarrhée et grand abattement ; le dernier jour de la menstruation.

239. Dans l'hypogastre, du côté gauche au côté droit, douleur comme si le ventre était exulcéré.

240. Gargouillemens et borborygmes très-forts dans le ventre, avec constipation.

241. Violens gargouillemens et borborygmes très-forts dans le ventre comme si la diarrhée allait se déclarer ; mais seulement au bout de plusieurs heures, une selle diarrhéique.

242. Emission de beaucoup de vents.

243. Emission de beaucoup de vents, au lit, après s'être couché.

244. Constipation pendant 3 jours.

245. Selle pénible au milieu de grands efforts.

246. Selle seulement tous les deux ou trois jours, un peu solide.

247. Une selle molle, bientôt après l'évacuation ordinaire.

248. Selle plus molle et plus régulière qu'auparavant.

249. Selle plus copieuse qu'à l'ordinaire.

250. Violent besoin d'aller à la selle, trois ou quatre fois par jour, et cependant il lui faut faire des efforts pour expulser, au milieu de flatuosités dans le ventre, des matières dures d'abord, puis liquides.

251. Matin et soir forte diarrhée.

252. Le matin, diarrhée avec douleur, après quoi le ventre était comme exulcéré.

253. Le soir, dévoiement avec coliques.

254. La nuit, dévoiement avec déchiremens dans le bas-ventre avec tenesme dans le rectum.

255. En allant en voiture, fort prurit à l'anus, comme produit par des ascarides.

256. Fréquens besoin d'uriner, mais sécrétion peu copieuse.

257. Fréquens besoins d'uriner, avec sécrétion copieuse.

258. Fréquens besoins d'uriner, elle devait se lever même la nuit pour lâcher l'eau ; sécrétion d'urine abondante.

259. En urinant, cuissons dans l'urètre.

260. Picotemens dans l'urètre.

261. Prurit dans l'urètre, sans uriner.

262. Cuissons dans l'urètre, sans uriner.

263. Cuissons dans les parties génitales.

264. Sensation voluptueuse dans les parties génitales.

265. L'orifice de l'urètre enflammé et collé par de la sérosité.

266. Après le coït, tête très-entreprise et vertigineuse ; il ne peut s'endormir de long-temps.

267. (Règles en avance de quatre jours et plus copieuses qu'à l'ordinaire, suivies de quelques fleurs blanches.)

268. Règles en avance de huit jours.

269. Quelques fleurs blanches, pendant plus de huit jours.

270. Ecoulement abondant de fleurs blanches d'une couleur vert-jaune et si corrosives qu'elles rongent presque les parties génitales et les cuisses.

271. Elle doit se moucher souvent, il ne sort que de l'eau peu épaisse.

272. Coryza fluant.

273. Nez très-obstrué, ce qui la gêne en parlant.

274. Forte obstruction du nez ; ce n'est qu'avec peine qu'il peut respirer par le nez ; pression dans les tempes.

275. Saignement du nez, le matin.

276. Violens grattemens dans la gorge qui est comme écor-

chée, descendant dans la poitrine ; mucosité visqueuse dans la poitrine en telle quantité qu'elle se croit sur le point d'étouffer ; ce n'est qu'avec peine qu'elle détache les glaires qui ont un goût salé.

277. Dans la gorge, chatouillemens excitant à tousser.

278. (Fréquens chatouillemens dans la gorge, excitant à tousser ; la mucosité qu'elle expectore est toute visqueuse et ne sort qu'avec de grands efforts.)

279. Grattemens et cuissons dans le cou, excitant une toux sèche.

280. Respiration oppressée.

281. Oppression et chaleur dans la poitrine ; cette dernière monte à la tête.

282. Oppression de la poitrine ; il doit soupirer souvent pour avoir de l'air ; il ne peut en outre rien souffrir sur sa poitrine, et la ceinture de sa culotte, quoique large, lui paraît trop étroite.

283. Resserrement au dessous du sternum.

284. Pesanteur sur la poitrine comme d'un poids, elle ne peut respirer que difficilement.

285. Haleine courte à chaque effort des mains.

286. Pression spasmodique au dessous du sternum, comme s'il s'était surchargé l'estomac, pendant six jours.

287. Pression au dessous du sternum et dans l'estomac.

288. Elancemens dans la poitrine d'avant en arrière, augmentés par l'aspiration profonde, en dînant.

289. Elancemens dans le côté gauche de la poitrine.

290. Elancemens, comme avec une alène, au dessus du sein gauche, s'étendant quelquefois à travers le dos.

291. Brûlure sur le sternum et battemens de cœur visibles, surtout dans le creux de l'estomac.

292. Pulsations visibles au dessus du sein droit, près de la clavicule.

293. Battemens de cœur.

294. Battemens de cœur avec vertiges et mal de tête.

295. Battemens de cœur avec tremblement de tout le corps et agitation.

296. Battemens de cœur avec congestions à la tête, chaleur et soif, et prurit dans l'œil droit.

297. Dans la nuque, tension, et à la pression, douleur comme produite par un coup.

298. Elle ne peut remuer librement le bras droit; elle n'a aucune force dans l'articulation de l'épaule.

299. Le bras droit enflé et causant des douleurs d'écorchure au toucher; en outre, pression dans les épaules.

300. Forte tension dans les articulations des épaules, comme si elles étaient trop courtes, en rejetant le bras en arrière.

301. Dans l'articulation de l'épaule droite, sensation comme si elle était fatiguée à la suite de grands efforts; le bras n'a aucune force et elle y éprouve des douleurs si elle veut saisir quelque objet.

302. Douleur très-forte, térébrante, lancinante, au dessous du coude, au bord du radius, s'étendant jusqu'aux doigts qui en devinrent comme paralysés, pendant deux minutes.

303. Au côté interne de l'avant-bras, près du pouce, douleur très-forte, comme si les tendons étaient déchirés; à l'autre bras, la même sensation, mais du côté externe dans la direction de l'index.

304. Pendant trois jours de suite, quand elle veut prendre quelque chose, élancemens dans le poignet droit, devenant plus cruels surtout quand elle rapproche le pouce de l'index. Après avoir cessé dans la main droite, ils se manifestent dans la gauche, mais moins long-temps.

305. La main est raide, elle ne peut pas bien l'ouvrir ou la fermer, en outre sensation de faiblesse dans les doigts.

306. La main gauche est lourde, elle ne peut pas bien la remuer.

307. La main droite est très-lourde, et en même temps dans

la région où l'on sent le pouls, douleur cruelle, comme de meur-trissure, ne supportant aucun toucher.

308. Manque de force dans les mains.

309. Tremblement dans les mains avec battemens de cœur et anxiété.

310. Elancemens dans l'articulation de l'index de la main droite, en travaillant.

311. La peau des doigts reçoit une impression extrêmement forte des intrumens (en travaillant par exemple, avec des ciseaux, un couteau).

312. Au dessus du jarret, sensation comme si elle s'y était donné un coup.

313. Tiraillemens et déchiremens dans le pied droit.

314. Dans le pied qu'elle s'était démis dans son enfance, dou-leur déchirante, tiraillante, de fracture, comme si l'articulation allait se déboîter; le pied était enflé au point de l'empêcher presque de mettre son soulier.

315. Brûlure dans la plante du pied gauche.

316. Pesant　　　pieds

317. Elancemens dans les gros orteils jusque dans l'articula-tion du pied, le soir.

318. Grand abattement, toute la journée.

319. Lassitude dans les bras, surtout dans les articulations des épaules.

320. Manque de force dans le bras gauche.

321. Elle a de la peine à soulever le bras droit; c'était comme si elle manquait de force dans l'épaule.

322. Elle n'a aucune force dans les mains, surtout dans la droite, et la faiblesse lui fait lâcher les objets les plus légers.

323. Grande lassitude dans les mains et les pieds, toute la journée.

324. Sensation de lassitude dans les jarrets.

325. Prurit sur la tête, à la mâchoire inférieure, à gauche jusque derrière l'oreille, au côté gauche du cou, au ventre,

au bras droit, au bord interne du pied droit, au talon, partout le corps, surtout aux mains et à la tête.

326. Prurit sur la tête, comme si elle était pleine de poux, surtout le matin.

327. Pincemens comme de puces aux hanches et au ventre.

328. Petits boutons rouges et violent prurit sur le cuir chevelu.

329. Bouton pruriteux, suppurant, sur le front.

330. Bouton douloureux à la tempe.

331. *Éruption au coin de la bouche.*

332. Boutons suppurans à l'angle gauche de la bouch eu menton et au front.

333. Boutons pruriteux au cou.

334. Sur la poitrine, la main gauche et le pied gauche, exanthème de petits boutons gros comme une lentille, rouges, durs, causant des démangeaisons et des cuissons; ils disparurent au bout de quelques jours. Le grattement rendait les démangeaisons plus cruelles.

335. Bouton pruriteux sur le genou.

336. Bouton sur le tibia, avec une sensation de brûlure.

337. Exanthème sur les pieds : il vient de petits boutons rouges, semblables au pourpre, qui causent des douleurs brûlantes et des démangeaisons; les pieds en sont couverts jusqu'au milieu des mollets, pendant deux jours. Le grattement ne produisait rien.

338. Boutons sur tout le corps avec prurit très-fort.

339. Boutons blancs sur la main droite, avec une aréole rouge, et causant de fortes démangeaisons; ils disparurent au bout d'une demi-heure.

340. Sur les coudes-pied, la racine des doigts, petits boutons rouges, causant des douleurs d'écorchure.

341. Sur la jambe droite, une petite tumeur rougeâtre, dure au toucher, comme un furoncle.

342. (Les doigts deviennent exulcérés les uns après les autres,

comme un panaris ; dès que l'un guérit, l'autre est attaqué) (10 semaines après.)

343. (Il vient un panaris à la suite d'une piqûre d'épingle.)

344. Douleur dans des cors.

345. Elancemens dans les cors.

346. Beaucoup de bâillemens, le soir.

347. *Le soir, de bonne heure, grande somnolence.*

348. En s'éveillant la nuit, d'un profond sommeil, il ne savait où il était.

349. Sommeil bon, mais beaucoup de rêves sur des choses dont on avait parlé.

350. Sommeil plein de rêves.

351. Peu de sommeil.

352. Sommeil agité avec beaucoup de jactations dans le lit.

353. Sommeil fréquemment interrompu par les grattemens dans la gorge ; elle dut cracher beaucoup de glaires.

354. Rêves relatifs à des événemens passés ou à des choses à venir.

355. Frissonnement avec soif, avec tension et élancemens dans le cou au point de l'empêcher de le tourner avec facilité ; en même temps élancemens dans la poitrine.

356. Frissonnemens avec face brûlante.

357. La nuit, pieds si froids, qu'il était impossible de les réchauffer.

358. En soupant, horripilation et froid.

359. Souvent chaleur fugace.

360. Chaleur, anxiété et agitation, toute la journée.

361. Souvent chaleur et oppression de poitrine au point de l'obliger à se déshabiller ; ce qui la soulageait.

362. Beaucoup de chaleur et de soif, toute la journée.

363. Bouillonnemens du sang avec soif.

364. Tous les matins, pendant huit jours de suite, de 5 à 9 heures, sueur surtout sur la poitrine.

M. NG.

365. Grande anxiété et en même temps tristesse; elle n'a de goût pour aucune espèce de travail.

366. Elle reste long-temps pensive les yeux fixés sur un point.

367. Humeur triste, mélancolique et morose, pendant la violente céphalalgie, après midi.

368. Le matin en se levant, mauvaise humeur pendant une heure (le 5e jour).

369. Mauvaise humeur, tristesse, anxiété et embarras de la tête.

370. Tout lui déplaît, après le dîner.

371. La tête, en se baissant, très-entreprise et douloureuse, principalement dans la tempe gauche.

372. Le soir, alourdissement et pesanteur dans la tête, et douleur comme de brisure.

373. En se redressant, vertiges et étourdissement, et comme un tournoiement dans la tête (le 1er jour).

374. Debout, accès subit de vertiges et d'alourdissement de la tête; elle perdit en un instant connaissance. Avant et après, céphalalgie pressive, le matin.

375. Debout, vertiges et sensation de pesanteur dans la tête, puis une secousse subite lui rejeta la tête en arrière.

376. Fréquens accès de céphalalgie sourde.

377. Douleur pressive et sensation de pesanteur sur une petite place du côté gauche du front, tout au fond et pressant sur l'œil, pendant quatre minutes. La douleur revint bientôt une fois plus violente encore; comme un nuage devant l'œil gauche pendant ce temps. Ce nuage disparut à force de frotter, en marchant, le matin.

378. Pression sur le vertex.

379. Pression insupportable et battemens dans la tempe droite

(1) *Matière médicale* de Hartlaub et Trinks, tom. III, p. 4.

avec grande tristesse. La douleur descend ensuite vers le cou
où elle cesse , le matin.

380. En rentrant dans la chambre , violente céphalalgie pressive des deux côtés avec quelques battemens, le soir.

381. Douleur pressive dans l'occiput s'étendant par dessus le
vertex jusque dans le front, avant midi.

382. Après avoir marché en plein air, violente céphalalgie
pressive avec sensation de pesanteur, surtout à l'occiput, le
matin. Cette douleur cessa la nuit , mais elle revint le lendemain
matin dès qu'elle alla au grand air et disparut ensuite dans la
chambre (le 5e et le 6e jour).

383. Violente pression aux deux côtés de l'occiput d'où la
douleur s'étend jusque dans le front ; dans l'occiput, sensation
comme si tout allait en sortir, l'après-midi jusqu'au soir (le 5e
jour).

384. Pesanteur pressive, douloureuse dans le côté droit de
la tête.

385. Sensation de contraction et comme d'hébétement dans la
tête, passant après le déjeuner (le 1er jour).

386. Comme une contriction douloureuse avec élancemens au
dessus de l'œil gauche, de même que si la bosse frontale gauche
était fortement comprimée. La douleur commence à la racine du
nez, passe derrière la bosse frontale gauche , en même temps
l'œil gauche pleure. La place au dessus de l'œil était ensuite
sensible à la pression. Quand la douleur cessa, chaleur partout
le corps avec sensation comme si la transpiration allait s'établir,
en dînant (le 5e jour).

387. En entrant dans la chambre , après avoir marché au
grand air, douleur constrictive aux deux côtés de la tête (le 8e
jour).

388. Douleur comme si le cerveau était comprimé des deux
côtés , après midi (le 4e jour).

389. Le cerveau est comme comprimé avec une sensation de
pesanteur, le matin, passant au grand air (le 8e jour).

390. Légers déchiremens au milieu du front, plutôt à l'extérieur, le matin (le 1er jour).

391. Violens déchiremens au vertex qui causent des douleurs comme de meurtrissure au toucher; en outre, légers déchiremens au bord de la conque de l'oreille droite, le matin.

392. Violens déchiremens dans la tempe droite et dans le côté droit du front, cessant souvent (le 10e jour).

393. Légers déchiremens dans la tempe gauche, vers l'oreille (3/4 d'heure après).

394. Violens déchiremens dans le côté droit de la tête.

395. Déchiremens dans l'occiput et en même temps dans la mâchoire inférieure.

396. Déchiremens terribles dans la tempe gauche, au fond du cerveau, après midi.

397. Déchiremens violens, insupportables dans le front, avec pesanteur dans la tête en se baissant et ardeur dans l'œil droit (le 4e jour).

398. Elancemens dans le milieu du front, plutôt extérieurs, le soir (le 1er jour).

399. Légers élancemens extraordinairement douloureux au fond du front, le soir (le 4e jour).

400. Elancemens et déchiremens dans la bosse frontale droite, se dirigeant vers l'oreille droite.

401. Picotemens dans le côté droit du front, deux fois de suite.

402. Picotemens dans la bosse frontale droite, plusieurs fois de suite.

403. Elancemens à une petite place au dessus de l'œil gauche, avec rougeur des joues, sans chaleur extérieure, après dîner.

404. Picotemens au côté droit du vertex.

405. Souvent de légers élancemens excessivement douloureux au côté gauche du vertex, place qui était aussi très-douloureuse au toucher, le soir.

406. Violens picotemens au vertex, s'étendant dans toute la tête, après midi.

407. Flancemens sourds, subits, comme térébrans, dans le fond du côté droit de la tête, au point de la faire crier, avec hébétement.

408. Elancemens sourds, douloureux au dessus du côté droit de la tête.

409. Quelques légers élancemens dans le côté droit de la tête, à 7 heures du matin.

410. Elancemens très-légers dans l'os pariétal gauche.

411. Elancemens sourds, térébrans, pressifs, dans l'occiput et au dessus de l'œil gauche, dans le front, dans la chambre chaude, après midi.

412. Violens picotemens dans le côté gauche de l'occiput, à 7 heures du matin.

413. Violens élancemens et déchiremens au côté gauche de l'occiput, durant long-temps.

414. Assise, tournoiement subit ou sensation comme d'un vent coulis au dessus de l'œil gauche près de la racine du nez.

415. Térébration douloureuse du dedans au dehors dans le côté gauche du front, à 8 heures du soir.

416. En rentrant dans la chambre, battement dans le côté droit de la tête, à 7 heures du matin.

417. Céphalalgie, presque comme des battemens à une petite place du côté gauche de la tête, à 1 heure après midi.

418. Battemens douloureux, comme dans un abcès, dans le côté droit de la tête.

419. Céphalalgie, comme ulcérée, battement dans tout le front, se déclarant au grand air, et cessant dans la chambre, à 8 heures du matin.

420. Douleurs de brisure dans le côté gauche du vertex, qu'onle touche ou non.

421. Forte douleur de brisure dans tout le côté droit de la tête, s'étendant jusqu'à l'œil, à 10 heures du matin.

422. Au dessus de la bosse frontale droite, à une petite place, frémissement douloureux dans le front, cessant et revenant souvent humeur morose (à 2 heures après midi).

423. Pendant la céphalalgie, sa tête lui paraît plus grosse.

424. Elle ne peut lever la tête la nuit par crainte de douleurs insupportables qui ne s'apaisent un peu que vers le matin (12 jours après).

425. Toutes les douleurs de tête se font sentir dans la profondeur du cerveau.

426. Sensibilité extrême des tégumens de la tête au toucher; ellenepeut pas même supporter un peigne.

427. Pression excessivement doulo ureuse ettournoiement au fond de la cavité de l'œil droit; l'os est très-sensible à la pression pendant la menstruation.

428. Violent déchirement, douloureux, au fond de l'œil droit, traversant lefront en passant par dessus l'œil.

429. Chaleur dans l'œil droit, et sensation de constriction douloureuse pendant une heure.

•430. Toujours, le matin, les yeux sont collés.

431. Déchiremens au fond de l'œil droit et sensation de tension au bord de la conque de l'oreille.

432. Plusieurs déchiremens excessivement douloureux dans l'oreille gauche; après midi.

433. Sensation comme des picotemens dans l'oreille gauche, et comme s'il y avait quelque chose.

434. *Prurit dans les oreilles, passant quand elle se les curait avec les doigts.*

435. Battement dans les parties extérieures de l'oreille gauche, durant 10 minutes.

436. Bruissement dans l'oreille gauche, avec diminutiond l'ouïe, pendant quelques instans.

437. Prurit continuel sur le nez, ne cessant pas par le grattement.

438. Prurit au fond de la narine droite, avec désir d'éternuer sans résultat.

439. Ardeur dans les narines, comme si elles étaient écorchées.

440. Uue croûte dans la narine, qui se renouvelle plusieurs fois après avoir été arrachée ; la plaie cause des cuissons.

441. Tension dans le sourcil gauche.

442. Violent déchirement dans le côté gauche de la mâchoire inférieure, ainsi que dans une dent.

443. Déchirement passager dans l'oreille droite, après dîner.

444. Sensation comme de battement au dessous de la mâchoire inférieure, à gauche ; elle croyait avoir une glande enflée.

445. Chaleur et cuisson dans l'oreille droite, descendant jusqu'au coin de la mâchoire inférieure.

446. Cuisson, comme à la suite d'une coupure, au bord interne de la lèvre inférieure du côté gauche.

447. Lèvres gercées.

448. Quelques tiraillemens douloureux dans une dent creuse de la mâchoire inférieure du côté droit ; le soir.

449. Maux de dents tiraillant, comme si les racines des dents étaient arrachées ; le soir.

450. *Deux soirs de suite, au lit, violente douleurs tiraillantes* dans une dent molaire creuse de la mâchoire inférieure du côté gauche, durant jusqu'au matin, pendant les règles.

451. Des maux de dents tiraillans très-douloureux la réveillent avant minuit, et durent une heure, trois nuits de suite.

452. Térébration douloureuse dans les dents, le soir.

453. Déchiremens terribles dans une dent creuse, répondant dans la tempe, le soir au lit.

454. Une dent creuse devient plus longue.

455. Un ulcère aux gencives, saignant à la pression.

456. A la gencive, dans une racine cariée, une plaie enflammée et douloureuse par elle-même, mais surtout au toucher, comme un ulcère, causant des battemens douloureux ; en outre, sensation comme si la racine était plus longue.

457. Le matin, en s'éveillant, brûlure à l'extrémité de la langue et enflure à la partie postérieure et dans toute la bouche, quatre jours de suite, le matin (13 jours après).

458. Une plaie rouge, douloureuse précisément à gauche du filet, au point de contact avec la langue pendant plusieurs jours (35 jours après).

559. Tension douloureuse dans la bouche, dans la joue droite.

460. Le matin, en s'éveillant, toute la bouche est comme enflée et brûlée, avec goût muqueux amer et sécheresse dans la gorge.

461. Engourdissement de toute la bouche et de la langue, le matin en s'éveillant, et cessant après avoir mangé.

462. Le matin, en s'éveillant, sécheresse dans la gorge, élancemens en avalant et engourdissement dans la bouche, passant après s'être levé et avoir mangé.

463. Rudesse dans la gorge, le matin après s'être levée et le soir, pendant plusieurs jours.

464. *Fréquentes éructations à vide*, même avant de déjeuner.

465. Plusieurs jours de suite, le matin, à jeun, éructations à vide.

466. Disposition aux hoquets qui ne remontent cependant que jusqu'à mi-gorge, le matin.

467. Fréquens hoquets, une heure après dîner.

468. Hoquets fréquens et longs, à une heure après midi.

469. Pas d'appétit pour les alimens cuits, seulement pour le pain (le 11e et le 12e jour).

470. Soif, tout l'après-midi et le soir, contre son ordinaire (le 4e jour).

471. Soif toute la journée (21 jours après).

472. Le matin, soif pour le lait (le 4e jour).

473. Malaise dans l'estomac, comme pour vomir, avant midi.

474. Sensation de vide dans l'estomac, même après avoir mangé (le 20e jour).

475. Ballonnement gazeux et légers pincemens dans la région de l'estomac, diminuant par suite d'une émission de vents puans; à 8 heures du matin (le 17e jour).

476. Gargouillement dans l'estomac, le matin, cessant après avoir mangé (le 11e jour).

477. Sensation de froid dans l'estomac aussi forte que s'il y avait un morceau de glace.

478. Brûlure dans le creux de l'estomac, extérieurement, et en même temps fréquens picotemens, après dîner.

479. Elancemens lents et sourds sur la dernière fausse côte du côté droit, le matin.

480. Elancemens accompagnés d'une douleur particulière indéfinissable, dans la région des fausses côtes du côté droit (le 12e jour).

481. Fréquens picotemens dans la région des fausses côtes du côté droit, près du dos.

482. Violens picotemens au dessous de la dernière fausse côte du côté droit, alternant avec de violens élancemens dans les parties génitales du côté droit.

483. Elancemens légers en avant de la dernière côte du côté gauche, s'étendant jusque dans la poitrine.

484. Quelques élancemens dans la région des fausses côtes du côté gauche, et en même temps dans le coude gauche.

485. Elancemens brûlans dans la région des fausses côtes du côté gauche, en étant assise penchée, cessant dès qu'elle se redressait.

486. Elancemens brûlans dans les dernières côtes du côté gauche.

487. Ventre si sensible intérieurement et extérieurement qu'elle n'ose le toucher et doit marcher ployée (le 11e jour).

488. Violens pincemens dans le côté droit de l'épigastre, après dîner.

489. Pincemens autour du nombril.

490. Tranchées dans l'hypogastre, montant vers l'estomac et

cessant souvent, le soir. Le lendemain, la douleur reparaît et persiste jusque vers midi ; une émission de vents l'apaise.

491. Tournoiement et tranchées dans le ventre , comme si la diarrhée allait se déclarer, pendant 1/4 d'heure ; soulagement produit par une émission de vents, à 10 heures du matin.

492. Ballonnement gazeux du ventre avec borborygmes, cessant après une émission de vents , le matin (le 5ᵉ jour).

493. Fort ballonnement gazeux du bas-ventre qui augmente jusqu'à minuit et disparaît enfin peu à peu par suite d'une émission de vents (le 11ᵉ jour).

494. Brûlure passagère, intérieure, autour du nombril ; à 11 heures du matin.

495. Douleur presque comme de brûlure dans les deux côtés du ventre, après dîner.

496. Froid dans le ventre.

497. Violente douleur, comme constrictive, dans l'aine droite, diminuant quand elle étendait le corps.

498. Pincemens comme de deux doigts dans l'aine droite.

469. Fréquens picotemens dans l'aine droite (le 5ᵉ jour).

500. Gargouillement dans le creux de l'estomac à gauche, le soir.

501. Violent tournoiement dans le ventre, soulagé par une émission de vents ; en même temps, besoin d'aller à la selle, le soir (le 5ᵉ jour).

502. Forts gargouillemens dans le ventre, comme après un purgatif, soulagés chaque fois par une émission de vents.

503. Fréquentes émissions de vents sonores, puis ballonnement gazeux et tranchées dans le ventre, à 5 heures du matin.

504. Emissions de vents puans avec gargouillemens dans le ventre, le soir.

505. Pas de selle (le 2ᵉ jour).

506. Le 6ᵉ jour, selle molle ; le 7ᵉ, selle dure.

507. Le matin, selle molle, le soir, selle dure (le 2ᵉ jour).

508. Selle d'une consistance ordinaire, quoiqu'elle en eût eu une déjà avant d'avoir pris le médicament.

509. Selle molle et plus régulière qu'auparavant.

510. Besoin d'aller à la selle, sans rien faire, avec émission de vents, à 6 heures du matin.

511. Besoin d'aller à la selle, mais évacuation de quelques excrémens liquides seulement, de couleur jaune; ensuite cuisson à l'anus (le 5e jour).

512. Le matin, selle comme à l'ordinaire; après midi, selle liquide (le 11e jour).

513. Fréquente diarrhée, le matin (le 4e et le 5e jour).

514. Chaque jour, deux selles liquides jusqu'au 31e jour, le plus souvent le matin.

515. Six selles diarrhéiques dans la journée avec tranchées dans le ventre (le 11e jour).

516. Diarrhée tout aqueuse, quatre fois de suite, avec épreintes et cuissons à l'anus (le 6e jour).

517. Après la selle aqueuse, ardeurs à l'anus durant long-temps.

518. Besoins douloureux d'aller à la selle, puis trois fois la diarrhée, et ensuite épreintes et cuissons à l'anus, avec abattement de tout le corps (le 21e jour).

519. Après une selle de consistance convenable, sensation comme si la diarrhée allait suivre.

520. Douleur pressive très-violente au fond de l'anus, s'étendant en avant, après la diarrhée.

521. Après avoir uriné, de nouveaux besoins fréquens, mais elle ne lâche jamais que quelques gouttes.

522. Elle urine quatre fois après midi et abondamment (le 4e jour).

523. Chaque fois après avoir uriné, cuissons dans l'urètre (le 2e jour).

524. En urinant, l'urine forme souvent un dépôt.

525. Urine d'un vert jaune, ensuite trouble.

526. Urine d'un jaune foncé formant lentement un nuage.

527. Urine trouble comme de l'eau pleine d'argile, formant un dépôt violet, plusieurs jours de suite.

528. Règles en retard de cinq jours.

529. Règles en retard de deux jours, arrivant le soir en se couchant après minuit; pression douloureuse vers les parties génitales avec grande pesanteur dans les reins, symptômes qui cessent le lendemain avec l'écoulement menstruel.

530. Les règles sont moins copieuses et durent moins longtemps qu'à l'ordinaire.

531. Le s règles durent moins qu'à l'ordinaire et coulent principalement la nuit.

532. Sang menstruel très-aqueux; en outre, lassitude des cuisses.

533. Hors de l'époque, il se montre des traces de menstruation (le 9e, le 10e, le 13e et le 18e jour).

534. Règles en avance de neuf jours et plus copieuses qu'à l'ordinaire.

535. Les règles paraissent (deux jours après la prise du médicament), en avance de neuf jours et coulent avec assez d'abondance.

536. Règles plus copieuses le matin que dans la journée et la nuit.

537. Avant et pendant la menstruaton, fréquente diarrhée (19 jours après).

538. Le troisième jour de la menstruation, pas de selle.

539. Après les règles, flueurs blanches.

540. Ecoulement de flueurs blanches épaisses comme du blanc d'œuf, en marchant.

541. Flueurs blanches toutes visqueuses, muqueuses, épaisses en marchant.

542. Le matin en s'éveillant, éternuement.

543. Fréquens éternuemens.

544. Fréquens besoins de se moucher, mais il ne sort cependant que peu de mucus nasal.

545. Coryza fluant ; il sort du nez un mucus liquide.

546. La narine ganche est obstruée, et cependant il en sort quelques gouttes d'eau.

547. Le matin, après s'être levée, coryza sec avec fréquens éternuemens ; elle ne peut en outre respirer par la narine droite.

548. En se mouchant, il sort chaque fois du nez quelques gouttes de sang.

549. Voix enrouée avec rudesse dans la gorge, pendant toute la matinée (le 6e jour).

550. Chatouillement dans la gorge, forçant à tousser fréquemment, à 5 heures après midi (le 3e jour).

551. Toux excitée comme par un chatouillement dans la trachée-artère, le soir et le matin après s'être levée, pendant plusieurs jours.

552. Toux excitée par un chatouillement dans la poitrine, qu'il est impossible de comprimer, le matin en rentrant dans la chambre (le 17e jour).

553. Toux sèche, soir et matin, pendant une heure.

554. Toux sèche, le matin, après s'être levée, durant une demi-heure (le 20e jour).

555. Serrement dans le milieu de la poitrine, avec légers élancemens en aspirant.

556. Elancemens se succédant souvent en avant dans la profondeur de la poitrine, en étant penchée, sans influence sur la respiration, après dîner.

557. Elancemens douloureux au milieu du sternum.

558. Elancemens, d'abord au milieu de la poitrine, puis dans la région des fausses côtes du côté droit et enfin du côté gauche (le 10e jour).

559. Picotemens dans le côté droit de la poitrine, au dessous de l'aisselle, si violens qu'ils la font crier, le matin (le 3e jour).

560. Picotemens dans le côté droit de la poitrine, au milieu de pandiculations continuelles, avant midi.

561. Elancemens dans le côté droit de la poitrine et en même temps dans le gros orteil du pied droit.

562. Picotement très-sensible au dessous du côté gauche.

563. Elancement sourd, douloureux, ou comme térébration dans le sternum, le soir (le 3e jour).

564. Douleurs tranchantes et brûlantes au milieu de la poitrine plutôt extérieures, deux fois de suite.

565. Elancemens dans la nuque, en repos et en mouvement, le soir.

566. Picotemens dans le côté gauche de la nuque se dirigeant vers l'oreille gauche.

567. Tension douloureuse dans le côté droit du cou, en remuant la tête, et en outre, tressaillement dans l'oreille gauche.

568. Déchiremens dans les tendons du côté gauche du cou.

569. Violent élancement sourd et déchirement au bord interne de l'omoplate gauche, au fond, dans l'os.

570. Douleur lancinante et déchirante au bord interne de l'omoplate droite, avec une sensation comme s'il s'en détachait un morceau, en étant assise penchée, passant quand elle se redressait.

571. Plusieurs violens élancemens comme produits par des coups de couteau entre les épaules, après midi.

572. Violent déchirement dans l'articulation de l'épaule droite (le 12e jour).

573. Déchirement douloureux, perçant, dans l'articulation de l'épaule droite, après midi (le 5e jour).

574. Violent déchirement au côté externe du bras gauche, comme dans l'os, après midi.

575. Violent déchirement au côté interne du bras gauche, comme dans l'os.

576. Douleur de brisure dans le bras droit, dans l'os, diminuée par une forte pression, le matin.

577. Violente douleur dans le côté interne du bras gauche, comme s'il allait se briser, le matin.

578. Déchirement douloureux dans le coude droit, le matin.

579. Violent déchirement à l'extrémité du coude droit.

580. Déchirement dans le coude gauche, le matin (le 3e jour).

581. Elancement dans le coude droit, puis dans le gauche, le soir.

582. Elancement et déchirement au côté interne de l'avant-bras gauche, fréquemment.

583. Déchiremens dans une main au dessus du métacarpe, s'étendant jusque dans celui-ci, le matin.

584. Dans l'articulation de la main droite, déchiremens violens, le soir (le 7e jour).

585. Plusieurs picotemens douloureux dans l'articulation de la main droite.

586. A une petite place du dos de l'articulation de la main droite, douleur comme d'ulcération, en ployant la main et en pressant dessus.

587. Violens déchiremens dans la joue gauche.

588. En se baissant, douleur terrible dans la hanche droite, comme si l'os sacrum était rompu.

589. Sensation d'écorchure dans l'aine droite; en marchant, il lui semblait y sentir le frottement d'un morceau de laine.

590. Sensation d'écorchure dans l'aine, pendant les règles.

591. Toute la jambe gauche tellement engourdie, avec four-millemens dedans, qu'elle ne peut s'appuyer dessus.

592. En s'asseyant, élancement perçant au milieu de la cuisse gauche.

593. Légère brûlure à la cuisse, au dessus du genou.

594. Violens picotemens au côté interne du genou droit, comme dans l'os.

595. Violens élancemens dans l'articulation du genou gauche,

presque toute la matinée, en repos et en mouvement ; elle croyait qu'elle ne pourrait les supporter (le 2e jour).

596. Picotemens au milieu du tibia gauche (le 2e jour).

597. Douleur battante dans le péroné droit, avec déchiremens remontant jusqu'au genou, après midi (le 6e jour).

598. Violente douleur de lassitude dans la jambe droite, pendant les règles.

599. *Forts élancemens à la cheville externe du pied droit*, et en même temps douleur dans la cheville interne (le 3e jour).

600. Douleur à la partie antérieure de la plante du pied gauche, en marchant, durant plusieurs jours (29 jours après).

601. Fréquentes pandiculations, sans somnolences.

602. Grande faiblesse subite dans les mains et les pieds, après midi.

603. Prurit sur la tête, à la mâchoire inférieure, du côté gauche jusque derrière l'oreille, au côté gauche du cou, au ventre, au bras droit, au bord interne du pied droit, au talon, par tout le corps, surtout aux mains et à la tête.

604. Fort prurit au bord interne de l'avant-bras gauche ; elle devait se gratter jusqu'au sang.

605. Prurit, cessant par le grattement, au dessus du front, à l'aile droite du nez, sur l'épaule droite, à la hanche gauche, au côté interne du genou droit, dans les jarrets, à la plante du pied droit.

606. Prurit, ne cessant pas par le grattement, au côté gauche de la tête, sur le nez, sur la poitrine, au ventre, au côté interne du bras droit, au côté interne de l'avant-bras gauche, à la hanche droite, au côté interne de la cuisse, çà et là aux membres.

607. Violent prurit, revenant toujours après le grattement, à la partie antérieure du cuir chevelu, au côté interne du bras droit, sur l'épaule gauche.

608. Violent prurit au genou droit, ne cessant que par un long grattement.

609. Prurit, augmentant par le grattement, à côté du nez, au dessous de la mâchoire inférieure, au dessus de la hanche droite.

610. Fourmillemens comme produits par des insectes en courant le long du dos, la nuit.

611. Violent prurit à l'avant-bras droit; la place reste longtemps rouge après le grattement et cause plus tard des cuissons.

612. Violent prurit sur la poitrine où se montre un exanthème de petits boutons qui disparaissent le lendemain.

613. Violent prurit au côté interne de l'avant-bras droit, ne cessant pas par le grattement; il s'y forme ensuite une quantité de petits boutons pruriteux.

614. Une place rude, très-pruriteuse, comme une dartre, à droite au dessous du menton; le grattement n'apaise pas les démangeaisons.

615. Gros boutons épars, comme des pustules, sur le front, sans prurit (le 7e jour).

616. Au dessous du nez, deux pustules plates, longues, pleines de pus, dont les croûtes restent plus de quinze jours (11 jours après).

617. Une quantité de petites pustules, pleines d'eau, autour de l'angle gauche de la bouche (20 jours après).

618. Plusieurs boutons à gauche de la bouche, sans prurit.

619. Plusieurs boutons, causant de la tension, à la lèvre supérieure et à l'inférieure.

620. Un bouton pruriteux, le devenant davantage encore par le grattement, sur la partie antérieure du cou.

621. Plusieurs boutons non pruriteux sur le dos de la main, et entre le médium et l'annulaire.

622. Ecorchures aux aines pendant les règles.

623. Fréquens bâillemens, avec somnolence, à 5 heures après midi.

624. Somnolence, en dînant (le 3e jour).

625. Nuit très-agitée : elle se réveillait toutes les heures.

626. Rêves angoissans.

627. Rêves inquiétans, de serpens qui la mordent, de mort, de plaies saignantes, etc. ; elle se réveillait et était long-temps encore avant de se tranquilliser (5 jours après).

628. Rêve terrible : elle était dans une cave dont la voûte s'enfonçait ; elle n'en pouvait sortir.

629. Rêve d'inondation ; tout le monde était tombé dans l'eau.

630. Rêve de spectre ; elle se réveilla effrayée.

631. Froid continuel aux parties non couvertes, au cou, à la poitrine ; elle doit se mettre un mouchoir, même la nuit (le 3e et le 4e jour).

632. Quoique assise près du poèle, elle a froid tout le second jour.

633. Froid, trois jours de suite, à 5 heures du matin, au lit.

634. Froid, toute la soirée et toute la nuit (11 jours après).

635. *Froid toute la nuit*, elle ne peut se réchauffer (4 jours après).

636. Pendant le froid, soif.

637. Chaleur plus forte dans tout le corps, après midi (le 3e jour).

638. Grande chaleur et sueur, le soir (le 1er jour).

639. Prurit brûlant dans la région du pouls des deux avant-bras ; ne cessant pas par le grattement, le soir (le 7e jour).

LYCOPODIUM CLAVATUM.

MUSCUS TERRESTRIS. (PIED-DE-LOUP.)

Lycopodium clavatum. *Linnæus*, Spec. plant., 1564.
Lycopodium vulgare. *Dillen*, Histor. muscor., p. 441, tab. 58.
Muscus terrestris clavatus. *Bauhin*, Pinax, lib. 10, sect. 3.
Lycopodium clavatum. *Flore médicale*, vol. 4, no 223.
Muscus squamosus. *Tournefort*, Class. 17, sect. 1, gen. 1.

§. *Caractères.*

Plante rampante qui croît en Europe aux lieux pierreux, mon-
tueux et couverts de bois ; elle porte de longs épis en massue,
qui rendent à la fin de l'automne une poussière subtile, jaune,
légère, inodore, grenue, inflammable, immiscible à l'eau qu'elle
surnage, appelée aussi soufre végétal.

§. *Analyse chimique.*

L'analyse (1) de la poudre de lycopode a démontré à M. Cadet
qu'elle contient de la cire, du sucre, une matière extractive, de
l'alumine probablement combinée avec de l'acide sulfurique, du
fer, et quelques sels. L'alcool en dissout le dix-huitième de son
poids.

§. *Préparation.*

On triture un grain de la poussière pendant une heure avec
cent grains de sucre de lait ; un grain de cette première trituration avec cent autres grains, etc., d'après la méthode indiquée
par Hahnemann (2).

(1) *Bulletin de pharmacie*, tom. III, p. 34.
(2) *Mal. chroniques*, trad. de M. Jourdan, tom. I, p. 227.

§. *Essais sur l'homme bien portant.*

HAHNEMANN (4).

1. Il est pris de vertiges dans une chambre chaude (23 jours après).

2. Le matin, en se levant du lit et après, vertiges qui le font chanceler à droite et à gauche (30 jours après).

3. Avant midi, vertige ; tout tourne autour de lui ; il a de fortes envies de vomir (9 jours après).

4. (Dès qu'elle voit tourner quelque chose, elle est prise, pour une heure, d'un sentiment semblable à celui qu'elle éprouverait si tout lui tournait aussi dans le corps.)

5. Étourdissement tel qu'elle ne sait où elle est.

6. Vers le soir, étourdissement et chaleur dans les tempes et aux oreilles (15 jours après).

7. (Il ne peut pas lire parce qu'il confond les lettres ; il les connaît et peut les copier, mais il ne saurait s'en rappeler la signification : il sait que le Z est la dernière lettre de l'alphabet, mais il en a oublié le nom ; il peut écrire ce qu'il veut et le fait avec les lettres qui conviennent, mais il est hors d'état ensuite de relire ce qu'il a écrit.)

8. (Il peut causer régulièrement sur des sujets élevés, même abstraits ; mais il s'embrouille quand il s'agit de choses ordinaires ; il prononce, par exemple, le mot *prune* quand il voudrait dire *poire*.)

9. En pensant, il éprouve comme un vide dans la tête ; il ne peut s'arrêter à aucune idée.

10. *La tête est fortement entreprise.*

11. La tête est entreprise, comme quand on a l'estomac malade.

12. La tête est entreprise, avec pression sourde à la partie

(1) *Mal. chroniques,* première édit. allemande, tom. 2, p. 205.

antérieure, comme après la suppression d'un coryza, avec sécheresse de la bouche et des lèvres, et soif,

13. Douleur simple, continue, pendant plusieurs jours, dans toute la tête, plus forte pendant le repos, moins vive en marchant au grand air.

14. Céphalalgie, résonnement dans la tête, semblable à celui que produit une corde de clavecin qui se casse.

15. *Résonnement dans la tête, en marchant pesamment.*

16. Bourdonnement dans l'intérieur de la tête, avec sentiment de chaleur.

17. Mal de tête, surtout quand on la secoue et qu'on la tourne.

18. Chaque pas retentit dans la tête ; à chaque mouvement, elle ressent comme un ébranlement dans le cerveau.

19. Pesanteur dans la tête.

20. Pesanteur à l'occiput (quelques heures après).

21. La nuit, çà et là dans la tête, douleur vague qui la rend pesante ; elle ne sait où la mettre, pendant toute la nuit, tant ele est douloureuse (9 jours après).

22. Violent mal de tête, la nuit, comme si on s'était couché à faux.

23. Mal de tête du côté gauche, comme à l'extérieur, qui se fait sentir aussi dans l'oreille et dans les dents, acquiert surtout beaucoup de violence le soir, et devient insupportable par l'action de lire et d'écrire ; la moindre pression sur les tempes, celle par exemple des lunettes, augmente la douleur à un point extrême.

24. *Mal de tête au dessus des yeux, immédiatement après le déjeuner* (les deux premiers jours).

25. Mal de tête entre les deux yeux.

26. Douleur sourde dans le front, comme si la tête était comprimée des deux côtés.

27. Le matin, pression dans le front et le nez.

28. *Mal de tête pressif au sommet de la tête, comme s'il allait survenir un coryza* (12 heures après).

29. L'après-midi, douleur pressive dans toute la tête, surtout en se baissant (25 jours après).

30. Il s'éveille le matin avec congestion sang vers la tête.

31. *Battement dans la tête* le soir, après s'être mis au lit.

32. Mal de tête pulsatif, après chaque accès de toux.

33. Battemens dans le cerveau, pendant la journée, en renversant la tête en arrière.

34. Mal de tête continuel, battement au milieu du front, depuis trois heures du matin jusqu'au soir, époque à laquelle il se dissipe.

35. Elancemens et pression au sommet de la tête pendant la nuit (7 jours après).

36. Douleur lancinante dans la tête, l'après-midi, jusqu'au soir, et ensuite mal de dents la nuit.

37. Elancemens et pression dans la tête (quelques heures après).

38. Elancemens au front, de dedans en dehors, répétés plusieurs fois par jour et revenant par accès.

39. *Céphalalgie nocturne ;* tiraillemens et élancemens au dessus de l'œil droit, dans la tempe et à l'occiput.

40. La région frontale de la tête est douloureux au toucher, à l'extérieur.

41. Mal de tête superficiel au front, au vertex, aux os des pommettes, à l'oreille et aux mâchoires, cessant dans l'après-midi et revenant le soir.

42. Douleur comme de pincemens à la tête, derrière l'oreille (48 heures après).

43. Douleur brûlante aux deux bosses occipitales.

44. Douleur tiraillante au côté droit de la tête, descendant jusqu'à la nuque.

45. Déchirement dans (à) la tête, qui dure quarante-huit heures, mais cesse à l'apparition d'une fluxion indolente à la joue (25 jours après).

46. En marchant au grand air, déchiremens passagers à l'extérieur de la tête.

47. *Les cheveux tombent à un point étonnant.*

48. Prurit au cuir chevelu.

49. Eruption à la tête, avec gonflement des glandes du cou et un grand abcès à l'occiput, le cuir chevelu est couvert de croûtes que l'enfant arrache pendant la nuit et dont la place saigne ensuite.

50. Eruption à la tête, qui suppure abondamment.

51. Grande disposition à se refroidir la tête ; un petit air froid canse une sensation de déchirement sur le cuir chevelu.

52. Beaucoup de cheveux deviennent gris.

53. Douleur constrictive dans les muscles du front et de la face (4 jours après).

54. Chaleur brûlante au visage (26 jours après).

55. Le matin, rougeur manifeste à la face.

56. *Fréquentes bouffées de chaleur à la face* (le premier jour).

57. Chaleur insupportable à la face, sans rougeur (les deux premiers jours).

58. Douleur simple dans le côté gauche de la face, en y touchant.

59. Eruption à la face (12 jours après).

60. Prurit dans toute la face, avec des boutons dont le sommet suppure, sur les joues, au front et surtout aux tempes (12 jours après).

61. Face rouge, bouffie, parsemée de taches d'un rouge foncé et de boutons suppurans (4 jours après).

62. Beaucoup de boutons et de taches de rousseur à la face, qui en est toute couverte.

63. Davantage de taches de rousseur sur le côté gauche de la face et sur le nez.

64. Elle a quelquefois le teint jaune.

65. *Pâleur de la face, mauvais teint.*

66. Visage plus étroit et plus pâle (3 jours après).

67. Pâleur de la face avec somnolence dans la journée et mauvaise humeur (48 heures après).

68. La pâleur du visage augmente le soir (8 jours après).

69. Le matin, visage très-pâle et abattu.

70. Le visage est très-changé, les yeux sont fort abattus.

71. Beaucoup d'affaissement autour des yeux (7 jours après).

72. Yeux cernés de bleu (12 jours après).

73. Les yeux sont languissans et troubles (8 jours après).

74. Le soir, douleur dans les yeux, qui empêche presque de les ouvrir.

75. Les yeux sont fatigués, le soir, à la lumière et causent de la douleur quand on les tourne.

76. Douleur dans les yeux, comme s'ils étaient déchirés et s'ils allaient sortir de l'orbite, à partir d'une heure après midi, mais surtout le soir; la douleur empêche de fixer aucun objet.

77. Prurit dans les deux angles internes des yeux, avec inflammation de ceux-ci : les paupières de l'œil droit sont rouges et tuméfiées; quand elles sont sèches, elles causent des douleurs opiniâtres; la nuit, elles sont collées par de la chassie (7 jours après).

78. Prurit autour de l'œil.

79. Sécheresse des yeux, le soir.

80. Le soir, sensation de froid dans les yeux.

81. Mucosité dans les yeux; on est obligé de les essuyer pour y voir clair.

82. Les yeux, abondamment garnis de chassie, larmoient; on y éprouve de la pression, et la face est très-pâle.

83. Au grand vent, les larmes coulent des yeux.

84. Dans l'après-midi, larmoiement abondant de l'œil droit (5 jours après).

85. Yeux troubles et chauds.

86. *Ardeur dans les yeux.*

87. Inflammation étendue sur le blanc de l'œil.

88. Rougeur du blanc de l'œil, avec douleur (12 jours après).

89. *Rougeur des yeux et pression dans leur intérieur.*

90. Yeux rouges, enflammés, causant des élancemens depuis cinq jusqu'à dix heures du soir.

91. *Elancemens dans les deux yeux* (12 jours après).

92. *Elancemens dans les yeux, sans rougeur,* toute la journée, mais surtout le matin (34 jours après).

93. Secousse spasmodique dans la paupière inférieure gauche, du côté de l'angle interne (35 jours après).

94. Inflammation des paupières causant une douleur compressive ; les paupières suppurent et se collent, la nuit, dans les angles externes.

95. Paupières pleines de boutons suppurans.

96. Les paupières sont ulcérées et rouges ; les larmes qui coulent de l'œil cuisent et excorient la joue.

97. Les yeux sont collés, la nuit, par de la suppuration.

98. *Les yeux sont pleins de chassie,* le soir, avec douleur comme d'excoriation ou de gerçure (32 jours après).

99. La lumière du jour l'aveugle ; il ne peut ensuite rien distinguer.

100. Le soir, à la lumière, les objets qu'elle regarde avec attention tremblent, et surtout la chandelle quand elle la fixe.

101. En se mettant au lit, lueurs passagères devant les yeux.

102. Après le sommeil de l'après-midi, une sorte de gaze et des lueurs passagères devant les yeux (16 jours après).

103. Tremblement et vacillation dans l'air devant les yeux, quand on regarde au ciel pendant la grande chaleur de l'été.

104. *Une tache noire paraît voltiger* à un ou deux pieds au-devant des yeux (48 heures après).

105. En écrivant, les lettres commencent à devenir confuses.

106. Les lettres semblent se confondre ensemble en lisant.

107. La vue n'est pas sûre ; il passe souvent des lueurs devant les yeux.

108. Trouble de la vue ; il est obligé, tantôt de rapprocher, tantôt d'éloigner l'écriture pour pouvoir lire (6 jours après).

109. (Il ne voit que la moitié gauche des objets ; la droite manque ou est obscurcie ; d'un seul œil il voit de même qu'avec ses deux , seulement le défaut de la vue est plus prononcé de l'œil droit.)

110. Elancemens déchirans , dans l'intérieur de l'oreille , qui semble être trop étroite et comme si elle allait éclater.

111. En se mouchant, il éprouve des élancemens dans l'oreille, et il a ensuite de la peine à parler.

112. L'oreille interne semble être comme resserrée.

113. L'air intérieur cause une sorte de serrement d'oreille.

114. *Prurit dans l'oreille.*

115. Suppuration et suintement des oreilles.

116. Sensation comme d'afflux vers les oreilles.

117. *Afflux du sang vers les oreilles.*

118. Bourdonnement et murmure dans les oreilles.

119. Murmure dans l'oreille droite.

120. Murmure et bruissement dans les oreilles.

121. *Bourdonnement* violent *dans les oreilles.*

122. Bruit dans les oreilles.

123. Le soir , bruissement dans les oreilles, pendant plusieurs soirées.

124. Matin et soir , battement dans les oreilles.

125. Gargouillement dans les oreilles , le jour.

126. Comme une sorte de bruissement ou de sifflement lui passe devant les oreilles.

127. Il éprouve comme un bourdonnement dans les oreilles, et il a de la peine à entendre (10 jours après).

128. L'ouïe est dure (24 heures après).

129. *L'oreille est sensible au bruit*, pendant la promenade (4 jours après).

130. (Le soir, elle croit entendre encore la musique qu'elle a écoutée dans la journée.)

131. Convulsion spasmodique dans les muscles des joues.

132. Illusions de l'odorat; en crachant, il sent comme une odeur de cancer dans le nez.

133. Les nerfs olfactifs sont extrêment sensibles; l'odeur des jacinthes suffit pour donner des nausées.

134. Prurit dans le nez (5 jours après).

135. Saignemens de nez après midi, trois l'un après l'autre, vers deux heures (10 jours après).

136. Deux hémorrhagies nasales dans *un seul* jour (26 jours après).

137. Forte epistaxis, après laquelle on mouche souvent du sang (20 jours après).

138. Le soir, après une promenade, forte hémorrhagie par une petite plaie dans le nez (32 jours après).

139. Elle mouche du mucus sanguinolent (6 jours après).

140. On mouche à plusieurs reprises du sang caillé (11 jours après).

141. Eruption autour de la bouche.

142. Petite éruption à la bouche (18 jours après).

143. Bouton pruriteux à la lèvre supérieure (14 jours après).

144. Eruption au bord du rouge de la lèvre supérieure, causant une douleur déchirante dans les mouvemens de la lèvre et quand on y touche (12 jours après).

145. Un grand ulcère au rouge de la lèvre inférieure.

146. Pâleur des lèvres.

147. Le matin, gonflement des lèvres.

148. *Tout autour du menton, éruption de boutons pruriteux.*

149. Un gonflement dur à l'angle de la mâchoire inférieure, avec sensation de chaleur dans la tête.

150. *Tuméfaction des glandes du cou.*

151. Douleur térébrante dans les glandes sous-maxillaires gonflées (4 jours après).

152. Une sorte de paralysie des muscles du cou; elle ne pouvait pas soutenir sa tête qui tombait toujours en avant, avec

sensation de vertiges, pendant 6 heures. Cependant elle n'avait point envie de se coucher.

153. Gros nœud de boutons rouges tout autour du cou, qui causent beaucoup de démangeaisons (28 jours après).

154. Au côté interne de la lèvre supérieure, une sorte d'ampoule blanche, causant une douleur brûlante pendant le repos et non en mangeant (30 heures après).

155. Elle ne peut pas ouvrir la bouche, à cause du gonflement des gencives.

156. Les gencives saignent beaucoup, quand on se nettoie les dents (20 jours après).

157. Douleurs picotantes et lancinantes dans la gencive gauche et la joue.

158. Douleur convulsive dans la gencive inférieure, l'après-midi (10 jours après).

159. Gonflement de la gencive, au dessus des dents antérieures, avec tuméfaction de la lèvre supérieure.

160. Chaleur et douleur dans la gencive (12 heures après).

161. Ulcération des gencives (parulie).

162. Tuméfaction de la gencive et battement dans les dents.

163. Les six premières nuits, mal de dents pulsatif.

164. En haut et en bas, *mal de dents* sourd (qui n'est cependant ni pulsatif, ni lancinant, ni tiraillant), avec *gonflement* de la gencive (15 jours après).

165. Mal de dents, battemens et serremens.

166. Déchirement dans une dent creuse.

167. Tiraillemens dans les mâchoires (29 jours après).

168. Douleur tressaillante dans la mâchoire inférieure, le soir (11 jours après).

169. Odontalgie, sans qu'elle puisse assigner au juste dans quelle dent, tantôt en bas, tantôt en haut; tiraillement, avec élancemens, qui l'empêche le soir de s'endormir (9 jours après).

170. Elancemens et douleur térébrante dans une dent creuse (12 heures après).

171. Élancemens isolés, violens, qui se succèdent avec lenteur, dans une dent creuse et qui cessent après qu'on s'est échauffé dans le lit.

172. Mal de dents après avoir mangé ; sensation de remuement et parfois des élancemens dans une des molaires d'en haut.

173. Odontalgie au moindre contact de la dent et en toussant.

174. Odontalgie, comme un spasme dans les dents.

175. Douleur tiraillante, spasmodique, dans les dents, qui cesse quand on tient des boissons chaudes dans la bouche.

176. *Mal de dents, la nuit seulement, et après sa cessation, le matin, vive agitation qui ne permet plus de dormir.*

177. Grande mobilité des dents.

178. Les dents jaunissent.

179. Boutons sur la langue.

180. Excoriation de la langue.

181. Un ulcère sous la langue qui gêne en parlant et en mangeant (18 jours après).

182. L'intérieur de la bouche et la langue sont comme engourdis (32 jours après).

183. Gonflement et allongement de la luette (6 jours après).

184. Mal dans la gorge, en avalant et en toussant.

185. Souvent de la douleur en avalant, il lui semble qu'elle avale trop à la fois (9 jours après).

186. (Mal de gorge ; douleur comme causée par une excoriation.)

187. (Inflammation de gorge, avec enrouement ; des élancemens l'empêchent d'avaler rien de solide ou de liquide ; elle est neuf jours sans pouvoir ni manger ni boire) (12 jours après).

188. Sécheresse et élancemens dans la gorge (5 jours après).

189. La gorge est âpre et paraît comme gonflée, en avalant (6 jours après).

190. *Sécheresse dans la gorge et la bouche.*

191. Sentiment de sécheresse dans la gorge et la bouche,

sans soif, le soir seulement, immédiatement après le coucher et pendant les nuits.

192. Sécheresse dans la gorge avec beaucoup de soif (20 heures après).

193. Il renacle du mucus sanguinolent, en allant à cheval (c e dont il avait l'habitude journalière).

194. Langue chargée.

195. Sécheresse et goût amarescent dans la bouche.

196. Sécheresse et goût acescent dans la bouche.

197. Sensation d'âpreté dans la bouche.

198. Le matin, bouche amère, comme s'il y avait de l'acide dans l'estomac.

199. Le matin, goût amer dans la bouche.

200. La nuit, goût très-amer dans la bouche, qui l'oblige à se lever et à se rincer la bouche avec de l'eau.

201. *Goût amer dans la bouche*, continuellement, quoique l'on trouve aux alimens la saveur qu'ils doivent avoir.

202. Goût de fromage dans la bouche (13 jours après).

203. Goût très-douceâtre dans la bouche (48 heures après).

204. Le matin, l'eau a une saveur très-sucrée.

205. Goût acide dans la bouche.

206. Pyrosis; ardeur dans la poitrine, en remontant; des gorgées acides reviennent à la bouche.

207. Pyrosis; ardeur qui remonte de l'estomac; un liquide acide revient à la bouche.

208. Rapports presque brûlans, sorte de pyrosis.

209. Rapports brûlans incomplets; ils n'arrivent que jusqu'au pharynx et non jusqu'à la bouche, et occasionent une sensation brûlante dans la gorge, pendant plusieurs heures (4 heures après).

210. Pyrosis, une demi-heure après chaque repas; il a des rapports aigres et il éprouve pendant plusieurs heures de l'ardeur à la région précordiale, qui le rend très-faible et le prive en quelque sorte de la respiration.

211. Hoquet après chaque repas (19 jours après).

212. *Fréquens rapports à vide* (les premiers jours).

213. Beaucoup de rapports, qui alternent avec des bâillemens.

214. *Beaucoup de rapports aigrelets* (6 , 15 jours après).

215. Après chaque repas, rapports acides, avec des alimens digérés qui reviennent à la bouche ; il reste ensuite, pendant une bonne heure, un goût fétide dans la bouche, et la tête est entreprise (11 jours après).

216. Dans l'après midi, toujours des rapports bilieux.

217. Avant midi, en écrivant, l'eau vient à la bouche, comme dans la faim canine (12 jours après).

218. Souvent, presque tous les deux jours, serrement à la région précordiale ; elle éprouve des nausées ; elle est obligée d'ouvrir la bouche et il lui revient ensuite, comme de l'estomac, beaucoup d'eau salée à la bouche.

219. Afflux d'eau à la bouche, avec nausées ; elle était obligée de cracher souvent (les deux premières matinées).

220. Le matin, après s'être levé et surtout en sortant de la chambre, il éprouve le même vide autour de l'estomac et autant de malaise que s'il allait survenir de la sueur.

221. *Tous les matins, à jeun, des nausées.*

222. Nausées avec chaleur dans le bas-ventre et froid glacial à la face (2 jours après).

223. Envies de vomir, pendant lesquelles elle rend un peu de mousse et d'écume.

224. Après le sommeil de midi, l'enfant vomit cinq fois du mucus (7 jours après).

225. Vomissement de sang coagulé et d'acide âcre.

226. Vomissement nocturne d'alimens et de bile , précédé de nausées et d'anxiété à la région précordiale (9 jours après).

227. Défaut d'appétit (3 jours après).

228. Les alimens ne plaisent pas ; il n'a point d'appétit.

229. Elle ne peut manger ; elle est toujours rassasiée et n'a

pas d'appétit ; lorsqu'elle mange quelque chose , elle éprouve des nausées qui vont jusqu'au vomissement.

230. *Point de soif.*

231. Sécheresse des lèvres et de la langue , avec soif continuelle ; quand elle prenait une gorgée de liquide, elle éprouvait de la répugnance et ne pouvait l'avaler ; en même temps accablement et lassitude.

232. Le pain lui répugne ; il préfère les alimens chauds.

233. Elle mange avidement , avec beaucoup d'appétit (4 heures après).

234. Après chaque repas, pesanteur d'estomac.

235. Après avoir mangé , saveur amère , répugnante dans la bouche.

236. En mangeant , élancement continu dans le front , et ensuite , en remuant , de forts élancemens isolés (36 heures après).

237. Après avoir mangé , chaleur dans la tête, et une tache rouge sur la joue gauche.

238. La plupart du temps , en mangeant, frisson qui parcourt tout le corps , sans froid cependant.

239. La digestion paraît ne se faire que lentement (8 jours après).

240. Elle ne peut se rassasier ; lors même qu'elle mange autant qu'elle en a besoin, pour apaiser sa faim ; elle éprouve de la gêne et du gonflement à la région du foie (7 jours après).

241. Quand elle mange jusqu'à satiété, elle se sent mal à son aise et gonflée.

242. Après le dîner , coliques (18 jours après).

243. Après le repas , serrement de gorge ; soulèvemens de cœur ; comme pour vomir ; il ne vient pas d'alimens dans la gorge , mais seulement de l'eau qui coule dans la bouche.

244. Après avoir mangé , elle est toujours mal à son aise ; son pouls bat plus vite et elle est plus lasse (10 jours après).

245. Sentiment comme si l'estomac était malade.

246. *Immédiatement après avoir mangé , le bas-ventre est tou-*

jours plein, *serré*, *tendu* jusqu'au soir , en étant assis , en marchant et en étant couché ; il n'a plus envie de marcher et il reste assis (2 jours après).

247. Gonflement du ventre, principalement après avoir mangé

248. Après avoir mangé, sentiment de plénitude et de pesanteur (28 jours après).

249. En mangeant, il semble que les alimens passent sur un point excorié (dans lequel on éprouve ensuite de la pression).

250. Le soir, pression sur l'estomac , au cardia.

251. Après avoir soulevé quelque chose de lourd , pression dans la fossette du cœur et à la partie inférieure de la poitrine.

252. Après avoir mangé et s'être un peu refroidie, violente douleur d'estomac , avec frissonnemens tels qu'elle ne peut se réchauffer , et engourdissement des mains qui sont comme mortes (23 jours après).

253. Pression continuelle à l'estomac et tension dans le bas-ventre.

254. Toute la matinée , violente pression dans l'estomac et le bas-ventre , avec douleur quand on y touche et qu'on respire.

255. Pression à la région précordiale (qui est douloureuse même au toucher) surtout dans l'après-midi, et après s'être donné un tour-de reins.

256. Spasme d'estomac , contraction de l'estomac jusque dans la poitrine , du matin au soir.

257. Saisissement et douleur comme rongeante à l'estomac qui a l'air d'être plein.

258. Fortes douleurs au dessus de l'estomac , qui rend insupportable la pression des vêtemens (8 jours après).

259. Forte douleur au foie, le ventre étant bien libre (8 jours après).

260. Le foie est douloureux au toucher (7 jours après).

261. Pression dans le côté droit du ventre.

262. Douleur compressive à la région du foie, en respirant (13 jours après).

263. Vive pression sous les dernières côtes droites; quand elle fait une inspiration profonde, qu'elle fléchit le corps de côté et qu'elle appuie sur le côté droit du ventre, elle éprouve de la douleur en haut.

264. Le soir, élancemens dans le foie, pendant une heure (6 jours après).

265. Elancemens et pincemens, à droite, dans le haut du ventre.

266. Le soir, en sortant du lit, il éprouve comme de la douleur dans le bas-ventre.

267. Plénitude, gonflement du bas-ventre et froid aux pieds (4 jours après).

268. Plénitude dans le ventre et pesanteur vers le rectum.

269. Bas-ventre gonflé et coliques tous les jours (2 jours après).

270. Gonflement du bas-ventre, surtout immédiatement après les règles.

271. Ballonnement du ventre par des vents (4 jours après).

272. Le soir, vives coliques comme causées par des vents qui se déplacent, suivies de borborygmes et de vents qui sortent par l'anus (10 jours après).

273. Vers le soir, gonflement du ventre et déplacement de vents.

274. *Rétention de vents*, suivie d'un malaise plus prononcé (6 jours après).

275. Rétention de vents, après être resté deux heures assis.

276. Tension dans le bas-ventre (6 heures après).

277. La plupart du temps, le soir seulement, besoin d'aller à la selle, avec tension du bas-ventre.

278. Tension du bas-ventre; déplacement de vents (12 jours après).

279. *Tension dans le bas-ventre*, avec accumulation de beaucoup de vents.

280. Contraction spasmodique dans le bas-ventre (14 jours après).

281. Pincemens dans le ventre, soulagés par une émission de vents (4 heures après).

282. Spasmes dans le bas-ventre, qui est très-tendu.

283. Spasmes dans le bas-ventre.

284. Pendant plusieurs après-dinées, à partir de quatre heures, gonflement du bas-ventre (9 jours après).

285. Grand bruit dans le bas-ventre (16 jours après).

286. Sortie de vents après des coliques (4 jours après).

287. Coliques avant d'aller à la selle (17 jours après).

288. Coliques, la nuit, par courts accès.

289. Coliques vers minuit, avec un peu de vomissement et de diarrhée.

290. Tous les matins et même de bonne heure, dans le lit, coliques au haut du ventre, sans diarrhée, qui durent jusqu'après midi, et augmentent par la marche.

291. Douleurs déchirantes, passagères, dans les viscères, aux flancs et aux hanches, vers le soir (11 heures après).

292. Pression dans la partie droite du bas-ventre pendant toute la journée ; la douleur le forçait à marcher ployé en deux ; il fut obligé de se coucher et il avait la respiration courte (6 jours après).

293. Mal de ventre tiraillant.

294. Il a comme quelque chose de lourd dans le côté gauche du bas-ventre , sensation sur laquelle la respiration n'exerce aucune influence, mais qui persiste sans interruption et au même degré, qu'il marche, qu'il soit assis ou couché (24 heures après).

295. Secousses dans le ventre (4 jours après).

296. Pulsations dans le bas-ventre, avec une sensation d'anxiété semblable à celle qui résulterait d'un spasme.

297. Gonflement rouge dans l'aine droite, qui, lorsqu'on y touche ou qu'on remue, cause de la douleur comme si la partie était ulcérée en dedans (16 jours après).

298. Douleurs dans les aines, en marchant, et douleur dans le dos (6 jours après).

299. Douleurs à l'endroit d'une hernie (13 jours après).

300. *Elancemens déchirans à l'endroit d'une hernie* (24 heures après).

301. Immédiatement après les règles, la hernie inguinale sort et cause des douleurs déchirantes (16 jours après).

302. Petits gonflemens glandulaires dans les aines (24 jours après).

303. Eruption pruriteuse autour de l'anus, qui cause de la douleur quand on y touche.

304. Prurit autour de l'anus (12 jours après).

305. Pression dans le rectum, la nuit (23 jours après).

306. Le rectum est souvent si rétréci qu'il sort quand les selles sont dures (24 jours après).

307. Un élancement dans le rectum, qui part du sacrum.

308. Elancemens dans le rectum (2 jours après).

309. Douleur déchirante, pendant une minute, dans le rectum, qui dérange la respiration (40 heures après).

310. Gonflement des boutons hémorrhoïdaires.

311. Les boutons hémorrhoïdaires sortent du rectum.

312. Les boutons hémorrhoïdaires à l'anus causent de la douleur en s'asseyant (6 jours après).

313. Ils sont douloureux au toucher (11 jours après).

314. Ardeur dans l'anus, pendant les évacuations alvines, qui sont fréquentes (48 heures après).

315. Ardeur dans le rectum, en allant à la selle.

316. Ardeur dans le rectum, après une selle qui n'était pas dure.

317. Petits élancemens dans le rectum, après une selle marronnée.

318. Elancemens dans le rectum pendant une selle convenable.

319. Besoin d'aller à la selle ; ensuite douleur spasmodique dans le rectum, qui ne permet pas aux matières de sortir.

320. Rétrécissement du rectum, qui rend la sortie des excrémens très-difficile.

321. Anus douloureusement fermé.

322. Selles très-peu abondantes ; avec la même sensation que s'il restait encore beaucoup de matières dans le rectum, et aussitôt après, accumulation douloureuse de vents dans le bas-ventre (24 heures après).

323. Sensation comme si elle devait aller sans cesse à la selle, mais qui ne s'étend que jusqu'au rectum (quelques heures après).

324. Les selles sont suspendues les deux ou trois premiers jours, mais ensuite il en survient une copieuse.

325. A dater du cinquième jour, une ou deux selles en bouillie par jour, pendant plusieurs semaines.

326. Plusieurs fois dans la journée, selle molle, dont l'expulsion exige beaucoup d'efforts ; les vents ne sortent pas.

327. Le matin, ténesme ; dans l'après-midi, diarrhée (6 jours après).

328. La plupart du temps, de grand matin (vers trois ou quatre heures), deux selles diarrhéiques, avec colique.

329. La première partie de la selle est moulée et le reste mou, pendant plusieurs jours de suite (16 jours après).

330. *Ecoulement de sang par l'anus ; même les selles étant molles* (14 jour après).

331. Les selles étant dures, douleur dans le sacrum, comme s'il allait se briser ; en même temps, colique dans le ventre, comme si les intestins crevaient (40 jours après).

332. Après la selle, beaucoup de gargouillemens dans le ventre.

333. *Après la selle, gonflement du ventre entier par des vents.*

334. Après avoir été à la selle, spasmes du bas-ventre et de la matrice, tout-à-fait en bas et en travers, qui surviennent principalement après une selle molle (17 jours après).

335. Pendant la selle, qui exige des efforts modérés, douleur au sommet de la tête et bourdonnement d'oreilles.

336. Après la selle, grande lassitude,

337. Il sort trop peu d'urine (24 jours après).

338. Il urine beaucoup et souvent (24 heures après).

339. Elancemens dans le col de la vessie et en même temps dans l'anus.

340. Le soir, en urinant, douleur semblable à celle que causerait une gerçure, en avant dans l'urètre chez une femme (11 jours après).

341. En urinant, ardeur dans l'urètre, chez la femme.

342. Déchiremens passagers en avant dans l'urètre.

343. Urine foncée en couleur, avec un sédiment rougeâtre (32 jours après).

344. L'urine est très-foncée en couleur et dépose un sédiment (18 jours après).

345. Urine avec un sédiment jaune (6 jours après).

346. Urine offrant un trouble blanc aussitôt après sa sortie.

347. Ecoulement de sang par l'urètre, sans douleur (6 jours après).

348. Elancemens à l'extrémité du gland.

349. Grande faiblesse dans les parties génitales et les parties voisines, avec douleur dans le périnée en s'asseyant (3 jours après).

350. La verge est petite, froide et sans érections.

351. Erections rares, les premiers jours.

352. Le scrotum est flasque pendant les érections (5 jours après).

353. Peu d'appétit vénérien pendant sept jours (8 jours après).

354. *L'appétit vénérien est diminué* pendant dix jours (7 jours après).

355. Il s'endort pendant l'acte vénérien, sans éjaculer (12 jours après).

356. Flaccidité du scrotum, même pendant l'acte vénérien; l'éjaculation se fait attendre (4 jours après).

357. Lassitude, le lendemain de l'acte vénérien (48 heures après).

358. Sensation convulsive dans le testicule gauche (29 jours après).

359. Les règles, suspendues depuis cinq mois chez une fille de dix-neuf ans, reparaissent à la nouvelle lune, sans les incommodités autrefois ordinaires (16 jours après).

360. Les règles, déjà passées depuis deux jours, reparaissent (16 heures après).

361. Apparition des règles deux jours trop tôt ou trop tard (41 jours après).

362. Apparition des règles quatre jours trop tôt (12 jours après).

363. Les règles avancent de sept jours (4 jours après).

364. Tiraillemens dans l'aine, comme si les règles allaient paraître (chez une personne âgée).

365. Les règles retardent de quatre jours (17 jours après).

366. Elles retardent de trois jours (10 jours après).

367. Ballonnement du ventre avant leur apparition.

368. Avant l'apparition des règles, grande pesanteur des jambes.

369. Avant l'apparition des règles, à minuit, d'abord du froid, puis de la chaleur, surtout à la face, avec de l'agitation.

370. Avant l'apparition des règles, malaise et froid, toute la journée.

371. Immédiatement avant les règles, beaucoup de mauvaise humeur, découragement, mélancolie.

372. Délire avec pleurs, la veille de l'apparition des règles et le premier jour de leur écoulement, comme si elle allait devenir folle (7 jours après).

373. Pendant les règles, acidité dans la bouche, avec langue chargée.

374. Pendant les règles, mal de tête sourd, presque déchirant.

375. Pendant les règles, vives douleurs au sacrum, le matin, en sortant du lit ; elle était quelques minutes sans pouvoir se remuer (4 jours après).

376. Pendant les règles, enflure des pieds.

377. Pendant les règles, nausées.

378. Pendant les règles, en se tenant debout, une sorte de disposition à se trouver mal ; elle n'entendait ni ne voyait ; en même temps, sensation d'une vive chaleur interne, surtout dans la tête, avec grande pâleur de la face ; elle fut obligée de s'asseoir sur-le-champ, et toute la soirée elle resta comme frappée de stupeur ; le lendemain aussi, elle avait la tête entreprise (3 jours après).

379. Fleurs blanches abondantes, par intervalles (5 jours après).

380. Ecoulement à plusieurs reprises de fleurs blanches teintes en rougeâtre par du sang, avant la pleine lune (7 jours après).

381. *Enrouement* (25, 48 jours après).

382. La poitrine devient âpre et comme excoriée en parlant, avec enrouement, surtout l'après-midi.

383. Quinze fois dans la journée des éternuemens sans coryza (5 jours après).

384. Eternuement chaque matin pendant une demi-heure.

385. Vif chatouillement dans le nez, sans cependant pouvoir éternuer.

386. Le nez est bouché tout-à-fait en haut.

387. Obstruction du nez, vers le matin.

388. *Coryza sec* (10 jours après).

389. Obstruction totale du nez ; la respiration de l'enfant, pendant qu'il dormait, s'arrêtait souvent durant quinze secondes, même la bouche étant ouverte.

390. Coryza sec, qui empêche de respirer, la nuit (10 jours après).

391. Coryza sec, avec ardeur dans le front et tête entreprise, rétraction des yeux, beaucoup de soif et chaleur nocturne, qui ne permet pas de dormir beaucoup.

392. *Sécheresse du nez*, qui est bouché à sa racine.

393. Coryza chez un homme qui n'y est pas sujet (21 jours après).

394. Très-fort coryza humide (3 jours après).

395. *Violent coryza*, avec gonflement du nez.

396. Coryza fréquent, avec écoulement fétide par la narine gauche, qui était ulcérée en dedans.

397. Coryza, avec écoulement âcre par le nez, qui excorie la lèvre supérieure (28 jours après).

398. Violent coryza, avec céphalalgie catarrhale (10 jours après).

399. Le soir, avant d'aller se coucher, toux très-fatigante, comme si une plume chatouillait le larynx, avec peu d'expectoration (3 jours après).

400. Envies de tousser, comme celles qui sont provoquées par la vapeur du soufre.

401. Chatouillement qui excite à tousser, comme s'il y avait de la vapeur de soufre dans le larynx, avec crachats salés et de couleur grise.

402. Les crachats provoqués par la toux ont une saveur salée.

403. A la suite de la toux, crachats gris et d'un goût salé.

404. Toux suivie de crachats sanguinolens.

405. Tous les matins, toux sèche avec sensation comme d'enrouement dans le larynx (sans qu'il y en ait).

406. Violens battemens dans la tête, en toussant.

407. Toux, la nuit, presque sans interruption, d'où résultent des douleurs dans la tête et les deux côtés du ventre (9 jours après).

408. La région de l'estomac est douloureuse à force de tousser.

409. La nuit, toux avec un peu d'expectoration (6 jours après).

410. Toux, le jour et la nuit, avec crachats muqueux noirâtres.

411. Forte toux, avec crachats épais, d'un blanc jaunâtre.

412. Une toux sèche, qui durait depuis long-temps, dégénère en toux avec expectoration puriforme, jaunâtre, qui s'accompagne d'une sensation d'excoriation dans la poitrine.

413. Le soir, depuis quatre heures jusqu'à huit, elle tousse et boit beaucoup.

414. En toussant, douleur à la poitrine comme si elle était à vif en dedans, avec crachats d'un jaune grisâtre (32 jours après).

415. Les six premiers jours, violente douleur de poitrine qui ne permet pas de rester couché sur le côté gauche ; ensuite toux avec crachats verts, le matin.

416. Il a la poitrine très-oppressée.

417. La poitrine est comme remplie de mucosités ; des sifflemens se font entendre dans la trachée-artère, en respirant, pendant la journée (18 jours après).

418. Sensation comme si la poitrine était pleine de mucosités (13 jours après).

419. Au grand air, plénitude, oppression et resserrement de poitrine.

420. Après un violent exercice de corps, en étendant le tronc, pression et sensation d'anxiété dans la région au dessous du cœur, qui dégénère en une grande propension à la tristesse.

421. A midi, la poitrine est pleine et comme oppressée.

422. Après avoir mangé, plénitude (dans l'estomac) et à la poitrine.

423. Oppression de la poitrine (24 heures après).

424. Déchiremens dans la région de la clavicule gauche.

425. Une sorte de tension en avant, au côté gauche de la poitrine.

426. En respirant profondément, élancemens dans le sternum (12 jours après).

427. Elancemens dans le côté gauche de la poitrine jusqu'au dos, qui permet à peine de reprendre haleine.

428. Elancemens pulsatifs dans le côté gauche de la poitrine.

429. Déchiremens pulsatifs sous l'aisselle droite.

430. Douleur dans le côté gauche, comme s'il y avait luxation, avec secousses par intervalles.

431. Anxiété sur la poitrine.

432. Afflux du sang vers la poitrine, asthme et respiration courte (20 jours après).

433. Asthme; la poitrine est comme resserrée par un spasme (8 jours après).

434. Le matin, de quatre à cinq heures, forts battemens de cœur (48 heures après).

435. Il semble qu'une grande quantité d'air remonte par ondées de la trachée-artère et reflue vers la bouche.

436. Prurit sur la poitrine (7 jours après).

437. Elancemens dans les mamelons.

438. Un peu de sang et d'eau visqueuse sort d'un mamelon, surtout quand on y touche.

439. Dans le sein gauche et sous le bras, tubercule dur, causant une douleur brûlante.

440. Vive douleur au sacrum; étant assis, il ne peut se redresser et il est obligé de s'asseoir plié en deux (5 jours après).

441. Déchiremens dans le sacrum, en travers, quand on est assis droit.

442. Douleur si violente au sacrum qu'elle resserre la poitrine, avec pression à l'estomac et constriction du bas-ventre (3 jours après).

443. Raideur dans le sacrum (16 jours après).

444. Frissonnemens dans le sacrum.

445. *Elancemens dans le dos*, qui se dirigent vers le sacrum, pendant qu'on est assis (14, 15 jours après).

446. Tiraillemens dans le dos, quand on est assis,

447. Tiraillemens dans le dos, entre les omoplates (11 jours après).

448. Battement continuel dans le dos.|

449. Forte douleur rhumatismale dans l'omoplate gauche; il ne pouvait pas porter le bras à la tête.

450. Tiraillement entre les omoplates, le soir.

451. Tiraillement dans et le long de l'omoplate droit, le soir (16 jours après).

452. Entre les omoplates, chaleur semblable à celle que produiraient des charbons ardens.

453. Froid dans le dos, pendant plusieurs jours.

454. Violent prurit au dos, le soir (15 jours après).

455. Entre les omoplates et à la nuque, grande éruption de boutons, avec sensation d'ardeur.

456. Déchiremens, partant du cou, dans l'aisselle droite, le soir seulement, après s'être couché et pendant la nuit.

457. En plein repos dans la journée et quand on est couché, la nuit, déchirement violent qui s'étend du cou jusque dans l'articulation de l'épaule, de sorte qu'elle ne peut dormir, la nuit. Cette sensation s'apaise en se couchant sur le côté affecté : le mouvement la dissipe dans la journée ; il suffit même pour cela de l'action de tricoter ou de coudre : elle s'agrave quand on se refroidit cette partie du corps (8 jours après).

458. *Déchirement dans les articulations de l'épaule* et du coude, pendant le repos et non pendant le mouvement.

459. Elancemens dans l'épaule et déchiremens dans le bras (27 jours après).

460. Elancemens dans les épaules et l'avant-bras gauche (8 jours après).

461. *Gonflement des glandes axillaires.*

462. Un gros furoncle dans l'aisselle gauche (4 jours après),

463. Faiblesse dans les bras; il n'a pas de force en travaillant.

464. Les bras sont comme paralysés; elle est obligée de les

laisser pendre, dans le repos ; en travaillant et se remuant, ils retrouvent de la force.

465. Le soir, paralysie soudaine dans le bras droit, comme s'il venait d'éprouver une attaque d'apoplexie (5 jours après).

466. Secousses spasmodiques dans les bras.

467. Tremblement dans le bras gauche.

468. Les bras de l'enfant sont pliés au coude ; la douleur ne lui permet pas de les étendre ; le contact seul est douloureux et insupportable.

469. Douleur déchirante dans l'articulation du coude, seulement lorsqu'on remue.

470. L'action de laver procure des déchiremens dans les avant-bras, jusque dans les mains.

471. Grande tumeur inflammatoire, semblable à un érysipèle, à l'avant-bras, au dessous du coude, qui passe à la suppuration, comme un furoncle.

472. La nuit, tiraillement dans la main droite et les deux doigts du milieu, seulement toutefois pendant qu'il tient la main sous la couverture ; en la tirant hors du lit, la douleur cesse (13 jours après).

473. Déchiremens sourds dans les poignets.

474. Douleur comme de foulure dans le poignet droit.

475. Engourdissement des mains, le matin, dans le lit.

476. Crampe dans la main droite (toute la journée).

477. Grande sécheresse de la peau des mains.

478. Élancement sur le dos de la main (24 jours après).

479. Deux tubercules au doigt indicateur, qui ressemblent à des verrues, mais ne tardent pas à disparaître.

480. *Eruption pruriteuse sur les mains* (7 jours après).

481. Plusieurs petits furoncles sur les mains, qui causent une douleur lancinante, quand on y touche.

482. Eruption pruriteuse entre les doigts.

483. Les mains sont toujours froides.

484. Toutes les articulations des doigts sont gonflées, rouges et enflammées.

485. Les articulations médianes des doigts sont rouges, enflammées et gonflées ; les mains sont un peu gonflées.

486. Le matin, deux doigts furent comme frappés de mort pendant une demi-heure ; les ongles devinrent bleus (34 jours après).

487. Le matin, en s'éveillant, les deux petits doigts sont engourdis et froids, comme morts, et cependant mobiles.

488. Dans l'articulation de la hanche, en arrière, douleur en se penchant sur sa chaise et en se redressant lorsqu'on est assis.

489. Tous les quatre jours, une douleur dans le membre inférieur droit, depuis l'articulation de la cuisse jusque dans la jambe, qui le fait boiter en marchant.

490. Les jambes s'engourdissent dans la journée pendant qu'on est assis (6, 7 jours après).

491. Agitation dans les cuisses et les jambes, étant couché (9 jours après).

492. Elancemens dans la cuisse gauche, en montant (16 jours après).

493. Douleur dans la cuisse gauche, semblable à celle d'une blessure et plus tard brûlante.

494. Déchirement dans la cuisse gauche, de haut en bas, la plupart du temps, lorsqu'on est assis et surtout en pliant les genoux (5 jours après).

495. L'entre-deux des cuisses est excorié au point qu'elle peut à peine marcher.

496. Dans la journée, sensation de froid qui descend le long de la cuisse gauche.

497. Grande agitation dans les deux genoux, la nuit, pendant qu'on est au lit (8 jours après).

498. Gonflement des genoux.

499. Sueur à la partie gonflée des genoux.

500. Le matin, en sortant du lit et se remuant, les genoux sont douloureux comme s'ils allaient se briser.

501. Le genou gauche est fléchi ; l'enfant ne peut pas l'étendre à cause de la douleur qu'il y éprouve (16 jours après).

502. Tiraillement dans le jarret gauche (22 jours après).

503. Avant minuit, violent déchirement depuis le genou jusqu'au pied, à travers le mollet ; la douleur ne permet pas de dormir et oblige à se lever.

504. Déchiremens dans les genoux et les chevilles ; ces parties sont douloureuses aussi au toucher.

505. Tiraillement dans les jambes, la nuit.

506. Le soir, tiraillement dans la jambe droite qui parfois se retire spasmodiquement.

507. Fréquentes douleurs convulsives au dessous du genou.

508. Douleur ostéocope sur le côté de la jambe, quand on y touche (13 jours après).

509. Déchirement dans la jambe gauche.

510. Déchirement dans la jambe gauche, au dessous du mollet.

511. Pendant qu'on est assis, crampe dans le mollet gauche.

512. *La nuit, crampe dans le mollet,* qui va jusqu'à faire crier, et qui survient aussi le jour, quand on s'asseoit les genoux pliés.

513. Violent prurit depuis le mollet jusqu'à la cheville.

514. Tiraillement dans le pied, au dessous de la cheville, avec chaleur dans cette partie.

515. La nuit, les deux pieds sont engourdis jusque dans les mollets.

516. Il a très-souvent froid aux pieds.

517. Le soir, froid au pied droit, et, dans le lit, froid aussi au pied gauche ; tous deux ne s'échauffèrent qu'au bout d'une heure (16 heures après).

518. Le pied droit est froid et le gauche chaud (2 jours après).

519. Froid aux pieds continuel.

520. Froid aux pieds, qui sont couverts de sueur (16 heures après).

521. Pieds couverts de sueur.

522. *Forte sueur des pieds*, qui va jusqu'à les excorier.

523. Pression dans un pied qui a été malade, comme si la cicatrice allait se déchirer de nouveau (9 jours après).

524. Grande pesanteur des pieds (6 jours après).

525. L'articulation du pied gauche est comme frappée de raideur (4 jours après).

526. Douleur de dislocation dans l'articulation du pied droit.

527. Douleur dans la cheville externe, comme si elle était démise, même pendant le repos.

528. Les chevilles sont douloureuses, la nuit (10 jours après).

529. Raideur autour des chevilles (quelques jours après).

530. Gonflement autour des chevilles (11 jours après).

531. *Enflure des pieds*, pendant les règles (9 jours après).

532. *Forte enflure du pied droit* (les premiers jours).

533. Gonflement du pied gauche ; en marchant, élancemens dans les orteils.

534. Enflure des pieds avec élancemens de temps en temps dans les chevilles, principalement en marchant.

535. Enflure des coude-pieds (les premiers jours).

536. Elancemens dans le coude-pied (20 jours après).

537. Ardeur dans les pieds (28 jours après).

538. La nuit, chaleur brûlante à la plante des pieds.

539. A la base des orteils, picotemens semblables à des coups d'aiguille, en marchant et appuyant dessus (8 jours après).

540. Douleur entre les orteils, comme si la peau y était excoriée (28 jours après).

541. Elancemens dans les cors (13 jours après).

542. Il survient des cors (14 jours après).

543. L'enflure des pieds va jusqu'à l'hydropisie du bas-ventre, avec enflure des parties génitales, gêne de la respiration et rareté des urines (10 jours après).

544. Tiraillemens dans le poignet et à la base du pied gauche, le matin (5 jours après).

545. Tous les deux jours, l'après-midi, tiraillemens dans les membres, pendant deux heures et aussi à la face.

546. Tiraillemens, tantôt entre les omoplates, tantôt dans la jambe droite, tantôt dans la poitrine.

547. Tremblement tiraillant dans tous les membres.

548. Accès de tremblement, le soir, dans le lit.

549. Le soir, grande agitation dans le sang, qui va jusqu'à la sensation du tremblement.

550. Elle éprouve le même sentiment que si elle allait se trouver mal, avec maux de tête, et une agitation intérieure, telle que si elle était obligée de jeter ses bras et ses jambes à droite et à gauche.

551. Vers le soir, *grande ébullition dans le sang* (24 heures, 14 jours après).

552. Bouillonnement dans le sang qui se fait souvent ressentir dans tous les vaisseaux.

553. Sensation comme si la circulation du sang s'arrêtait.

554. Fréquemment, une sensation très-pénible, comme s'il était pris tout à coup et pendant long-temps d'un grand froid à l'intérieur, comme si le sang cessait peu à peu d'être chaud.

555. Il devient pâle et maigre.

556. Le grand air lui cause une impression désagréable.

557. Il a beaucoup de disposition à se refroidir.

558. Toutes les parties molles du corps causent de la douleur, quand on y touche et qu'on appuie dessus.

559. Elancemens par-ci par-là dans le corps (10 jours après).

560. Elancemens convulsifs depuis le cou jusqu'au pied droit (2 heures après).

561. Il se manifeste aux jambes de grandes taches rouges, qui ne sont ni douloureuses ni pruriteuses.

562. Les ulcères indolens saignent pendant qu'on les panse, et causent ensuite des douleurs lancinantes.

563. Un gros furoncle survient à l'avant-bras gauche et gêne le bras entier; un autre paraît à la fesse gauche (quelques jours après).

564. Un gros furoncle, avec de l'inflammation tout autour et des douleurs lancinantes et brûlantes, apparaît sur l'omoplate gauche, au milieu d'alternatives de froid et de chaleur du corps.

565. Des deux côtés du cou et sur le dos, petites taches, semblables à des dartres, qui causent de la démangeaison.

566. Violent prurit aux jambes, au dos, aux fesses, le soir, dans le lit : après qu'on s'est gratté, il survient des duretés sous la peau, qui disparaissent chaque fois.

567. Accès; oppression de poitrine, avec nausées allant jusqu'au vomissement, puis perte de la voix, telle qu'elle ne pouvait plus parler que très-bas, ce qui se dissipait à la suite d'un grand rapport.

568. L'excès des douleurs l'oblige à se remuer sans cesse et à pleurer; il ne lui permet pas de rester en repos.

569. Plusieurs accès par jour qui durent une demi-heure; d'abord un saisissement et une constriction dans le dos; après quoi il survient comme des élancemens dans le côté; la vue s'obscurcit et en quelque lieu que ce soit, même dehors, elle est obligée de se coucher (7 jours après).

570. A la suite d'une contrariété, défaillance avec battemens de cœur et tremblement, toute la matinée (14 jours après).

571. Malaise par tout le corps (5 jours après).

572. Il est très-peu disposé à s'occuper d'affaires, et de fort mauvaise humeur; il éprouve des inquiétudes dans tous les membres, et de temps en temps il lui monte des bouffées de chaleur au visage (8 jours après).

573. Inquiétudes dans tous les membres.

574. Raideur dans toutes les articulations.

575. Raideur dans les membres et le sacrum; craquement perceptible à l'oreille dans les articulations, quand on les fléchit.

576. Raideur des bras et des jambes, avec insensibilité et engourdissement ; il ne peut plus marcher sans tomber, ni même manger seul, parce qu'il ne saurait se servir de ses mains (21 jours après).

577. Ses souffrances augmentent dans l'après-midi, vers quatre heures ; mais vers huit heures du soir, il se sent mieux, à cela près de la faiblesse.

578. La nuit, les membres sont comme engourdis (6 jours après).

579. Il s'éveille, le matin, en sortant d'un sommeil pesant, troublé par des rêves, et pendant une demi-heure, il se sent tout le côté droit du corps engourdi.

580. C'est pendant le repos qu'il sent le plus de faiblesse ; la faiblesse augmente pendant le repos.

581. Il survient subitement de la faiblesse en s'asseyant.

582. Un homme, d'ailleurs habitué au travail, est obligé par faiblesse de se coucher plusieurs fois dans la journée (16 jours après).

583. Après une promenade lente, épuisement des forces (12 jours après).

584. Accès fréquens de faiblesse qui obligent à laisser tomber les bras.

585. Faiblesse extrême en montant les degrés d'un escalier, avec douleurs dans les os des membres inférieurs (11 jours après).

586. Quelquefois un accablement soudain dans tous les membres, avec mauvaise humeur.

587. Lassitude, surtout le matin.

588. Tendance à se trouver mal, tous les jours, à certaines heures ; surtout le soir.

589. Le corps est enclin au repos, sans éprouver de fatigue (9 jours après).

590. Il voudrait rester toujours couché et tranquille ; quand il se couche, il s'endort de suite.

591. *Bâillemens multipliés* (7 jours après).

592. L'enfant ne pent bâiller, ce qui le fait pleurer.

593. Envies de bâiller, qui ne peuvent être satisfaites ; elle est obligée d'ouvrir souvent la bouche, mais sans pouvoir bâiller.

594. Somnolence dans la journée ; étant assis, on s'endort de suite.

595. Le soir, dans le lit, peu de lassitude ; il se réveille aussi de très-bonne heure.

596. Il s'éveille, toutes les nuits, au petit jour, et se rendort de suite.

597. Le soir, dans le lit, il ne peut parvenir à se reposer.

598. Insomnie jusqu'à minuit (16 heures après).

599. Pendant la nuit, elle eut d'abord de la peine à s'endormir, et ensuite elle ne dormit pas d'un sommeil tranquille (36 heures après).

600. Sommeil agité ; il se réveille plusieurs fois dans la nuit, et il n'a plus du tout envie de dormir vers quatre heures (2 jours après).

601. *Sommeil agité,* en se couchant sur le côté gauche (24 heures après).

602. La nuit, en dormant, il s'étend toujours sur le dos, sans le savoir.

603. Sommeil rempli de songes, pendant la nuit.

604. Sommeil avec des songes confus (9 jours après).

605. Sommeil agité, avec des songes confus, dans lesquels on croit être tantôt ici, tantôt là ; il s'éveille très-souvent, et le matin, en se levant, il est plus fatigué qu'il ne l'était la veille au soir en se couchant.

606. Sommeil agité, plein de songes, sans qu'il se réveille (16 heures après).

607. La nuit, pas de sommeil profond ; *il s'agite sans cesse,* s'éveille et rêvasse.

608. Rêvasseries, en dormant.

609. Rêves multipliés et rêvasseries, la nuit.

610. Elle n'a pu dormir la nuit, parce que les événemens qui lui étaient arrivés dans la journée se représentaient de suite avec beaucoup de vivacité à son esprit; ne pouvant pas dormir, elle s'est levée (10, 14 jours après).

611. La nuit, songes vifs; il parle en dormant (4 jours après).

612. Il parle haut en dormant, sans avoir des rêves inquiétans.

613. *Il s'éveille en sursaut, tout effrayé.*

614. La nuit, sommeil agité, avec réveil en sursaut et convulsions dans les membres.

615. Sommeil agité, avec des rêves confus, effrayans.

616. Rêves qui inspirent de la terreur.

617. Rêves attristans.

618. La nuit, des rêves pénibles, qui sont très-vifs.

619. Elle est réveillée, la nuit, par de l'anxiété (11 jours après).

620. Cris et parler confus en dormant.

621. *Elle jette deux ou trois cris d'anxiété en dormant* (10 jours après).

622. Nuits agitées, avec gémissemens, en dormant.

623. L'enfant a le sommeil très-agité, et se plaint en dormant.

624. Anxiété au moment de s'endormir (18 jours après).

625. Elle est souvent réveillée dans la nuit comme par de l'anxiété.

626. Il éprouve de la frayeur, de l'anxiété, en dormant, veut crier et ne le peut pas : espèce de cauchemar.

627. Après minuit, accès d'anxiété en s'éveillant, qui ne permet pas de reprendre haleine, dure deux heures et se reproduit deux nuits de suite.

628. Après un sommeil profond, le matin, en s'éveillant, pensées très-affligeantes; préoccupation de la mort (16 heures après).

629. *La nuit, songes qui causent beaucoup d'anxiété* (12, 36 heures après).

630. La nuit, en se retournant dans le lit, battemens de cœur avec anxiété.

631. Il est réveillé, le matin, par un bouillonnement de sang.

632. La nuit, la position couchée lui devient insupportable; il est obligé de se lever.

633. Il s'éveille, la nuit, avec des vertiges et des nausées (18 jours après).

634. La nuit, faim en s'éveillant.

635. Soif, la nuit; elle est obligée de boire souvent, et elle boit peu à la fois (16 jours après).

636. La toux et des douleurs de poitrine ne lui permettent de s'endormir que long-temps après minuit.

637. La nuit, douleurs au sacrum, avec des élancemens dans les deux hanches et le côté gauche de la poitrine (4 jours après).

638. La nuit, tiraillemens dans la gencive et dans tout le côté gauche du corps, qui réveillent.

639. Le sommeil ne rafraîchit pas (16 heures après).

640. Le matin, en s'éveillant, lassitude et pesanteur (48 heures après).

641. Le matin, en s'éveillant et tandis qu'on est encore au lit, relâchement et sorte de détente des membres, qui disparaissent en se levant.

642. On s'endort, le soir, avec du froid (14 jours après).

643. Frissonnemens (14 jours après).

644. Le matin, froid intérieur.

645. Le matin, toujours de petits frissonnemens (2 jours après).

646. Froid continuel, sensible même au toucher, et plus prononcé vers le soir.

647. Fièvre, tous les deux jours; elle commence à sept heures du soir par du froid, avec tremblemens violens, qui n'est suivi ni de chaleur ni de sueur.

648. L'après-midi (à trois heures), froid dans le dos, plus fort encore le soir, après s'être mis au lit, qui dure un quart d'heure, avec froid aux pieds, sans qu'il survienne ensuite ni chaleur ni sueur.

649. Fièvre ; tous les après-midi (vers trois heures) jusque fort avant dans la soirée, froid qui va toujours en augmentant, sans être suivi de chaleur ou de sueur.

650. Pendant plusieurs jours, froid au côté gauche du corps.

651. Les pieds et les mains sont comme morts de froid.

652. Frissonnemens, pendant lesquels il semble que le sang s'arrête dans le corps.

653. Fièvre ; le soir, à sept heures, tremblement et grand froid, même dans le lit, pendant deux heures, avec tiraillemens dans les membres, le dos et le corps entier ; en sortant d'un sommeil qui n'a point été troublé par des songes, elle est baignée de sueur, deux soirs de suite ; après la sueur, soif vive (27 jours après).

654. Le soir, froid au corps et chaleur au front.

655. Le matin (vers huit heures), froid violent qui dure une demi-heure et auquel succède peu de chaleur.

656. Tous les jours, froid ; froid, le soir, dans le lit, jusqu'à minuit ; ensuite chaleur, et, le matin, sueur d'odeur aigre.

657. Le soir, alternatives de froid et de chaud, avec douleur gravative dans toute la tête et coryza (2 jours après).

658. *Alternatives de froid et de chaud, avec chaleur et rougeur des joues* (10, 19 jours après).

659. A la suite d'une frayeur, alternatives de froid, de chaleur et de sueur, pendant vingt-quatre heures.

660. Elle fut obligée de se coucher ; elle eut des nausées et quatre vomissemens, puis du froid, suivi de sueur (sans chaleur préalable) ; inquiétudes dans tous les membres ; élancemens isolés dans la tête ; le lendemain, nouvel accès de froid, après des chaleurs au visage (5 jours après).

661. Tous les soirs, fièvre ; chaleur brûlante ; elle boit très-

souvent, mais peu ; elle urine fréquemment la nuit, mais rend une très-petite quantité d'urine brune ; elle éprouve de fréquens besoins, sans aller à la selle.

662. Beaucoup de chaleur par tout le corps ; en même temps, violente ardeur et vifs picotemens dans les yeux (9 jours après).

663. Chaleur brûlante, avec respiration courte, soif peu marquée, pâleur de la face et frayeur pendant le sommeil (14 jours après).

664. Le matin, dans le lit, sueur, pendant sept matinées de suite (7 jours après).

665. Forte sueur, la nuit, avec froid au front et au cou.

666. Toutes les nuits (après minuit) sueur, principalement sur la poitrine.

667. Sueur, la nuit, seulement au tronc et non aux jambes.

668. Forte sueur d'odeur aigre partout le corps, à l'exception des jambes.

669. Dans la matinée, anxiété continuelle et froid intérieur ; une sorte de tremblement interne.

670. Au milieu de l'anxiété à laquelle il est en proie dans la soirée, il a la vue comme à moitié confuse.

671. *Grande anxiété, qui semble avoir son siége dans la fossette du cœur,* sans direction spéciale des pensées (24 heures après).

672. Anxiété extrême à la fossette du cœur, par suite de chagrin.

673. Lorsqu'on s'approche d'elle de trop près, elle éprouve comme de l'anxiété à la région précordiale.

674. Elle fuit ses propres enfans.

675. L'esprit est très-sensible aux impressions du dehors.

676. Indifférence pour les impressions du dehors, quoique très-irritable (48 heures après).

677. Indifférence portée au plus haut degré.

678. Elle craint d'être seule.

679. Le soir, grande peur d'images effrayantes qui se présentent à l'esprit (31 jours après).

680. Ennui (2 jours après).

681. Agitation intérieure (24 heures après).

682. Défaut de confiance en ses propres forces.

683. Oppression du moral (17 jours après).

684. Beaucoup de découragement et d'abattement (24 heures après).

685. Accablement, *tristesse*, extravagance des idées.

686. Moral extrêmement impressionable; des souvenirs le font pleurer (20 heures après).

687. Mélancolie, mauvaise humeur, idées tristes.

688. Tendance à rire et à pleurer en même temps.

689. Après un peu d'anxiété, survint pendant quelques heures une grande disposition à rire pour des riens, qui fut suivie, pendant une demi-heure, de pleurs sans motif.

690. Gaîté excessive, avec vertiges, tournoiemens.

691. Tristesse de l'esprit.

692. Envies de pleurer, avec grande sensibilité au froid.

693. Pleurs et gémissemens qui se rapportent d'abord au passé, puis aux maux à venir.

694. Elle est désespérée et inconsolable.

695. Grande irritabilité et propension à la mélancolie.

696. Mauvaise humeur extrême et tristesse (72 heures après).

697. *Mécontentement* (72 heures après).

698. Elle repasse dans sa tête une foule d'événemens désagréables oubliés depuis long-temps, qui l'attristent, même pendant la nuit, quand elle s'éveille.

699. Il a de la peine à dissimuler son humeur capricieuse et morose (4 jours après).

700. L'enfant devient désobéissant, quoiqu'il ne soit pas de mauvaise humeur.

701. Brusquerie, caractère absolu, opiniâtreté, emportement, colère.

702. Caractère très-irritable et violent.

703. Caractère violent, sans motif (quelques heures après).

704. Elle ne peut souffrir la moindre contrariété qui la met hors d'elle-même.

705. Colère violente, soit contre soi-même, soit contre d'autres personnes.

706. Méfiance, esprit soupçonneux, disposition à tout prendre en mauvaise part.

707. Aliénation mentale et fureur, qui s'exprime par de la jalousie, des reproches, des prétentions, un caractère impérieux (12 jours après).

708. Disposition excessive à se chagriner, à se tourmenter, à s'effrayer.

709. Grande propension à la frayeur.

M. Gersdorff (1).

710. La tête est entreprise et comme frappée de vertige, dans la matinée, avec un sentiment semblable à celui que produiraient les yeux trop enfoncés dans l'orbite; en même temps aussi le sujet a de la peine à penser et à concevoir.

711. Pression, tantôt dans la tempe droite, tantôt dans la gauche.

712. Pression dans la moitié gauche de l'occiput, allant vers l'oreille droite.

713. Pression sur un point peu étendu à la nuque.

714. Déchirement dans l'occiput.

715. Déchirement gravatif dans le (au ?) côté gauche de l'occiput, sur un petit point voisin de la nuque.

716. Déchirement gravatif par intervalles dans la moitié droite du front, jusqu'à la racine du nez et au sourcil droit; ayant l'air d'avoir son siège dans l'os.

(1) *Mal. chroniques*, prem. éd, allem, tom. I, p. 227.

717. Déchirement par intervalles dans la moitié droite de la tête, qui part en rayonnant de la tempe.

718. Le soir, mal de tête déchirant au sommet et des deux côtés de cette partie du corps.

719. Déchirement aigu et rayonnant dans et au dessus de la bosse frontale gauche, se portant vers le côté gauche.

720. Après un peu de prurit, qui porte à se frotter avec le doigt, il survient au dessus de la tempe droite et comme dans la peau, un léger tiraillement lancinant et brûlant, suivi d'un serrement douloureux de tête.

721. Déchirement çà et là dans (à ?) la tête, et ensuite dans d'autres parties du corps (la jambe gauche, vers la cheville ; le poignet gauche, etc.).

722. Déchiremens dans le cuir chevelu, au dessus de la moitié droite du front.

723. A gauche, sur le cuir chevelu, sensation pareille à celle que l'on produirait si l'on tirait un seul cheveu.

724. Mal de tête déchirant en travers, sur le cuir chevelu, entre le front et le vertex.

725. Un peu de pression sur les yeux, avec somnolence, dans la matinée.

726. Pression au dessus de la paupière supérieure droite.

727. Sensation dans l'œil droit, comme s'il y était tombé quelque chose qui y causât de la pression.

728. Prurit dans les angles internes des yeux.

729. Déchirement dans l'œil droit.

730. *Déchiremens dans le conduit auditif droit.*

731. *Déchiremens dans le conduit auditif gauche.*

732. Déchiremens derrière l'oreille gauche.

733. Déchiremens dans la partie moyenne et supérieure de la conque de l'oreille gauche.

734. Pression derrière la conque de l'oreille droite.

735. Cuisson, avec sensation comme d'érosion, derrière l'oreille droite et à son côté postérieur.

736. Déchirement dans l'os jugal gauche, au dessous de l'œil.

737. Pression aux os du nez, immédiatement auprès de l'œil droit.

738. Tiraillement compressif à l'extérieur du côté droit du nez.

739. Le soir, dans le lit, douleur déchirante et comme d'érosion, à la cloison interne de la moitié droite du nez, assez haut dans la cavité nasale.

740. Deux soirs de suite, violent prurit au menton, en devant.

741. Pression à la partie postérieure du côté droit de la mâchoire inférieure.

742. Çà et là, des deux côtés du cou et en arrière, tension gravative par momens.

743. Déchirement dans la gencive et aux racines des dents incisives inférieures gauches.

744. Odontalgie déchirante et tiraillante dans les dents molaires inférieures gauches.

745. Odontalgie tiraillante dans les dents molaires inférieures droites.

746. Secousses isolées dans les dents molaires droites, supérieures, postérieures.

747. Déchirement fourmillant et compressif en arrière, au palais.

748. Léger déchirement à gauche dans le pharynx et la gorge.

749. Déchirement dans le côté gauche de la gorge.

750. Hoquet.

751. Au milieu des nausées, oppression dans la poitrine et la région précordiale, avec lassitude dans les jambes, que des rapports à vide diminuent pour quelque temps, mais qui reviennent ensuite avec un sentiment de léger fourmillement à la région précordiale et dans le pharynx.

752. L'après-midi, sensation dans l'estomac, comme si l'on était à jeun depuis long-temps, mais sans faim.

753. Avant le dîner, un peu de pression à la région précordiale.

754. Sentiment de pression depuis la fossette du cœur jusqu'à l'ombilic, avec légers borborygmes, dans le haut du ventre.

755. En respirant, tension lancinante autour de la fossette du cœur.

756. Pression de dedans en dehors, à droite, dans le ventre, à la région lombaire.

757. Forte pression sur un petit point au milieu du haut du ventre.

758. Douleur compressive et comme d'érosion, semblable à celle qui résulterait d'un coup, dans le haut du ventre, au dessous des côtes droites, qui augmente quand on y touche.

759. Pression sourde dans l'hypochondre droit, à la région du foie.

760. Pression et *tension au bas de la région hépatique*.

761. Pression dans le côté gauche de la partie moyenne du ventre.

762. Elancemens brûlans à droite près de l'ombilic.

763. A droite de l'ombilic, du côté de la hanche et un peu plus bas, fréquentes pressions de dedans en dehors, semblables à des pincemens.

764. Pression dans le bas-ventre, tantôt à droite et tantôt à gauche, près des hanches.

765. Sentiment de pression dans le côté gauche du bas-ventre, comme produit par un vent déplacé, qui augmente surtout quand on attire le ventre en haut, et que des rapports à vide diminuent.

766. Des vents nombreux paraissent exciter çà et là dans le bas-ventre et les hypochondres, même dans le dos, la région des côtes et la poitrine, de la tension et des gargouillemens, que diminuent toujours des rapports à vide.

767. Vers le soir, grands mouvemens de flatuosités et légères

coliques venteuses, avec sortie non bruyante de vents inodores, le ventre étant tendu.

768. La production de vents nombreux, qui se fixent çà et là, paraît être un symptôme capital du lycopode; et il semble aussi qu'une grande partie des douleurs qui en résultent, sont produites par lui.

769. Resserrement compressif par intervalles, dans la partie gauche du bas-ventre.

770. Gargouillemens dans le côté gauche du ventre.

771. Gargouillemens sensibles à l'oreille et au toucher, dans le côté gauche de la partie supérieure du ventre.

772. Avant le dîner, pression et déchiremens dans le bas-ventre.

773. Après le dîner, douleur déchirante dans le bas-ventre, suivie d'élancemens qui s'étendent jusqu'à l'extrémité du gland, deux fois l'une après l'autre.

774. Déchiremens par accès dans un point peu étendu du milieu du ventre, un peu à gauche.

775. Douleur constrictive et tiraillante à une grande profondeur dans le bas-ventre.

776. Pression déchirante et en quelque sorte pulsative sur un petit point, dans le flanc droit, tout près de la cuisse.

777. Pulsation profondément dans l'anneau inguinal droit.

778. Fréquentes pressions et élancemens sourds dans la région inguinale droite.

779. Pression de dedans en dehors, dans la région inguinale droite.

780. Pression de dedans en dehors dans la région inguinale gauche; ensuite gargouillemens dans l'anneau inguinal.

781. Prurit à l'anus.

782. En urinant, sensation de resserrement au périnée, immédiatement auprès de l'anus, qui persiste et revient aussi quelquefois hors du temps où l'on urine.

783. Le matin, sensation de resserrement et de déchirement dans le périnée et l'anus.

784. Petits élancemens au bord de l'anus.

785. Selles seulement tous les deux jours, chez un homme qui avait l'habitude d'aller à la selle tous les jours.

786. L'envie d'aller à la selle qui ne s'était pas manifestée le matin, paraît survenir le soir ; mais quoiqu'elle soit assez forte, il sort peu de matières et de grands efforts sont nécessaires pour les expulser.

787. Dans les premiers huit jours, la sécrétion urinaire parut diminuer ; puis, à dater du 14e ou 15e jour, elle devint d'autant plus copieuse.

788. Après avoir uriné, le soir, en se mettant au lit, ardeur fourmillante dans l'urètre.

789. Douleur vive, mais de courte durée, et tiraillante, dans la partie antérieure de l'urètre.

790. Tiraillemens par intervalles dans la partie postérieure de l'urètre.

791. Déchirement à l'orifice de l'urètre, quelque temps après avoir uriné.

792. Vive douleur déchirante qui, de l'extrémité postérieure de l'urètre, remonte obliquement dans le bas-ventre.

793. La nuit, après avoir rendu beaucoup de vents, vif élancement déchirant en travers dans le membre viril, immédiatement près du bas-ventre.

794. Fréquentes démangeaisons à la face interne du prépuce.

795. Tiraillement chatouilleux à l'extrémité du gland.

796. Douleur tiraillante et déchirante dans le gland.

797. Une humeur jaunâtre se rassemble derrière la couronne du gland, où paraissent des élévations molles, d'un rouge foncé, avec prurit cuisant, pendant plusieurs jours.

798. Déchirement gravatif vers la couronne du gland.

799. Diminution des facultés génitales ; les idées érotiques

même ne peuvent pas provoquer d'érections, quoiqu'il y ait désir du coït.

800. Le soir, étant au lit, déchiremens dans le côté du scrotum.

801. Eternument, sans coryza.

802. Dans la nuit, vers deux heures du matin, le sujet est éveillé par un violent grattement fourmillant dans la trachée-artère, au dessus du larynx.

803. Envie de tousser et de cracher, avec sensation de sécheresse dans la gorge, comme si des mucosités y étaient collées, et chatouillemens dans l'arrière-gorge, qui produit la toux.

804. Sensation qui détermine une toux sèche.

805. Pression dans le côté gauche de la poitrine.

806. Pression sur un point des vraies côtes, un peu au dessous de l'aisselle gauche.

807. Sensation d'oppression, de compression rhumatismale, sur la poitrine, qui est soulagée par des rapports à vide.

808. Pression sourde dans le côté gauche de la poitrine.

809. Pression semblable à celle qu'exercerait un bouton, au côté droit, sur les vraies côtes.

810. Sensation comme de pression et d'excoriation dans la poitrine.

811. Déchiremens pulsatifs à la région du cœur.

812. Tension dans la poitrine, surtout à droite, en aspirant.

813. Violente pression tensive dans le côté droit de la poitrine.

814. Douleur déchirante dans le côté droit de la poitrine.

815. En aspirant, convulsion et élancement dans le côté gauche.

816. A la région du cœur, battement interne ou gargouillement, indépendant des battemens de cœur.

817. Gargouillemens un peu à gauche du sacrum, en deçà.

818. Déchirement dans la région rénale droite.

819. Pression à droite et à gauche, dans le dos, au dessus des hanches.

820. Pression dans la région rénale droite.

821. Pression dans le côté gauche, qui s'étend vers la région rénale.

822. Elancemens réitérés, un peu au dessus de la région rénale droite, dans le dos.

823. Elancemens dans la région rénale gauche.

824. Déchiremens dans le dos, à droite, le long de l'épine.

825. Tension rhumatismale dans le dos et le côté droit de la poitrine, plus forte en inspirant.

826. Pression tiraillante dans l'omoplate gauche, comme s'il y avait là un vésicatoire qui commençât à faire effet.

827. Déchirement dans le dos, au dessous des omoplates, le long de l'épine.

828. Sorte de gargouillement au dessous de l'omoplate gauche.

829. Ardeur dans la peau, au dessous de l'aisselle gauche.

830. D'abord de la pression, puis de l'ardeur sur l'omoplate droit.

831. Vive pression sur un petit point de l'épaule gauche, près du col, se dirigeant en arrière.

832. Tension rhumatismale dans l'articulation de l'épaule droite.

833. Tiraillemens dans le bras gauche.

834. Déchiremens dans le bras droit.

835. Convulsions dans les muscles des bras.

836. Déchirement compressif autour du coude droit.

837. Déchirement dans le coude gauche, jusqu'au poignet.

838. Déchirement dans l'extrémité du coude droit.

839. Déchirement dans l'avant-bras gauche, presque au pli du coude.

840. Le matin, tiraillement rhumatismal dans l'avant-bras droit.

841. Déchirement entre le poignet droit et l'éminence thénar.

842. Déchiremens dans les mains qui s'étendent vers les doigts.

843. Déchirement au côté externe de la main gauche et dans l'éminence hypothénar, en allant vers le poignet.

844. Déchirement dans la paume de la main droite, au dessous du doigt du milieu.

845. Déchirement, avec ardeur et prurit, dans la peau de la paume de la main droite, immédiatement sous les doigts.

846. Convulsions involontaires des doigts pendant le sommeil.

847. Déchirement dans le pouce gauche.

848. Déchirement au bout du pouce droit.

849. Déchirement dans l'éminence thénar de la main gauche.

850. Déchirement dans les doigts mitoyens de la main droite.

851. Déchirement dans l'articulation médiane du doigt du milieu de la main droite, allant vers l'extrémité de ce doigt.

852. Déchirement à l'extrémité du doigt médius de la main droite.

853. Violent déchirement lancinant à l'extrémité et sous l'ongle du doigt médius de la main gauche.

854. Une petite envie, à l'ongle du doigt médius de la main droite, fait naître un peu d'inflammation et de douleur.

855. Déchirement entre le pouce et le doigt indicateur, dans l'intérieur de la main droite.

856. Aux deux dernières phalanges du doigt indicateur de la main droite, prurit violent, presque douloureux, semblable à celui que causerait une ulcération, avec un peu de rougeur extérieure, que le frottement ne dissipe pas.

857. Pression dans la région de la hanche gauche.]

858. Déchirement dans l'articulation coxo-fémorale gauche.

859. Tension rhumatismale dans la hanche gauche.

860. Tension et déchirement dans la hanche gauche.

861. Déchirement au dessous de la hanche droite, dans la partie supérieure de la fesse.

862. Léger déchirement compressif dans la fesse gauche.

863. Ardeur comme d'érosion à la fesse gauche.

864. Déchirement tout au haut de la cuisse gauche.

865. Sensation comme d'érosion à la partie charnue interne de la cuisse gauche.

866. Sensation comme d'érosion à la partie supérieure et interne de la cuisse droite, avec un peu de prurit brûlant jusque dans les organes génitaux.

867. Spasme dans la cuisse droite jusqu'au genou, qui permet à peine de monter un escalier.

868. Convulsions continuelles dans les muscles du milieu de la cuisse droite, en arrière.

869. Déchiremens dans le milieu de la cuisse droite.

870. A la cuisse droite, immédiatement au dessus de l'articulation du genou, un endroit qui est douloureux comme si l'on y avait reçu un coup, et où la douleur augmente, soit quand on y touche, soit quand on marche.

871. Gonflement de la jambe jusqu'au dessus du genou, avec de grandes taches rouges et chaudes, qui causent une douleur brûlante, surtout au genou et aux chevilles; l'ardeur et les élancemens dans les jambes ne permettent pas de se lever; dans l'après-midi, frissons fréquens et constipation.

872. Déchiremens lancinans au dessous du genou gauche, à la partie antérieure de la jambe, qui semblent être ressentis en même temps dans la cuisse.

873. Très-violens déchiremens convulsifs, par intervalles, dans la jambe gauche.

874. Pendant la nuit, en s'éveillant, sensation de tiraillement rhumatismal dans la jambe gauche.

875. Le soir, dans le lit, déchirement convulsif aigu un peu au dessous du milieu de la jambe gauche.

876. Tension brûlante sur le coude-pied, non loin du gros orteil.

877. Déchiremens sous le talon gauche.

878. Violent élancement déchirant sur le côté du talon gauche.

879. Déchiremens dans les trois plus gros orteils du pied droit.

880. Le matin, dans le lit, tension et tiraillement dans les articulations des mains et des pieds.

881. Ardeur çà et là dans la peau, par exemple, au dos, au coude, au bras, etc.

882. Il survient tout à coup de grandes taches d'un rouge clair, à la partie supérieure du ventre et autour de la fossette du cœur, de même que sur l'articulation du pouce, qui causent du prurit et de l'ardeur.

883. Dans la matinée, pression sur les yeux avec envie de dormir et baîllemens fréquens ; en même temps, des frissonne-mens à l'intérieur.

884. Le soir, de bonne heure, grande envie de dormir.

885. Quoiqu'une envie de dormir irrésistible se soit fait sentir, le soir, de bonne heure, il a cependant été une heure entière dans le lit sans pouvoir s'endormir.

886. Après avoir eu pendant toute la nuit des rêves très-vifs, mais agréables, il ne peut se réveiller qu'avec peine le matin et rêve de nouveau dès qu'il ferme les yeux.

887. Sommeil agité, réveil fréquent par des rêves pénibles.

888. Le matin, après avoir beaucoup rêvé la nuit, un songe très-pénible et qui tourmente beaucoup l'esprit.

M. HARTLAUB (1).

889. L'enfant perd sa vivacité naturelle et devient silencieux et abattu.

890. Tête vertigineuse, paresse et flaccidité des membres ; tout le second jour.

891. Sensation de pesanteur sourde dans l'occiput et douleur légère au haut du front, s'aggravant par le mouvement (le 1er jour).

892. Céphalalgie comme si la tête allait éclater et comme si le cerveau vacillait, surtout en marchant, en montant les escaliers et en se redressant.

893. Douleur déchirante dans la tête (le 4e jour).

(1) *Mat. méd.* de Hartl. et Trinks., vol. 2, p. 255.

894. Mordication dans l'œil droit comme s'il y était entré de la fumée et contraction des paupières.

895. Ophthalmie : le blanc de l'œil est rouge et trouble, les paupières rouges et enflées, avec ardeur et pression dans l'œil; sécrétion d'un peu de mucosité.

896. Ophthalmie : rougeur du blanc de l'œil avec gonflement des paupières; l'œil craint la lumière, pleure fréquemment et se colle la nuit, avec douleurs lancinantes.

897. Orgeolet suppurant à la paupière. A la paupière droite supérieure quelques petits boutons rouges qui confluent et forment une croûte.

898. Déchiremens depuis le côté droit du nez jusqu'à l'angle de l'œil.

899. Enflure du côté de la lèvre inférieure.

900. Tournoiemens dans le creux de l'estomac pendant lesquels une chaleur sèche monte à la face.

901. Démangeaisons à l'anus et au pubis.

902. Oppression de la poitrine qui semble trop pleine.

903. Raideur douloureuse du côté gauche du cou.

904. Déchiremens partant du côté droit de la face, descendant le long des muscles du cou et du bras jusque dans les doigts.

905. (Douleur des jointures des doigts au toucher sans rougeur ni enflure.)

906. Rougeur, enflure indolente de la main droite jusqu'à la première articulation des doigts, durant plusieurs jours.

907. A la pression, en s'asseyant et en se couchant, douleur dans la région des articulations des hanches, dans les muscles, n'empêchant pas de marcher.

908. Dans les muscles extérieurs de la cuisse gauche, déchirémens plusieurs fois répétés, durant une minute, discontinuant, comme des battemens d'artères forts et de peu de durée, accompagnés d'une sensation de paralysie, en marchant (le 1ᵉʳ jour).

909. Déchiremens dans les jambes et les doigts de pieds,

910. Douleurs lancinantes dans les pieds, puis à la plante des pieds.

911. Déchirémens et tiraillemens dans un cor au petit doigt du pied, et douleur dans le doigt lui-même au toucher, quoique les bottes soient larges.

912. Prurit léger, passager, comme des piqûres de puces, à différentes parties du corps et dans les dartres (le 13e jour).

913. Violent prurit d'une dartre au tibia, forçant à gratter (le 4e jour).

914. Une grosse tubérosité sous la peau au dessus du front sur la bosse frontale, sans que la peau ait changé de couleur à cette place.

915. Fièvre chaque soir : frissons, puis chaleurs.

———

IIe CLASSE. — MONOHYPOGYNIE.

—

ARUM MACULATUM.

GOUET. (PIED-DE-VEAU.)

Arum tacheté. *Flor. médic.*, vol. 1, 41.
Arum maculatum. *Linn.*, Spec. plant. 1370. Mat. méd. 447.

§ 17. *Caractères.*

Plante vivace, commune dans les lieux humides, à l'ombre des bois. La racine arrondie, grosse à peu près comme un œuf de pigeon, est tubéreuse, garnie de quelques fibres, brunâtre extérieurement, blanche à l'intérieur, charnue et imprégnée d'un suc laiteux. La tige est une hampe cylindrique, haute de six à sept pouces. Les feuilles sont très-entières, sagittées; leur surface lisse, verte, luisante. La fleur présente une spathe monophylle membraneuse, terminée en oreille d'âne, un spadice très-simple, bien plus court que la spathe qui l'environne, d'abord blanc jaunâtre, puis rougeâtre ou pourpre livide, fleuri dans sa partie inférieure, nu à son sommet ou chaton, lequel est en massue, se flétrit et tombe avant la maturation. Les fruits sont des baies globuleuses, succulentes, qui prennent en mûrissant une couleur rouge éclatante.

§ 18. *Propriétés chimiques.*

La racine de cet arum analysée a donné de l'eau, de la gomme, un principe âcre, soluble dans l'eau, un acide végétal, une matière sucrée non cristallisable, de la fécule et du ligneux (1).

M. Dulong a remarqué que le suc qu'on extrait de la racine de cette plante, lequel rougit un peu le papier de tournesol, est moins âcre qu'elle, et que le précipité qu'il dépose ne l'est pas du tout. Le principe âcre est tellement volatil, que le suc n'en contient déjà presque plus après l'expression et qu'il n'en reste également pas dans le marc (2).

M. Bird a réussi à tirer de la racine et des feuilles de l'arum maculatum un alcaloïde qu'il appelle *aronin* et qui, dans l'état de concentration, paraît posséder les propriétés vénéneuses et âcres de cette plante (3).

§. 19. *Préparation.*

On prend la racine, les feuilles, la tige et les fleurs; on coupe le tout en très-petits morceaux, en se gardant bien toutefois de les écraser, puis on verse dessus de l'esprit de vin à 40° et on

(1) *Dictionnaire des drogues*, vol. 1, pag. 355.
(2) *Journal de pharmacie*, XII, pag. 156.
(3) *The Lancet*, avril 1833.

laisse digérer. Dès que le liquide est devenu clair, on le décante avec soin, et on peut en faire usage dès-lors.

§ 20. *Effets sur les animaux.*

M. Orfila (1) a administré à des chiens la racine de cette plante fraîche. Ils sont morts au bout de vingt-quatre à trente-six heures sans autre symptôme que l'abattement, et le canal digestif s'est trouvé un peu enflammé.

§ 21. *Effets toxiques sur l'homme.*

A. Mise sur la langue, la racine cause des élancemens et des brûlures qui durent plusieurs heures. Si on passe le doigt dessus, elle corrode la peau. Appliquée sur une peau fine, elle y fait naître une vésicule (2).

B. Buillard raconte (3) que trois enfans, ayant mangé des feuilles de l'arum maculatum, furent pris d'horribles convulsions, que l'un d'eux mourut au bout de douze jours et un autre au bout de seize. Leur langue avait tellement enflé qu'il leur avait été impossible de rien avaler. Le troisième fut soulagé par une saignée et eut une diarrhée qui le sauva, jointe aux moyens muqueux.

C. Haller dit que l'infusion vineuse des feuilles de cet arum provoque des crachats sanguinolens (4).

D. Storck a vu un jeune homme attaqué d'une cardialgie pour en avoir pris (5).

E. Hehlenius a observé qu'elle excite des vomissemens de sang (6).

(1) *Toxicologie générale*, vol. 1, pag. 759.
(2) Gessner, *Frænskische samml. a. d. natur.*, vol. 7, pag. 298.
(3) *Histoire des plantes vénéneuses de la France*, pag. 84.
(4) *Histor. plant. helv.* Bern. 1768, pag. 160.
(5) Plenck., *Toxicologia*. Vienn. 1785, pag. 188.
(6) Haller., *Enum. stirp. helv.*, pag. 261.

§ 22. *Effets sur l'homme bien portant.*

M. Hering (1).

1. Saignement des gencives, en donnant un baiser ; aussitôt après.

2. Déglutition difficile, comme si la luette était tombée.

3. Très-laconique, il a envie de dormir après les repas ; il fermait au moins les yeux.

4. Serrement dans le bas-ventre, comme quand on éprouve une grande angoisse ou une frayeur, sans battemens de cœur. Ce serrement monte ensuite dans la poitrine, en sorte qu'il éprouve une oppression de la poitrine avec respiration brûlante, puis dans la gorge d'abord comme une pression de dehors en dedans, au fond du palais, au dessus du larynx, qui excite à avaler ; mais la déglutition est pénible comme si la gorge était trop étroite.

5. Violente pression douloureuse à une place dans le bas-ventre, entre le nombril et la hanche, surtout en étant debout ; en étant couché sur le flanc ou sur le dos, le plus souvent quand il respire à fond ou qu'il tend les muscles du ventre, la pression extérieure cause aussi des douleurs.

6. Pression dans la gorge, excitant à avaler, mais elle est comme trop étroite ; la déglutition est pénible comme s'il y avait une tumeur au dessus du larynx du côté gauche.

7. Légère pression dans la tempe gauche.

8. Pression au dessous des oreilles derrière la mâchoire inférieure.

9. S'il presse avec le doigt le côté gauche de son cou, à côté de la trachée-artère au dessous du larynx, il y éprouve des douleurs.

(1) *Archiv. homœop.* de Leipzig, vol. 13, cah. 1, pag. 469.

10. Le matin, après avoir mangé, vide dans le bas-ventre, comme produit par des vomissemens.

11. *Somnolence ; il peut à peine se remuer, surtout une heure après le dîner ; il dort et a les joues rouges en dormant* (chez trois personnes).

12. Grand abattement général (chez un homme très-robuste).

13. Urine aqueuse, claire, sentant presque la corne brûlée, formant un nuage au milieu, dès qu'elle est en repos.

ARUM SEGUINUM.

CALADUM SEGUINUM.

§ 23. *Caractères.*

Cette espèce est la plus vénéneuse des aroïdes. C'est un arbre de cinq à six pieds de haut qui ressemble un peu au bananier, ce qui l'a fait appeler *canne marone* par Nicolson. Son suc est si caustique que deux gros peuvent empoisonner en causant l'inflammation des entrailles. Il forme sur le linge des taches indélébiles. Ce végétal croît aux Antilles (1).

§ 24. *Préparation.*

On exprime le suc des feuilles et de la racine et on en prépare une teinture avec une égale partie d'esprit de vin.

§ 25. *Effets sur l'homme bien portant.*

M. Hering (2).

1. Il doit se coucher et fermer les yeux, mais il lui semblait alors qu'on le berçait (4 heures après).

(1) Merat et Delens. *Dictionnaire de matière médicale*, vol. 1, pag. 460.
(2) *Archiv.*, XI, cah. 12, p. 163.

2. Embarras et tournoiemens dans la tête.

3. Céphalalgie pressive après la sieste au côté de la tête sur lequel il était couché; cessant assis.

4. Chaleur montant à la tête.

5. Elancement mordicant, brûlant, sur la joue.

6. Ardeur dans les yeux.

7. Maux d'oreilles pendant la fièvre.

8. Sensation comme si quelque chose se plaçait devant les oreilles, même devant celle qui est sourde.

9. Sensibilité extrême au bruit, surtout quand il veut s'endormir.

10. Bouche visqueuse et d'un goût herbacé.

11. Tiraillemens à travers les molaires du haut en bas.

12. Sécheresse dans le palais et le gosier, non dans la bouche; sans soif, même *avec répugnance pour l'eau froide.*

13. Désir de bierre, sans soif proprement dite ; il n'aurait pas pu boire de l'eau.

14. Après avoir mangé, il ne boit que parce qu'il sent de la sécheresse dans son estomac, sensation qu'on ne peut appeler soif et qui en diffère beaucoup.

15. Il ne boit pas pendant des journées entières.

16. Il ne mange que parce qu'il sent son estomac creux , sans faim , mais avec rapidité, et il est aussitôt rassasié.

17. Fréquentes éructations d'un peu d'air, comme si l'estomac était plein d'alimens secs.

18. Eructations imparfaites, parce que la pression brûlante dans le bas-ventre les empêche.

19. Malaise avec embarras de la tête.

20. Le matin, vertige et malaise, avec élancemens dans le creux de l'estomac (15 jours après).

21. Ardeur dans l'estomac que ne fait pas cesser la boisson ; elles restent les mêmes malgré le thé et le chocolat qu'il prend.

22. Ardeurs sourdes, intérieures dans l'estomac et l'épigas-

tre, devenant enfin une pression très-violente, puis rongement à l'orifice de l'estomac empêchant de respirer profondément.

23. Douleur profonde, intérieurement, à la pression sur le creux de l'estomac.

24. Quand le brûlement dans le ventre cesse, il reste une sensation sourde.

25. Douleurs tranchantes, comme produites par du verre, à travers le creux de l'estomac.

26. Piqûres comme d'aiguilles au fond du creux de l'estomac.

27. Elancemens dans le creux de l'estomac qui se retire à chaque élancement, plus pénibles, en étant assis, et causant de la faiblesse et du malaise (Ignatia les fit cesser).

28. Fortes pulsations dans l'épigastre.

29. Bas-ventre douloureux au toucher, surtout dans la région de la vessie.

30. Forts battemens, surtout à droite au dessus-du nombril.

31. Torsions douloureuses subites dans le bas-ventre, le soir.

33. Tranchées spasmodiques au nombril, le forçant à se plier en deux.

32. Elancemens, secousses et pression dans la région de la rate.

34. *Selles en bouillie très-peu copieuses.*

35. Petits vents putrides.

36. Sept selles, d'abord aqueuses, puis en bouillie.

37. Pas de selle les premiers jours, une sensation de diarrhée, le soir.

38. La région de la vessie douloureuse; la vessie paraît très-pleine sans besoin d'uriner, puis émission d'urine modérée.

39. Tiraillement spasmodique à côté de la vessie vers le membre, ou dans la profondeur derrière et à côté de la vessie.

40. Parties génitales plus grosses, comme enflées, flasques et suantes.

41. Impuissance, le membre reste flasque avec lascivité et irritation.

42. Raideur imparfaite du membre ; la semence sort trop tôt.

43. Raideur douloureuse de la verge sans désir, alternant un matin avec des désirs lubriques ; le membre étant flasque.

44. Il ne sort pas de semence pendant le coït , et il n'éprouve aucun plaisir.

45. Douleur rongeante, comme d'une plaie , au prépuce.

46. Après le coït, le prépuce reste retiré et ne peut être ramené sur le gland , avec douleur et enflure.

47. Prépuce enflé, écorché au bord ; il cause des mordications en urinant et force à le frotter souvent.

48. Gland très-rouge , semé de petits points encore plus rouges , très-sec ; prépuce fortement enflé au bord , écorché et très-douloureux (2 jours après).

49. L'affection du prépuce cède promptement à mercure 6, mais elle reparaît après le coït et dure bien deux mois.

50. Brûlure subite au haut du nez , comme produite par du poivre , puis éternuemens et coryza sec (le soir).

51. Toux petite , faible , mais sensibles ; avec expectoration de petits globules de mucosité.

52. Le *larynx* et la trachée-artère paraissent comme *contractés*, en respirant profondément , et les quintes de toux semblent *provenir d'au dessus du larynx*.

53. Toux légère continuelle ; après l'expectoration de globules de mucosité , la poitrine paraît creuse et vide.

54. Toux faible , sans son , la nuit , empêchant de dormir et durant encore le matin.

55. Pression dans le creux de l'estomac gênant la respiration et excitant la toux.

56. Il voudrait tousser, mais la pesanteur dans le creux de l'estomac l'en empêche.

57. Oppression de la poitrine pendant les ardeurs dans l'estomac et encore après.

58. Battemens dans le creux de l'estomac après avoir marché, le rendant bientôt las.

59. Elancemens sur la poitrine, le soir.

60. Elancemens sur de petites places entre le mamelon gauche et l'aisselle, comme produits par des aiguilles, très-profonds, intérieurement; la respiration ou le mouvement n'avait aucune influence sur eux.

61. En se soulevant, bruit au dessus des dernières côtes, comme si elles avaient été disloquées.

62. Battemens particuliers sous le cœur, tout autres que les pulsations du cœur, et sensibles seulement en appuyant la main sur cette partie.

63. Reins et côtes brisés, le matin en se levant.

64. Violente douleur subite dans le genou gauche, comme s'il allait éclater; craquement en marchant, et difficulté à marcher.

65. Souvent, violente brûlure subite sur de petites plaies dans la peau, sur les joues, le nez, les doigts des pieds, forçant à y porter la main.

66. Les piqûres de moucheron sont beaucoup plus douloureuses, et causent un prurit et des brûlures cruels.

67. Eruption miliaire dans la partie intérieure de l'avant-bras, consistant en gros boutons rouges, très-pruriteux et brûlans (trois et quatre jours après). Dès qu'elle a disparu, forte oppression de la poitrine au point de ne pouvoir respirer, comme si la mucosité allait l'étouffer, sans anxiété, surtout après les repas et la sieste.

68. Eruption pareille sur la poitrine, alternant également avec un asthme, pendant plusieurs semaines (le gingembre fit enfin cesser l'asthme).

69. Miliaire avec vésicules blanches au carpe, à l'avant-bras et au coude; prurit à la chaleur, la nuit, cuissons après s'être gratté (le 12e jour). (Carbo l'enleva pour quelque temps).

70. Horreur du mouvement; il veut toujours être couché.

71. Après avoir écrit, pensé, après avoir été couché et en se soulevant, sensation comme s'il allait tomber en défaillance.

72. Douleurs tiraillantes, constrictives entre les os creux de l'avant-bras et derrière le tendon d'Achille.

73. Il doit se recoucher le jour, mais ne peut dormir; horripilation et étourdissemens.

74. Sommeil vertigineux pendant lequel il se rappelle ce qu'il a oublié, éveillé.

75. Un court sommeil, le jour, diminue tous les symptômes.

76. Le soir, il a sommeil de bonne heure; il ne peut lever les yeux.

77. Sommeil agité, la nuit, avec rêves de différente espèce.

78. Quelquefois rêves très-distincts.

79. Tout trouble son sommeil.

80. *Il gémit et soupire avec tant d'anxiété en dormant* que ses voisins le réveillent plusieurs fois dans une nuit (pendant plusieurs nuits).

81. Violens sursauts en dormant.

82. La nuit, serrement dans la plante des pieds.

83. Depuis minuit, les douleurs tranchantes dans le creux de l'estomac et l'hypochondre gauche ne le laissent plus dormir.

84. Avant minuit, mains, visage et ventre brûlans avec pieds froids; après minuit, ventre froid, pieds brûlans, sans soif.

85. La soif l'éveille la nuit; lèvres sèches.

86. Chaleur fébrile intérieure, sueur affaiblissante, comme par une chaleur étouffante.

87. Après la chaleur intérieure, battemens, grande faiblesse.

88. La transpiration après la chaleur attire surtout les mouches qui le tourmentent beaucoup.

89. Fièvre intérieure cessant par le sommeil.

90. Pouls dur, tressaillant (six heures après).

91. Avant minuit, chaleur; après minuit, frisson.

92. Après la sieste, chaleur, puis sueur, et ensuite frisson au grand air.

93. Pendant la transpiration, tous les symptômes diminuent.

94. Fièvre sept jours après, chaleur avec soif, violens maux d'oreilles, glandes de la mâchoire inférieure, etc., enflées ; pas de selle.

95. Fièvre le douzième et le treizième jour. Le soir jusqu'à minuit, froid avec soif, asthme sur la poitrine ; il s'endort, est réveillé à minuit par ce symptôme qui disparaît. En même temps, battemens dans la poitrine, et coryza (*Ignatia* enleva ces accidéns.

96. Fièvre, neuf jours après. Le soir jusqu'à minuit, chaleur avec soif qui le réveille et cesse.

97. Le soir, frisson sans soif, froid du ventre aux pieds qui sont aussi froids que de la glace, ainsi que les doigts.

98. Anxiété avant de s'endormir.

99. Tout le mettait dans une violente colère.

100. Il est très-inquiet sur sa santé et sur tout en général ; anxiété.

101. Il pousse les hauts cris au sujet d'une maladie, comme un enfant, et bavarde à tort et à travers.

§ 26. *Note* (1).

J'ai voulu m'assurer si les effets de la racine et des feuilles du Caladium seraient différens ; mais j'ai dû m'en tenir à l'expérimentation avec le suc de la racine et des feuilles ensemble, à cause de la difficulté de l'expérimentation. L'effet de ce suc était beaucoup plus faible qu'on n'aurait dû s'y attendre d'après celui de la feuille. Une goutte du suc exprimé des feuilles peut devenir mortel, j'ai pu pourtant en supporter jusqu'à vingt gouttes délayées dans l'esprit de vin. Je n'ai pas eu le temps d'examiner, si, comme mes nègres le disent, c'est le résultat de la racine, de la tige aqueuse ou de l'esprit de vin. Pendant la préparation du suc, nous avons ressenti, malgré les plus grandes précautions, dans les bras, au cou, au visage, partout une violente brûlure

(1) Hering. *Archiv. homœop.*, vol. 11, cah. 2, pag. 162.

rongeante, pruriteuse, lancinante comme une plaie fraîche, qui forçait à y porter la main, ne supportait pas le grattement, et était accompagnée de beaucoup de chaleur. Il se forma des places d'un rouge clair sans enflure; la face et les yeux rougirent également· L'application d'eau froide soulageait tant qu'elle durait. L'huile ne faisait que fort peu de bien, le suc du |capsicum était plus efficace. Toutes les personnes soumises à l'expérimentation éprouvèrent une violente horreur de ce médicament après la prise. Je n'ai jamais observé d'effets si violens dans l'essai des autres médicamens.

§ 27. *Doses avec lesquelles l'expérimentation a été faite* (1).

Jecommençai par une demi-goutte. La plupart des symptômes se manifestèrent au bout de quelques heures ou dans le courant de la journée. J'ai indiqué par des chiffres ceux qui ont paru plus tard. Les plus fortes doses ne produisaient pas d'autres accidens que les faibles, seulement les phénomènes étaient plus violens. Au bout de douze à vingt-quatre heures, on éprouvait ordinairement une grande sensation de bien-être; tous les symptômes avaient disparu, mais ils revenaient toujours. Plusieurs personnes soumises à l'expérimentation en ont même ressenti de tout nouveaux le quinzième jour.

(1) Hering. *Archiv. homœop.*, vol. 11, cah. 2, pag. 162.

IIIᵉ CLASSE. — MONOPÉRIGYNIE.

—

PARIS QUADRIFOLIA.

SOLANUM QUADRIFOLIA. (RAISIN DE RENARD, ÉTRANGLE-
LOUP.)

Paris quadrifolia. *Linn.* Spec. plant. nᵒ 526.
Herba Paris. *Garidel*, Plant. des env. d'Aix, p. 49.
Solanum Tetraphylum. *Lobel*, Hist., 137.

§ 28. *Caractères.*

La racine de cette plante est charnue, un peu noueuse et garnie de quelques fibres. L'herbe se compose d'une longue tige grêle, glabre, nue inférieurement, et chargée supérieurement de quatre feuilles ovales, aiguës, verticillées. Les fruits sont des baies d'un pourpre foncé ou d'un brun noir, grosses comme des cerises, et brillantes.

§ 29. *Préparation.*

On prépare la teinture de cette plante en mêlant le suc des feuilles fraîchement exprimé avec une égale quantité d'esprit de vin. Il faut cueillir les feuilles au moment de la floraison qui a lieu au mois de juin. Après avoir laissé reposer ce mélange pendant vingt-quatre heures afin de donner aux parties insolubles le temps de déposer, on le passe, et on obtient ainsi la teinture claire.

§ 30. *Effets sur l'homme bien portant* (1).

HANNEMANN.

1. Céphalalgie intérieure, en s'éveillant dans la nuit, comme

(1) Hering. *Archiv. homœop.*, vol. 8, cah. 1, pag. 179.

un gloussement, une agitation intérieure l'empêcha de se rendormir.

2. Boutons au front causant des douleurs pressives au toucher.

3. Il ne trouve pas de plaisir à fumer.

4. Après le repas, bas-ventre gros et causant une sensation de malaise.

5. Douleurs pressives dans le ventre.

6. Agitation dans le bas-ventre.

7. Selles très-puantes, comme de la chaire corrompue.

8. Besoin pressant d'uriner toutes les dix, quinze minutes et ardeur à la sortie de l'urine.

9. Pollutions nocturnes.

10. S'il se couche sur le côté gauche ; il commence aussitôt à tousser.

M. GROSS (2).

11. Vertige tournoyant subit, surtout assis.

12. Hébétement dans la tête.

13. Dans le côté gauche du front, céphalalgie étourdissante, battante comme le pouls.

14. Tension dans les tégumens du front et de l'occiput, comme si la peau était collée aux os, et presque immobile.

15. Sensation comme si on enfonçait une pointe aiguë sur la bosse frontale droite (pression lancinante superficielle), (une heure après).

16. *Sur l'os pariétal gauche, plaie douloureuse au toucher seulement comme fortement écorchée* (pendant la nuit), comme après un coup violent ; on ne remarque rien extérieurement (24 heures après).

17. La tête est lourde, les muscles de la nuque ne veulent pas la tenir droite, elle retombe en avant.

18. Tension dans les muscles du cou et de la nuque, en sorte que la tête est relevée presque involontairement.

19. Sensation comme s'il y avait un grand poids sur la nuque,

(1) Hering. *Archiv. homœop.*, vol. 8, cah. 1, pag. 179.

20. Petits boutons secs avec mordication pruriteuse au dessus du sourcil gauche ; le grattement rend la mordication plus pénible, et il lui semble qu'on lui enfonce une pointe fine dans la peau.

21. Les angles internes des yeux causent des douleurs brûlantes.

22. Dans les angles internes des yeux, pendant le jour, chassie et douleur brûlante, surtout au toucher.

23. Les yeux pleurent, le matin, après s'être levé.

24. Tension et pression dans la joue gauche (5 minutes après).

25. Taches pruriteuses, rouges, sur la joue et les apophyses de la mâchoire inférieure, comme des grains de millet, causant des douleurs quand il les frottait et les grattait, ne contenant pas de liquide.

26. Déchiremens dans l'oreille droite comme si on la lui arrachait (10 minutes après).

27. Sensation comme d'un épais brouillard devant les oreilles ; c'était comme s'il n'entendait pas bien (1/2 heure après).

28. (Le soir, avant de se coucher), terribles mordications pruriteuses et brûlures dans le côté gauche de la mâchoire inférieure et sous son bord gauche, le matin, en se levant ; il y aperçoit des boutons semblables à des grains de millet, que le grattement a rendus saignans.

29. Racine de la langue brune, le matin, en se levant.

30. Le matin, en s'éveillant, bouche toute sèche.

31. *Râle produit par de la mucosité amassée dans le gosier.*

32. Ligne rouge, courbe, au dessus du nombril, au point où les côtes cessent, avec sensation pressive douloureuse, surtout au milieu.

33. Au dessus du nombril à gauche, sur une petite place, pression comme d'un corps dur.

34. Gargouillemens et borborygmes dans le bas-ventre, sans douleur.

35. Le matin, en se levant, obstruction complète du nez; il mouche avec beaucoup de peine du mucus mêlé de sang.

36. *Il mouche un mucus rouge et verdâtre.*

37. *Coryza fluent alternant avec un coryza sec.*

38. *Coryza sec.*

39. *La trachée-artère* (et la bouche) sont *toutes sèches*, le matin en s'éveillant, *avec voix un peu enrouée.*

40. Apreté dans la trachée-artère et par suite voix de basse-taille.

41. Irritation dans la trachée-artère provoquant à vomir, comme quand on a été exposé à la vapeur du soufre, et il ne vomit jamais que très-peu de mucosité. Au bout de quelques minutes déjà, l'irritation recommence, et il doit vomir de nouveau.

42. Le matin, en se levant, nausées continuelles; mais il ne vomit pas; au bout d'une demi-heure environ, il rend de la mucosité verte, visqueuse.

43. *Nausées très-fréquentes; il veut vomir la mucosité visqueuse qui paraît s'être attachée à la partie postérieure du larynx.*

44. *Il tousse et vomit une mucosité visqueuse, verdâtre, provenant du larynx.*

45. Efforts continuels pour vomir et toux, sans vomissemens de mucosité, dès qu'il se met au lit; ses efforts sont si violens qu'il en a des scintillations devant les yeux.

46. Au dessous du mamelon gauche, une petite plaie avec sensation de pulsations douloureuses, causant des douleurs lancinantes au toucher.

47. Sensation très-violente, tantôt tranchante, tantôt lancinante dans le côté droit de la cavité de la poitrine à côté du cartilage xyphoïde, comme si la douleur était à égale distance du dos et du sternnm, au milieu de la cavité de la poitrine elle-même, mais plutôt cependant du côté droit.

48. *Battemens de cœur dans le repos et le mouvement (le soir).*

49. Cruels déchiremens dans tout l'index gauche, sans difficulté à le remuer (2 jours après).

50. Elancemens pulsatifs, picotans, dans le coccyx.

51. Dans l'articulation de la hanche droite, sensation douloureuse seulement en marchant; si, en marchant, il appuie le pied gauche et que le droit, avant d'être porté en avant, se trouve encore en arrière dans le plus grand angle d'écartement, il ressent des tiraillemens dans l'articulation de la hanche droite, comme si ce pied était violemment tiré en arrière.

52. Tension douloureuse sur le genou droit, seulement quand il est plié et qu'une partie du corps repose dessus, mais non quand il se tient droit, qu'il est assis ou couché.

53. Douleur de paralysie à la plante du pied gauche en s'appuyant dessus, durant plusieurs jours.

M. HARTMANN (1).

54. Pression douloureuse continuelle au fond de la bosse frontale droite.

55. *Douleur pressive dans la région temporale droite, cessant quand on appuie la main dessus* (2 heures après).

56. Pression douloureuse au dessus de l'orbite de l'œil gauche, paraissant forcer la paupière supérieure à s'abaisser.

57. Après le repas, hoquets continuels.

58. Gargouillemens au dessous de l'estomac dans le ventre, comme par suite d'un vide (1/2 heure après).

59. Selle un peu liquide, comme de la mucosité (3/4 d'heure après).

60. En aspirant, élancement fortement pressif sur le mamelon gauche.

61. Picotemens douloureux entre les quatre dernières côtes du côté droit, tout près de la colonne vertébrale, plus forts en respirant (3 heures après).

(1) *Archiv. homœop.*, vol. 8, cah. 4, pag. 179.

62. Picotemens, comme d'épingle, dans la hanche droite, recommençant plusieurs fois (1 heure après).

63. Douleur resserrante autour de la rotule droite, ne cessant pas par le mouvement (3 heures 1/2 après).

64. Bâillemens continuels (4 heures après).

65. Frissonnemens sur la poitrine, le bas-ventre et les extrémités inférieures avec chair de poule et bâillemens ; pieds d'un froid glacial (1 heure 1/4 après).

66. Léger frissonnement aux membres inférieurs et sensation de contraction de la peau, tandis que la partie supérieure du corps, les extrémités supérieures et le bas des pieds sont chauds (2 heures 1/4 après).

67. Tout le côté droit du corps, depuis la tête jusqu'au pied, est froid, tandis que l'autre côté a une température convenable (4 heures 1/2 après).

M. Wislicenus (1).

68. *Tressaillemens et frémissemens de la paupière supérieure de l'œil droit* (1/2 heure après).

69. Fourmillemens au bord de la paupière supérieure de l'œil droit (2 heures 1/2 après).

70. Pression et grattement au dessous de l'os zygomatique (3/4 d'heure après).

71. Déchiremens resserrans dans tous les muscles abdominaux remontant jusqu'au creux de l'estomac, plus forts quand il se tient penché, en étant assis, que quand il marche (1/4 d'heure après).

72. Douleur rongeante, mordicante sur le sternum (1/2 heure après).

73. Sensation de pesanteur dans les bras, même en repos (1/4 d'heure après).

74. Douleur resserranté derrière l'articulation de la main gauche (1 heure après).

(1) *Archiv. homœop.*, vol. 8, cah. 1, pag. 179.

75. Fourmillemens à la surface interne de la main gauche, presque comme si elle était endormie (1 heure 1/2 après).

76. Pincemens sur le dos du bas du pied (10 heures après).

77. Fourmillemens en plusieurs endroits sous la peau, sans prurit (quelques minutes après).

78. Horripilation (10 minutes après).

M. LANGHAMMER (1).

79. En fumant (comme à l'ordinaire) céphalalgie (5 heures après).

80. Elancemens étourdissans sur le côté gauche du front, extérieurement (1 heure après).

81. Douleur tiraillante, tranchante dans les muscles de l'occiput du côté droit (3 heures après).

82. Douleur du cuir chevelu et de la peau de la tête au toucher, comme si les cheveux faisaient mal (1 heure 1/4 après).

83. Pâleur de la face (12 heures après).

84. Dilatation des pupilles (1/4 d'heure après).

85. *Tintement dans l'oreille gauche* (4 heures après).

86. Eruption de boutons à la lèvre supérieure, sous le nez, suppurant à la pointe et avec aréole rouge (4 heures après).

87. Un bouton au milieu de la lèvre supérieure, avec rougeur de la lèvre, aréole rouge et suppuration à la pointe (1/2 heure après).

88. Un bouton pruriteux au côté droit du menton, douloureux après s'être gratté (24 heures après).

89. Une vésicule à l'intérieur de la lèvre inférieure (1/2 heure après).

90. Langue blanche, comme couverte de grains de millet, avec anxiété (1 heure 1/4 après).

91. Goût amer dans la bouche avec sécheresse et rudesse de la langue (1/4 d'heure après).

92. Hoquets (3/4 d'heure après).

(1) *Archiv. homœop.*, vol. 8, cah. 1, pag. 179.

93. Plusieurs selles (15 heures après).

94. Le matin , besoin pressant d'uriner, après chaque émission d'urine (3/4 d'heure après).

95. Assis , *violente brûlure au bout de l'urètre* (2 heures 1/2 après).

96. *Picotemens dans la partie antérieure de l'urètre* (1 heure 1/4 après).

97. Mucosité sur la poitrine , sans excitation à l'expectorer (4 heures 3/4 après).

98. Douleur dans l'avant-bras , comme s'il s'était fatigué à écrire, plus violente quand il le laissait pendre.

99. Violent déchirement dans l'avant-bras droit, dans toutes les positions (4 heures 1/2 après).

100. Boutons pruriteux à l'os métacarpien de l'index et du médius de la main droite ; la place cause des douleurs après le grattement (3 heures 1/2 après).

101. Douleur au bout du médius , comme s'il suppurait en dessous ou était meurtri.

102. Debout , douleur tiraillante de bas en haut dans les tendons du jarret droit (2 heures après).

103. Elancemens sourds sur le dos du bas du pied droit (1 heure 1/4 après).

104. (Assis), violens élancemens pénétrans à la cheville interne du pied gauche (1 heure 1/2 après).

105. Violens élancemens douloureux à la plante des pieds à travers la partie charnue des gros orteils (2 heures après).

106. *Après-midi , bâillemens avec somnolence* (12 heures après).

107. La nuit, sommeil plein de rêves.

108. Température de tout le corps élevée (3/4 d'heure après).

109. *Le matin , en s'éveillant , sueur générale mordicante , pruritante ,* qui force à gratter (22 et 48 heures après).

M. Teuthorn (1).

110. Epistaxis (3 heures après).

111. Violens saignemens de nez (6 heures après).

M. Stapf (2).

112. Douleur subite dans les oreilles comme si on enfonçait un clou dans le canal auditif, lequel en séparât violemment les sinuosités ; très-cruelle ensuite dans l'oreille droite seulement ; le fouillement avec le doigt ne la fait cesser que pour peu de temps (en marchant en plein air, le soir) (10 heures après).

113. Afflux de salive dans la bouche , laquelle, quoique sans goût, contracte la bouche , comme font les astringens.

114. Au fond du gosier, par derrière, sensation de sécheresse quelquefois subite avec sensation de grattement et afflux d'une quantité d'eau sans goût dans la bouche , comme quand on a faim.

115. Après avoir dîné fort peu , chaleur avec sueur sur le dos et le front , puis horripilation dans le dos et disparition de la sueur; chaleur sèche brûlante et rougeur de la face (2 heures 1/2 après).

116. Faim bientôt après avoir bien mangé.

117. Selle un peu dure, pénible (3 heures 1/2 après).

118. Pendant plusieurs jours, urine d'un jaune très-foncé , ne formant aucun dépôt quoiqu'elle restât long-temps dans le vase.

119. Enrouement si fort qu'il ne peut prononcer un mot à haute voix, revenant périodiquement, de quart d'heure ou de demi-heure en demi-heure , sans sensation douloureuse dans la gorge (1 heure 1/2 après).

120. Expectoration continuelle de mucosité ; il lui semblait en avoir une quantité au haut du larynx, qu'il devait expectorer. Il crachait une mucosité blanche, visqueuse, sans goût.

(1) *Archiv. homœop.*, vol. 8, cah. 1, pag. 179.
(2) *Idem.*

121. Pendant plusieurs jours, un morceau de mucosité se détache sans douleur de la partie supérieure du larynx, même sans grands efforts.

M. Héring (1).

122. Légère pression dans la tempe gauche.

123. Sécheresse et brûlure chatouillante dans la partie supérieure du palais.

124. Sensation dans toute la tête comme si elle était boursoufflée, surtout comme si les tempes et les yeux étaient chassés en dehors.

125. Il lui semble avoir les yeux enflés comme si les orbites étaient trop étroites, et l'empêchaient de les remuer avec facilité ; tout ce qu'il regarde lui paraît se mouvoir ; il ne peut voir les objets fixés.

126. Après avoir lu, vertiges l'empêchant de parler et de voir.

127. Il lui semblait qu'il allait être attaqué [d'un violent mal de tête ; cette sensation augmente le soir au grand air.

128. Pression de dedans, en dehors, dans toute la tête.

129. Chute des cheveux avec douleurs au vertex.

130. Ardeurs dans la gorge et le palais.

131. Chaleur dans la région de l'estomac.

132. Sensation de tension dans tout le ventre.

133. Sensation comme *après* l'ivresse.

134. Il est comme un peu ivre.

135. Il est mal à son aise et doit se coucher.

136. Lassitude comme après un voyage à pied.

137. Tiraillemens dans les jambes.

138. Sensation dans la tête comme si les piliers du crâne étaient tendus, durant long-temps, surtout dans l'occiput.

139. Tension au dessus des sourcils comme si la peau était trop épaisse pour pouvoir se rider.

(1) *Archiv. homœop.*, vol. 13, cah. 1, pag. 171.

140. Plénitude au haut du nez ; il mouche une mucosité épaisse avec des stries de sang.

141. Excitation de l'appétit sexuel et de la volupté pendant le coït.

142. Goût et odeur de cresson et d'ognon.

143. Serremens dans le muscle sterno-cléido-mastoïdien gauche.

144. Une mucosité liquide lui coule des yeux et du nez, le rend haletant.

145. Écume blanche aux angles de la bouche, ce qui ne lui était jamais arrivé.

146. Niais et sot ; il plaisante même quand il est seul.

147. Léger brûlement dans le larynx et dans la gorge par derrière.

148. Grattement derrière la gorge.

149. Urine brûlante, nuage au milieu, dépôt rougeâtre et pellicule chatoyante.

150. Brûlure dans le gosier et ensuite grattement.

151. Peu d'urine.

152. Céphalalgie dans l'os frontal gauche, en montant les escaliers, martelante, ondoyante.

153. L'urine devient plus trouble au bout de quelques heures, avec une pellicule grasse.

154. Inflammation peu douloureuse aux parties dures du palais, au bout de trois jours, l'épiderme s'enlève.

155. Grande propension à se moquer des autres et à les mépriser.

SMILAX SALSAPARILLA.

RADIX ZARZA. (SALSEPAREILLE.)

Smilax Sarsaparilla. *Linn.* Spec. plant., n° 1459.
Zarza nobilissima. *Plenck.* Phytograph., tab. III.
Salsepareille. *Flor. med.*, n° 308.

§ 31. *Caractères.*

Racines longues, pliantes, qui croissent à la superficie du sol, de manière à pouvoir être arrachées sans se rompre, du volume d'une plume à écrire, de couleur grise rougeâtre, comme enfumées, un peu cannelées, ayant peu ou point de filamens, un épiderme mince et une écorce assez épaisse, d'un blanc gris, comme grenue, sans saveur, bien marquée; au milieu on trouve méditullium blanc, plus ligneux, qui en fait la plus grande partie et qui est séparé de l'écorce par une raie rose de chaque côté. Elle offre une odeur assez marquée qui se rapproche un peu de celle du vetiver.

§ 32. *Analyse chimique.*

D'après Canobio (1), les parties constitutives de la salsepareille sont : 2, 8 de régime amère, pénétrante; 5, 5 de matière gommeuse extractive; 54, 2 de farine d'amidon; 27, 8 de filamens ligneux; 9, 7 de perte.

En 1834, Galileo Pallotta découvrit une matière cristalline qu'il considéra comme un alcaloïde et appela *pariglin.* Vers le même temps, un autre médecin italien, Folchi, trouva une nouvelle matière à laquelle il donna le nom de *smilacin* (2).

En 1831, M. le pharmacien Thubœuf soumit de nouveau cette racine à l'analyse chimique et découvrit une substance particulière qu'il appela *salseparin* (3).

(1) Brugnatelli, *Giorn. de physica*, Decad. II, 1, 421.

(2) *Journal de chimie médicale*, I, 215.

(3) *Journal de pharmacie*, vol. 16, pag. 704.

Balka, à Prague, trouva une crouvel acide qn'il nomma *acide paralique* (1).

Enfin en 1834, M. Poggiale, pharmacien au Val-de-Grâce, analysa de nouveau la salsepareille, et trouva que le *pariglin*, le *smilacin*, le *salseparin* et *l'acide de salsepareille* étaient identiques et ne différaient que par la différence de la préparation.

§ 33. *Préparation.*

Une partie de la racine finement pulvérisée est mêlée à vingt parties d'esprit de vin, et donne la teinture en six jours.

§ 34. *Effets observés sur l'homme.*

A. M. Cox (2), pendant un voyage en Colombie, où la salsepareille croît en grande quantité, a fait la remarque que cette plante détermina une forte salivation, et, rappelant le principe homœopathique, il croit qu'elle peut être regardée, quand à ses effets, comme un antisyphilitique, de même que le mercure.

B. M. Pallotta (3) a fait sur lui-même plusieurs expériences avec le *pariglin* 3.

Il en prit d'abord deux grains le matin. Le goût devint âcre, amer. Il éprouva une sensation de constriction dans la partie postérieure de la bouche. Lorsque la substance fut arrivée dans l'estomac, il ne remarqua aucun changement notable. Le lendemain, il en prit six grains. Le goût devient beaucoup plus âcre, plus amer et désagréable, la constriction beaucoup plus forte, surtout dans le gosier. Au bout de trois minutes environ, il ressentit du malaise dans l'estomac; le pouls était un peu plus lent. Tous ces symptômes avaient deux minutes après. Au bout de deux jours, il en prit de nouveau huit grains. A peine les avait-il avalés, qu'il se sentit mal à son aise. Il éprouva une constriction du gosier qui dura

(1) *Annalen der pharmac.*, vol. 13, pag. 85.
(2) *The Dublin journal of medical and chemical science*, sept. 1834, p. 149.
(3) *Pharmacologische tabellen von Schwärze*, pag. 335.

long-temps ; un peu de faiblesse d'estomac ; le pouls diminua de huit pulsations par minute. Mais quelques minutes après, son état était redevenu normal. Le lendemain, il en prit dix grains. Il éprouva de légers battemens de cœur, le goût redevint très-désagréable, amer ; il se sentit des envies de vomir, de l'irritation dans la partie postérieure de la bouche, des besoins de tousser, une longue constriction du gosier ; le pouls était très-faible ; il ressentait une sensation d'abattement dans tout le corps. Une demi-heure environ après, il se déclara une forte transpiration. Le lendemain, il en prit treize grains. Il éprouva du dégoût, vomit une matière amère ; mais sans grands efforts, et le vomissement ne dura que peu de temps. Il ressentit pendant long-temps de l'irritation et des constrictions dans le gosier, ainsi qu'une faiblesse générale.

C. Les docteurs Hahnemann, Hermann, Hartmann, Teuthorn (1) et M. Nenning (2) ont aussi fait des expériences sur des personnes bien portantes, mais ils ne nous apprennent ni la dose qu'ils ont employée ni l'ordre des symptômes, ni la durée de l'expérimentation.

§ 35. *Expérimentatioa pure sur l'homme bien portant.*

HAHNEMANN (3).

1. Tête comme entreprise et hébétée, pendant toute la matinée ; il est triste et mal disposé après midi.

2. Mal d'yeux ; le matin, tous les objets affectent les yeux ; les paupières sont sèches et comme enflammées ; le soir, en lisant à la chandelle, pression dans le globe des yeux et le papier blanc a un reflet rouge.

3. Ardeurs continuelles dans les paupières, alternant quelquefois avec une douleur pressive.

(1) *Mater. medic.* de Hahnemann, édit. allem., vol. 4, pag. 225 et 228.
(2) *Mater. medic.* de Hartlaub et Trinks, vol. 2, pag. 315.
(3) *Mat. med.* de Hahnemann, *l. c.*

4. (Un petit bouton puriteux à la joue qui s'enflamme tout autour à une grande distance et cause de cruelles brûlures ; il se forme dessus une croûte grosse, épaisse, et il y éprouve des douleurs déchirantes au grand air) (19 jours après).

5. Une croûte au lobule de l'oreille qui cause d'abord des douleurs brûlantes, puis des démangeaisons (19 jours après).

6. Goût mauvais, herbacé dans la bouche.

7. Le matin, dans la gorge, goût désagréable, très-acide et muqueux, comme du levain.

8. Quoiqu'il mange très-peu, son estomac se ballonne, comme s'il avait trop mangé.

9. Pas d'appétit et pas de faim ; les alimens avaient trop peu de goût ; et quand il avait mangé, il éprouvait dans l'estomac une sensation comme s'il n'avait pas mangé, précisément comme si l'estomac était insensible.

10. Il éprouvait du dégoût en pensant aux alimens qu'il avait pris.

11. Des vapeurs mauvaises lui remontent dans la bouche, lui causent du malaise dans la gorge, avec tête entreprise.

12. Le matin violent malaise, au point de tomber en défaillance, avec goût fort mauvais, herbacé dans la bouche.

13. Après dîner malaise, puis abattement.

14. Epreintes, mais pas de selle.

15. D'abord constriction des intestins dans le bas-ventre ; et, quoiqu'il éprouve un besoin d'aller à la selle, il ne sort rien ; il doit attendre quelques minutes l'évacuation en proie à d'horribles pressions vers le bas, comme si les intestins allaient être poussés hors du corps ; il sort alors quelques excrémens à plusieurs reprises, mais avec de cruelles mordications et des tranchées dans le rectum. Bientôt après il a une seconde selle, avec sensation comme si le rectum allait être chassé hors du corps. La douleur lui permet à peine de s'asseoir.

16. La nuit il est réveillé par une douleur d'écorchure à

l'anus, qui se change en un prurit (brûlant) durant toute la journée.

17. Il éprouve des besoins d'uriner, des pressions sur la vessie (dysurie), et l'urine ne veut pas sortir ; si elle sort à la fin, il revient des douleurs tranchantes.

18. Presque toute la journée besoin pressant d'uriner ; mais il sort peu d'urine.

19. (Après l'évacuation d'urine, il éprouve comme des douleurs brûlantes et des déchiremens pruriteux depuis le gland jusqu'à la racine de la verge).

20.   attemens du cœur fréquens le jour.

21. Dans la première articulation du pouce, douleur comme produite par d'innombrables épingles : cette place est ensuite douloureuse au toucher.

22. Les bouts des doigts sont douloureux quand il les presse, comme s'ils suppuraient en dessous, ou comme si l'on mettait du sel sur une plaie.

23. (Tous les soirs, avant de se coucher, prurit qui cesse aussitôt.)

24. Prurit à l'avant-bras, vers la main et à la partie interne du genou, au dessus du jarret, surtout le soir au lit.

25. Prurit lancinant sur tout le corps, le soir, de cinq à sept heures, et le matin en se levant.

26. Dès qu'il va au grand air, en sortant d'une chambre chaude, apparition de petits boutons miliaires.

27. Prurit brûlant sur tout le corps, avec horripilation.

28. Prurit (brûlant) au bas-ventre et aux cuisses.

29. Rêves terribles avec sommeil profond.

30. Sommeil agité, rêves d'accidens malheureux (72 heures après).

31. Froid intérieur et somnolence.

32. Le soir au lit, une heure avant de s'endormir, chaleur, telle que le sang bouillonne, que le cœur bat, et que le front se couvre de sueur (deux soirs de suite).

33. Distraction.

34. Tristesse extrême : les mouches sur le mur le chagrinent.

M. Hermann (1).

35. Vertiges en étant assis et en marchant ; la tête tombe en avant (1/2 heure après).

36. Céphalalgie pressive comme un lourd poids dans la tête , qui tombe en avant.

37. Violente douleur pressive , lancinante au vertex , du côté droit (3 heures après).

38. *Douleur lancinante pressive à l'os temporal , s'exacerbant au toucher.*

39. Céphalalgie lancinante , déchirante dans le côté gauche du vertex.

40. Déchiremens lancinans dans le pariétal gauche, ne changeant point au toucher.

41. Déchiremens pressifs en d'autres endroits de la tête, extérieurement, plus violens dans le mouvement et la marche.

42. Tiraillemens lancinans dans l'apophyse mastoïde droite, répondant dans la bosse frontale gauche (2 heures après).

43. *Tiraillemens lancinans au pariétal droit et à l'os temporal du même côté* (1/2 heure après).

44. Tiraillemens pressifs au temporal droit et au cartilage de l'oreille en même temps.

45. *Douleur lancinante sourde à la bosse frontale gauche.*

46. Élancemens brûlans , obtus dans le temporal gauche.

47. Les douleurs dans la tête s'exacerbent par le toucher et la marche.

48. Comme un nuage devant les yeux , il a de la peine à lire (12 heures après).

49. Douleur déchirante pressive dans le cartilage de l'oreille droite et le conduit auditif extérieur.

(1) *Mat. méd.* de Hahnemann, *l. c.*

50. Douleur lancinante sourde à la racine de l'apophyse mastoïde droite, cessant au toucher.

51. Chaleur à la face, cessant bientôt, avec sueur au front; chaleur sur la poitrine et sur le dos, accompagnée de piqûres, comme d'épingles, du dedans au dehors, plus fréquentes et plus violentes au cou.

52. Pustules au visage, sans sensation.

53. *Douleur lancinante pressive au bord intérieur et inférieur de la mâchoire droite, mais seulement au toucher et en rejetant la tête en arrière* (33 heures après).

54. Douleur lancinante pressive dans les muscles du cou, s'exacerbant par le toucher et par le mouvement.

55. Douleur lancinante, déchirante, dans les gencives et à la racine de la dernière molaire de la mâchoire inférieure du côté droit.

56. Douleur tiraillante, pressive, dans les parties molles du palais

57. Douleur pressive, précisément au dessous du cartilage xyphoïde et dans le creux de l'estomac, s'exacerbant au toucher.

58. Douleur tiraillante dans le bas-ventre, comme après un refroidissement (1 heure après).

59. *Gargouillement dans le bas-ventre avec sensation de vide* (4 heures après).

60. (Coryza et toux.)

61. Douleur tiraillante pressive à la clavicule dans la région du sternum (8 heures après).

62. *Douleur pressive au sternum, plus violente au toucher* (2 heures après).

63. Douleur lancinante pressive sous la dernière côte vraie.

64. Douleur lancinante déchirante depuis l'omoplate jusqu'à ḷa dernière fausse côte, beaucoup plus forte en aspirant; en respirant profondément cette douleur coupe entièrement la respiration (9 heures après).

65. Douleur lancinante à côté de la colonne vertébrale, de

puis l'omoplate droite jusqu'à la dernière fausse côte, beaucoup plus violente en aspirant profondément.

66. *Douleur lancinante sourde à la partie supérieure et antérieure de l'os du bras.*

67. *Douleur déchirante de paralysie à côté de l'articulation du coude, du dehors en dedans, à l'avant-bras.*

68. *Déchiremens de paralysie à l'avant-bras droit, surtout à l'articulation du coude, plus violens dans le repos que dans le mouvement.*

69. Douleur déchirante pressive à l'os du coude droit, s'étendant quelquefois jusqu'aux os du métacarpe.

70. Douleur lancinante pressive à l'os du coude, dans les muscles des avant-bras.

71. *Douleur pressive, lancinante, par accès, à l'os métacarpien de l'index de la main droite* (pendant 2 jours).

72. Douleur lancinante pressive à l'ischion droit, dans quelque position que ce soit.

73. Pesanteur pressive, bien qu'indolente, dans la cuisse gauche, en étant assis et en marchant (1/2 heure après).

74. Douleur pressive lancinante dans la cuisse gauche, non loin de la rotule (9 heures après).

75. Douleur pressive au côté interne de la cuisse gauche, dans le voisinage de l'articulation du genou.

76. Douleur déchirante pressive à la cuisse, dans le voisinage de l'articulation du genou, en haut et extérieurement (13 heures après).

77. Piqûres comme d'épingles au haut de la cheville externe du pied droit, en avant.

78. Petits boutons rouges de la grosseur d'une tête d'épingle, sans sérosité, sur le dos et les cuisses ; ils causent un prurit (rongeant), seulement à la chaleur ; ce prurit cesse par le grattement, sans autre sensation postérieure, mais pour peu de temps seulement (8 heures après).

79. Horripilation qui s'étend sur tout le corps de bas en haut.

80. *Frisson sur tout le corps, à l'exception de la face et de la poitrine qui étaient singulièrement chaudes, les autres parties du corps étaient froides, même dans le voisinage du poêle.*

81. La nuit, au lit, fort frisson, surtout aux pieds qui sont très-froids, tandis que la poitrine et la face sont brûlantes.

82. Tristesse silencieuse.

M. HARTMANN (1).

83. *Douleur pressive dans le côté gauche du front.*

84. Douleur pressive dans le front et l'occiput (1/2 heure après).

85. Douleur pressive sur le côté gauche de la tête, surtout dans la tempe, en repos et en mouvement.

86. Pression naissant lentement dans la bosse frontale droite, accompagnée de picotement.

87. Céphalalgie pressive naissant et disparaissant lentement, plutôt dans la partie supérieure du cerveau.

88. Douleur pressive dans le front.

89. Forte pression dans la tempe droite, avec élancemens tiraillans de l'occiput vers le front (1/2 heure après).

90. Picotement vifs au milieu du front (1/4 d'heure après)

91. Douleur lancinante dans le côté gauche de l'occiput.

92. Violens élancemens pressifs, déchirans dans le côté droit de la tête, causant des compilations par leur violence (7 heures après).

93. Violente pression, puis élancemens dans la bosse frontale gauche (1 heure après).

94. *Déchiremens pressifs dans tout le côté gauche de la tête* (7 heures après).

95. Tintement dans l'oreille gauche.

96. Violente pression et constriction dans l'oreille gauche, qui semble passer dans les tempes et y cause une pression (2 heures après).

(1) *Mater. med.* de Hahnemann, *l. c.*

97. Sensation de constriction dans l'oreille droite (1/2 heure après).

98. Constriction douloureuse à l'oreille extérieure droite.

99. Douleur déchirante, tiraillante (lancinante), dans les muscles de la mâchoire du côté droit, qui paraissent s'être resserrés convulsivement (1/2 heure après).

100. Prurit picotant autour du cou, des épaules, au visage et sur le cuir chevelu, avec sensation d'une grande chaleur à ces parties; le grattement le fait cesser en un endroit, mais il recommence à l'instant en un autre (1/2 heure après).

101. Elancemens pressifs douloureux dans le cartilage thyroïde, qui n'empêchent pas cependant d'avaler.

102. Violens élancemens tiraillans, durant long-temps, dans les muscles du cou du côté droit, depuis l'oreille jusque dans l'os hyoïde (2 heures 3/4 après).

103. Eructations continuelles, imparfaites (n'arrivant pas jusqu'à la bouche) (aussitôt après la prise).

104. Forts pincemens dans le bas-ventre (1/2 heure après); puis constriction douloureuse des muscles constricteurs de l'anus.

105. Pression douloureuse vers le dedans et pincemens dans le côté gauche du bas-ventre, sur une petite place, s'exacerbant par l'inspiration profonde, ne changeant pas au toucher (4 heures après).

106. Sensation de vide dans tout le bas-ventre, causant un gloussement et des gargouillemens.

107. Pincemens dans la région inguinale gauche.

108. Fréquentes et abondantes émissions d'urine (4 heures après et plus tard).

109. Constriction douloureuse de la vessie, sans besoin d'uriner.

110. Elancemens au milieu de la poitrine, à côté du sternum, sans relation avec l'inspiration ou l'expiration.

111. Elancemens dans le côté droit de la poitrine, sans dépendance de l'inspiration ou de l'expiration.

112. Petits élancemens violens au milieu de la colonne vertébrale, entre les deux omoplates (14 heures 1/2 après).

113. Déchiremens lancinans, tiraillans, dans les muscles internes de l'avant-bras gauche (1 heure 1/2 après).

114. Elancemens déchirans sur l'articulation de la main gauche, en avant.

115. Douleur déchirante à la partie supérieure de l'articulation de la main gauche, se dirigeant vers le quatrième doigt, où elle cause des élancemens déchirans, tiraillans (2 heures après).

116. Douleur dans l'articulation de la main droite, comme si la main était luxée, paraissant se diriger vers le quatrième doigt.

117. Elancemens pressifs dans les muscles du pouce de la main gauche, dans le repos et le mouvement.

118. Petits élancemens dans la dernière articulation du petit doigt de la main droite (2 heures 1/2 après).

119. *Déchiremens tiraillans dans le quatrième doigt de la main droite, à travers les os, s'exacerbant par le mouvement de l'articulation.*

120. Douleur pressive sourde à la cuisse droite, un peu au-dessus du jarret, en étant assis (3 heures 1/2 après).

121. Picotemens isolés, vifs, sur le côté interne du genou gauche.

122. Douleur pressive, tiraillante, lancinante, sur le genou droit (1/2 heure après).

123. Douleur tiraillante sourde, en avant, sur le tibia du pied droit (3 heures après).

124. Douleur déchirante dans les muscles de la jambe droite (3 heures 1/2 après).

125. Tiraillement douloureux, se changeant en tressaillement, sur le dos du pied droit (7 heures 1/2 après).

126. Déchiremens tiraillans dans le gros orteil du pied droit (4 heures 1/2 après).

127. *Battemens douloureux, pressifs, et élancemens marte-*

*lans au côté interne de la plante du pied droit, puis dans. toute
la plante, en étant assis* (2 , 6 h eures après).

128. Humeur maussade , et cependant disposition au travail.

129. La moindre parole peut le chagriner.

M. Teuthorn (1).

130. Dilatation des pupilles (2 heures après).

131. Le pain a un goût amer.

132. Le premier jour selle dure , le second constipation, le troisième évacuation d'excrémens d'abord durs , puis mous.

133. Sans soif particulière , évacuations d'urine plus fréquentes que de coutume , et chaque fois (le premier jour excepté) en quantité d'autant plus grande , qu'il s'est retenu plus long-temps. Ce symptôme persiste encore (48 heures après.)

134. Chaque matin il est éveillé par un besoin d'uriner ; ce qui est encore le cas (24 , 48 heures après).

135. L'urine sort sans qu'il sente rien dans les voies urinaires, comme après la prise d'un diurétique.

136. Douleur pulsative , intermittente , lancinante , passant rapidement, extérieure , au bras , près de l'articulation de l'épaule.

137. Mains froides, plus froides au bout des doigts (pendant huit jours).

138. La nuit, réveils comme produits par un bruit effrayant.

139. Humeur maussade, et cependant disposition au travail.

M. Nenning (2).

140. Grande anxiété dans la tête , puis dans tout le corps, avec tremblement, le plus souvent dans les pieds (avant midi).

141. Tout lui répugne ; il n'a de plaisir à rien le matin ; il va mieux après midi (le 6ᵉ jour).

(1) *Mat. med.* de Hahnemann, *l. c.*
(2) *Mat. med.* de Hartlaub et Trinks, vol. 2, p. 315.

142. Tristesse, abattement, taciturnité (le 6e jour).

143. Très-mauvaise humeur, avec tête lourde le matin (le 8e jour).

144. Toute la journée très-mauvaise humeur, disposition qui cesse le soir (le 7e jour).

145. Humeur très-variable (le 5e jour).

146. L'humeur change tous les deux ou trois jours.

147. Toute la journée il est très-bien disposé, joyeux et enclin à plaisanter.

148. Tête lourde et hébétée (le 8e jour).

149. Tête très-lourde et hébétée, comme si on lui comprimait les tempes; à onze heures du matin.

150. Pesanteur dans la tête et tension dans le côté droit du cou, surtout en remuant la tête (le 1er jour).

151. Vertiges et tournoiemens, comme dans l'ivresse (bientôt après la prise).

152. Vertiges toute la matinée, cessant souvent (le 9e jour).

153. En fixant long-temps un objet, vertige avec malaise le matin (le 5e jour).

154. Céphalalgie sourde, comme si la tête était liée ou serrée, à deux heures après midi (le 4e jour).

155. Il lui semble qu'on lui comprime la tête des deux côtés; c'est une sensation sourde, douloureuse, une demi-heure après son déjeûner (le 6e jour).

156. Pression et sensation de pesanteur tout autour du front le matin, et même après midi (le 2e jour).

157. Pression et prurit au côté droit de la tête, profondément dans le cerveau, le matin (le 8e jour).

158. Pression avec élancemens fréquens dans le côté gauche de la tête le matin (le 9e jour).

159. Déchiremens dans toute la région frontale à une heure et demie de l'après-midi (le 4e jour).

160. Déchiremens dans le front, profondément dans le cerveau, en marchant et en parlant; mais non en repos (le 2e jour).

161. Elancemens pénétrans dans la région de la bosse frontale droite, à sept heures du soir ; elle croit qu'elle ne pourra les supporter pendant une demi-heure (le 3ᵉ jour).

162. Le matin, violent élancement en avant dans le front, cessant au grand air (le 5ᵉ jour).

163. Elancemens depuis la tempe droite jusque dans les dents de la mâchoire inférieure, à deux heures après midi (le 4ᵉ jour).

164. Violent élancement pénétrant dans la tempe droite, qui l'effraie, à une heure après midi (le 7ᵉ jour).

165. Elancemens tantôt dans la tête, tantôt dans l'oreille droite, tantôt dans la gauche (le 6ᵉ jour).

166. Gargouillemens dans la tête avec congestions à deux heures après midi (le 4ᵉ jour).

167. Résonnement dans la tête, comme après la sonnerie d'une cloche, vers midi.

168. Battemens dans la région frontale droite, en marchant au grand air (le 1ᵉʳ juin).

169. Battemens et martellemens dans le côté droit de la tête, profondément dans le cerveau, le matin (le 9° jour).

170. Battemens dans la tête, cessant vers midi.

171. En mangeant, grande chaleur dans la tête et sueur au front, à midi (le 2ᵉ jour).

172. Tiraillemens au côté droit de l'occiput.

173. Chute abondante des cheveux et grande sensibilité des tégumens de la tête, en se peignant (le 6ᵉ jour).

174. Pression dans l'œil gauche, comme un grain de sable.

175. Pression dans l'œil gauche, puis dans le droit aussi, avec vue trouble.

176. Violentes ardeurs dans les yeux, en s'éveillant le matin ; ils sont collés par de la chassie.

177. En pressant sur les paupières supérieures, les yeux étant fermés, douleur indéfinissable ; en même temps élancemens dans l'œil, si elle les ferme, et strie large, rouge depuis la cor-

née vers l'angle externe ; les angles des yeux sont aussi injectés, bleus et le droit un peu enflé (le 24ᵉ jour).

178. Fréquens élancemens dans les deux yeux avec sensation comme s'il y avait du sable ou de la poussière, paraissant diminuer au grand air.

179. Les yeux pleurent de deux jours l'un seulement (le 6ᵉ jour).

180. Yeux collés le matin par de la chassie et pleurant fréquemment dans la journée (le 42ᵉ jour).

181. Trouble extraordinaire de l'œil gauche avec sensation comme s'il était couvert d'un voile, après midi (le 6ᵉ jour).

182. Nuage continuel devant les yeux (le 2ᵉ jour).

183. Vue trouble, comme à travers un nuage, à midi (le 1ᵉʳ jour).

184. Déchiremens dans l'oreille droite, cessant bientôt, le matin (le 6ᵉ jour).

185. Au fond de l'oreille gauche, ainsi qu'autour de sa partie antérieure, douleur d'ulcération, le matin (le 6ᵉ jour).

186. Violens élancemens sourds profondément dans l'intérieur de l'oreille droite, le matin (le 9ᵉ jour).

187. Violent prurit dans le conduit auditif extérieur gauche, ne cessant pas par le grattement, à six heures du matin (le 6ᵉ jour).

188. Tiraillemens et tressaillemens visibles dans le lobe de l'oreille gauche, puis bientôt après de l'oreille droite.

189. Bruit dans l'oreille gauche durant long-temps, après midi (le 6ᵉ jour).

190. Déchiremens derrière l'oreille gauche, en haut, après midi, fréquens.

191. Elancemens sous et devant l'oreille gauche, comme produits par une soie de cochon, le matin (le 6ᵉ jour).

192. Raideur et tension dans les articulations des mâchoires et dans les muscles, en les remuant durant une demi-heure, le matin (le 6ᵉ jour).

193. Le matin, en s'éveillant, violente douleur comme provenant d'un coup au bord inférieur des orbites des deux yeux, mais seulement en pressant dessus ; elle croyait que cette place était bleue (le 21e jour).

194. Une glande sous l'oreille droite est très-enflammée et enflée ; elle vient ensuite en suppuration (le 6e jour).

195. Les molaires du côté gauche et une du côté droit commencent à faire mal.

196. Les dents de la mâchoire supérieure du côté droit lui font très-mal, lorsqu'il mord (le 14e et le 15e jour).

197. Deux soirs de suite, maux de dents (après le 8e jour).

198. Un mal de dents qui durait depuis long-temps, cesse.

199. Odontalgie du côté droit avec fourmillemens dans les racines des dents : la douleur ne cesse qu'après qu'il se les est curées long-temps, ce qui en fait sortir un peu de sang. Il y éprouve ensuite pendant quelque temps de violentes douleurs qui disparaissent enfin, le soir (le 13e et le 14e jour).

200. Odontalgie tiraillante à la mâchoire inférieure du côté droit, avec pesanteur de la tête, surtout du côté droit, toute la journée, depuis quatre heures du matin (le 3e jour).

201. Elancemens dans une dent qui l'avait fait souffrir long-temps auparavant, mais de courte durée, le matin (le 9e jour).

202. Douleurs dans les gencives de la mâchoire inférieure du côté droit, en fumant, après midi (le 3e jour).

203. Déchiremens dans les gencives de la mâchoire inférieure du côté droit, le soir (le 4e jour).

204. Rudesse de la langue, le matin en s'éveillant, cessant après avoir mangé, pendant plusieurs jours.

205. Le matin, langue chargée, blanchâtre, sans goût étranger toutefois (le 6e jour).

206. Goût constamment douceâtre, presque comme s'il mâchait de la réglisse, pendant plusieurs jours.

207. Goût doux dans la bouche, en fumant, le matin.

208. Goût amer dans la bouche, le matin en se levant, cessant bientôt.

209. Goût amer sur la lèvre inférieure, le matin (le 8e jour).

210. Bouche muqueuse, le matin (le 6e jour).

211. Mucosité dans la gorge qu'il ne peut cracher malgré ses efforts, le matin, pendant plusieurs jours.

212. Râle continuel produit par la mucosité qui continue à se former en quantité, le matin (le 22e jour).

213. Afflux d'eau sans goût dans la bouche, le matin jusqu'à une heure (le 2e jour).

214. Sécheresse dans la bouche et la gorge, le matin au lit (le 7e jour).

215. Sécheresse dans la bouche, sans soif, le matin.

216. Sécheresse dans la gorge et élancemens en avalant, le matin (le 7e jour).

217. Douleur dans le côté droit de la gorge, et en avalant, sensation comme s'il y avait un grain d'avoine : élancemens remontant jusque dans l'oreille, après midi, cessant après s'être couché (le 1er jour).

218. Pression spasmodique dans la gorge, toute la nuit, cessant souvent (le 7e jour).

219. Plusieurs fois dans la journée, sensation de constriction dans la gorge et la poitrine, avec respiration pénible, cessant souvent (le cinquième jour).

220. La gorge est comme serrée convulsivement et la respiration pénible; il doit desserrer sa cravate et déboutonner le col de sa chemise pour pouvoir respirer, mais cela ne lui sert de rien (le 6e jour).

221. Rudesse et sécheresse dans la gorge, le matin aussitôt après s'être éveillé, pendant un quart d'heure.

222. Rudesse dans la gorge, cessant bientôt, mais revenant souvent (3 heures après).

223. Rudesse dans la gorge, tous les deux jours (6 jours après).

224. Pas d'appétit au déjeuner (6 jours après).

225. Pas de faim et pas d'appétit; il ne dîne que peu (le 2ᵉ jour).

226. Appétit plus fort qu'à l'ordinaire, pendant plusieurs jours.

227. Pas de goût pour la pipe; le tabac lui semble avoir un tout autre goût (le 5ᵉ, le 6ᵉ et le 7ᵉ jour).

228. Adipsie, quoique habitué à boire en mangeant (du 1ᵉʳ au 4ᵉ jour).

229. Adipsie complète (pendant toute l'expérimentation).

230. Souvent dans la journée, soif, contre sa coutume.

231. Soif dès le matin et toute la journée, avec chaleur générale (le 3ᵉ jour).

232. A deux heures après midi, fréquens désirs d'eau, précédés de frissons, avant le dîner (le 1ᵉʳ jour).

233. Propension aux éructations, mais envain; en même temps, torsions spasmodiques dans l'estomac, pendant une minute, aussitôt après le dîner.

234. Éructations comme des hoquets (bientôt après la prise).

235. Fréquentes éructations à vide, le soir (le 4ᵉ jour).

236. Le matin, fréquentes éructations à vide (le 5ᵉ jour).

237. Éructations ayant le goût des alimens, après le dîner (le 5ᵉ jour).

238. Éructations d'abord aigres et amères, puis à vide.

239. Éructations aigres, le matin en se levant, avec goût amer dans la bouche; en dînant, éructations aigres, cessant après le repas (le 2ᵉ jour).

240. Après avoir mangé de la soupe et bu un peu d'eau, régurgitation amère (le 4ᵉ jour).

241. Hoquets durant long-temps, à six heures du soir).

242. Trois hoquets, après le dîner (le 2ᵉ jour).

243. Régurgitations aigres et amères remontant de l'estomac; il crache trois fois, le soir.

244. Afflux d'eau amère dans la bouche, avant le dîner, et une fois aussi, après (le 4ᵉ jour).

245. Il lui monte de l'estomac dans la bouche une eau aigre, après midi.

246. Mal d'estomac et envies de vomir; hauts-le-corps continuels (le 3ᵉ jour).

247. Grand malaise : il essaie constamment de vomir et ne peut pas, toute la matinée (le 1ᵉʳ jour).

248. Malaise continuel dans l'estomac, sans envies de vomir, après midi (le 4ᵉ jour).

249. Sensation de serrement dans l'estomac, avec malaise, durant long-temps et cessant la nuit (le 9ᵉ jour).

250. Après avoir mangé une bouchée de pain, sensation de chaleur dans l'estomac, comme après avoir bu des liqueurs fortes (le 6ᵉ jour).

251. Chaleur et ardeur dans l'estomac (bientôt après la prise).

252. Pression dans le creux de l'estomac, en chantant, le soir (le 4ᵉ jour).

253. Douleur dans la région des fausses côtes du côté gauche, comme de brisure, avec battemens, à une heure après midi.

254. Violens élancemens sous les côtes droites et dans le ventre, une heure après avoir dîné (le 6ᵉ jour).

255. Elancemens dans la région des fausses côtes du côté gauche, surtout en se penchant du côté opposé, durant long-temps, le matin (le 1ᵉʳ jour).

256. Elancemens au dessous des côtes gauches dans la région lombaire, durant deux heures, sans rapport avec la respiration.

257. Sensibilité du ventre, en appuyant dessus, à dix heures du matin.

258. Sensation pressive dans l'hypogastre, comme une constriction, cessant après une émission de vents, le soir et le lendemain matin (le 17ᵉ et le 18ᵉ jours).

259. Douleur dans le ventre, comme une constriction des intestins, puis violens borborygmes et gargouillemens sonores, tantôt tournant autour du nombril ; la diarrhée allait s'établir, le matin (le 2ᵉ jour).

260. Le matin, maux de ventre semblables à des coliques, sans diarrhée (le 2e jour).

261. Grande plénitude dans le ventre, après chaque repas.

262. Ballonnement gazeux du bas-ventre de peu de durée (le 6e jour).

263. Un quart d'heure après avoir déjeuné, son ventre lui semble vide (le 8e jour).

264. Après le repas, pincemens et gargouillemens dans le ventre, montant ensuite vers l'estomac du côté gauche et cessant non par le mouvement, mais par le ploiement du corps en deux.

265. Pincemens et gargouillemens dans le ventre, depuis cinq heures du soir jusqu'à minuit, l'empêchant de s'endormir (le 3e jour).

266. Douleur tranchante à une petite place autour du nombril, le matin (le 8e jour).

267. En bâillant, tranchées autour du nombril (le 8e jour).

268. Tranchées autour du nombril, puis tournoiemens dans le ventre, cessant après deux émissions de vents, le matin (le 8e jour).

269. Douleur tranchante sur une ligne étroite dans le côté gauche du ventre, tout au travers jusqu'au dos ; puis roulement dans le ventre et cessation de la douleur (le 6e jour).

270. A cinq heures du soir, violentes tranchées dans le ventre et fréquentes selles à moitié liquides (le 6e jour).

271. Le matin, en étant assis, élancemens dans le côté gauche du ventre, cessant par le mouvement.

272. Elancemens tantôt dans le côté droit du ventre, tantôt dans le gauche (le 7e jour).

273. Ardeur et chaleur dans le ventre.

274. Tournoiemens dans le ventre, avec froid (le 9e jour).

275. Tournoiemens dans le ventre, avec chaleur (bientôt après la prise).

276. Glapissement sonore dans le bas-ventre, comme dans un

accès de spasme, cessant bientôt après des éructations (le 21e et le 23e jours).

277. Tournoiemens dans l'hypogastre, comme après un purgatif, mais sans diarrhée, toute la journée (48 heures après).

278. Tous les jours, gargouillemens et roulemens continuels dans le ventre, sans diarrhée et sans ballonnement gazeux.

279. Fréquentes émissions de vents, toute la journée (le 3e jour).

280. Emission de vents ayant une odeur putride le soir (le 3e jour).

281. Pas de selle (le 3e et le 4e jour).

282. Selles solides et fréquentes, émission d'urine (le 10e jour).

283. Selle peu copieuse et solide, et pendant l'évacuation, tranchées dans le ventre.

284. Selle très-dure (le 2e jour).

285. Deux selles solides (le 1er jour).

286. Fréquent besoin d'aller à la selle; mais il ne sort que peu de chose; après l'évacuation, épreintes dans l'anus (le 2e jour).

287. Selle comme à l'ordinaire, il est vrai, mais semblable à de la poix; visqueuse, gluante, pendant plusieurs jours.

288. Selle à moitié liquide à la fin (le 9e jour).

289. Selle d'abord dure, puis molle, suivie d'ardeurs à l'anus (le 2e jour).

290. Selle molle suivie d'épreintes dans l'anus (2e jour).

291. Selle très-molle, sans autres accidens du reste (le 2e jour).

292. Selles fréquentes, quatre ou cinq fois par jour le 5e et le 6e jour).

293. Le soir, selle liquide suivie d'ardeurs dans l'anus.

294. Diarrhée avec gargouillemens et fermentation dans le ventre; émission de vents puants (le 7e jour).

295. Prurit au côté gauche de l'anus, cessant par le grattement (le 8e jour).

296. Ardeur dans l'urètre en urinant; il ne sort que peu d'urine avec fréquentes épreintes (le 1er jour).

297. Fréquens besoins d'uriner; il ne sort que quelques gouttes d'urine sans épreintes, comme toujours avant les règles (le 14e et le 15e jour).

298. Violens besoins d'uriner avec émission de quelques gouttes d'urine seulement, à la fin de la menstruation.

299. Fréquens besoins d'uriner; mais il ne sort que peu d'urine, sans douleur toutefois.

300. Fréquens besoins d'uriner avec émission de peu d'urine; l'urine elle-même est claire et rouge (le 1er jour).

301. Besoin d'uriner avec émission de peu d'urine (le 2e jour).

302. Très-peu d'urine, avec fréquentes épreintes et ardeurs; souvent il n'y a pas d'émission (le 4e jour).

303. Urine et excrémens très-peu copieux, évacuations tardives et rares (le 22e jour).

304. Une seule émission d'urine pendant toute la journée avec cuissons en urinant, mais en quantité convenable (le 1er jour).

305. Le matin, pas d'urine; après midi, trois émissions de suite; urine pâle, abondante, puis de nouveau pas d'émission.

306. Fréquentes émissions d'urine (le 1er jour).

307. Elle lâche souvent une urine pâle en grande quantité, laquelle se trouble au bout de peu de temps et ressemble à de l'eau bourbeuse (le 5e jour).

308. Il urine fréquemment et beaucoup; l'urine est pâle après midi.

309. Il lâche beaucoup d'urine aqueuse, avec quelques cuissons dans l'urètre (le 1er et le 2e jour).

310. Il lâche souvent l'urine, plus qu'à l'ordinaire et sans cuisson (le 6e jour).

311. Fréquentes émissions d'urine qui ne se trouble plus, mais dépose seulement un nuage (le 7e jour).

312. Les émissions copieuses d'urine cessent (6 jours après).

313. L'urine qui avait coulé en petite quantité le huitième jour,

devient plus abondante, et il doit se lever la nuit (le 9ᵉ jour).

314. Il doit se lever deux fois la nuit pour uriner, et lâche tant d'urine qu'il croit que cela ne finira pas (le 2ᵉ jour).

315. Il doit se relever trois fois la nuit pour uriner, et lâche chaque fois beaucoup d'urine, mais sans cuissons (le 4ᵉ jour).

316. Il doit se relever deux fois la nuit pour uriner, et il lâche chaque fois beaucoup d'urine pendant quinze jours ; il éprouve d'abord des cuissons qui ne se font plus sentir ensuite.

317. Urine pâle après midi.

318. Urine d'un jaune foncé déposant un léger nuage (le 8ᵉ jour).

319. Urine de couleur foncée, en quantité suffisante et même plus considérable pendant les règles (le 16ᵉ jour).

320. Urine brûlante, mais sans cuissons (le 2ᵉ jour).

321. Urine rouge et peu copieuse, le matin (le 4ᵉ jour).

322. Urine troublée au bout de quelques instans de repos, et déposant un sédiment considérable, de couleur d'argile, pendant plusieurs jours (48 heures après).

323. Urine avec brûlures et trouble déjà pendant l'émission (le 3ᵉ jour).

324. Urine trouble, comme de l'eau bourbeuse, aussitôt après l'émission, et peu copieuse (le 6ᵉ jour).

325. Erections moins fréquentes qu'auparavant.

326. Règles en retard de trois jours ; dès qu'elles coulent parfaitement, les besoins d'uriner cessent.

327. Règles très-peu copieuses, mais très-corrosives ; brûlures au côté interne des cuisses ; la douleur l'empêche de les rapprocher ; le sang ne coule que par momens.

328. Besoins d'uriner et écorchure du pli de la cuisse droite, à l'apparition des règles.

329. Leucorrhée muqueuse, en assez grande quantité, en marchant.

330. Eternuemens ne pouvant s'effectuer (le 3ᵉ jour).

331. Eternuemens le matin en se levant.

332. Eternuemens et coryza fluent, le matin, se perdant dans la journée (le 2ᵉ jour .

333. Toux sèche et brûlure dans le nez, en respirant avec effort (le 5ᵉ jour).

334. Obstruction du nez, pendant peu de temps, le matin.

335. La narine droite, qui était obstruée et pleine de croûtes, s'ouvre (le 2ᵉ jour).

336. Mucus nasal très-épais.

337. Fréquens saignemens du nez (le 6ᵉ jour).

338. Epistaxis avec sensation comme si de petites vésicules se crevaient dans le nez (le 3ᵉ jour).

339. Apreté dans la gorge, provoquant une toux sèche, seulement le matin (le 2ᵉ et le 3ᵉ jour).

340. Un peu de toux sans expectoration, le matin (le 2ᵉ jour).

341. Toux et céphalalgie (le 2ᵉ jour).

342. Apreté dans la gorge en toussant le matin (le 2ᵉ jour).

343. Respiration pénible, brève, après le dîner (le 3ᵉ jour).

344. Grande oppression de la poitrine ; respiration fréquente et brève (le 5ᵉ jour).

345. Poitrine engagée et oppressée, le soir et le lendemain matin (48 heures après).

346. Poitrine fortement engagée en travaillant ; il ne peut respirer qu'avec peine (le 4ᵉ jour).

347. Oppression de la poitrine, rendant la respiration pénible, le matin (le 8ᵉ jour).

348. Oppression de la poitrine, épuisement et difficulté à respirer, tels qu'il doit dénouer sa cravate, pendant long-temps (le 7ᵉ jour).

349. En respirant, respiration gênée comme par des spasmes, comme si un obstacle existait dans les poumons, avec sensation de constriction dans la gorge pendant une minute, avec grande anxiété (3 heures après).

350. Sa poitrine est la plupart du temps comme serrée ; en marchant et en respirant tout lui semble trop étroit : il doit dé-

nouer sa cravate et déboutonner son gilet pour respirer. Cet accès cesse et revient à plusieurs reprises.

351. Sensation dans la poitrine, comme d'une constriction douloureuse, alternant souvent avec une dilatation subite.

352. Fréquentes aspirations profondes après le dîner (le 2ᵉ jour).

353. Pression fréquente, mais passagère, sur la poitrine, après midi (le 2ᵉ jour).

354. Pression sur la poitrine, avec respiration courte (le 6ᵉ jour).

355. La nuit et le lendemain matin, pression et oppression sur la poitrine, sans toux (le 3ᵉ jour).

356. Violens élancemens au milieu du sternum le matin (le 3ᵉ jour).

357. Elancemens dans le côté droit de la poitrine en se remuant, quand il est debout, après midi.

358. Elancemens dans le côté droit de la poitrine à une heure après midi (le 5ᵉ jour).

359. Elancemens dans le côté gauche de la poitrine en marchant au grand air, et en même temps dans le front, où ils persistent long-temps, le matin (le 4ᵉ jour).

360. Violens élancemens dans la région des côtes gauches ; la douleur le force à se plier en deux le soir en étant assis (le 12ᵉ jour).

361. Battement ou tressaillement dans le côté gauche du cou (le 2ᵉ jour).

362. Douleur de luxation dans le côté gauche du cou, comme dans les tendons, en remuant la tête (le 21ᵉ jour).

363. Endolorissement de la nuque en remuant la tête le matin, se perdant dans la journée (le 3ᵃ jour).

364. Tension et élancemens dans la nuque en remuant la tête (le 10ᵉ jour).

365. Déchirement dans la nuque, passant par dessus le vertex dans le front, où il cesse l'après-midi (le 6ᵉ jour).

366. Violens maux de reins en se baissant, ne cessant pas par le mouvement, le matin (le 2ᵉ et le 3ᵉ jour).

367. La région des reins est douloureuse, comme brisée, le soir (le 2ᵉ jour).

368. Fourmillemens dans les reins , extérieurement , le matin.

369. Sensation dans les bras, comme s'ils étaient raides , en les remuant, durant long-temps (le 8ᵉ jour).

370. Violens déchiremens dans les deux épaules, s'étendant peu à peu dans les coudes, où ils cessent , à plusieurs reprises (le 6ᵉ jour).

371. Déchiremens dans l'épaule gauche jusque dans les doigts depuis l'après-midi jusqu'au soir, cessant souvent (le 5ᵉ jour).

372. Déchiremens dans tout le bras droit depuis l'épaule jusqu'à l'articulation de la main , après midi (le 4ᵉ jour).

373. Déchiremens dans tout le bras gauche jusqu'au bout du pouce, avec douleur pressive sur la poitrine , à onze heures du matin (le 4ᵉ jour).

374. A la face supérieure du bras gauche, jusque vers l'articulation de la main , violens déchiremens durant cinq minutes, avec élancemens dans le côté droit de la poitrine , à huit heures et demie du soir (le 3ᵉ jour).

375. Déchiremens dans l'articulation de la main gauche , à deux heures après midi (le 4ᵉ jour).

376. Déchiremens sur le dos du quatrième doigt de la main gauche, vers la pointe, à une heure et demie après midi (le 4ᵉ jour).

377. Elancemens dans les deux épaules en levant le bras (le 4ᵉ jour).

378. En remuant le bras droit , douleur, comme produite par un coup, dans l'épaule , moins forte en repos.

379. Douleur de paralysie dans l'articulation de l'épaule droite, seulement en remuant le bras , après midi jusqu'à ce qu'il se couche.

380. Craquement dans l'articulation de l'épaule droite en la remuant (le 16e jour).

381. Sensation dans les deux pieds, comme s'ils étaient enflés, avec prurit et chaleur à la plante des pieds, moindre après s'être donné un peu de mouvement, à onze heures et demie du matin (le 14e jour).

382. Douleur tensive dans les tendons et les orteils du pied gauche, avec sensation comme si les orteils étaient fortement tirés en avant, le matin pendant une heure, cessant peu à peu (le 5e jour).

383. Au dessus du genou gauche violens déchiremens, depuis le soir jusqu'à minuit, cessant cependant souvent (le 3e jour).

384. Quelques déchiremens douloureux dans le genou droit, en bâillant, debout (le 8e jour).

385. Déchiremens dans le genou gauche, à deux heures après midi (le 4e jour).

386. Déchiremens dans le tibia droit, en bas, à une heure après midi (le 7e jour).

387. Déchiremens profondément dans le tibia gauche, à trois heures après midi (le 3e jour).

388. Après minuit violens déchiremens dans la plante du pied gauche, depuis le talon jusqu'aux doigts, puis violent prurit, et après le grattement, violens élancemens à travers le talon jusque dans le dos du pied (le 8e jour).

389. Déchiremens dans le gros orteil du pied gauche, plutôt au bout, le soir (le 5e jour).

390. Violens élancemens dans le jarret gauche, puis déchiremens (le 7e jour).

391. Sensation d'écorchure dans le jarret droit, au point de pouvoir à peine marcher, avant les règles (le 14e et le 15e jour).

392. En étant couché, et en levant le pied gauche, fourmillemens dans le pied, à cinq heures du soir.

393. Craquement dans l'articulation du pied gauche, à chaque mouvement (le 5e jour).

394. Déchiremens dans toutes les articulations du corps, tantôt ici, tantôt là, pendant plusieurs jours, mais de peu de durée.

395. Douleur déchirante presque dans tous les membres, suivie de céphalalgie, la nuit (le 6ᵉ jour).

396. Tremblemens des mains et des pieds, avec déchiremens dans tout le front et pincemens dans le ventre, le matin (le 4ᵉ jour).

397. Faiblesse dans les cuisses pendant les règles.

398. Faiblesse dans les articulations des genoux, toute la journée.

399. Faiblesse dans les pieds, avec sensation comme s'il allait tomber malade, le matin (le 2ᵉ jour).

400. Après midi grande faiblesse dans les membres inférieurs, en sorte qu'il a de la peine à remuer les pieds (le 6ᵉ jour).

401. Lassitude continuelle dans les pieds, debout, pendant plusieurs jours.

402. Faiblesse et fatigue plus grandes dans les jambes.

403. Brisure dans tout le corps et abattement le matin, cessant après avoir mangé.

404. Prurit au cuir chevelu, cessant après le grattement (le 6ᵉ jour).

405. Fréquent prurit par tout le corps, ne cessant que par le grattement (le 8ᵉ jour).

406. Prurit sur tout le front, revenant après le grattement (le 8ᵉ jour).

407. Prurit dans toute la face, ne cessant pas par le grattement (le 4ᵉ jour).

408. Violent prurit à la mâchoire, où viennent de très-petits boutons (le 21ᵉ jour).

409. Prurit à l'aile droite du nez, ne cessant pas par le grattement (le 9ᵉ jour).

410. Prurit tantôt au bout de l'oreille droite, tantôt au bout de la gauche, tantôt à la nuque, tantôt aux jambes, etc., (le 4ᵉ jour).

411. Prurit dans l'oreille gauche, ne cessant pas par le gratte-ment (le 8e jour).

412. Prurit, extérieurement, au ventre, cessant après le grattement, le soir.

413. Prurit autour du nombril, ne cessant pas par le gratte-ment et revenant fréquemment.

414. Prurit dans le dos tout l'après-midi, diminuant fort peu par le grattement (le 4e jour.)

415. Prurit, en avant, à l'articulation de la main, ne cessant pas par le grattement, le matin (le 9e jour).

416. Prurit et chaleur brûlante avec sensation de raideur dans les deux mains, dont les veines sont gonflées, diminuant par le mouvement (le 14e jour).

417. Prurit à la hanche droite ; ne cessant pas par le gratte-ment.

418. Fort prurit aux deux os des hanches, cessant par le grattement, le matin (le 9e jour).

419. Prurit à la fesse droite ; cessant par le grattement, mais revenant aussitôt, le soir.

420. Prurit à l'hypochondre droit, cessant par le grattement.

421. Prurit à la cuisse, au dessous du genou gauche, cessant par le grattement, mais revenant souvent, après midi (le 5e jour).

422. Violent prurit sous les articulations des genoux et en avant, au dessus des genoux, portant à gratter, mais né cessant pas entièrement par le grattement (le 3e jour).

423. Prurit au dos du pied droit, passant après le grattement dans le tibia gauche, et cessant après des grattemens répétés, après midi.

424. Prurit au bord externe du pied droit, à la cheville ; il doit se gratter jusqu'au sang, le soir (le 2e jour).

425. Prurit çà et là sur le corps ; le grattement ne soulage pas pour long-temps (le 5e jour).

426. Prurit çà et là sur le corps, plus violent le soir, plusieurs soirs.

427. La nuit, prurit sur tout le corps, ne lui permettant pas de s'endormir.

428. Prurit sur tout le corps, avant de se coucher et après ; plus il gratte, plus il augmente.

429. Violent prurit aux tendons, sous les mollets, causant des cuissons après le grattement, soir et matin (5 jours après).

430. Prurit à la face interne de l'avant-bras droit ; après le grattement, il paraît deux vésicules qui disparaissent bientôt.

431. Violent prurit aux cuisses, où se forment, après le grattement, une quantité de boutons qui disparaissent cependant bientôt (le 5e jour).

432. Après midi, violent prurit à la face externe et antérieure de la cuisse gauche ; après le grattement, apparition d'une foule de petites vésicules qui disparaissent bientôt.

433. Violent prurit dans les jarrets ; après s'être gratté longtemps, il lui vient une quantité de petites vésicules qui disparaissent bientôt, après midi et le matin.

434. Prurit au mollet droit, où viennent une quantité de boutons, le soir.

435. Éruption de boutons où il se gratte.

436. Plusieurs boutons pruriteux au menton (le 10e jour).

437. Prurit et un grand nombre de boutons rouges sur le genou droit ; le lendemain, ils existaient encore pour la plupart, mais ne causaient pas de démangeaisons (le 7e jour).

438. Une vésicule transparente sur le côté droit de la lèvre inférieure (le 4e jour).

439. Une vésicule pruriteuse sous le menton (le 4e jour).

440. Une grosse vésicule transparente lui vient sur le côté interne de l'articulation de la main droite, derrière le petit doigt, et lui cause des cuissons ; il l'ouvre, et il en sort une eau claire ; les cuissons augmentent et la place reste long-temps enflammée. La croûte qui s'y forma causait la nuit de violentes démangeaisons.

441. Une petite pustule au milieu du front, pendant plusieurs jours (8 jours après).

442. Les pustules ouvertes par le grattement forment des ulcères qui suppurent long-temps.

443. Une petite pustule au côté droit du nez (le 8e jour).

444. Une pustule à la fesse gauche, causant des douleurs lancinantes au toucher, durant trois jours (22 jours après).

445. Deux petites pustules au dos du pied droit (le 8e jour).

446. Plusieurs grandes fentes au pouce droit à travers lesquelles on aperçoit la chair, avec douleur brûlante (6 jours après).

447. Fréquens bâillemens pendant lesquels les yeux se remplissent de larmes (le 1er jour).

448. Fréquens bâillemens avec horripilations, toute la matinée (le 8e jour).

449. Grande envie de dormir et paresse, le matin, sans être mal disposé précisément.

450. Il s'endort de bonne heure, le soir, avec de violens sursauts (le 8e jour).

451. Presque toute la nuit, pas de sommeil, sans motif (le 1er jour).

452. Sommeil souvent interrompu (le 10e jour).

453. Peu de sommeil, et une fois, sursaut (le 6e jour).

454. Fréquens réveils avec froid la nuit (le 2e jour).

455. Elle s'éveille à deux heures plusieurs fois, et est long-temps avant de pouvoir s'endormir (8 jours après).

456. La nuit, réveil causé par des rêves voluptueux, sans érection (le 2e jour).

457. Après minuit, réveil causé par des douleurs tranchantes dans le ventre qui cessent le matin (le 2e jour).

458. Elle fut éveillée à demi la nuit par une douleur; mais elle ne savait où elle souffrait; elle croyait cependant le lendemain matin que c'était dans le ventre, un jour avant l'apparition des règles (le 4e jour).

459. La nuit, soubresauts rapides; elle se gratte la cuisse,

au dessus du genou, sans s'en douter, et se rendort (le 4e jour).

460. Cinq fois pendant la nuit, sursauts et difficulté à se rendormir pendant long-temps (le 4e jour).

461. Rêves d'objets dont on a parlé la veille (le 2e jour).

462. Rêves d'affaires de la veille (le 6e jour).

463. Rêves pénibles, pleins de frayeurs, mais dont il ne peut se souvenir (le 5e et le 6e jour).

464. Le soir, au lit, en sommeillant, rêves effrayans de chutes, etc., avec sursauts causés par l'effroi.

465. Il rêve, vers le matin, que quelques spectres blancs entrent dans la chambre et s'approchent de son lit; il en éprouve de l'horreur et de l'effroi; mais il reprend courage et frappe des deux poings de manière à les terrasser tous; il saigne ensuite du nez. Il s'éveille et croit qu'il s'est battu lui-même (le 3e jour).

466. Elle rêve qu'elle est dans un traîneau qui verse; violent sursaut qui la réveille (le 8e jour).

467. Il voit en un songe plusieurs de ses parens morts depuis long-temps (le 12e jour).

468. Rêves de chagrins.

469. Rêves voluptueux, sans érection (le 2e et le 10e jour).

470. Froid lui parcourant le corps, de peu de durée, le matin.

471. Il a beaucoup de peine à se réchauffer dans une chambre chaude, toute la matinée (le 2e jour).

472. Froid, même dans une chambre chaude (le 2e jour).

473. Froid et frissonnemens, sans froid extérieur sensible.

474. Avant le dîner, froid violent avec frissonnemens et claquemens des dents, durant un quart d'heure, cessant après le déjeuner (le 1er jour).

475. Le soir, pendant une heure, froid, non suivi de chaleur, de soif ou de sueur (le 7e jour).

476. Froid en s'éveillant la nuit (le 9e jour),

477. La nuit, froid avec frissonnemens, non suivi de chaleur (le 5e jour).

478. Le matin, au lit, froid pendant une demi-heure (le 8e jour).

479. Dès qu'elle se trouve au grand air, un frisson lui parcourt le corps (le 8e jour).

480. Horripilation avec chair de poule et éructations continuelles, le matin (le 8e jour).

481. Le soir, en se couchant, horripilation qui cesse au lit (le 2e jour).

482. Frissons et horripilations, pendant peu de temps le matin ; puis toute la journée, chaleur avec sueur sur tout le corps.

483. Chaleur, gaîté et sensation de force plus grandes, le soir (le 9e jour).

484. Chaleur dans tout le corps, cessant bientôt, le matin à dix heures.

485. Grande chaleur dans tout le corps, comme si la transpiration allait s'établir, après le déjeuner (le 8e jour).

486. Il semble se trouver mieux au grand air.

COLCHICUM AUTUMNALE.

(COLCHIQUE. (TUE-CHIEN.)

Colchicum. *J. Bauh.* 2, 649. — *Dodonæus.* Pemptades, p. 466. — *Tournefort*, Instit. R. H. p. 348.

Colchicum autumnale. *Linn.*, Spec. plant., 485.

Colchique. *Flor. médic.*, tom. 3, no 127.

§ 36. *Caractères.*

Cette plante, fréquente dans les prés bas, fleurit en automne et annonce l'arrivée de l'hiver. On remarque ses fleurs roses, assez souvent solitaires, montrer leurs très-longs tubes et disparaître au bout de peu de jours : au printemps suivant, de larges feuilles commencent à sortir de terre, et les capsules se forment.

Vers la fin de juin, les loges s'ouvrent pour rejeter les semences, qui sont du volume d'un grain de miel, rousses noirâtres, surmontées d'une espèce de crête. L'ognon est gros comme un œuf de pigeon, arrondi d'un côté, aplati de l'autre, où il présente un sillon, à la base duquel on aperçoit, à la fin d'août, le germe fibreux du nouvel ognon qui grossit pendant l'hiver pour porter des fleurs en automne.

§ 37. *Analyse chimique.*

L'analyse de MM. Pelletier et Caventou (1) y a démontré de la matière grasse, composée d'élaïne, de stéarine et d'acide cévadique, du galate acide de vératrine, une matière colorante jaune, de la gomme, de l'amidon, de l'énuline, du ligneux.

M. Geiger (2) a tiré des graines du colchique d'automne, le *colchicin*, qui se cristallise en aiguilles fines, sans odeur, d'un goût très-amer, laissant en arrière une sensation de grattement, ne provoquant pas d'éternuemens quand on le met dans le nez, comme la vératrine, avec laquelle on l'a confondu à tort.

§ 38. *Préparation.*

On nettoie proprement, au printemps (3), la racine à l'instant où l'on vient de la tirer de terre ; on la broie dans un mortier de porcelaine, et on en exprime le suc au moyen d'une forte pression. On mêle le suc ainsi obtenu avec une quantité égale d'alcool, et lors-

(1) *Journal de pharmacie*, vol. 7, pag. 365.

(2) *Annalen der pharmacie*, vol. 7, pag. 274.

(3) Stork a trouvé la racine du colchique inoffensive en automne, très-âcre au commencement de l'été. Fraîchement arrachée de terre, elle est également âcre; mais, au bout de quelque temps, elle devient insipide et farineuse (*Libellus de Colchico*, p. 8).

Karpf dit avoir mangé en automne des ognons entiers et n'avoir senti qu'une amertume désagréable (*Stork, cont. expériment.*, p. 233).

Haller a trouvé également qu'en automne, la racine n'a ni âcreté ni goût (*Hist. stirp. helv.* 1256).

que ce mélange a déposé, on le passe et on a la triture claire.

On prépare aussi une teinture avec les graines de cette plante réduites en poudre grossière et mêlées à vingt parties d'esprit de vin, en les laissant digérer pendant plusieurs jours.

§ 39. *Effets sur les animaux.*

A. Deux cerfs apprivoisés qui, entre autres herbes, avaient mangé des feuilles fraîches de colchique, furent pris d'abattement, d'inappétence et d'une diarrhée sanguinolente, et moururent. On trouva les intestins, enflammés et gangrénés (1).

B. Selon Haquet (2), cette plante est nuisible aux bœufs en Carinthie, mais moins en automne. Sèche, elle paraît ne leur faire aucun mal. Un de ses effets primitifs sur les animaux, c'est l'enflure des hypochondres.

C. Scopoli (3) raconte qu'un veau qui avait mangé des fleurs de colchique enfla et mourut le second jour. On trouva l'estomac enflé et les artères remplies d'un sang noir.

D. M. Orfila (4) a souvent fait prendre à des chiens, dans le mois de juin, deux ou trois de ces bulbes contus, et n'a jamais remarqué d'effets sensibles.

E. Stoerk (5) donna à un chien deux gros de la racine hachée de cette plante à manger avec un morceau de mouton. Une heure et demie après, l'animal rendit ce qu'il avait mangé, ce qui ne l'empêcha pas d'être attaqué bientôt de tremblemens dans les membres, de spasmes dans le ventre, de rétraction du creux de l'estomac. Ces accidens furent suivis de nouveaux vomissemens, de gémissemens, d'abondantes émissions d'urine, de fréquentes évacuations d'excrémens. L'animal vomit cinquante fois en treize

(1) *Breslauer Sammlung*, 1720, juin, p. 668.
(2) *Recueil de la Société d'agriculture de Krain*, t. 1, p. 1.
(3) *Flora Carnioliæ*, p. 229.
(4) *Toxicologie*, vol. 2, p. 257.
(5) *Libellus de Colchico*, p. 47, exper. v. Vienne, 1765.

heures et rendit quarante fois les excrémens et l'urine. Il mourut
enfin dans un triste état. Les matières qu'il avait vomies à la fin
ressemblaient à du sérum. Les excrémens étaient mêlés de beaucoup de sang, de chair et de lambeaux de peau ; il était même
sorti finalement des pellicules tout entières. Cependant il avait
conservé le sentiment jusqu'à la mort. On trouva l'estomac et les
intestins gangrénés et enflammés. Ces derniers étaient tellement
contractés, qu'on pouvait à peine y introduire un burin.

Kratochwill (1) a observé les mêmes phénomènes dans un chien
tué par la même dose.

F. Dans le courant de mai 1849, un fermier de Luzarches
donna des feuilles fraîches de colchique pour nourriture à douze
vaches ; trois périrent bientôt après en avoir mangé (2).

G. M. Everard Home (3) versa sur deux livres de racine
fraîche de colchique 24 onces de vin de Xérès moyennement
chaud. Au bout de six jours, il décanta la liqueur et la distilla
pour en séparer l'alcool. Trente gouttes du résidu, dans lesquelles
se trouvaient les principes du colchique qui avaient été dissous
par le vin, furent délayées dans un gros d'eau et injectées dans
la veine jugulaire d'un chien de moyenne taille dont le pouls
battait, avant l'expérience, 140 fois par minute. Au bout de
cinq minutes, l'animal offrit un tremblement dans les muscles,
il eut des nausées, mais il ne vomit point ; le pouls était désor-
donné. Quatorze minutes après le commencement de l'expérience,
le pouls battait 180 fois par minute, et il était très-intermittent.
Au bout de quatre heures, il n'y avait plus que 100 pulsations
de force naturelle, mais avec des intermittences fréquentes. Sept
heures après l'expérience, l'animal était parfaitement rétabli ;
il avait recouvré son appétit ; le pouls battait 140 fois par minute, et ses mouvemens étaient réguliers.

(1) *Diss. de rad. colchic.*, Francf. 1764, p. 64.
(2) Séance tenue à l'école royale d'Alfort, le 18 novembre 1849.
3) *Philosoph. transactions*, Read March. 21, 1846.

Trois jours après, on fit avaler à ce chien soixante gouttes de la même liqueur : au bout de deux heures, il était languissant, ses pulsations, au nombre de cent quarante par minute, étaient faibles. Quatre heures et demie après le commencement de l'expérience, la langueur était presque dissipée et le pouls paraissait dans l'état naturel. Au bout de onze heures, le rétablissement était complet.

H. (1) Cent soixante gouttes de la même liqueur furent injectées dans la veine jugulaire d'un chien qui perdit sur-le-champ la faculté de se mouvoir, la respiration se ralentit et le pouls devint imperceptible. Dix minutes après, on comptait quatre-vingt-quatre pulsations ; les inspirations, au nombre de quarante par minute, étaient comme dans l'état naturel. Vingt minutes après le commencement de l'expérience, il n'y avait plus que soixante pulsations et trente inspirations par minute ; les pattes postérieures offraient un tremblement marqué. Au bout d'une heure, le pouls était irrégulier et battait cent quinze fois par minute ; l'animal pouvait se tenir debout, mais le tremblement avait augmenté, il n'était plus possible de compter les inspirations. Une heure et demie après, le tremblement avait cessé, et le pouls était dans le même état. L'animal fit des efforts infructueux pour vomir pendant dix minutes ; il était languissant et offrait cinquante - quatre inspirations par minute. Au bout de deux heures, le pouls était très-faible et battait cent cinquante fois par minute ; l'animal avait eu des vomissemens de mucus sanguinolent et deux selles liquides. Au bout de trois heures, il avait eu un nouveau vomissement et une nouvelle selle, le pouls était tellement faible qu'on ne pouvait plus déterminer le nombre des pulsations. Quatre heures après, l'animal était dans un état de langueur extrême ; il vomit encore du mucus sanguinolent, et il mourut cinq heures après le commencement de l'expérience. L'estomac contenait du mucus teint de sang ; la membrane in-

(1) *Philosoph. transactions*, Read March. 24, 1816.

terne était enflammée ; l'inflammation était générale dans l'intérieur du duodénum ; la membrane muqueuse du jéjunum et de l'iléon était moins rouge ; le colon paraissait plus enflammé que l'iléon.

§ 40. *Effets toxiques sur l'homme.*

A. Ammonius (1) raconte la mort de deux enfans qui, par plaisanterie, avaient mangé de cette plante dans une prairie.

B. Une jeune fille qui avait pris quelques fleurs de colchique contre une fièvre intermittente, mourut au bout de trois jours au milieu de violens maux de ventre (2).

C. Quelques petits garçons ayant goûté les semences du colchique et leur ayant trouvé un goût douceâtre, se mirent à en manger une grande quantité. Bientôt après, ils tombèrent malades, eurent des vomissemens violens, et un d'eux mourut (3).

D. Brockes (4), a vu l'ognon de cette plante provoquer une violente diarrhée suivie bientôt de la mort.

E. Stoerk (5) trouva à la racine un goût très-âcre, qui rendait la langue raide et enlevait le sentiment pour quelque temps. Les doigts qui étaient fréquemment en contact avec la racine, devenaient également engourdis.

F. Il avala un grain du suc de la racine avec du pain. Bientôt après, il ressentit des ardeurs dans l'estomac et le bas-ventre, puis des mordications dans les voies urinaires avec besoin d'uriner. Il ne sortit qu'un peu d'urine brûlante avec strangurie et tenesme ; tension dans le creux de l'estomac, céphalalgie pénible, hoquets et coliques ; les jours suivans, abattement et strangurie (6).

(1) *Med. herbar.*, t. 1, p. 90. 1530.
(2) Garidell, *Plantes d'Aix*, 1715, p. 123.
(3) Siegesbeck, *Breslauer sammlung*, 1723, juin, p. 679.
(4) *Nat. hist. of végét.*, vol. 6, 1763.
(5) *Libellus de Colchico*, p. 25.
(6) *Libellus de Colchico*, p. 11.

G. Trois grains dans quatre onces de vin, digérés pendant vingt-quatre heures, devinrent âcres et légèrement astringens, quand il les avala; ils causèrent des chatouillemens dans le larynx et provoquèrent une toux brève, creuse; quelques minutes après les avoir avalés, il ressentit des ardeurs dans les voies urinaires et évacua une grande quantité d'urine pâle (1).

H. Vicat (2) rapporte que quelques enfans moururent après avoir mangé des semences de colchique.

I. Marges (3) a observé que la vapeur d'une infusion aqueuse de la racine cause des mordications et fait venir des boutons au visage, rend les lèvres écorchées et provoque un prurit aux mains.

K. Ehrmann (4), après avoir mangé de l'ognon, ressentit des brûlures sur la langue. Quoique sec, il causa des élancemens et des brûlures aux lèvres et à la langue, et augmenta la salivation.

L. Un homme de soixante ans, d'une constitution faible, sujet à de violentes douleurs rhumatismales chroniques, avala par mégarde une once et demie d'une infusion vineuse de colchique. Il ne s'en ressentit pas d'abord; au bout d'une demi-heure, il éprouva des douleurs aiguës à l'estomac, et des nausées suivies de vomissemens et de déjections alvines, souvent involontaires. Ces symptômes continuèrent pendant la nuit et une grande partie du jour suivant. Alors les évacuations alvines cessèrent, mais les nausées persistèrent : les selles ne furent point sanguinolentes. Le lendemain du jour de l'accident, le malade était dévoré par une soif ardente, qui dura jusqu'au moment de la mort. Les douleurs de l'estomac et des intestins étaient excessivement aiguës. On employa les fomentations émollientes. Vers le soir le malade paraissait presque épuisé; il avait le délire; on sentait à peine le battement des artères. Cependant la mort n'eut lieu

(1) *Libellus de Colchico*, p. 9.

(2) *Histoire des plantes vénéneuses de Suisse*. Yverdun, 1776, p. 45.

(3) *Journ. de méd.*, t. 3, p. 29.

(4) *Dissert. de Colchico*, Bâle, 1772.

que dans la matinée du troisième jour. A l'ouverture du cadavre on ne découvrit aucune trace d'inflammation dans les intestins ; l'estomac seul était rouge (1).

M). Un homme robuste, de quarante-quatre ans, avala par méprise deux onces de vin de semence de colchique, à six heures du matin. Une heure et demie après il ressentit des douleurs dans le canal intestinal. A onze heures, fréquentes éructations et vomissemens copieux. A quatre heures de l'après-midi, la douleur était excessive dans l'épigastre ; mais ce dernier n'était pas sensible à la pression. Tenesme, selles peu copieuses, langue naturelle, face rouge, anxiété, membres froids. On lui donna un vomitif ; et lorsqu'il eut tout vomi, une grande quantité d'opium. On lui appliqua des sinapismes, des cataplasmes chauds. Les vomissemens et les douleurs persistèrent. La nuit se passa sans sommeil ; la respiration était accélérée, le pouls à peine sensible. Pas d'émission d'urine ; soif ; selles amenées d'abord par des clystères, involontaires ensuite. Le malade s'affaiblit de plus en plus, et mourut à cinq heures du matin en pleine connaissance. La face, le cou, la poitrine, les bras et les jambes étaient couverts d'un exanthème d'un rouge pourpre ; l'estomac et les intestins étaient couverts d'une épaisse mucosité visqueuse. Dans le voisinage du pylore on trouva dans l'estomac une tache rouge de la grosseur d'un franc, sans aucun changement de la structure. La rougeur ne provenait que d'une petite quantité de sang injectée entre le muscle et la membrane muqueuse. Les poumons étaient gonflés par un sang noir : le sang du cœur était à moitié caillé, à moitié liquide. On apercevait au péricarde quelques places ecchymosées.

N). M. Caffe raconte qu'une jeune fille très-bien portante, âgée de vingt-cinq ans, d'un tempérament nerveux, dégoûtée de la vie par suite de chagrins domestiques, avala à sept heures du

(1) *Journal d'Édimbourg*, avril 1818.

(2) Fareday, London, *Med. and physical journal*, juin 1832.

soir, deux heures environ après avoir dîné, un verre qui contenait à peu près cinq onces de teinture de bulbes de colchique, préparée depuis deux mois. Déjà son beau-père, qui était sujet à de fréquens accès de goutte, l'employait avec succès en frictions, et la préparait lui-même de la manière suivante : il mettait deux bulbes de colchique, rôties et pulvérisées, dans une bouteille d'un demi-litre, qu'il remplissait ensuite d'un mélange de vin blanc et d'eau-de-vie par parties égales ; il laissait macérer le tout pendant quelque temps. L'empoisonnement ne tarda pas à être découvert ; mais il fut impossible de sauver cette jeune fille. Outre les phénomènes connus, ce qu'il y eut de plus remarquable, ce furent de violentes douleurs spasmodiques dans les plantes des pieds (1).

M. Caffe attribue la différence des jugemens portés par les médecins, sur l'efficacité des bulbes de colchique, à ce que ces dernières ne produisent absolument rien lorsqu'elles sont vieilles d'un an et contiennent beaucoup de parties farineuses ; tandis que les jeunes, qu'on récolte au mois d'août, renferment beaucoup de vératrine et un suc laiteux corrosif très-dangereux (2).

O). Titieux, orfèvre, souffrait depuis nombre d'années de violentes douleurs rhumatismales, contre lesquelles un charlatan lui avait conseillé, au mois de février 1836, une infusion alcoo-

(1) Caffe, *Observations d'empoisonnemens par la teinture vineuse des bulbes de colchique*, Paris, 1835, cité par Kleinert. *Allgem. Journalist.*, vol. 10, cah. 4, pag. 142. 1836.

(2) Le colchique, ajoute Kleinert, est une plante bisannuelle. Au mois de juin, on a trouvé des individus qui n'avaient que des feuilles (le plus souvent trois) tandis que d'autres avaient encore un péricarpe entre les feuilles. Les premiers seuls ont une racine bonne et énergique, grande, fraîche, pleine de suc, tandis que chez les seconds, elle est petite et flétrie. A l'époque où l'on fauche le regain, on ne trouve que des fleurs sans feuilles, dont les racines, quoique encore fraîches et pleines de suc jusqu'à un certain point, sont de beaucoup inférieures cependant à celles des individus sans péricarpe qu'on rencontre au mois de juin. Les racines ne doivent donc pas être recueillies en août, mais en juin.

lique de colchique , qui l'avait effectivement soulagé. Les douleurs ayant reparu quelques mois après, il avait eu recours de nouveau à ce remède. N'ayant pas obtenu l'effet désiré après une cuillerée de cette infusion, il en prit une seconde, et ne tarda pas à éprouver des malaises avec vomissemens. Malgré tous les secours, il mourut la nuit suivante au milieu des plus terribles douleurs (1).

P). Un homme de soixante et quelques années, d'une constitution forte et robuste, souffrait déjà depuis quinze ans d'une podagre à un haut degré. Cette maladie s'était écartée peu à peu de sa marche régulière , était devenue une arthrite anomale, et s'était changée finalement en arthrite atonique. Les accès, alors périodiques, avaient souvent été guéris par la teinture de semence de colchique , à la dose modérée de dix à quinze gouttes , prise dès que les premiers mouvemens fébriles avaient cessé. Il en avait donc toujours chez lui en cas de besoin. Il y avait quelques mois, que les accès revenant à des intervalles de plus en plus courts, il en avait pris, sans consulter de médecin, cinquante gouttes en deux doses, de vingt-cinq gouttes chacune, à une heure de distance. Les accidens physiques produits par l'abus du colchique ne se manifestèrent , au bout de dix-huit heures, que par une légère céphalalgie qui occupait le milieu de la région frontale ; mais il s'y joignit bientôt une irritation particulière des nerfs du cerveau. La vue acquit une force inconnue jusquelà au malade ; mais la faculté intellectuelle correspondante s'affaiblit par contre tellement, qu'il lui était impossible de coordonner les mots qu'il lisait ; il ne les comprenait pas ; il ne savait ce qu'il lisait, la phrase fût-elle même très-courte. Il avait perdu toute faculté de construction logique. Il lui manquait souvent un mot qu'il ne pouvait comprendre en lisant ou trouver en parlant. Il prenait souvent un objet qui lui était familier pour un autre. Il confondait, par exemple, le compte d'une commune avec celui d'un ouvrier. En général, la sensation générale

(1) *Journal de chimie méd.*, Nov. 1836.

n'était pas troublée en lui ; mais dans certains rapports qui rentraient dans le cercle de sa perception et de son activité pratique , il faisait preuve de singulières absences, c'est-à-dire d'une incapacité complète à juger d'une manière juste de certains objets qui répondaient à ce manque de certains mots dans la connexion logique. A ces phénomènes se joignait une pesanteur de la langue quand elle devait servir d'organe à la parole. Il lui était souvent difficile de trouver certains mots, même les plus connus, ou de les prononcer, s'il les avait trouvés. Cela allait si loin, que souvent il faisait un effort avec la langue pour prononcer de pareils mots ; mais elle lui refusait son service, parce que à l'instant même sa faculté intellectuelle perdait un peu de sa clarté ordinaire. Ce trouble instantané de son esprit se manifestait également dans ce qu'il écrivait. Les huit premiers jours de ces phénomènes pathologiques il lui avait été impossible d'écrire d'une manière suivie. Il avait ensuite essayé d'écrire quelques lignes ; mais, dans les mots de plusieurs syllables, on trouvait souvent qu'il en avait sauté une qui, à cause de cette lacune que nous avons signalée dans son intelligence , manquait à la faculté de penser, et qu'il corrigeait en relisant. A l'exception de ces phénomènes , il ne se manifesta aucun trouble dans les autres fonctions (1).

Q). M. Chevalier raconte qu'un jeune homme de vingt-deux ans, appelé M., qui avait résolu d'empoisonner sa femme, prépara deux verres de vin chaud avec du pain grillé, un pour lui, l'autre pour elle. Il mit dans ce dernier de la poudre de colchique. La femme ne le but pas, et son mari étant sorti, elle le donna à un nommé D. qui vint la voir. Celui-ci l'avala, mais il trouva à la boisson un goût amer. Après son départ, la femme par curiosité examina le verre dans lequel il était encore resté quelque chose. Elle versa avec précaution le vin, et aperçut au fond du verre un dépôt blanchâtre qu'elle reconnut à l'odeur pour des pellicules de bulbes de colchique. Elle conçut alors le

(1) *Journal de Hufeland*, vol. 90, cah. 1, pag. 403. 1835.

soupçon que son mari avait voulu l'empoisonner. A son retour, ce dernier se montra très-agité en apprenant la visite de D., et ce qui s'était passé. Le lendemain, il voulut renouveler sa tentative, en jetant de la poudre de colchique dans une assiettée de sorpe qu'elle refusa de manger, et qu'elle donna à un chien qui en fut malade pendant trois jours.

Quant à D., à peine était-il sorti de chez M., qu'il ressentit comme un feu violent dans les intestins. Ses jambes lui refusèrent leur service ; il dut se faire reconduire au logis. Bientôt il fut pris d'une soif ardente. Il vomit une quantité de matière liquide, muqueuse, et mourut après trois jours d'horribles souffrances. Son ventre était ballonné et sa face d'un noir bleuâtre. Il avait dit plusieurs fois que sa mort était la suite de ce qu'il avait bu chez M. L'autopsie ne fit reconnaître aucune trace de poison ; les médecins constatèrent du trouble dans les organes intérieurs et décidèrent qu'une inflammation de l'estomac avait causé la mort, inflammation produite par quelque poison végétal dont l'injection dans l'organisme se manifeste par de pareils phénomènes, sans laisser de dépôt dans l'estomac (1).

R). M. Andreæ raconte le fait suivant (2). Un ouvrier d'une pharmacie de Magdebourg, homme athlétique et puissant, d'une santé parfaite, avala de la teinture de semences de colchique nouvellement préparée, croyant que c'était de la teinture d'oranges. Cinq heures après environ, dans la soirée, il se déclara de l'oppression et une violente pression dans le creux de l'estomac, une sensation de constriction de la poitrine, de la gêne la respiration, de fortes ardeurs dans la bouche avec déglutition pénible ; bientôt après, des alternatives de frissons et de chaleurs, de l'anxiété, de violens vomissemens et de la diarrhée. Il cacha cependant la cause de sa maladie à sa femme, et ce ne fut que le lendemain, dix-huit heures après, qu'il fit appeler

____

(1) *Journal de chimie médicale*, juin 1832, cité par Behrend. — *Journal médico-chirurgical*, vol. 11, pag. 181. 1832.

(2) *Med. zeitung des vereins für heilkunde in Preussen*, Berlin, 1834, n° 29.

un médecin. Pendant la nuit, sa femme lui avait fait prendre beaucoup de thé de camomille et de sureau, ainsi que du café, et n'avait cessé de lui appliquer des cataplasmes chauds sur le ventre et des linges chauds sur les membres qui étaient froids; mais tout avait été inutile. Le médecin trouva le malade au lit : face défaite, pâle ; yeux entourés de cercles profonds d'une couleur foncée; pupilles contractées; traits exprimant l'angoisse; déglutition pénible avec douleur le long de l'œsophage ; cavité buccale ni brûlante, ni enflammée ni corrodée ; langue humide et couverte d'un épais enduit jaune. La région de l'estomac et le ventre n'étaient ni ballonnés, ni brûlans, ni contractés spasmodiquement; la pression extérieure ne causait aucune douleur, seulement elle augmentait l'angoisse et rendait pénible la respiration libre d'ailleurs. Il rendait par les vomissemens beaucoup de liquide vert jaunâtre, et par les selles une matière jaunâtre, muqueuse, floconneuse, sans aucun excrément. En outre, soif inextinguible, désir de boissons froides, extrémités froides, pouls spasmodique donnant environ quatre-vingts pulsations par minute.

Le médecin soupçonnait un empoisonnement, mais le malade ne voulant pas en convenir, et attribuant sa maladie à un refroidissement, il la prit pour un choléra sporadique avec caractère spasmodique prédominant, et lui prescrivit de boire fréquemment du lait et du gruau d'avoine chauds, de se faire des frictions d'huile de lin chaude et d'opium sur le bas-ventre, d'y appliquer des cataplasmes émolliens, et de prendre une émulsion de pavots avec du sirop opiacé. L'après-midi, il se joignit de violens maux de dos aux autres symptômes, le bas-ventre montrait encore la même sensibilité. Outre les autres moyens, on lui fit prendre toutes les heures une cuillerée à café d'huile de ricin.

A neuf heures du soir, cessation de la diarrhée et des vomissemens, mais ventre plus enflé, tympanitique ; violens désir de boissons froides, violentes douleurs dans les calcanéums, décomposition visible des traits du visage, prostration des forces, affaiblissement du pouls, froid extrême des mains et des pieds, grande anxiété et agitation.

A dix heures, le malade avoua la véritable cause de sa maladie. Considérant que les propriétés corrosives de cette teinture avaient vraisemblablement occasioné une inflammation dans l'estomac et le tube intestinal, quoique les symptômes ne fussent pas absolument semblables à ceux d'une gastrite et d'une entérite aiguës, le médecin lui permit, sur sa demande, de boire un peu d'eau et de vinaigre, tout en faisant continuer l'usage des médicamens déjà prescrits, parce que la saignée ne paraissait plus alors indiquée.

Le lendemain, tous les symptômes annoncèrent une paralysie des intestins et la gangrène. La mort eu lieu dans la matinée, trente-neuf heures après la prise de la teinture.

L'autopsie que le manque d'espace et de lumière ne permit pas de faire aussi bien qu'il aurait été à désirer, fit reconnaître ce qui suit : Sortie d'un air infect lorsqu'on fit une incision dans les tégumens abdominaux. L'intestin grêle, énormément distendu, montrait sur le péritoine des taches brunâtres et des vaisseaux fortement injectés ; la membrane muqueuse était d'autant plus enflammée, boursoufflée, qu'elle approchait davantage de l'estomac ; les glandes de Brunner et de Payer étaient aussi grosses que des lentilles, et leur contenu ressemblait à des matières fécales. Tout le mésentère était enflammé, semé de vaisseaux fortement injectés, et jetant un sang noir, ainsi que les vaisseaux de la cavité du bas-ventre. Près de l'estomac, trois fois plus gros qu'en l'état normal et plein d'un gaz infect, la rougeur du péritoine était encore plus foncée, et on y apercevait aussi quelques taches d'un rouge foncé ; la membrane muqueuse en était d'un rouge foncé, presque brune, mais sans ecchimoses cependant et très-épaisse. Les membranes de l'estomac étaient extraordinairement compactes : le gros intestin distendu, sans inflammation.

Le défunt avait bu peut-être une once de la teinture, c'est-à-dire, d'après les prescriptions de la pharmacopée, le produit d'un gros et demi de semences.

Son camarade, qui en avait bu également, mais moins, fut pris de forts vomissemeus, de diarrhée, de violens maux de tête et d'une prostration des forces qui dura plusieurs jours.

§ 41. *Expérimentation pure sur l'homme bien portant.*

HAHNEMANN (1).

1. Déchiremens et tension dans le côté gauche du visage jusque dans l'oreille de la tête.

2. Règles en avance de sept jours.

3. Entre les omoplates, douleur lancinante, tensive, surtout en se couchant, au point de le forcer à marcher ployé en deux pendant quelques temps.

M. DE GERSDORF (2).

4. Douleur pressive, à droite, en haut, sur une petite place de la tête, de peu de durée.

5. Douleurs constrictives dans la tête, tantôt dans une partie, tantôt dans l'autre, à certaines places.

6. Déchiremens dans le côté gauche de la tête jusqu'au vertex.

7. Douleur pressive, déchirante à une petite place de l'occiput, à droite.

8. Céphalalgie tiraillante, de peu de durée, précisément au dessus des yeux, constrictives.

9. Déchiremens à une petite place de l'occiput, à gauche.

10. Déchiremens fourmillans, térébrans, à une petite place de la tête, en haut, à droite, et plus tard à gauche.

11. Déchiremens dans la tempe droite.

12. Tension déchirante à une petite place du front, à gauche, comme s'il allait s'y former un ulcère.

(1) *Archives homœop. de Leipzick*, vol. 6, cah. 1, p. 146.
(2) *Ibid.*

13. Tiraillemens dans la tête , en haut, à gauche , descendant jusque dans le nez.

14. Yeux douloureux.

15. Douleur pressive dans l'œil droit.

16. Tressaillemens dans la paupière supérieure droite.

17. Tiraillemens lents, mais visibles (semblables aux tressaillemens), dans la paupière inférieure gauche, vers l'angle interne.

18. Déchiremens courts, violens , aigus dans l'œil droit et autour.

19. Mordications dans l'œil droit, surtout dans l'angle externe, avec quelques larmes et sensation comme si cet angle était collé par de la chassie.

20. Exulcération d'une glande de Méibomius à la paupière inférieure de l'œil gauche, avec tuméfaction de la paupière ; les nerfs sont très-irrités.

21. Déchiremens derrière l'oreille droite, dans la région de l'articulation de la mâchoire , douloureux même pendant quelque temps au toucher.

22. Constriction , puis élancemens dans l'oreille comme produits par de fines aiguilles dans l'intérieur.

23. Elancemens constrictifs dans l'oreille gauche.

24. Fourmillemens dans le nez.

25. Douleur d'écorchure dans la cloison du nez, dans la narine droite , surtout violente au toucher de là place ou au mouvement du nez.

26. Sensation de serrement dans la partie supérieure du nez.

27. Déchiremens aigus , tranchans dans le rouge de la lèvre supérieure du côté gauche.

28. Douleur constrictive à l'articulation de la mâchoire inférieure du côté droit.

29. Déchiremens à droite , à côté de la nuque , extérieurs.

30. Douleur pressive à la partie supérieure du cou du côté droit, sous l'oreille, vis-à-vis l'articulation de la mâchoire, causant quelque douleur au toucher.

31. Douleur pressive dans les muscles, un peu à gauche, au dessus du larynx, dans la gorge et au cou.

32. Douleur d'écorchure aux dents.

33. Frémissement douloureux dans les molaires supérieures.

34. Déchiremens dans les racines des dents de la mâchoire inférieure du côté gauche.

35. Odontalgie pressive dans les molaires inférieures du côté gauche.

36. Déchiremens tout en haut dans les gencives, en haut, à droite, dans la bouche, au dessus d'une dent ébréchée.

37. Déchiremens dans los gencives des incisives de la mâchoire inférieure du côté gauche.

38. Déchiremens, à gauche, en arrière, à la langue.

39. Fourmillemens mordicans, en arrière, dans le palais.

40. Forts fourmillemens dans la gorge excitant à tousser et à se râcler la gorge.

41. Déchiremens dans le palais, tout-à-fait en arrière, plutôt du côté gauche.

42. Sensation continuelle de grattement, de fourmillement au palais, en arrière, comme dans le coryza.

43. Il s'amasse beaucoup de mucosité dans la gorge ; elle paraît verte à l'expuition.

44. Fourmillemens continuels dans la gorge ; il se détache une mucosité liquide qu'il doit cracher souvent.

45. Le matin, âpreté de la gorge avec voix enrouée.

46. En éternuant, il rejette quelquefois involontairement une mucosité verdâtre par la bouche.

47. Le matin, beaucoup d'éructations à vide.

48. Légère sensation d'oppression dans le creux de l'estomac.

49. Brûlemens extérieurs, à droite, à côté du creux de l'estomac.

50. Pendant le souper, maux de ventre pressifs de dedans en dehors, précisément au dessous du creux de l'estomac, soulagés et enlevés par des éructations.

51. Déchiremens dans la région du cœur.

52. Le matin, en s'éveillant, quelque pression dans l'épigastre.

53. Au dessous des fausses côtes du côté droit, en avant, douleur comme produite par des vents qui ne peuvent sortir.

54. Quelques déchiremens tranchans dans le côté gauche de l'épigastre.

55. Sensation de constriction pressive dans le côté gauche de l'épigastre, s'étendant jusque dans la région des hanches, soulagée par des éructations pour quelque temps.

56. Douleur comme d'écorchure intérieure, même au toucher, entre la hanche gauche et les côtes.

57. Avant dîner et en commençant à manger, maux de ventre pressifs autour de la région ombilicale, avec ballonnement gazeux.

58. Violens élancemens aigus dans la région ombilicale.

59. Pression aiguë du dedans au dehors, au dessus du nombril, un peu à gauche.

60. Douleur constrictive à gauche de la hanche droite, dans le bas-ventre.

61. Dans le bas-ventre, à gauche de la hanche droite, déchiremens.

62. Douleurs lancinantes çà et là dans le ventre au dessous de la région ombilicale.

63. Déchiremens picotans dans l'anus.

64. Fourmillemens et violens tressaillemens dans l'anus.

65. Ardeurs passagères à l'anus.

66. Déchiremens profondément dans la fesse vers l'anus.

67. Ardeurs dans l'anus.

68. Les selles, qui ne sont pas précisément dures, mais liées, peu copieuses, n'ont lieu qu'avec de grands efforts.

69. Constipation de plusieurs jours, et s'il y a une selle, elle est très-peu copieuse relativement à ce qu'il a mangé.

70. Urine d'abord trouble, puis d'un jaune clair.

71. Sécrétion d'urine plus copieuse que de coutume.

72. Le matin, au lit, après avoir uriné, brûlure fourmillante insupportable dans l'urètre, avec sensation comme s'il voulait encore uriner. Il sort quelques gouttes qui causent des douleurs comme si elles étaient brûlantes; en même temps, ardeur dans l'anus. (Cette douleur se fit sentir de nouveau huit jours après, également le matin, au lit.)

73. Sensation de tiraillement tout au fond de l'urètre.

74. Tiraillement pressif dans l'urètre.

75. Douleurs tranchantes dans la partie antérieure de l'urètre.

76. Déchiremens dans le gland.

77. Eternuemens (bientôt après la prise).

78. Fourmillemens dans le nez avec éternuemens.

79. Coryza long, jamais fluent; il mouche beaucoup de mucus visqueux.

80. Fourmillemens dans la trachée-artère et sur la poitrine, avec toux.

81. Fréquemment, sensation tensive sur la poitrine.

82. Sensation de constriction pressive sur la poitrine.

83. Douleur déchirante sourde dans le côté droit de la poitrine, à peu de distance de l'aisselle, causant une sensation d'écorchure, même au toucher et au mouvement.

84. Elancemens brûlans, comme extérieurement, sur le côté droit de la poitrine.

85. Elancemens sourds dans le côté droit de la poitrine.

86. Le matin, au lit et plus tard, en se donnant quelque mouvement, plusieurs élancemens violens dans le côté gauche de la poitrine.

87. En aspirant et en toussant, mais moins, élancemens dans le côté gauche de la poitrine.

88. Violens élancemens de dedans en dehors dans le côté droit de la poitrine.

89. En expirant fortement, élancemens sourds profondément

dans le côté gauche de la poitrine, mais non en aspirant; bientôt après, en aspirant seulement.

90. Elancemens aigus, pénétrant dans le côté droit de la poitrine.

91. Violens élancemens, tout en haut, dans le côté gauche de la poitrine.

92. Pression lancinante sourde, tout en haut, dans le côté droit de la poitrine, près du bras.

93. Pression, par momens, sur de petites places du côté droit de la poitrine, tantôt en haut, tantôt en bas.

94. Déchiremens lancinans sourds tout au fond dans l'intérieur du côté droit de la poitrine; il est difficile de déterminer si c'est dans le dos, jusqu'où ils paraissent pénétrer, ou dans la poitrine.

95. Déchiremens dans le dos, à gauche de la colonne vertébrale.

96. Elancemens brûlans dans le sacrum.

97. Elancement fortement pressif, sourd, continuel, sous et entre les deux omoplates, sur le dos.

98. Gloussement violent, sensible même à l'extérieur, dans l'aisselle gauche.

99. Douleur constrictive sur l'aisselle gauche.

100. Douleur sur une petite place sous et presque dans l'aisselle droite comme après un coup.

101. Fréquentes douleurs déchirantes, pressives, tantôt dans l'aisselle droite, tantôt dans la gauche.

102. Elancement continuel, sourd, à l'extrémité supérieure gauche de l'omoplate droite.

103. Gloussement sur le côté externe du bras gauche.

104. Pression déchirante sourde à droite derrière l'aisselle droite.

105. Douleur brûlante, pressive à la surface interne du bras gauche, tout près de l'aisselle.

106. Déchiremens au côté interne du coude droit et du gauche, remontant vers le bras.

107. Déchiremens dans l'avant-bras, non loin de l'articulation de la main.

108. Déchiremens dans l'articulation de la main droite.

109. Déchiremens dans le dos de la main droite.

110. Déchiremens dans la main droite dans et sous la dernière phalange du petit doigt, quelquefois très-violens.

111. La main droite tremble tellement qu'il ne peut presque pas écrire.

112. Déchiremens dans les phalanges moyennes du médius et de l'annulaire de la main droite.

113. Déchiremens lancinans, surtout dans la partie inférieure de la main droite.

114. Déchiremens dans les articulations des doigts de la main droite.

115. Tiraillement rhumatismal dans la dernière articulation du pouce gauche.

116. Douleur dans la dernière articulation (os) du pouce droit, comme s'il y avait une esquille.

117. Déchiremens sous le pouce de l'index gauche.

118. Déchiremens dans les phalanges supérieures du petit doigt et de l'annulaire de la main gauche.

119. Tiraillement pressif dans la partie inférieure et la partie charnue du pouce droit.

120. Déchirement dans la région des hanches.

121. Pression constrictive sur la hanche droite et au dessus.

122. Déchirement, par accès, dans la partie supérieure de la cuisse droite.

123. Déchiremens dans la cuisse droite vers la hanche.

124. Déchiremens dans la cuisse gauche, en haut.

125. Déchiremens au côté interne de la cuisse droite, tout en haut.

126. Déchiremens au milieu de la cuisse gauche, le soir au lit.

127. Violens tiraillemens de paralysie dans toute la cuisse droite, le soir au lit.

128. Serrement dans la cuisse gauche, comme des spasmes, comme si elle était endormie.

129. Le soir, au lit, douleur déchirante précisément au dessus du genou gauche.

130. Douleur pressive à la partie interne du genou droit.

131. Déchiremens tensifs sur la face interne du tibia gauche, en bas.

132. Déchiremens fugaces depuis la hanche gauche jusqu'à la jambe.

133. Déchiremens dans le côté gauche du mollet gauche.

134. Déchiremens dans la partie inférieure du mollet droit.

135. Déchiremens tiraillans dans le coude-pied droit.

136. Déchiremens sur le coude-pied gauche.

137. Déchiremens tiraillans sur le coude-pied droit.

138. Déchiremens sur une petite place du bas du pied droit, à trois doigts au dessous de la cheville, près de la plante.

139. Déchiremens dans le pli interne du pied droit, entre la partie charnue gauche du gros orteil et le talon.

140. Déchiremens dans l'articulation du pied gauche.

141. Déchiremens dans la plante du pied gauche, non loin des doigts.

142. Déchiremens dans le talon droit, près de la plante du pied.

143. Douleur pressive, tiraillante dans tout le gros orteil gauche, puis dans le droit, et ensuite dans les doigts moyens du pied gauche. La douleur semble plutôt être à la surface inférieure des orteils.

144. Le gros orteil gauche cause des douleurs comme quand l'ongle est entré dans les chairs.

145. Déchiremens lancinans à la partie charnue du gros orteil droit, près du côté interne.

146. Fourmillemens dans la surface interne du gros orteil, du second et du troisième doigt du pied droit, comme s'ils étaient endormis.

147. Elancemens très-aigus, térébrans au dessus de l'ongle, en haut, à l'extrémité du gros orteil.

148. Pieds et mains froids.

149. Tension déchirante sur de petites places, tantôt dans une partie du corps, tantôt dans l'autre, par exemple, à droite un peu au dessous du creux de l'estomac, à gauche dans le côté sur les côtes, un peu au dessous des aisselles, dans le jarret droit.

150. Après midi, surtout aussitôt après le dîner, sensation de tremblement et de faiblesse dans tout le corps.

151. Fréquens soubresauts en dormant; il s'imagine, deux nuits de suite, qu'il y a des souris dans son lit.

M. SCHWEIKERT (1).

152. Violente pression dans l'occiput du côté droit (1/2 heure après).

153. Sensation dans les os du nez, comme la pression de quelque chose de lourd (1 heure 1/2 après).

154. Fourmillemens au bout du nez,

155. Dans l'intérieur du nez, sensation de chaleur et fourmillemens, comme dans l'épistaxis (1/4 et 1/2 heure après).

156. Déchiremens dans les mâchoires du côté droit avec sensation comme si les dents étaient trop longues.

157. Douleur tensive dans les muscles du cou du côté droit, extérieurement et sensible en avalant (1/2 heure après).

158. Douleur tiraillante dans les dents comme quand on boit frais immédiatement après avoir bu chaud (2 1/2 heures après).

159. La même douleur se fait sentir dans les incisives (3 heures après), pendant dix heures de suite.

160. Quelques élancemens fugaces au milieu de la langue (9 et 13 heures après).

161. Salivation plus abondante (1/4 d'heure après).

162. Afflux d'eau dans la bouche (1/4 d'heure après).

---

(1) *Archives homœopath. de Leipzick*, vol. 6, cah. 1, p. 147.

163. *Salivation plus abondante, pendant toute la journée.*

164. Pendant le dîner, quelques malaises.

165. Sensation de serrement du bas ventre vers la poitrine, avec anxiété et chaleur, surtout de la tête (1 heure après), durant deux heures.

166. Besoin d'aller à la selle avec évacuation nulle ou peu copieuse d'excrémens durs, et douleur à l'anus, plusieurs fois pendant la journée.

167. Evacuation d'urine un peu plus copieuse (les 12 premières heures) et quelques épreintes.

168. Douleur de poitrine pressive durant toute la journée.

169. Oppression de la poitrine par moment (1/2 heure après).

170. Oppression anxieuse de la poitrine (3 heures après), durant toute la journée.

171. Douleur dans la région lombaire.

172. Pincemens et fourmillemens dans certains orteils, dans la partie charnue des doigts du pied droit, dans les doigts, les oreilles et à quelques places de la peau du visage, comme après avoir eu froid dans un changement de temps, le soir.

173. Somnolence, répugnance pour le travail et embarras de la tête (1/2 heure après).

M. Bethmann (1).

174. Très-peu de mémoire et distraction.

175. Faiblesse de mémoire ; il oublie les mots ; il veut les prononcer et il ne parvient qu'avec peine et avec effort à trouver la suite de ses idées et à les exprimer (13 et 15 jours après).

176. Pesanteur pressive dans l'occiput, surtout en se remuant ou en se penchant légèrement en avant.

177. Pression très-pénible, sans être violente cependant, dans la profondeur du cervelet, provoquée par la plus légère occupation littéraire.

(1) *Archives homœopat. de Leipzick*, vol. 6, cah. 1, p. 147.

178. Déchirement pénétrant, très-douloureux, tiraillant dans le côté gauche de la tête, commençant le plus souvent dans le globe de l'œil du même côté, se dirigeant dans cette direction vers l'occiput et durant plusieurs jours.

179. Léger déchirement dans les tégumens de la tête.

180. Chute abondante des cheveux.

181. Fourmillement tiraillant dans la profondeur des globes des yeux.

182. Les traits du visage sont tout changés et ressemblent à ceux d'un homme qui a fait une longue maladie (5 heures après).

183. Expression de tristesse et de chagrin sur le visage.

184. Douleur tressaillante, tiraillante dans les muscles du visage, dans la profondeur des os.

185. Sensation très-désagréable dans les os de la face comme s'ils étaient écartés fortement, avec quelques secousses tiraillantes.

186. Douleur constrictive dans les oreilles.

187. S'il fait quelques pas dans la chambre, ses oreilles sont comme bouchées et il y entend des bruissemens.

188. Déchiremens dans le conduit auditif de l'oreille droite.

189. L'odorat est tellement surexcité que la chose la plus indifférente, l'odeur d'un bouillon gras, par exemple, lui cause des malaises.

190. L'odeur d'un œuf nouvellement cassé le fait presque tomber en syncope (4 jours après).

191. Epistaxis, le soir.

192. Les muscles masticateurs semblent élargis, et il ne peut ouvrir la bouche sans ressentir des douleurs.

193. Sensibilité des dents telle qu'il ne peut point mordre.

194. En buvant, sensation à l'orifice de l'œsophage comme s'il y avait une grosse tumeur.

195. Inflammation de tout le pharynx.

196. *Afflux copieux de salive aqueuse avec malaise, plénitude et sensation désagréable dans le bas-ventre* (4 heures après).

197. Salivation aqueuse abondante.

198. *Pendant plusieurs jours, salivation aqueuse avec séche-resse de la gorge.*

199. S'il avale sa salive, il se sent mal à son aise et a des envies de vomir.

200. Salivation très-forte (le 8e jour).

201. Inappétence.

202. Il a de l'appétit pour tel ou tel mets, mais dès qu'il le voit ou le sent, il éprouve du dégoût et ne peut manger.

203. Les mets d'un goût fort même lui causent une sensation comme s'il mâchait de vieux linge.

204. Hoquets durant des heures.

205. Eructations d'air continuelles.

206. Il est très-mal à son aise et a des envies de vomir, avec salivation continuelle et sécheresse de la gorge ; maussade, il se tourne tantôt d'un côté tantôt de l'autre ; grande distraction et prostration des forces (5 heures après).

207. Malaise debout.

208. Si elle se soulève, fourmillemens dans l'estomac, comm pour vomir.

209. Après chaque vomissement, moins de malaise pour quelque temps.

210. Avant de vomir, constriction douloureuse dans le ventre.

211. Violens haut-le-corps ; après de longs efforts, il vient une grande quantité de mucosité jaunâtre, amère comme de la bile, qui laisse dans le gosier un goût amer de bile.

212. Violens vomissemens ; il rend tout ce qu'il avait mangé trois heures auparavant (6 heures après).

213. Au milieu de violens pincemens dans le ventre, elle a plusieurs vomissemens de bile qui lui laissent un goût amer dans la gorge et la bouche.

214. Il doit passer toute la journée replié sur lui-même, complétement immobile, autrement les vomissemens, déjà violens,

augmentent encore ; tout mouvement provoque ou renouvelle les vomissemens.

215. Il ne peut se coucher que sur le côté droit ; tout mouvement ou un changement de position provoque de nouveau des vomissemens terribles.

216. La région de l'estomac ne supporte pas le plus léger attouchement.

217. Fourmillemens dans l'estomac.

218. L'estomac semble toujours d'un froid glacial.

219. Dans le bas-ventre, surtout dans l'estomac, légère sensation de froid avec douleur et faiblesse.

220. Malaise et douleur dans tout le bas-ventre.

221. Selle liquide précédée de maux de ventre.

222. Tournoiemens dans le ventre comme si la diarrhée allait s'établir.

223. Diarrhée aqueuse.

224. Selle liquide, aqueuse, sans qu'il sente rien.

225. Fréquentes selles aqueuses, sans sensation.

226. Crampes dans le muscle constricteur de l'anus, avec frissonnemens ensuite dans le dos, suivis de besoin d'aller à la selle, sans pouvoir rien faire pendant long-temps.

227. Fréquens besoins d'aller à la selle, sans rien faire, précédés de maux de ventre.

228. Sécrétion d'urine plus copieuse.

229. En urinant, sensation de brûlure dans l'urètre comme s'il était écorché.

230. Douleurs tiraillantes dans l'urètre.

231. Tiraillemens et déchiremens dans l'urètre.

232. Déchirement dans le cordon spermatique gauche.

233. La menstruation, qui venait de paraître, cesse.

234. Elancemens isolés dans les muscles du dos.

235. Picotemens lancinans dans les reins.

236. Tiraillemens dans les reins, augmentant par le mouvement.

237. Elle a au milieu du sacrum une tache de la grosseur de la main, qui lui cause des douleurs violentes, comme s'il y eut eu suppuration en dessous; ces douleurs deviennent insupportables au moindre toucher.

238. Douleur de paralysie dans les bras, si violente, qu'il ne peut tenir même des objets légers.

239. Constriction, en avant, dans le troisième et le quatrième doigt de la main droite.

240. Déchiremens lancinans dans les ligamens capsulaires du petit doigt de la main droite.

241. Déchiremens tiraillans dans la profondeur de l'articulation de la jambe gauche, qui paraissent avoir leur siége dans ses ligamens; plus cruels la nuit.

242. Tiraillemens dans la profondeur des muscles des jambes.

243. Déchiremens dans la plante du pied gauche.

244. Secousses déchirantes subites à travers tout un côté du corps, comme des secousses électriques.

245. Tiraillemens tantôt lancinans, tantôt tressaillans (surtout le matin), dans les muscles, tantôt de l'épaule, tantôt de la hanche du côté droit.

246. Tiraillemens et tressaillemens faibles, ainsi que des déchiremens dans les incisives, les paupières, les muscles de la face et dans plusieurs autres parties du corps; tantôt ici, tantôt là.

247. Les douleurs lui semblent insupportables le soir; il se battrait lui-même, s'il en avait la force.

248. (Toutes les douleurs sont plus cruelles depuis le crépuscule jusqu'à l'aurore.)

249. Démarche très-incertaine et chancelante, en partie à cause des secousses lancinantes, tiraillantes, qui se succèdent rapidement et traversent le périoste, et qui sont jointes toujours à une sensation de paralysie et à une paralysie réelle de peu de durée.

250. Presque toute la nuit, il ne peut dormir, à cause des secousses lancinantes, tantôt dans la peau seulement, tantôt

dans la profondeur des parties molles de la tête et de la face.

251. La tension de l'esprit exacerbe considérablement les douleurs.

252. Elle éprouve souvent des secousses déchirantes et isolées, le plus souvent du côté gauche.

253. L'odeur du porc (qu'il supportait fort bien auparavant), une lumière brillante, un attouchement, la pétulance d'un enfant, le mettent à l'instant hors de lui.

254. Abattement de l'esprit, faiblesse, endolorissement et sensibilité de tout le corps, tels qu'il peut à peine se toucher, sans gémir.

255. Les forces tombent rapidement ; il est à peine en état de parler distinctement ou de marcher dans la chambre.

256. Elle éprouve une grande faiblesse dans les muscles des extrémités ; elle croit tomber.

257. Tous les muscles, surtout ceux des jambes, comme paralysés.

258. Il n'a aucune force et est comme paralysé de tout le corps, surtout des bras.

259. La paralysie des muscles, surtout dans les articulations des genoux, fait que ses jambes ploient souvent sous lui, surtout quand il lève le pied pour enjamber quelque objet un peu haut, tel que le seuil de la porte.

260. Prurit de la peau en plusieurs endroits.

261. Élancemens dans la peau, en sorte que tout son corps tressaille.

262. Somnolence le jour.

263. Il doit bâiller souvent.

264. Horripilations lui parcourant tous les membres.

265. Chaleur sèche de la peau.

266. *Forts battemens de cœur.*

267. Pouls grand, plein et dur. Environ quatre-vingt-dix à cent pulsations par minute.

268. Transpiration supprimée.

269. Mucosités, mauvaise humeur ; rien ne lui convient.

270. Ses souffrances lui paraissent insupportables.

271. Des causes extérieures, par exemple, une vive lumière, une forte odeur, le toucher, la pétulance des autres le mettent hors de lui.

M. Stapf (1).

272. Obscurcissement de la tête, comme des maux de tête.

273. Fourmillemens dans la tête, au dessus du front.

274. Bouche brûlante, un peu plus de soif qu'à l'ordinaire.

275. Malaise aussitôt après la prise ; il ne trouve pas de plaisir à manger.

276. Sensation désagréable dans l'estomac qui est comme écorché.

277. Fort ballonnement du bas-ventre, comme s'il avait trop mangé, même sans avoir rien pris du tout. Après avoir mangé modérément de quelques mets légers, cette sensation devient beaucoup plus forte et plus pénible (3 heures après).

278. Dans le bas-ventre, douleur comme de vents qui ne peuvent sortir.

279. Pression dans le bas-ventre.

280. Propension à la diarrhée.

281. Besoin d'uriner.

282. Urine plus foncée qu'à l'ordinaire.

283. Abattement comme après un effort.

284. Sommeil agité.

285. Chaleur du corps, la nuit.

286. Transpiration.

287. Mauvaise humeur, découragement ; il craint des événemens funestes.

VERATRUM ALBUM.

HELLEBORUS ALBUS. (Varaire.)

Veratrum album. *Linneus*, Spec. plantar. 1479. Mater. med. 471. *Gunner*,
Flor. noro. pars. 2, p. 2. *Bergius*. Mat. med., vol. 2, p. 871. *Flor. med.* 3. 156.
Helleborus albus. *Lobel*. Hist. 167. *Blackw.* Herb. t. 74. *Dodonæus*,
Pemptad. 379. *Clusius*. Hist. p. 274.

§ 41. *Caractères.*

Cette plante croît en Europe et surtout en France dans les pâ-
turages des hautes montagnes, comme celles d'Auvergne, des
Vosges, du Jura, des Alpes, des Pyrénées. Elle a une racine tubéreuse; une tige élevée; de grandes feuilles ovales, lancéolées,
entières, plissées sur leur longueur ; des fleurs nombreuses, en
grappes rameuses, terminales, d'un vert pâle, accompagnées de
bractées lancéolées; ses fruits sont à trois coques, à trois loges,
pubescentes , ovoïdes allongées, contenant des graines planes
ailées, assez nombreuses.

§ 42. *Propriétés chimiques.*

L'analyse chimique est due à MM. Pelletier et Caventon (1), ils
y ont trouvé un principe particulier qu'ils nomment vératrine, en
outre une matière grasse composée d'élaïne, de stéarine, d'un
acide volatil, de gallate acide de vératrine; une matière colorante
jaune; de l'amidon ; du ligneux; de la gomme, et dans ses cendres
quelques sels à base de chaux et potasse et même de silice.
L'acide gallique y est si abondant qu'aux États-Unis la racine de
cette plante est employée comme tannage de cuirs (2).

(1) *Journal de pharmacie*, tom. 4, p. 364.
(2) Coxe, *Americ. dispensator.*, p. 633.

§ 43. *Préparations.*

On prend de la racine pulvérisée ; on verse dessus de l'esprit de vin, et cinq ou six jours après, on décante la liqueur dont on se sert pour médicament atténué à la sixième dilution.

§ 44. *Effets sur les animaux.*

A). Villards (1) a vu des chèvres et des brebis vomir violemment, et mourir même pour en avoir mangé par mégarde ou par voracité. Si on l'emploie à forte dose, il fait enfler les animaux, ainsi que les poisons minéraux.

B). A une heure de l'après-midi on a fait avaler à un petit chien deux gros et demi de racine sèche parfaitement pulvérisée. Au bout de cinq minutes l'animal a commencé à vomir, et un quart-d'heure après l'ingestion de la substance vénéneuse, il avait déjà vomi six fois des matières mucoso-bilieuses d'une couleur jaunâtre. A deux heures un quart, il se plaignait et faisait des inspirations excessivement profondes ; sa bouche était remplie d'écume. A trois heures il marchait avec difficulté, ses pas étaient chancelans, et en tout semblables à ceux des personnes ivres de vin. Le lendemain, à midi et demi, il n'avait plus de vertiges, et il pouvait marcher librement. Le jour suivant, à neuf heures, il a très-bien mangé, et depuis lors sa santé a été parfaitement rétablie (2).

C) A une heure on a détaché et percé d'un trou l'œsophage d'un chien assez fort, et on a introduit dans son estomac deux gros de poudre de racine sèche d'ellébore blanc contenus dans un cornet de papier, on a lié l'œsophage. A deux heures violens efforts pour vomir, une heure et demie après, abattement, plainte : cependant l'animal marchait librement. A huit heures

(1) *Histoire des plantes de Dauphiné*, tom. 11, p. 280. 1787.
(2) Orfila, *Toxicologie*, vol. 2, p. 240, 2ᵉ édition. 1826.

du soir il avait des vertiges très-forts : il est mort deux heures après. La membrane muqueuse de l'estomac était d'un rouge assez vif dans toute son étendue, sans aucune trace d'ulcération, celle qui tapisse le duodénum et le jéjunum était un peu rouge ; nulle altération sensible dans les autres organes (1).

D) On administra à un chat un clystère préparé avec demi-once de teinture d'ellébore blanc, et on eut soin de boucher le rectum pendant six minutes pour empêcher l'expulsion de la liqueur : la respiration devint difficile, et huit minutes après, l'animal rendit une écume muqueuse ; au bout de vingt minutes, il tomba sur le côté gauche ; sa gueule était ouverte et remplie d'écume ; sa langue sortait comme celle d'un chien qui a chaud ; la respiration était fréquente et haletante ; vingt minutes après, elle devint plus rare et plus faible. Alors l'animal éprouva des tremblemens et des convulsions qui durèrent une heure six minutes, et auxquels succédèrent l'emprosthotonos et la mort. La sensibilité fut très-vive, et la pupille demeura contractée jusqu'à ce moment. On fit l'ouverture du cadavre immédiatement après la mort ; le cœur, l'œsophage et les muscles se contractaient encore lorsqu'on les irritait. On observait le mouvement péristaltique des intestins ; cependant on ne pouvait pas déterminer la contraction des muscles en irritant les nerfs. L'estomac, les intestins grêles et la vésicule du fiel étaient remplis de bile. Les vaisseaux du cœur et du cerveau étaient gorgés de sang qui se coagulait à l'air (1).

E) On injecta dans le rectum d'un jeune lapin deux gros de teinture de veratrum album qui commençait à moisir : il en rejeta aussitôt la moitié ; peu de temps après, il devint triste, la respiration fut difficile, et il fit des efforts pour vomir ; au bout de vingt-et-une minutes, lassitude et respiration plaintive ; il

<hr>

(1) *Ibid.*

(2) Schabel, *Dissertatio inauguralis de effectibus venen. radic. veratr. alb. et helleb. nig.* Tubing. Mart. 1847, cité par Orfila ; *Toxicologie*, vol. 2, pag. 241.

resta une heure dans cet état. Cinq minutes après l'application de la teinture, les battemens du cœur étaient singulièrement ralentis ; au lieu de deux cent cinquante par minute, on n'en observait que soixante-dix ; il ne faisait que trente inspirations par minute au lieu de quarante-huit ; la température de l'anus était de 24° + 0 th. R. tandis qu'elle était de 34° au commencement de l'expérience. Alors l'animal reprit des forces et de la gaieté ; la respiration et les battemens de cœur devinrent plus accélérés ; la chaleur ne tarda plus long-temps à se rétablir.

La même expérience répétée sur un autre lapin, fournit des résultats analogues (1).

F) Un petit morceau de racine de veratrum album, enduit d'huile, fut introduit dans le rectum d'un chat : au bout d'un quart d'heure, respiration difficile, vomissemens écumeux, déjections alvines abondantes. La racine fut rejetée ; le rectum était enflammé et paraissait sortir (2).

G) A huit heures du matin, on a fait une incision à la partie interne de la cuisse d'un chien de moyenne taille, on en a saupoudré la plaie avec vingt grains d'ellébore blanc pulvérisé ; on a réuni les lambeaux par quelques points de suture, et l'animal a été muselé afin d'empêcher qu'il ne portât la langue sur la partie opérée : six minutes après, il a vomi, s'est couché sur le ventre et a poussé quelques plaintes. A huit heures trois quarts, il avait déjà fait plus de quarante fois des efforts violens pour vomir, et il avait rejeté quelques matières mucoso-bilieuses ; il avait des vertiges tels qu'il lui était impossible de faire deux pas sans tomber ; il conservait l'usage de ses sens et ne poussait aucune plainte. Ses paupières étaient souvent agitées d'un mouvement comme convulsif. A neuf heures, il lui était impossible de se tenir debout ; les battemens du cœur forts, précipités, irréguliers, ne paraissaient point en rapport avec l'état de stu-

(1) Schabel, *ibid.* Orfila, pag. 241.
(2) Schabel, *ibid.* Orfila, pag. 242.

péfaction dans lequel l'animal était plongé; il faisait souvent des mouvemens de déglutition. A neuf heures et demie, les paupières et les battemens du cœur étaient dans le même état; les inspirations étaient profondes; il n'y avait point de mouvemens convulsifs : et l'animal était tellement abattu qu'on l'aurait cru mort. A dix heures, les pupilles commençaient à être dilatées. A une heure, son état n'était point changé; on l'a secoué, il a fait un léger mouvement et il est retombé de suite; ses paupières étaient très-dilatées, et le clignotement des paupières allait en augmentant. Il est mort à trois heures de l'après-midi. On l'a ouvert une heure après; il n'y avait dans le cœur qu'un léger mouvement d'oscillation; le sang contenu dans les *deux* ventricules était fluide; les poumons gorgés de sang, un peu moins crépitans que dans l'état naturel, étaient tachetés de quelques plaques noires; l'intérieur du rectum offrait plusieurs plaques rouges; la membrane muqueuse de l'estomac était un peu enflammée, ainsi que la plaie.

Des résultats analogues ont été obtenus avec deux autres animaux, excepté que dans un cas, le canal digestif n'était le siége d'aucune altération (1).

H) On a répété la même expérience sur un chien très-fort en saupoudrant la plaie avec dix grains de racine d'ellébore blanc finement pulvérisée. Vingt minutes après, il a commencé à faire des efforts pour vomir, et il a vomi dix fois dans les vingt minutes qui ont suivi; trois heures après, il souffrait beaucoup; il avait des vertiges très-forts qui se sont calmés pendant la nuit. Le lendemain matin, il marchait assez bien et ne se plaignait plus. Le jour suivant il a mangé un peu et s'est échappé (2).

I) M. Emmert appliqua deux gros de teinture d'ellébore blanc sur le tissu cellulaire qui sépare les muscles abdominaux du péritoine d'un chat. Cinq minutes après, l'animal ne pouvait plus

(1) Schabel, *ibid.* Orfila, pag. 242.
(2) Schabel, *ibid.* Orfila, page 243.

marcher ; il se leva et retomba aussitôt ; la respiration devint
fréquente et haletante ; il vomit à plusieurs reprises ; on pouvait
distinguer à l'œil les battemens du cœur. Au bout d'un quart
d'heure, il faisait quatre-vingt-dix inspirations par minute, tandis que, cinq minutes après, on n'observait que quarante-huit
inspirations. Les battemens du cœur devinrent plus faibles et
plus rares, les pattes se raidirent, il y eut des convulsions, la
gueule était ouverte, la respiration devint beaucoup plus difficile, et la mort eut lieu au bout de vingt-sept minutes (1).

K) M. Emmert appliqua sur une plaie faite à la partie postérieure du cou d'un chat un gros et demi de teinture d'ellébore
blanc. Quatre minutes après, il se manifesta un violent vomissement de matières écumeuses et muqueuses, qui continua pendant une demi-heure. A la dix-neuvième minute, la respiration
se rallentit, et ne s'accéléra que vers la trente-quatrième ; alors
elle était difficile. L'animal haleta comme un chien qui a couru ;
il tourna autour de la chambre en chancelant ; enfin il tomba et
resta comme attaché sur la terre. Au bout de deux heures quarante minutes, la respiration devint plus rare ; on ne comptait
que quarante inspirations par minute ; il eut des convulsions
qui empêchèrent de compter les battemens du cœur. Au bout de
cinq heures onze minutes, on pouvait à peine les sentir ; la pupille contractée conservait encore de la sensibilité ; la respiration
beaucoup plus difficile était réduite à dix-sept par minute. Huit
heures après, l'animal était froid, les mouvemens du pouls ne
se faisaient plus sentir ; la respiration était extrêmement rare.
On introduisit alors un instrument de fer dans la moelle allon-
gée, et on procéda à l'examen anatomique. Le thermomètre
placé dans la cavité du ventricule gauche du cœur ne marquait
que 18° ; les gros vaisseaux étaient gorgés de sang noir ; les poumons, remplis de sang, étaient lourds et parsemés de taches fau-
ves, l'estomac et les intestins contractés contenaient de la bile

(1) *Ibid.*

et du mucus ; ses muscles se contractaient avec force dès qu'on les irritait ; le cerveau était sain (4).

L) Un petit morceau de bois contenant trois grains d'extrait d'ellébore blanc , fut appliqué sur l'un des muscles de la patte d'un chat , isolé des parties environnantes au moyen de la dissection et d'une carte. L'animal périt au bout de soixante-quatre minutes ; après avoir éprouvé des symptômes analogues à ceux dont nous avons parlé. Le cerveau était le siége d'un épanchement séreux très-abondant (1),

M) L'application du même poison sur le tendon d'Achille d'un chat ne détermine aucun symptôme d'empoisonnement. Il en fut de même lorsque l'extrait fût mis en contact avec le nerf tibial (2).

N) On frotta la peau de deux lapins préalablement débarrassée de ses poils avec un gros de poudre d'ellébore blanc mêlée à de l'axonge ou avec deux gros d'extrait de la même racine. On n'observa qu'une légère rougeur à la peau (3).

O) La membrane pituitaire des narines d'un chat fut frottée avec trois grains d'extrait d'ellébore blanc. On empêcha l'animal de se lécher ; au bout de huit minutes, il éternua avec force, vomit pendant deux heures et mourut au bout de seize heures (4).

P) M. Emmert introduisit dans la cavité de la plèvre droite d'un lapin un gros de teinture d'ellébore blanc. La respiration devint difficile et l'animal mourut au bout de quatre minutes. On l'ouvrit sur-le-champ, l'aorte était remplie de sang veineux qui se coagula par son exposition à l'air ; le poumon droit était d'un fauve obscur ; la vésicule du fiel était remplie de bile, le mouvement péristaltique était encore vif ; mais, en irritant le nerf

(1) Schabel, *ibid.* Orfila, pag. 244.

(2) *Ibid.*

(3) *Ibid.*

(4) *Ibid.*

(5) *Ibid.*

phrénique, on n'excitait aucune contraction du diaphragme. Vingt-cinq minutes après la mort, le corps était raide (1).

Q) On ouvrit la plèvre d'un chien entre les cinquième et sixième côtes droites, et, après y avoir introduit deux grains d'extrait d'ellébore blanc dissous dans un demi-gros d'eau, on rapprocha les bords de la plaie. Trois minutes après, l'animal vomit à plusieurs reprises des matières écumeuses; le corps était entièrement agité; la respiration tantôt fréquente, tantôt rare. Au bout de quatorze minutes, la langue était livide et sortait de la gueule; les pattes postérieures étaient paralysées; le tremblement continuait; il y eut des vomissemens bilieux pendant six minutes. Trente-huit minutes après, il eut un tournoiement semblable à celui qui a été observé par Arnemann sur les animaux auxquels on a enlevé une grande partie du cerveau. Il mourut au bout de quarante minutes. L'ouverture cadavérique fut faite immédiatement après. Il n'y avait aucun signe d'irritabilité, si ce n'est un léger mouvement péristaltique. Le vésicule du fiel, l'œsophage, l'estomac et les intestins grêles étaient remplis de bile; les poumons offraient une couleur rosée; la veine cave et les cavités droites du cœur étaient gorgées de sang coagulé (1).

R) On introduisit dans la cavité du péritoine d'un gros chat deux grains d'extrait d'ellébore blanc, mêlés avec de la mie de pain et sous forme de pilules. On réunit les bords de la plaie; la mort eut lieu au bout d'une heure vingt-huit minutes, et fut précédée de vomissemens violens, de convulsions, d'opisthotonos, et d'une grande difficulté de respirer. Les lésions cadavériques furent les mêmes que dans l'expérience précédente. On trouva les pilules entières et seulement attachées à leur surface (1).

S) Après avoir coupé les deux cartilages supérieurs de la trachée d'un chat, on injecta trois grains d'extrait d'ellébore

(1) Schabel, *ibid.* Orfila, pag. 245.
(2) *Ibid.*
(3) Schabel, *ibid.* Orfila, pag. 246.

blanc dissous dans quinze gouttes d'eau. La majeure partie fut rejetée par les efforts de la toux. On nettoya la plaie et on réunit les bords. La toux cessa, la respiration devint fréquente et pénible. Au bout de quatre minutes, l'animal vomit une écume muqueuse et rendit des excrémens; la difficulté de respirer et les efforts pour vomir continuèrent; l'animal tomba la gueule ouverte et la poitrine sifflante; il eut pendant onze minutes des convulsions, et l'emprosthotonos. Il périt au bout de trente-cinq minutes. La trachée contenait un mucus écumeux; le poison avait été entièrement absorbé par les bronches du poumon gauche, dans lesquelles on pouvait facilement le distinguer à la vue et au goût, tandis qu'on ne remarquait rien de semblable dans le poumon droit. Ces organes étaient excessivement épaissis et lourds; tout le trajet des intestins était enflammé, la vésicule du fiel remplie de bile; les autres viscères n'avaient point été attaqués (1).

T) Courton rapporte avoir vu mourir subitement un chien dans la veine jugulaire duquel il avait injecté deux gros d'une décoction d'ellébore blanc. Viborq et Schéele présentent une série d'expériences dont les résultats sont semblables. Ils introduisirent dans la veine jugulaire d'un mauvais cheval six grains d'extrait gommeux d'ellébore blanc, dissous dans deux onces et demie d'eau. Au bout de trois minutes, le pouls était vif, fréquent et tendu, la respiration difficile; il chancelait et tombait: alors la respiration et le pouls devinrent insensibles, et les muscles étaient flasques; l'animal s'étendit par terre et mourut (1).

U) Plusieurs chevaux, plusieurs vaches dans la veine jugulaire desquels on introduisit vingt-cinq à trente gouttes d'une teinture faite avec une partie de racine et huit parties d'alcool et dissoute dans deux onces et demie d'eau, présentèrent les symptômes suivans : au bout de deux ou trois minutes, la respi-

(1) Schabel, *ibid*, Orfila, pag. 247.
(2) Orfila, *Toxicologie*, vol. 2, pag. 247.

ration devint difficile, le pouls petit, vif, fréquent; les douleurs se firent sentir dans l'abdomen, sept minutes après, vomissemens et déjections alvines; mais au bout d'une heure, toutes les douleurs avaient cessé (1).

V) Désirant connaître quelle était la quantité de poison absorbée dans ces différentes expériences, on introduisit entre les muscles et la peau de la cuisse d'un lapin dix grains d'extrait d'ellébore blanc parfaitement desséché. Au bout d'un quart d'heure, l'animal devint inquiet et la respiration lente; une heure après, il était triste, languissant et ne changeait plus de place. A cette époque, on retira le poison de la plaie, et après l'avoir fait sécher, on vit qu'il pesait huit grains et demi. L'animal périt au bout de trois heures trente-cinq minutes. La plaie était salie par l'extrait et un peu enflammée (2).

X) A six heures du matin, on a fait prendre à un chien robuste le liquide obtenu en traitant une once d'ellébore blanc par l'eau bouillante; ce liquide avait été filtré et rapproché. L'œsophage a été lié; cinq minutes après, l'animal a fait des efforts pour vomir. A sept heures, il commençait à éprouver de la faiblesse dans les extrémités postérieures; sa démarche était vacillante, Ces symptômes ont augmenté et l'animal est mort à onze heures; on l'a ouvert le lendemain. L'estomac contenait une assez grande quantité de mucus épais; il était peu enflammé. La membrane muqueuse du rectum était d'un rouge assez vif; les poumons offraient des taches livides, denses, peu crépitantes (3).

Y) A huit heures du soir, on a appliqué sur le tissu cellulaire de la cuisse d'un petit chien faible, trois gros de poudre de racine d'ellébore blanc, dont on avait parfaitement séparé les parties solubles, en le faisant bouillir à plusieurs reprises dans de l'eau. Quatre jours après, l'animal n'avait éprouvé que les sym-

(1) *Ibid.*, pag. 248.
(2) Schabel, *ibid*.
(3) Orfila, *ibid*, pag. 248

ptômes inséparables de l'opération. Il est mort le sixième jour, et il a été impossible de découvrir aucune altération cadavérique (1).

Z) La même expérience a été répétée sur un autre petit chien, avec trois gros de la même poudre que l'on n'avait pas fait bouillir assez de temps dans l'eau pour la priver de toutes les parties solubles : l'animal est mort au bout de trente-six heures, et il n'a commencé à éprouver les symptômes de l'empoisonnement que dix heures après l'application de la substance vénéneuse (2).

A a) Deux aiguilles enduites, l'une d'un grain d'extrait alcoolique d'ellébore blanc, l'autre d'un demi-grain d'extrait aqueux de la même plante, furent introduites dans un des muscles de la cuisse de deux milans. L'animal soumis à l'action de l'extrait alcoolique, après avoir fait d'inutiles efforts pour vomir pendant quatorze heures, vomit enfin et eut des déjections alvines fréquentes. Le surlendemain, il était parfaitement rétabli. On lui appliqua de nouveau une aiguille enduite de trois quarts de grain du même extrait : aussitôt après, il eut des vomissemens répétés, et il mourut au bout d'une heure quinze minutes au milieu de convulsions.

L'animal soumis à l'influence de l'extrait aqueux n'éprouva aucun symptôme d'empoisonnement, même lorsque la dose d'extrait fut portée à deux grains (3).

B b) Dans le dessein de constater si les astringens conseillés par un médecin danois s'opposaient aux effets délétères de l'ellébore blanc, on précipita trois gros de teinture de la racine de cette plante, par un excès d'injection aqueuse de noix de galle ; la liqueur surnageant, le précipité fut administré à un chat. Au bout de sept minutes, la respiration devint accélérée et difficile ; la langue était pendante et l'animal couché sur le côté. Dix mi-

(1) Orfila, *ibid*, pag. 249.
(2) *Ibid*.
(3) Schabel, *ibid*.

nutes après, vomissemens, cris, convulsions, pouls intermittent, respiration irrégulière et rare, mort au bout de vingt-cinq minutes. Les poumons contenaient une très-grande quantité de matière liquide (1).

Le 14 juillet 1676, ayant donné, sur les deux heures après midi, en présence du docteur Henri Scret de Zavorziz, un scrupule d'ellébore blanc dans du lait à un petit chien d'environ trois semaines, cet animal vomit presque aussitôt la plus grande partie de ce liquide, et peu de temps après il en rendit aussi par le bas, qui avait une teinte jaune. Il vomit encore plusieurs fois, et il eut en même temps des mouvemens convulsifs. Au bout d'environ un quart d'heure, il se coucha sur le côté et resta comme mort, la langue tirée, ne donnant d'autre signe de vie que par la respiration : après une heure et demie, comme il était à demi-mort, je lui fis au bas-ventre une incision qui lui fit jeter des cris et remuer les pieds. L'abdomen étant ouvert, nous trouvâmes l'estomac flasque et ridé : ce viscère ayant été enlevé, nous vîmes le cœur et le diaphragme se mouvoir assez fortement, mais par intervalles éloignés : le mouvement du diaphragme pendant l'inspiration commença dans ses prolongemeus, lesquels formèrent un renflement qui regardait l'abdomen : la partie supérieure de ce muscle prit une surface plane et tendue, de manière cependant qu'on apercevait à sa circonférence des sillons entre les fibres charnues, lesquelles étaient épaisses et comme gonflées : dans l'expiration, au contraire, le diaphragme était relâché, lisse et sans aucune ride. Tandis que nous faisions ces observations, le chien tira encore quelquefois la langue, et le sang qui coulait des veines et des artères était brillant, fluide et sans aucun caillot. Ayant fait une incision à la partie supérieure de l'estomac, depuis le cardia jusqu'au pylore, nous trouvâmes dans ce viscère de la poudre d'ellébore mêlée dans du lait grumeleux et dans une mucosité visqueuse : Ces matières ayant été enlevées, l'intérieur de l'estomac parut rouge et un peu enflammé vers le

____
(1) Schabel, *ibid*.

cardia. Comme l'animal était mort déjà depuis long-temps, le sang des ventricules du cœur se trouva en partie fluide, en partie grumeleux et noirâtre (1).

Le berger Spr. avait deux chiens de garde, l'un vieux, l'autre jeune, ainsi qu'un certain nombre de poules et un cochon. Les chiens, les poules et plus tard aussi le cochon mangèrent du pain dans lequel on avait mis par mégarde de la poudre d'ellébore blanc. Les poules et le cochon ne parurent pas s'en sentir incommodés, ou peut-être n'en remarqua-t-on pas les effets parce que les premières couraient librement dans les champs, et que le second était renfermé dans son étable ; mais le résultat fut autre avec les chiens. Le vieux ne mangeait pas ordinairement du pain, à moins qu'il ne fût affamé, et encore, comme s'il avait reconnu sur-le-champ son erreur, il chercha à le rendre et en rendit effectivement une partie. Il n'en fut pas moins deux fois malade, ne cessant de gémir, buvant à chaque instant de l'eau, ne restant ni près du troupeau ni près de son maître, courant au logis contre sa coutume, aboyant d'une manière extraordinaire, caressant des objets inanimés, les pieds de la table, par exemple, comme il caraissait ordinairement son maître ; manœuvrant quelquefois dans la maison comme s'il avait veillé sur le troupeau. Si on le faisait sortir, alors il ne trouvait plus la porte, et allait gratter à une porte voisine pour qu'on la lui ouvrît. Cet état ne dura pas cependant long-temps.

Le jeune mangeait de ce pain avec plaisir et même avidité ; aussi lui en donna-t-on beaucoup, la famille ne le mangeant qu'avec répugnance, mais ne voulant pas cependant le jeter. Le résultat fut que ce chien fut attaqué de la même maladie que l'autre, mais par accès plus fréquens. Il avait une grande soif, buvait à toutes les mares et beaucoup, et maigrissait d'une manière étonnante. La première fois qu'il avait mangé de ce pain, il avait été pris d'une gaieté extraordinaire, était sorti du logis,

____

(1) Wepfer, *Histor. cicut. aqu.*, p. 219.

était allé courir de village en village , sautant dans chaque mare et paraissant ne pouvoir modérer sa joie.

Il fut impossible de l'employer à la garde du troupeau ; il se sauvait et il était impossible de le retrouver. Il finit par s'échapper tout-à-fait, et se rendit à Schwabendorf près de Dahme , à une lieue de distance, où, ayant recommencé ses folies, on le crut enragé et on le tua (1).

§ 45. *Effets toxiques observés sur l'homme.*

A) Un homme qui s'occupait à arracher des racines d'ellébore , fut pris de vomissemens très-violens (2).

B) Le 1er janvier 1723 , à sept heures du matin , une jeune fille , nommée Marie Élisabeth Paule , prit deux cuillerées de poudre d'ellébore blanc pour faire venir ses règles. Bientôt après , elle fut prise d'éternuemens et de vomissemens violens, et elle mourut neuf heures après.

A l'autopsie, on trouva encore un peu de cette poudre dans l'estomac qui était rougeâtre à l'intérieur. Les autres intestins étaient dans un état naturel; les ovaires seuls avaient une couleur brun-rouge , et contenaient une quantité de mucosité sanguinolente (3).

C) Bergius essaya de prendre une infusion de la racine sèche ; il lui trouva un goût âcre, amer , et ressentit des brûlures dans le gosier. Ce goût âcre était si intense que long-temps encore après avoir avalé cette infusion , et avoir bu de l'eau par dessus , il le sentait encore , et éprouvait des douleurs brûlantes dans l'estomac et de l'oppression de la poitrine. Il prit une cuillerée de vinaigre, les douleurs d'estomac cessèrent, mais il se déclara

(1) *Journal de Hufeland*, vol. 64, cah. 5, p. 44, 1827, par le docteur Wagner.

(2) Linnæus , *Amœn Acad.*, vol. 3 , p. 200 , 1756.

(3) *Acta medic. Barolinens*, Decas, 2; vol. 6, pag. 74, 1726.

des lancinations dans la partie inférieure du ventre avec une sensation de poivre dans la gorge (1).

D) Les racines de cette plante posées sur l'estomac, *comme on prétend*, provoquent des vomissemens. Les feuilles appliquées sur les reins en forme de ceinture, arrêtent les menstruations et l'écoulement lochial trop abondans (2).

E) Conrad Gesner prit un demi-gros d'une infusion préparée avec un demi-gros de la plante et deux onces d'eau. Il l'avala le soir, et bientôt après, il éprouva des brûlures de la langue et de la gorge, des brûlemens entre les épaules, des maux de tête, des hoquets avec enflure de l'œsophage, une sensation de suffocation, symptômes qui disparurent aussitôt qu'il se fut excité à vomir avec le doigt (3).

F) Un étranger de distinction que je traitais à cause de fréquentes douleurs de la rate, de céphalalgie vertigineuse et de mauvais appétit, reçut de ses gens par méprise au lieu du purgatif que j'avais prescrit, une poudre sternutatoire, consistant en ellébore blanc et en sucre, dont sa femme faisait usage contre des obstructions du nez. Il la prit vers minuit dans un verre de vin, et s'endormit bientôt. Il fut pris d'anxiété et d'angoisse autour du cœur, de malaises et de pincemens dans l'estomac, mais surtout d'un resserrement de la gorge, comme si on l'étranglait, qui l'empêchait de respirer librement. Etonné de ces singuliers effets du purgatif supposé, il se leva et se fit donner un peu de thé pour en hâter les effets ; mais il lui fut impossible de rester levé à cause des vertiges ; il ne voyait plus et dut se recoucher. Bientôt après, il ressentit de forts haut-le-corps, des envies de vomir, des douleurs terribles et des déchiremens dans le bas-ventre qui était ballonné ; il eut des vomissemens qui durèrent jusqu'à deux heures du matin, et qui furent suivis de sel-

(1) Mater. med. ed. 2, vol. 2, p. 872, 1782.

(2) Ettmüller, *Prœmium dissert. de chirurg. infusori in oper. omn.* vol. 1, part. 2, p. 214, édit. Lugdun., 1690.

(3) *Epist. med.*, p. 69, 1577.

les fréquentes et abondantes. Il avait souffert jusqu'alors avec patience, mais de violens accès de défaillance s'étant déclarés, et les vomissemens contenant une bile verte, qui lui desséchait entièrement la bouche et la langue, sans parler du resserrement de la gorge qui persistait, il me fit chercher en toute hâte la nuit même. Je le trouvai tout abattu, les mains et les pieds froids, le front couvert d'une sueur glaciale. Il se plaignit d'une voix faible d'ardeurs dans l'estomac, de hoquets, et de constrictions doulou-reuses dans le mollet. Je découvris bientôt la malheureuse mé-prise, et je me hâtai de faire faire des frictions spiritueuses sui les mains et les pieds, et de prescrire intérieurement du thé tiède et plus tard de l'huile d'amandes. Le lendemain matin, il se sentait comme brisé. Sécheresse dans la bouche et soif. Au bout de quelques jours, il fut non seulement guéri des suites de l'empoisonnement, mais aussi de ses maux d'estomac et de ses vertiges (1).

G) Le fils d'un serrurier vint me trouver un matin pour me prier de guérir son père de violens maux de ventre, avec diar-rhée et vomissemens. Je trouvai un homme de 40 ans qui m'a-voua en bégayant qu'il avait acheté, la veille, d'un colporteur des racines d'ellébore blanc qu'il avait mangées. Il se plaignait surtout d'une chaleur intérieure insupportable, et d'un désir ex-trême de boissons. Je lui demandai s'il pouvait se procurer du petit-lait, et sur sa réponse négative, je lui fis boire de l'eau en grande quantité. Il guérit (2).

H) J'ai vu l'ellébore blanc provoquer des vomissemens de sang (3).

I) J'ai connu une femme qui éprouvait des douleurs dans la

(1) J.-A. Reimann d'Eperies, cité dans le *Breslauer Sammlung*. 1724, novembre, p. 535.

(2) Grassius. *Miscellanea curiosa medico-physica Academiæ natur. curios.* Decas I, annus 4, p. 92, 1676.

(3) Bernardus Dessenius *De compositione medicamentorum hodierno aevo apud pharmacopolas exstantium*. Lugdun., 1556, p. 442.

région précordiale. Un empirique prit deux onces de racines d'ellébore blanc, qu'il coupa par tranches et qu'il macéra pendant trois jours dans du vin. Dès qu'elle eut bu ce vin, elle fut prise de viòlens vomissemens et de diarrhée, avec accès de syncope, de suffocation, et respiration haletante. On lui donna des boissons tièdes, et comme antidote, de la poudre de nénuphar blanc dans de la bière. Elle fut guérie (1).

K) Un malade atteint d'une fièvre quarte, reçut d'un médecin ignorant de l'ellébore blanc qu'il n'eut pas plus tôt avalé, qu'il fut pris d'horribles vomissemens avec diarrhée. Il mourut au bout de six heures (2).

L) Un autre individu qui souffrait depuis long-temps déjà de l'estomac, reçut également de l'ellébore blanc. Il vomit d'abord de la bile, puis du sang; il tomba ensuite dans le délire; sa tête se couvrit d'une sueur froide, ainsi que sa poitrine, et il mourut (3).

M) La femme d'un fondeur d'étain de notre ville, ayant bu à deux reprises d'un vin dans lequel on avait mis des racines d'ellébore blanc coupées en tranches, fut prise tout à coup, à souper, d'anxiété, de maux de tête, de froid des extrémités, de défaillances, de sueur froide, de convulsions. Lorsque je fus appelé, je lui donnai de la soupe chaude qui la fit vomir. Elle reçut ensuite des médicamens qui la guérirent, mais pendant long-temps encore, elle ressentit de la douleur et de la pression dans la région précordiale (4).

N) Daniel Niellius souffrait d'une accumulation de vents dans l'hypocondre gauche et d'éructations. Il prit, par le conseil d'un

(1) Petri forecti alcamarini *observationes et curationum medicinalium ac chirurgicarum opera omnia.* Francofurt., 1634, lib. XVIII, observat. 44, pag. 191,

(2) Joannes Schenkius a Graffenberg, *Observationum medicinalium rariorum*, libri VII, Lugdun., 1643, lib. VII de radicibus observ. 5.

(3) Benivenius apud Schenkium, loc. cit.

(4) Wepfer, *De cicuta aquatica*, p. 61, edit. Lugdun., 8, 1733.

ignorant, un demi-gros d'ellébore blanc dans de l'eau, et bientôt après, il vomit quatre fois de suite d'abord de l'eau, puis un liquide un peu jaunâtre. Au bout de quelques jours, ayant beaucoup transpiré dans le bain, il vit tomber tout son épiderme (1).

O) Un caporal autrichien, ayant bu de l'eau-de-vie où un scrupule d'ellébore avait été mis à son insçu, fut attaqué, une demi-heure après, de violens vomissemens, avec diarrhée très-fréquente et très-douloureuse, vertiges, maux de tête, convulsions. Il reçut un baume stomachique et fut rétabli le lendemain (2).

P) Un étudiant de Iéna, couvert de gale et d'ulcères, ayant bu de la bière où avait été mis un demi-scrupule d'ellébore, ressentit de la pesanteur et des vertiges dans la tête, des tiraillemens dans les membres, et guérit après plusieurs évacuations par le haut et par le bas (3).

Q) Un tailleur, sa femme, ses enfans et ses ouvriers, mangent de la soupe dans laquelle on avait mis de la racine d'ellébore blanc en place de poivre. Bientôt après ces individus sont saisis d'un froid général, et le corps se couvre d'une sueur glacée; leur faiblesse est extrême, ils sont presque insensibles, et leur pouls peut à peine être senti. Au bout de deux heures, l'aîné des enfans qui n'avait pas quatre ans, commence à vomir copieusement, mais avec beaucoup d'efforts; les autres individus ne tardent pas à être dans le même cas. On leur fit prendre une grande quantité d'eau tiède avec de l'huile, et peu de temps après on leur administra du thé de mauve miellé, ce qui leur procura du soulagement et un rétablissement complet (4).

R) La famille Sp., de Colpin dans le cercle de Schweinitz, composée de huit personnes âgées de un à quatre-vingts ans, avait

____

(1) Henrici Smethii, *Miscellanes medica.* Francf., 1611, p. 565.

(2) Ledelius *Ephemerid. Med. physic. germ. natura curios.* Decad. 3, annus 1, 1694, p. 92.

(3) Ledelius, ibid., p. 93.

(4) Vicat, *Histoire des plantes vénéneuses de la Suisse*, p. 166, 1776.

récolté quatre boisseaux de froment pur de toute ivraie et de seigle ergoté. Ce blé moulu, on l'avait mis dans quatre sacs différens. Le pain fait avec la farine des trois premiers, n'avait occasioné aucun accident; mais il n'en fut pas de même de la farine du quatrième qui avait été cuite en une seule fois.

Aussitôt que la famille eut commencé à manger du pain fait avec le dernier sac de farine, ses huit membres, y compris un enfant à la mamelle, furent attaqués des symptômes suivans :

1° Maux de ventre accompagnés quelquefois d'une sensation, au dire des malades, comme si tous les intestins s'étaient pelotonnés dans le ventre.

2° Six à huit heures après, le lendemain seulement chez quelques uns, vomissemens bilieux; les matières rendues avaient une couleur verte.

3° Langue considérablement enflée, et sensation d'écorchure dans la bouche.

4° Vertiges.

5° Répugnance pour toute espèce d'alimens, mais soif ardente.

Quoiqu'ils ne se trompassent pas sur la cause de ces phénomènes, ils n'en continuèrent pas moins à manger de ce pain, dès que l'appétit leur revint. Le résultat en fut la réapparition et l'exacerbation des symptômes. Il s'y en joignit même d'autres :

1° Léger frissonnement à peine sensible.

2° Insomnie complète et très-pénible; rêves en étant parfaitement éveillé, mais sans délire cependant.

3° Constipation très-opiniâtre, accompagnée d'épreintes continuelles.

4° Quelquefois, au lieu des maux de ventre, pression dans le bas-ventre, ou plutôt sensation comme s'il y avait un corps étranger.

5° Fréquens accès de crampes dans les pieds, surtout quand ils étaient croisés.

Ils n'en continuèrent pas moins à manger de ce pain, dès qu'ils se sentaient un peu mieux, et que l'appétit leur revenait. Ils ne voulaient pas le laisser perdre.

Les accidens augmentèrent de violence ; l'enflure de la langue et la douleur d'écorchure dans la bouche seules disparurent. Mais il se déclara par contre de la fièvre ; tous les huit commencèrent à maigrir d'une manière effrayante ; leur pâleur était celle de cadavres.

Au bout de trois semaines, le pain était consommé presque entièrement. Ce fut alors qu'on eut recours à moi.

J'examinai attentivement les malades, et outre les symptômes dont j'ai parlé, je trouvai l'urine d'un rouge foncé et trouble, le pouls petit, mais dur.

La soupe qui avait été faite avec la même farine que le pain, n'avait nullement incommodé ceux qui en avaient mangé.

Une oie rôtie dans le four où le pain avait été cuit, produisit les mêmes symptômes.

Le four lui-même n'était pas nouveau ; on ne l'avait pas non plus réparé depuis peu ; il servait depuis trois ans et rien de pareil n'avait encore eu lieu. On l'avait chauffé comme à l'ordinaire avec du bois de pinastre.

On avait mis du levain dans le pain et on l'avait pétri avec de l'eau fraîche.

Rien de tout cela ne pouvait me mettre sur la voie de la substance malfaisante qui devait avoir été mêlée à la pâte pour produire de pareils accidens. L'insomnie complète et les autres symptômes me donnèrent à penser que ce devait être quelque narcotique.

Je me décidai donc, la constipation durant déjà depuis plusieurs jours chez la plupart des membres de la famille, à leur faire prendre à tous du tamarin et de la crème de tartre. Ils eurent bientôt des selles copieuses que je facilitai par des lavemens de vinaigre et d'eau. Je prescrivis en même temps des cataplasmes chauds de graine de lin et de son sur le bas-ventre, et défendis avant tout de continuer à manger de ce pain.

Au bout de trois jours, la mère et deux enfans étaient guéris, à l'exception de la pâleur et de la maigreur. Les autres continuaient à se plaindre de cette sensation dans le bas-ventre, dont j'ai parlé plus haut, de selles difficiles, d'insomnie très-pénible. Le nourrisson même annonçait par son agitation qu'il n'était pas guéri. Je fis continuer le même traitement, en prescrivant en outre des fumigations de vinaigre. Huit jours après, j'eus le plaisir de voir toute la famille depuis la grand'mère, âgée de 50 ans, jusqu'à l'enfant à la mamelle, parfaitement rétablie, à l'exception de la faiblesse et de la maigreur.

Un régime de lait acheva la cure, et au bout de six semaines de traitement, les forces et l'appétit étaient revenus. Le mari seul était encore très-maigre et très-pâle, mais il se portait bien du reste.

Ce fut alors seulement qu'une voisine me confia, sous le sceau du secret, que la femme Sp. avait mis par mégarde de la racine d'ellébore blanc dans le pain (1).

HAHNEMANN.

§ 46. *Expérimentation pure, sur l'homme bien portant.*

1. Vertiges ; tout tourne autour de lui (3 1/2 heures après).

2. Défaut d'idées.

3. Perte de l'intelligence.

4. Étourdissement ; il semble que rien ne lui tient dans la tête.

5. Il est très-étourdi, le matin.

6. *Il lui semble être dans un état de rêve.*

7. Délire calme ; froid par tout le corps, yeux ouverts, visage serein, parfois souriant, bavardage religieux ; il croit être ailleurs que chez lui (1 heure après).

8. Étourdissemens continuels, pendant trois jours.

9. La mémoire l'abandonne.

(1) *Journal de Hufeland*, vol. 64, cah. 5, pag. 42, 1827, par le docteur Wagner.

(2) *Mat. med. pure*, édit. allem., vol. 3, p. 330, édit. française, vol. 2, p. 438.

10. Mal de tête pulsatif, par intervalles (6 heures après).

11. Céphalalgie pulsative au dessus de l'œil gauche, pendant un quart d'heure (1 heure après).

12. Céphalalgie pressive et pulsative.

13. *Le matin, après le réveil, pression sourde au vertex.*

14. Migraine pressive et, en même temps, mal d'estomac (4 heures après).

15. Mal de tête, comme si le cerveau était brisé en morceaux.

16. *Par accès, douleur çà et là dans le cerveau, qui se compose de brisure et de pression.*

17. Céphalalgie constrictive, comme par l'effet d'un lien, avec constriction douloureuse dans le pharynx.

18. Le sang se porte avec force à la tête, en se baissant (8 heures après).

19. (Sensation à la tempe, comme s'il coulait une goutte d'eau dessus, mais sans nulle sensation de fraîcheur.)

20. Sensation de chaleur et de froid, en même temps, à la tête, avec sensibilité des cheveux.

21. Il éprouve du froid au vertex et en même temps aux pieds (1 heure après).

22. Prurit au front.

23. *Sueur froide au front.*

24. Les pupilles ont de la tendance à se rétrécir.

25. Rétrécissement des pupilles (1 1/2 heure après), avec douleur pressive continuelle dans les yeux.

26. Dilatation des pupilles.

27. Grande dilatation des pupilles (4 heures après).

28. Sentiment de faiblesse dans les yeux.

29. Yeux ternes et *cernés de bleu.*

30. Distortion et proéminence des yeux.

31. *Diplopie.*

32. Une sorte de paralysie des paupières, qui semblent trop lourdes et qu'il peut à peine soulever, malgré tous ses efforts.

33. Sensation de sécheresse des paupières.

34. Les paupières sont sèches, surtout après qu'il a dormi ; elles causent la même douleur que si elles étaient à vif ; elles sont immobiles et agglutinées.

35. *Sécheresse extrême des paupières.*

36. Il coule beaucoup d'eau des yeux, avec douleurs sécantes, sensation de sécheresse et de chaleur dedans (1/2 heure après).

37. Forte sensation de chaleur dans les yeux, durant long-temps.

38. Les paupières se collent pendant le sommeil (2 heures après).

39. Chaleur dans les yenx et la face, avec rougeur des joues, comme par l'effet d'une vapeur chaude.

40. Ophthalmie douloureuse, avec mal de tête terrible, qui ne lui permet pas de dormir la nuit (6 jours après).

41. Inflammation de l'œil, avec douleur tiraillante.

42. Inflammation du blanc de l'œil, avec douleur tiraillante dedans.

43. Face froide, hippocratique.

44. Teinte bleuâtre du visage.

45. (Sensation vulsive, pinçante, dans les parties musculeuses du visage (3 heures après).

46. Douleur tractive et tensive dans toute la moitié droite de la face et dans l'oreille, du même côté.

47. (Sueur au visage et dans le creux des aisselles, en mar-chant.)

48. Le matin, pression dans l'oreille droite (2 jours après).

49. Tintement d'oreilles.

50. Bruit comme de vent ou d'ouragan dans les oreilles.

51. Même sensation que s'il y avait une peau tendue devant l'oreille.

52. Dureté de l'ouïe ; les oreilles sont bouchées.

53. Tiraillement dans le lobe de l'oreille.

54. Douleur pressive dans le conduit auditif.

55. Vifs élancemens, immédiatement, derrière l'oreille gauche et la mâchoire.

56. Il a comme une odeur de fumier dans le nez (16 heures après.

57. *Sensation comme si le nez était sec en dedans, semblable à celle qu'on éprouve dans le nez, sur une route couverte de poussière* (3 heures après).

58. Saignement de nez, la nuit, en dormant.

59. Sensation comme si le nez était ulcéré en dedans.

60. Sensation comme de compression et de pression aux os du nez.

61. La peau des lèvres se gerce.

62. Ardeur à la partie rouge de la lèvre supérieure et un peu au dessus.

63. Éruption de boutons, non loin du coin de la bouche, sur le bord de la partie rouge qui est douloureuse par elle-même et plus encore quand on y touche.

64. Écume à la bouche.

65. *Il ne peut point parler.*

66. Occlusion des mâchoires.

67. Pression sourde dans les muscles gauches de la mâchoire, semblable à une forte pression avec un morceau de bois mousse.

68. Douleur dans les glandes sous-maxillaires, comme si on les pinçait (3 heures après).

69. Branlement des dents.

70. Constriction spasmodique de la gorge, comme après avoir mangé un fruit vert.

71. Rétrécissement de la gorge, comme par un gonflement qui la comprimerait.

72. Ardeur dans la gorge.

73. *Grattement dans la gorge.*

74. *Apreté dans la gorge.*

75. Sentiment d'engourdissement au palais, comme quand une partie brûlée se cicatrise ou reste couverte d'un épiderme

épais, ou comme si le palais était couvert d'une pellicule de prune.

76. Sécheresse dans la gorge, que les boissons ne font point cesser (6 heures après).

77. Répugnance pour les alimens chauds ; ils ne lui plaisent pas, même après qu'il est resté long-temps sans manger ; mais il demande du fruit.

78. *Appétence pour le fruit.*

79. Appétence pour le jus de citron.

80. Appétence pour les choses aigrelettes.

81. *Diminution du goût; goût pâteux dans la bouche* (1/2 heure après).

82. (Goût acide continuel dans la bouche, afflux d'une grande quantité de salive aqueuse.)

83. *Salive insipide ; défaut de goût dans la bouche.*

84. Sensation et fraîcheur dans la bouche et la gorge, semblables à celles qu'excite la menthe poivrée.

85. Goût putride, herbacé, dans la bouche (3 heures après).

86. *Goût piquant, semblable à celui de la menthe poivrée, dans la gorge, avec chaleur montant de la gorge dans la bouche,* qui persiste et s'accompagne de nausées et de soulèvemens de cœur.

87 Goût putride, comme de fumier, dans la bouche.

88. Eructation (sur-le-champ).

89. (Rapports, même à jeun ; rapports acides, après midi.)

90. Rapports amers.

91. Eructations, le soir, après s'être mis au lit ; ensuite, sensation de grattement au larynx, presque comme dans le soda (12 heures après).

92. (Rapport ayant le goût de ce qu'on a mangé.)

93. *La salive lui coule continuellement de la bouche.*

94. Pendant qu'il mange, nausées, avec faim et pression dans la région de l'estomac, cessant ausitôt après le repas.

95. Après le déjeuner, envie de vomir, qui cesse après avoir mangé de la viande, à dîner (12 heures après).

96. *Grandes nausées , avant le vomissement.*

97. *Envie de vomir, avec goût de bile dans la bouche.*

98. Vomissement à deux reprises, chacune de trois à quatre efforts ; dans l'intervalle d'un quart d'heure entre ces accès, les nausées continuèrent ; les matières vomies avaient une odeur aigre.

99. Vomissement d'abord de bile , puis de mucosités visqueuses.

100. Avant de vomir, chaque fois , frisson par tout le corps.

101. Dès le début du vomissement, il est obligé de se coucher, et en cessant de vomir , il est tellement affaibli que les fémurs semblent vouloir se détacher des hanches.

102. Hoquet.

103. Hoquet, le matin, en fumant (comme à l'ordinaire) (24 heures après).

104. Pression au cœur.

105. Douleur resserrante dans le creux de l'estomac , plus en marchant qu'en se tenant tranquille.

106. Douleur d'estomac , comme dans la faim canine.

107. (Sentiment de faiblesse de l'estomac , avec froid interne et faible pression à la région stomacale).

108. *Violente pression dans le creux de l'estomac , qui s'étend jusque dans le sternum , la région sous-costale et les os iléons* (8 heures après).

109. Après un repas modéré , en marchant , élancement à la région de la rate (24 heures après).

110. Douleur tensive dans les hypochondres , semblable à celle que produiraient des vents.

111. Douleurs pressives et tractives autour du creux de l'estomac.

112. Douleur dans les hypochondres et dans la poitrine, parce que les vents ne sortent pas.

113. Tantôt sur un point et tantôt sur un autre, douleur dans

le bas-ventre, comme si on y donnait des coups de couteau (sur-le-champ).

114. Douleur tiraillante, tractive, pendant des minutes entières, dans la profondeur de l'hypogastre, mais surtout au dessus du pubis (1 heure après).

115. *Douleurs serrantes dans le ventre* (12 heures après).

116. De grand matin (vers quatre heures), tranchées dans le ventre, avec diarrhée.

117. *Colique venteuse qui envahit tout le bas-ventre et les intestins, tantôt sur une partie, tantôt sur une autre ; plus les vents sortent tard, plus leur émission est difficile* (de la 6e à la 12e heure).

118. Douleur comme de brisure dans les intestins, parce que les vents refusent de sortir.

119. Pression douloureuse dans la région du cœcum, comme si un vent s'y trouvait emprisonné spasmodiquement (1 heure après).

120. Emission fréquente de vents (les premières heures).

121. Les vents sortent avec violence, par le haut et par le bas.

122. Vulsion dans les muscles du ventre, avec chaleur non désagréable dans la poitrine (1/2 heure après).

123. Avant d'aller à la selle, sensation profonde dans l'hypochondre, comme aux approches d'une défaillance.

124. Avant d'aller à la selle, tournoiement dans le bas-ventre et le dos, et grande faiblesse auparavant ; après la selle, il se sent plus fort et plus léger.

125. Pendant l'évacuation par le bas, anxiété, avec crainte d'une apoplexie.

126. Il sort inopinément un peu de matières liquides avec les vents (4, 6 heures après).

127. Selles rapides, fréquentes, molles (les premières heures).

128. Après le dîner, il sort inopinément des matières liquides

avec les vents, ensuite diarrhée âcre, avec tenesme (1 heure après).

129. Les excrémens sont âcres (12 heures après).

130. Ardeur à l'anus en allant à la selle (12 heures après).

131. *Resserrement du ventre, à cause de la dureté et du volume des matières* (3, 4 heures après).

132. Besoin d'aller à la selle dans l'épigastre; cependant la selle n'a lieu que difficilement, ou même n'a point lieu, comme par inaction du rectum, et défaut de mouvement péristaltique dans les autres intestins (4, 15 heures après).

133. Mal de ventre sourd, avec gonflement et ténesme de l'abdomen par des vents, et agitation.

134. Toutes les évacuations sont supprimées.

135. Diarrhée avec douleurs pendant et après la selle.

136. Efforts comme pour la formation d'une hernie inguinale.

137. Mouvement comme si une hernie allait s'étrangler.

138. En toussant, il survient des élancemens qui se dirigent du ventre le long du cordon ombilical, à travers l'anneau (3 heures après).

139. Pression vers l'anus avec hémorrhoïdes borgnes.

140. Hémorrhoïdes borgnes (10 heures après).

141. Ardeur d'urine.

142. L'urine, peu abondante, est jaune et se trouble dès sa sortie (24 heures après).

143. Acreté de l'urine.

144. Élancement à l'orifice de l'urètre, après avoir uriné.

145. Douleur pinçante dans l'urètre, en n'urinant pas.

146. Douleur dans l'urètre, comme s'il était lié derrière le gland, avec inutiles efforts pour uriner; la vessie étant vide (24 heures après).

147. Écorchure du prépuce.

148. Douleur tractive dans les testicules.

149. Érections.

150. Grande sensibilité des parties génitales (12, 15 heures après).

151. Les règles, supprimées depuis long-temps, revinrent à la nouvelle lune.

152. Pendant le flux menstruel (interrompu pendant six semaines), mal de tête (tiraillement?), surtout le matin, avec envie de dormir; le soir, la céphalalgie diminue.

153. Coryza (8 heures après).

154. Catarrhe sur la poitrine, sans toux proprement dite (involontaire); il lui faut tussiculer pour arracher les mucosités de la gorge (3 heures après).

155. Grattement dans la gorge, comme dans un catarrhe.

156. *Chatouillement tout au bas des bronches, qui excite à tousser, avec expectoration facile* (1, 5 heures après).

157. Tussiculation sèche, par l'effet d'un chatouillement à la partie la plus inférieure du sternum (sur-le-champ).

158. Chatouillement, tout-à-fait au bas des bronches, qui excite à tousser, sans expectoration (24 heures après).

159. En toussant, oppression sur la poitrine.

160. Au moindre mouvement, même dans la chambre, respiration courte (sorte d'oppression de poitrine), qui ne cesse qu'en restant assis dans une parfaite tranquillité.

161. *Constriction spasmodique du larynx, avec rétrécissement des pupilles.*

162. *Accès de constriction du larynx, de suffocation,* avec proéminence des yeux (1/2 heure après).

163. La respiration s'interrompt.

164. Respiration presque éteinte, insensible.

165. Constriction spasmodique des muscles intermédiaires des côtes, vers le côté gauche, coupant la respiration (3 heures après).

166. Constriction douloureuse de la poitrine, comme par un lien.

167. Dans le côté gauche de la poitrine, douleur constrictive,

comme une crampe, qui revient périodiquement (sur-le-champ).

168. Beaucoup d'oppression sur la poitrine, et en respirant, douleur dans le côté, surtout le matin, en se levant (5 jours après).

169. Douleur resserrante à la région du sternum, plutôt après avoir bu qu'après avoir mangé.

170. *Douleur pressive à la région du sternum, après avoir bu et mangé.*

171. Pression à la région du sternum (2 heures après).

172. Pression qui se termine en un élancement au dessous de la dernière côte droite, plus forte pendant l'inspiration qu'en tout autre temps (24 heures après).

173. Douleur sécante dans la poitrine (15 heures après).

174. Douleur sur les côtes, principalement en expirant.

175. Pendant la journée, quelques accès de douleur lancinante dans le côté droit de la poitrine, interceptant la respiration.

176. Douleur pulsative, légèrement lancinante, sur un petit point du côté gauche de la poitrine (5 heures après).

177. *Anxiété extrême, qui intercepte la respiration.*

178. Violens battemens de cœur qui soulèvent les côtes, sans douleur.

179. Pesanteur de la tête, à la nuque ; les muscles de la nuque ne peuvent pas soutenir la tête.

180. Les muscles de la nuque sont comme paralysés.

181. Raideur paralytique de la nuque, qui produit le vertige, surtout pendant le mouvement.

182. Tout autour du cou et à la poitrine, léger élancement semblable à des piqûres d'orties, que le frottement de la main fait disparaître (avec rougeur à la peau et élévations miliaires perceptibles seulement au toucher).

183. Douleur à l'extérieur du cou, comme si la peau y était écorchée.

184. Douleur entre les omoplates, même en se tenant assis, qui devient très-resserrante en tournant le corps.

185. *Douleur rhumatismale plus prononcée pendant le mouve-ment*, entre les omoplates et depuis la nuque jusqu'au sacrum, se manifestant surtout en allant à la selle.

186. Violente pression sur les omoplates, comme si elles avaient été brisées de coups.

187. Après s'être levé de son siége, pendant le mouvement, douleur paralytique et contusive dans l'articulation du sacrum et du genou.

188. Douleur dans le sacrum, en marchant sur un terrain plat, mais non en se tenant assis (le matin).

189. En se baissant, élancement au sacrum qui dure long-temps.

190. En se tenant debout, douleur pressive dans le sacrum.

191. Douleur serrante sur l'épaule, qui ressemble à une seule section.

192. Douleur en forme de goutte dans le muscle deltoïde et dans le genou.

193. Les bras causent une douleur paralytique, comme con-tusive, ce n'est qu'avec douleur et peine qu'il peut les lever et les tenir levés.

194. Douleur contusive, paralytique, du bras gauche, en l'é-tendant.

195. Sentiment de froid aux bras, en les levant.

196. Sensation dans les bras, comme s'ils étaient trop pleins et enflés.

197. *Douleur dans le milieu de l'avant-bras gauche, comme si les os étaient comprimés.*

198. Tremblement dans le bras en saisissant quelque objet.

199. Vulsion dans le poignet droit, et plus haut vers le coude.

200. (Dartre sèche sur la main, entre le pouce et le doigt in-dicateur.)

201. Prurit rongeant au côté interne du poignet (24 heures après).

202. Fourmillement dans les mains et les doigts.

203. *Fourmillement dans la main comme si elle avait été engourdie.*

204. Fourmillement dans les doigts qui cause de l'anxiété.

205. Engourdissement dans les doigts (1 heure après).

206. La seconde série des phalanges des doigts est douloureuse, quand on saisit quelque chose (20 heures après).

207. Tubercule rouge et indolent sur le dos des doigts, entre la seconde et la troisième articulation (20 heures après).

208. Douleur tensive dans le médius, pendant le mouvement
(20 heures après).

209. Douleur comme de luxation dans l'articulation du
pouce.

210. Douleur pruriteuse, brûlante dans la première phalange
du petit doigt, comme s'il était gelé.

211. Paralysie douloureuse , comme à la suite d'une trop
grande fatigue, dans les membres supérieurs et inférieurs ; à
peine peut-il se traîner.

212. *Difficulté extrême de marcher, comme une paralysie, d'a-
bord de l'articulation de la cuisse droite et ensuite de celle de la
gauche.*

213. Les cuisses et les hanches lui causent la même douleur
que si elles étaient paralysées.

214. Lassitude, presque uniquement dans les cuisses et les
genoux.

215. Démarche chancelante.

216. Craquement au genou.

217. Douleur serrante au genou , qui passe promptement,
comme un seul coup de couteau.

218. (Elancement dans le genou et la cheville du pied) (5 jours
après).

219. Traction parfois dans les genoux , en marchant et assis.

220. Tension dans les jarrets , en se tenant debout et en marchant, comme s'ils étaient trop courts.

221. Douleur contusive dans les genoux en descendant l'escalier (4 heures après).

222. Vulsion douloureuse dans le genou droit.

223. Soulèvement visible du genou, en se tenant assis (l'après-midi), une fois par quart d'heure et par demi-heure, sans douleurs, cependant avec frayeur chaque fois ; le soir, au lit, ce symptôme cessa.

224. Ébranlement en quelque sorte électrique, suivi d'une douleur contusive dans le genou et dans le coude.

225. Douleur dans les jambes, les genoux surtout, comme par l'effet d'une grande lassitude, ou comme si de grosses pierres y étaient attachées ; pour se soulager, il est obligé de changer de place à chaque instant (43 heures après).

226. *Douleur dans l'os au dessous du genou en s'appuyant sur la jambe, comme si elle avait été cassée, ou qu'elle n'eût point encore assez de soutien.*

227. *Douleur d'appesantissement dans les jambes, comme par l'effet de la lassitude.*

228. Douleur dans les mollets et les tibias, comme s'ils allaient se briser.

229. Fourmillement dans les jambes, jusqu'au genou, remuement douloureux dedans.

230. Pesanteur douloureuse dans les jambes, le matin, comme si elles étaient menacées de paralysie.

231. Douleur tiraillante dans le tibia.

232. Crampe dans les mollets.

233. Les pieds enflent rapidement et désenflent au bout de quelques heures.

234. Tressaillemens qui se succèdent rapidement dans le pied faible, en se tenant debout, mais non en marchant (3 jours après).

235. Froid dans les pieds avec tremblement.

236. En marchant, douleur tensive dans les tendons extérieurs des orteils.

237. Ardeur dans les chevilles.

238. Douleurs lancinantes dans le gros orteil (5 heures après).

239. Réapparition de la goutte.

240. Prurit brûlant dans le talon gauche, en dessous (2 heures après).

241. Prurit rongeant à la peau (12 heures après).

242. Eruption cutanée psoriforme.

243. Petits boutons douloureux, agglomérés par place.

244. Éruption miliaire qui, lorsqu'on s'échauffe, cause du prurit, même dans la journée ; après s'être gratté, ces places causent de l'ardeur, et il s'y manifeste des tubercules, comme après des piqûres d'ortie.

245. Prurit qui, à en juger d'après la sensation, a son siége dans les os.

246. *Douleur dans les parties musculeuses du corps, qui se compose de pression et de brisure.*

247. Sensation dans les os, comme s'ils étaient brisés (2 heures après).

248. Élancemens passagers çà et là dans le corps.

249. Douleur tractive dans les membres.

250. En marchant vite, douleur tractive dans les membres, qui cesse en continuant à marcher.

251. En s'asseyant, douleurs tiraillantes dans les muscles extenseurs.

252. (Douleurs dans les membres sur lesquels on est couché, comme si le lit était trop dur.)

253. Pression de la cheville, comme si l'os était immédiatement comprimé (8 jours après).

254. Raideur des membres, surtout avant midi et après s'être tenu debout.

255. *Engourdissement des membres.*

256. *Douleur dans les membres comme s'ils étaient épuisés par une trop grande fatigue.*

257. Faiblesse chronique.

258. L'air libre l'affecte et lui est désagréable, comme à un convalescent.

259. Il sue aisément au moindre mouvement.

260. Accablement, comme par l'effet d'un air trop chaud.

261. *Syncope.*

262. Mouvemens lents du corps.

263. Défaut de ressort des muscles.

264. *Faiblesse extrême.*

265. Epuisement des forces ; il s'affaisse sur lui-même.

266. Affaissement des forces, comme dans une paralysie.

267. Chute rapide des forces, qui engage au sommeil, avant midi.

268. Lassitude dans tous les membres.

269. Propension à se coucher.

270. Le matin, lassitude, somnolente, qui l'empêche de se lever du lit.

271. Sommeil stupéfiant, coma vigil.

272. Coma vigil ; un œil est ouvert et l'autre est fermé ou à demi ; il a souvent des sursauts, comme s'il éprouvait des frayeurs (1/2 heure après).

273. (Après s'être mis au lit, le soir, jusqu'à près de minuit, anxiété, et, au milieu d'un coma vigil, mouvemens tractifs dans le bas-ventre, qui excitent des bourdonnemens dans la tête.)

274. Envie de dormir, avec sursauts produits par la frayeur, qui l'empêchent de dormir; ensuite, accidens fébriles.

275. Le soir, quand il veut s'endormir, sueur par tout le corps.

276. Le matin, un peu de sueur, surtout au visage ; tendance aussi, dans la journée, à la sueur à la face.

277. Le soir, aussitôt qu'il est au lit, chaleur et sueur, mais plus de chaleur que de sueur.

278. Pendant le sommeil, il met les bras sur la tête (les premières heures).

279. Sanglots pendant le sommeil.

280. Rêves vifs et inquiétans, de voleurs ; il s'éveille tout effrayé et croit encore que son rêve dure.

281. Rêve dans lequel on le pourchasse à outrance.

282. (Sommeil trop profond.)

283. *Báillemens.*

284. (La nuit, il se réveille avec froid et tremblement dans le bras droit.)

285. Mouvemens fébriles.

286. Le pouls est très-lent et il a presque disparu (4 heures après et plus tard).

287. Frissonnemens à la peau, par exemple, du visage (2 heures après).

288. *Sueur froide.*

289. *Froid par tout le corps.*

290. Fièvre qui revient plusieurs jours, parfois pendant longtemps.

291. Fièvre quotidienne, avant minuit.

292. Le soir, chaleur et rougeur au visage (et frisson au corps), et le matin aussi, dans le lit, chaleur au visage.

293. Chaleur à la partie antérieure de la tête et au front, qui fait place à une sueur d'abord chaude, puis toujours froide.

294. Rougeur et chaleur du visage, avec léger frisson fébrile.

295. *Chaleur et rougeur au visage*, et chaleur dans les mains ; esprit sans souci, dont l'attention ne se porte que sur les objets d'alentour, avec disposition à la frayeur (1 heure après).

296. *Taciturnité.*

297. Il ne parle pas, à moins qu'on ne l'y excite, et alors il dit des choses désagréables.

298. *Il se chagrine quand il en a sujet* (4 heures après).

299. Il recherche les défauts des autres (et les leur reproche).

300. Envie de travailler.

301. Agitation inquiète.

302. Activité et mobilité, avec diminution des douleurs et des pressions.

303. Excès de sensibilité : exaltation des facultés.de l'esprit.

304. Il est gai, outre mesure.

305. Tremblement par tout le corps.

306. Crainte.

307. Découragement, désespoir.

308. Mélancolie avec froid et fréquentes envies de vomir.

309. Morosité, abattement, mélancolie, avec pleurs involontaires et propension à baisser la tête.

310. Il est inconsolable d'un malheur imaginaire, jette les hauts cris, se promène en hurlant dans la chambre, avec les yeux tournés vers la terre, ou s'asseoit dans un coin en sanglottant; cet état est pire le soir; sommeil seulement jusqu'à deux heures.

311. Il gémit, est hors de lui, et ne sait où se mettre (2, 3 heures après).

312. Anxiété comme par le fait d'une conscience bourrelée, comme s'il avait fait quelque chose de mal.

313. Anxiété, comme s'il prévoyait un malheur, comme si quelque événement fâcheux la menaçait.

314. Sensation générale comme s'il allait bientôt mourir, mais résignation.

315. Douce mélancolie, allant jusqu'à verser des pleurs (24 heures après).

M. Frédéric Hahnemann (1).

316. Ivresse et vertige.

317. Hébétement dans la tête, avec nausées, pendant deux jours.

318. Désir continuel et très-vif de cornichons.

319. Douleur corripiante dans le côté droit de la poitrine (20 heures après).

320. Beaucoup de soif pour les boissons froides (sur-le-champ).

____

(1) *Matière médicale pure*, tom. III, pag. 346.

321. Sueur très-abondante sur tout le corps , vers le matin.

322. Sueur d'odeur aigre, vers le matin.

M. BECHER (2).

323. *Céphalalgie pressive au vertex, qui devient pulsative pendant le mouvement.*

324. Fréquens larmoiemens des yeux, qui sont rouges, comme dans le coryza (6 heures après).

325. Les glandes du côté gauche de la mâchoire inférieure se gonflent; en même temps , mal de gorge intérieur , surtout au côté gauche , qui , en avalant, cause une sorte de constriction du larynx , laquelle persiste quelque temps après la déglutition (1 heure après).

326. Sécheresse dans la bouche , au palais, et soif d'eau.

327. A midi, nul appétit pour les alimens chauds, mais grand désir de fruits.

328. Il ne désire que des alimens froids , du hareng , des sardines , du fruit.

329. Après midi , peu de temps après avoir mangé , pincement dans le ventre , tantôt au dessous et tantôt au dessus de l'ombilic qui , en s'asseyant, passait sur un autre point que celui où il siégeait en marchant, *et vice versa.*

330. Une selle diarrhéique (12 heures après).

331. *Battemens de cœur avec anxiété et respiration plus rapide , bruyante.*

332. Oppression de la poitrine et difficulté de respirer , même assis , avec mal de tête.

333. Pression douloureuse; isochrone au pouls , dans la partie supérieure du sternum.

334. Le soir , toux profonde et creuse (deux ou trois quintes chaque fois), qui semble venir du bas-ventre.

335. Toux creuse et longue , avec douleur serrante dans le bas-ventre (6 heures après).

(1) *Matière médicale pure ,* tom. III , pag. 346.

336. *Chatouillemens sur la poitrine comme pour tousser*, dans le milieu du sternum (1 heure et demie après).

337. *Douleurs lancinantes courtes à l'orteil du pied droit, en se tenant debout*, pendant deux heures (14 heures après).

338. *Pesanteur de tout le corps*, surtout des bras et des mains, ce qui l'empêche de tenir un livre, même léger, devant ses yeux.

339. Pouls donnant le même nombre de pulsations qu'à l'ordinaire, mais très-faible et presque insensible (5 heures après).

340. Baillemens souvent si forts qu'ils provoquent des bourdonnemens dans les oreilles.

341. La nuit, rêves causant une effroyable anxiété; il s'imagine entre autres être mordu par un chien auquel il ne peut échapper.

342. Froid et sensation de froid partout le corps (11 minutes après.

343. *Du froid lui parcourt tout le corps, bientôt après avoir pris la substance.*

344. *Une sensation intérieure de froid le parcourt depuis la tête jusqu'aux orteils*, avec soif (aussitôt après la prise).

345. Le matin, froid aussitôt après s'être levé et pendant qu'il s'habille.

346. Le matin, froid fébrile et froid avec soif, pendant une demi-heure, sans chaleur ensuite, avec lassitude dans les membres, les cuisses surtout (24 heures après).

347. Beaucoup de soif après midi et le soir.

348. Agitation de l'esprit, oppression et anxiété (1 heure après.

349. A la moindre cause, impatience et dépit, avec anxiété, battemens de cœur et respiration accélérée, bruyante.

350. Toute la journée, une certaine indifférence; il se frotte le flanc pour coordonner ses pensées.

M. FRANZ (1).

351. Douleur serrante, intérieure, au vertex (4 heures après).

352. Bruissement dans le front avec céphalalgie interne, sourde (4 heures après).

353. Elancement pruriteux, rongeant, continuel, sur le cuir chevelu, qui oblige à se gratter (10 heures après).

354. Elancement douloureux, pressif, dans la paupière supérieure, à l'angle interne (10 heures après).

355. Petits élancemens vifs dans les coins des yeux.

356. Petit élancement pruriteux dans l'intérieur des paupières (2 heures après).

357. L'œil droit cause une douleur comme de brisure à l'angle externe, par accès répétés ; en appuyant sur la partie, elle cesse de faire mal (3 heures après).

358. Prurit fourmillant en différens endroits du visage, plus cuisant que lancinant, après quoi apparaissent de petits boutons rouges, avec un bord rouge, dur, élevé, et une petite tête brune, ensuite pleins de pus jaune, qui sont d'abord indolens, mais qui à leur maturité causent une douleur ulcérative en y touchant.

359. Fourmillement et prurit cuisant au dessous de l'oreille droite

360. Le soir, sécheresse des lèvres et de la langue, non sans soif (13 heures après).

361. Tubercule douloureux à la mâchoire inférieure qui cause d'abord une douleur constrictive lorsqu'on y touche, mais devient ensuite un bouton plein de pus, entouré d'un bord enflammé.

362. Douleur cuisante en avant, à la mâchoire inférieure (9 heures après).

363. Traction et pression au côté gauche du cou.

364. Odontalgie dans les dents molaires supérieures gauches,

(1) *Matière médicale pure*, tom. III, pag. 346.

composée de pression et de pesanteur, comme si l'on avait coulé du plomb dedans.

365. Mal de dents d'abord pressif, puis se terminant, pendant la mastication, en une traction qui s'épanouit dans la racine, même lorsqu'il ne tient qu'une chose molle entre les dents.

366. Sensation de chaleur dans le fond de la bouche et la gorge.

367. Il lui vient subitement dans la gorge beaucoup d'eau qu'il ne peut avaler assez vite et qui le suffoque souvent en tombant dans la trachée-artère (12 heures et demie après).

368. Il a la poitrine si pleine qu'il serait disposé à avoir continuellement des éructations sans nausées.

369. Après avoir bu, frisson et chair de poule.

370. Peu de temps après avoir mangé, douleur serrante, lancinante, dans l'hypogastre (29 heures après).

371. Le soir, en marchant, mal de ventre tractif et pressif.

372. A un mal de ventre pinçant et tractif succèdent des vents et une selle de matières visqueuses qui tiennent fortement au rectum.

373. Oppression de la poitrine, il ne peut tirer assez d'air, à cause du rétrécissement de la trachée-artère par des mucosités visqueuses et adhérentes (4 heures et demi après).

374. Pression molle sur la poitrine, en se tenant debout, et rétrécissement de la poitrine (1 demi-heure après).

375. En marchant, rétrécissement de la poitrine et pression dedans, comme par l'effet d'une plénitude, de sorte que la respiration est insuffisante.

376. Pression pulsative, comme par une pointe mousse sur le côté gauche de la poitrine, à la hauteur de la quatrième côte; en touchant à la partie, douleur comme si elle était ulcérée et malade en dedans.

377. Élancemens aigus et lents près des mamelons, qui finissent par causer des démangeaisons.

378. En se baissant et en se redressant, douleur dans le dos, pression douloureuse et comme contusive, le matin.

379. L'épine du dos cause, en marchant et après, une douleur pressive, tractive, comme contusive, qui se dissipe en appuyant sur la partie (11 heures après).

380. En se baissant, de même qu'en se redressant, douleur contusive au côté gauche du sacrum.

381. Élancemens par intervalles, au coccyx, en se tenant debout, sensation plutôt pruriteuse que lancinante.

382. Douleur tractive de haut en bas et superficielle dans le milieu de l'humérus gauche (1 demi-heure après).

383. En étendant le bras, douleur tractive dans le pli du coude; il lui semble que la partie est enflée et qu'il ne peut pas par cette raison étendre complétement le bras; en même temps, sensation de paralysie dans celui-ci (15 heures après).

384. Traction en forme de crampe au haut des muscles fessiers, en se tenant debout.

385. Tressaillement pulsatif, perceptible à l'œil, dans le muscle grand fessier, en se tenant assis et debout; ce muscle s'élevait et s'abaissait d'une manière isochrone au pouls, ce qui récommençait aussitôt après la marche (9 heures après).

386. Douleur rhumatismale tractive dans les muscles de la cuisse, en se tenant debout (3 heures après).

387. Douleur pressive, en forme de crampe, dans la cuisse ou dans le mollet, lorsqu'on s'appuie moins sur cette jambe (3 heures après).

388. Douleur comme contusive dans les cuisses, en se tenant assis (8 heures après).

389. Debout, douleur spasmodique, tractive, du creux du jarret dans la cuisse droite (12 heures après).

390. Sensation de froid et de cuisson au côté externe de l'articulation du genou.

391. Les jambes brûlent le soir, comme si elles avaient été exposées à un grand froid (14 heures après).

392. En se tenant debout, sensation cuisante de prurit et de fourmillement dans le mollet (4 heures après).

393. Traction douloureuse en travers des articulations du pied, en se tenant assis (1 heure après).

394. Les articulations du pied causent, en marchant, la même douleur qu'après avoir fait un faux pas, lorsqu'auparavant, en se tenant assis, on les avait étendues assez pour que le pied fût appuyé sur le dos des orteils, le soir (14 heures après).

395. En se tenant assis, un violent élancement dans un cor au pied gauche (14 heures après).

396. Douleur d'écorchure dans le cor, quand il soulève assez le pied pour ne plus s'appuyer que sur les orteils, le soir (15 heures après).

397. Traction spasmodique dans le membre, au dessus des articulations pendant le mouvement (10, 12 heures après).

398. Bâillement et pandiculations répétées, avec faiblesse et douleur contusives dans les articulations, comme s'il n'avait pas assez dormi (le matin).

399. Faiblesse générale du corps, comme s'il n'avait point assez dormi, l'esprit étant d'ailleurs dispos et net (le matin).

400. Rêves confus; le matin, il s'éveille de meilleure heure qu'à l'ordinaire.

401. Chaleur et ardeur brûlante aux joues, qui sont rouges, avec rétrécissement des pupilles et froid aux pieds (10 heures après).

402. Quand il est occupé, il a la tête libre; mais dès qu'il ne fait rien, sa tête s'embarrasse, il a de la peine à réunir ses pensées; il est taciturne et renfermé en lui-même (2, 15 heures après.)

M. STAPF (1).

403. Il n'avance point dans ses travaux d'esprit; les idées ne tardent point à lui manquer.

____

(1) *Matière médicale pure*, tom. III, pag. 346.

404. La tête est douloureusement entreprise, avec pression tensive, tantôt dans les tempes, tantôt davantage au vertex, plus violente en se tenant assis droit et en étant debout, mais diminuant en se baissant ou en se couchant sur le dos, avec rétrécissement des pupilles

405. *Sensation dans les cheveux du côté droit de la tête comme si une mèche était électrisée ; fourmillement dedans et sorte de hérissement des cheveux, avec un léger frisson de la peau en dessous* (5 heures après et plus tard).

406. Au milieu du mal de tête, raideur douloureuse dans la nuque.

407. Très-grand resserrement des pupilles, dans les six premières heures.

408. Dilatation énorme des pupilles avec faiblesse très-notable de la vue, il ne reconnaît pas ou ne reconnaît que très-lentement les personnes mêmes qui sont proches de lui (le soir à sept heures) (8 heures après).

409. Après une courte méridienne, pression dans les paupières comme si elles étaient trop sèches ; ensuite les yeux se remplissent d'eau (6 heures et demie après).

410. Sécheresse douloureuse dans la paupière supérieure, comme s'il y avait du sel entre elle et l'œil, sans grande douleur dans l'œil, à midi, en sortant de table.

411. Prurit çà et là au visage et derrière les oreilles, comme s'il allait y survenir de petits boutons (sans rougeur visible) avec sensation d'écorchure derrière les oreilles (24 heures après).

412. Dans l'oreille droite, d'abord sentiment comme d'un souffle froid, ensuite grande sensation de chaleur dedans, puis, de nouveau, sentiment de froid, et ainsi de suite alternativement, à plusieurs reprises (26 heures après).

413. Ardeur dans la bouche comme si on l'avait frottée de poivre, seulement elle n'est point sèche (1 heure après).

414. Viscosité et sécheresse dans la bouche, sans soif particulière.

415. Le matin, après le réveil et le lever, pendant une heure, sensation extrêmement pénible de sécheresse et de viscosité dans la bouche, sans soif, qui ne diminue que peu, même après s'être rincé la bouche (20 heures après).

416. Humectation de la bouche alternant avec sa sécheresse et sa viscosité (24 heures après).

417. Il s'amasse dans la bouche beaucoup d'eau insipide.

418. Il lui remonte du froid dans la gorge, et il a froid aussi à une partie du palais, après quoi sa bouche s'emplit d'une grande quantité de liquide mucilagineux, chaud, douceâtre et salé, puis le froid cesse pendant quelques instans dans la gorge et au palais, mais revient (24 heures après).

419. *Violens rapports, en grande partie d'air* (7 heures après).

420. Il éprouve une mollesse si grande qu'il voudrait bien manger, mais il n'a pas d'appétit.

421. Mollesse dans le creux de l'estomac.

422. Gargouillemens indolens dans le bas-ventre, comme par l'effet des vents (3 quarts d'heure après).

423. Dans le bas-ventre, pincement et gargouillement semblables à ceux que produiraient des vents, dont il sort aussi quelques uns, mais rarement et en petite quantité.

424. Emission de vents (7 heures après).

425. Toute la matinée, douleur pressive, sourde, comme de brisure, dans les viscères de la région pubienne, avec sensation dans l'aine gauche semblable à celle que produit une hernie qui va sortir, surtout assis.

426. Sans tension considérable du bas-ventre ni douleur en y touchant, mal de ventre autour de l'ombilic, semblable à celui que produiraient des vents (6 heures après).

427. Sensation fréquente dans le bas-ventre, comme si la diarrhée allait survenir, mais sans nulle envie d'aller à la selle; seulement malaise et borborygmes dans le bas-ventre.

428. Le matin, après le réveil, dans le lit, mal de ventre subit (pinçant?), et, aussitôt après, envie d'aller par le bas; il

rendit au milieu de ces douleurs, des matières pultacées d'un jaune vert, dont les dernières portions consistaient à moitié en mucus; après avoir terminé, il lui resta encore envie d'aller à la selle, mais il ne rendit plus que du mucus; ensuite il éprouva dans les intestins, au dessus du pubis, une sensation comme de brisure, accompagnée d'une sorte de défaillance au creux de l'estomac (20 heures après).

429. Selle dont la première partie est moulée, et le reste en longues bandelettes minces, quoique de consistance et de couleur ordinaires.

430. (Douleur cuisante dans l'anus).

431. Chaleur et sécheresse dans le nez, comme pendant l'enchifrènement (6 heures après)

432. Douleur légère et indescriptible dans le creux de l'aisselle droite.

433. En marchant, sentiment de faiblesse et de pesanteur dans les pieds et les genoux.

434. Prurit aux bras et aux jambes, comme s'il allait y survenir éruption, mais sans rougeur (2 heures après).

435. Après la sieste, bâillemens et pandiculations.

436. La vivacité extrême de l'esprit l'empêche de s'endormir avant minuit, deux nuits de suite; en même temps, sensation insupportable de chaleur dans le lit (il cherche à se découvrir), avec jecticulation inquiète.

437. Il s'endort tard.

438. Il s'endort sur sa chaise sans perdre entièrement connaissance.

439. *Frisson continuel dans le dos et sur les bras.*

440. Le soir, en marchant lentement au grand air, chaleur dans le dos, comme si la sueur allait s'établir.

441. Taciturnité : il lui répugne de parler; il ne parle que d'une voix basse et faible.

442. Il est très-impatient, la moindre bagatelle le met hors de lui (1 heure après.

443. Agitation qui le porte à s'occuper ; il entreprend beaucoup de choses, mais s'en dégoûte promptement et n'en termine
aucune.

M. THEUTORN (1).

444. Le mal de tête augmente jusqu'au vertige, en marchant,
mais cesse en s'asseyant (2 heures après).

445. Mal de tête sourdement pressif, qui s'étend des tempes
vers le front, augmente en se penchant en avant, mais cesse en
se rejetant en arrière, et en appuyant la main sur la partie ; mais
reparaît après qu'on s'est redressé (3 heures après).

446. Pupilles très-dilatées (4 heures après).

447. Yeux d'un aspect aqueux, comme s'ils étaient tapissés
de blanc d'œuf.

448. Quand il se lève de son siége, il aperçoit des taches noires et des étincelles devant ses yeux ; ce phénomène l'empêcha
de rester debout pendant huit heures qu'il fut obligé de passer
assis ou couché (3 heures après).

449. Elancemens isolés, profonds dans l'oreille gauche.

450. Lorsqu'il se lève de son siège, il est pris aussitôt de
bruissemens dans les oreilles, et il lui semble avoir du feu devant
les yeux, pendant huit beures (4 heures après).

451. En ouvrant les mâchoires, douleur lancinante dans l'articulation, qui l'empêche d'abaisser convenablement la mâchoire
inférieure (4 heures après).

452. En mangeant, tous les muscles de la mâchoire inférieure
causent une douleur comme contusive, de sorte qu'il est obligé
de cesser de manger.

453. Après avoir mangé, éructations à vide.

454. Point d'appétit ni de faim; ce qu'il mange ne lui plaît pas.

455. Borborygmes dans le bas-ventre, comme s'il avait la
diarrhée et fréquentes émissions de vents (6 heures après).

____

(1) *Matière médicale pure*, tom. III, pag. 346.

456. Pincemens dans le bas-ventre, comme pendant la diarrhée , mais sans envie d'aller à la selle (2 heures après).

457. Le premier jour, constipation.

458. Ardeur à la partie antérieure de l'urètre , pendant l'é-
mission de l'urine (3 heures après).

459. Accès d'anxiété au cœur qui ensuite bat avec beaucoup
de force et avec la même sensation que s'il était lui-même très-
chaud (4 heures après).

460. Elancemens isolés dans l'articulation de l'épaule gauche,
même pendant le repos (4 heures après).

461. Les bras et les jambes sont comme engourdis même en
se tenant couché (8 heures après).

462. Lassitude par tout le corps, comme s'il avait beaucoup
marché (2 heures après).

463. Il ne peut pas se tenir debout, pendant huit heures ; il
est obligé de rester assis ou couché; dès qu'il se lève, il est pris
d'une effrayante anxiété, son front se couvre de sueur froide,
et il a des nausées qui vont jusqu'au vomissement (3 heures
après).

464. La lassitude ne cessa qu'en se couchant, mais toutes les
incommodités disparurent, et elles ne se renouvelèrent plus
qu'en se levant ; elles cessaient aussi en restant assis , et le mal
de tête seul persistait alors.

465. La nuit , rêves de disputes.

466. Chaleur par tout le corps et sueur générale sans soif,
avec pâleur du visage (2 heures après).

467. Dès qu'il se lève de sa chaise , il est pris de sueur froide
au front.

§ 37. Note.

Nous avons vérifié avec le plus grand soin toutes les citations
faites par Hahnemann dans sa matière médicale pure, vérifica-
tion qui nous a pris autant de temps qu'elle nous a coûté de

peine et a exercé notre patience. Celui qui s'est jamais chargé d'un travail pareil, est seul en état d'apprécier notre dévouement, et si nous n'avons pas été rebuté par l'ennui et la longueur de ces recherches, c'est que nous étions soutenu par la conviction qu'il est temps de mettre un terme à cette coutume funeste qui s'est introduite dans la médecine de se copier mutuellement, souvent avec toutes les erreurs et les fautes typographiques. Nous l'avons déjà dit dans la préface, Hahnemann a admis au nombre de ses symptômes un grand nombre de phénomènes qui se sont manifestés chez l'individu malade après la prise du médicament destiné à opérer sa guérison. Quand nous avons cru trouver des motifs suffisans pour attribuer de pareils symptômes, non pas à la maladie, mais aux remèdes, nous les avons admis aussi parmi les effets toxiques. A cette catégorie appartiennent les cas racontés par Forestus, Smethius, Schenkius, etc.; on s'en convaincra en lisant le paragraphe précédent.

Quelquefois aussi se sont glissés dans la matière médicale pure de Hahnemann des symptômes qui n'ont pas été produits par l'ellébore blanc, mais bien par l'ellébore noir; nous les avons élagués. Dans cette catégorie rentre le symptôme 237 de la matière médicale pure; (Scholzius apud Schenkium, liv. VIII, obs. 178). D'autres fois, le symptôme n'est pas l'effet de l'ellébore seul, comme le symptôme 49 (Borichius. Acta Hafn. VI, pag. 145) par exemple, puisque le sujet avait pris en même temps de la cendre, du gingembre et de l'alun. Il y en a qui sont faussement cités, tel est le symptôme 160 (Claudius Galenus, aphorismus 1 Comment. V); il y en a qui doivent être attribués plutôt à la maladie qu'à l'ellébore, comme celui qui est pris de Müller (Hufland Journal, t. XII, pag. 4), et qui a été observé chez un individu asthmatique qu'on ne parvint pas à guérir, ou celui qui est tiré de Winter (*Breslauer Sammlung*, 1724, septembre, pag. 269), et qui concerne également un asthmatique. Et voilà les symptômes que Hahnemann admet dans sa soi-disant matière médicale *pure*. Quant aux symptômes de Rodder et d'Alberti (1), il nous a été impossible de les trouver malgré toutes les recherches. Comme Hahnemann se contente ordinairement de copier Murray (apparatus medicamentorum), et que ce dernier est souvent rempli de citations erronées, c'est à Murray que nous en attribuons la faute (2).

Toutes ces inexactitudes peuvent peut-être trouver une ombre de justification dans cette observation que Hahnemann a copié ses prédécesseurs avec toutes leurs fautes, comme ceux-ci l'avaient fait avant lui. Mais ce qui n'est pas aussi facile d'excuser, c'est d'avoir admis plus de cent symptômes empruntés à Greding qui les avait observés, comme Murray l'indique, chez des *individus en démence* auxquels il avait fait prendre l'ellébore blanc pour essayer de les guérir. Il n'est pas nécessaire de posséder une profonde connaissance des effets des médicamens sur l'organisme, pour savoir que la force de réaction contre les remèdes est tout autre chez les aliénés que chez les autres malades ou chez les personnes bien portantes. Cela n'a pas empêché Hahnemann de les mêler à ses autres symptômes. Et c'est une pareille *olla podrida* que l'on appelle *matière médicale pure !* En vérité je vous dis qu'il faut être aussi intimement convaincus que nous le sommes de la vérité de la méthode curative spécifique, pour ne pas y renoncer en voyant un chaos comme la matière médicale homœopathique dans son état actuel. Et qu'on songe que c'est avec de telles armes qu'on doit attaquer les plus terribles maladies.

Que celui qui se complaît à chanter éternellement les louanges de Hahnemann, nous condamne, nous accable de reproches, nous accuse d'hérésie, et blâme nos efforts pour faire jaillir la

(1) Cet ouvrage ne se trouve, à Paris, qu'à la Bibliothèque royale n° T. 1311.

(2) Nous n'avons pu vérifier les symptômes tirés de Ledelius. La première Décade des Éphémérides ne se trouve pas à la Bibliothèque royale ni à celle de l'Institut, et la Bibliothèque de l'Ecole Médecine avait prêté le volume qui contient l'observation.

vérité du milieu des ténèbres. Nous n'avons besoin ni des encouragemens ni du secours de pareils gens. Dieu nous préserve de nous asseoir en leur compagnie sur les bancs du tribunal de la médecine. Nous respectons Hahnemann, nous apprécions les services qu'il a rendus par la découverte de tant de vérités importantes ; mais notre vénération pour lui ne va pas jusqu'à l'idolâtrie. Que d'autres, comme les sectateurs du Dalaï-Lama, adorent jusqu'à ses ordures ; pour nous, nous regardons comme éternellement vraies ces paroles de Pascal : « Quelque élevés que soient les grands hommes, ils sont unis au reste des hommes par quelque endroit. Ils ne sont pas suspendus en l'air et séparés de notre société. S'ils sont plus grands que nous, c'est qu'ils ont la tête plus élevée ; mais ils ont les pieds aussi bas que les nôtres. Ils sont tous au même niveau et s'appuient sur la même terre, et par cette extrémité, ils sont aussi abaissés que nous, que les enfans, que les bêtes. »

A l'appui de ce que nous venons de dire, nous allons donner les pièces justificatives.

A) Hippocate dit que les convulsions qui surviennent après avoir pris de l'ellébore sont mortelles. J'ai vu cependant des convulsions, causées par l'ellébore blanc, qui n'ont pas été suivies de la mort, quoique accompagnées de symptômes effrayans. Chez nous, le peuple a coutume de s'en servir pour les fièvres. On met en poudre la racine de cette plante, on la mêle avec de la cendre et un peu d'alun et de gingembre ; on donne un gros de ce mélange au malade. Ce dangereux remède cause plusieurs symptômes funestes, entre autres une convulsion singulière dans les muscles des yeux, dont j'ai été témoin. Les yeux se tournent de manière qu'on n'en voit plus que le blanc. Cet état dure environ une heure, pendant lequel temps le malade ne voit point ; enfin, après avoir beaucoup vomi et rejeté l'ellébore, la vue lui revient, la fièvre ne reparaît plus et sa santé se rétablit (1).

(1) *Plano Borrichius.* Acta hafnia, VI, p. 145. 1676.

B) Les anciens faisaient cuire l'ellébore blanc dans une pomme: ils le mettaient en petits bâtons dans la substance; quand la pomme était cuite, ils retiraient les petits bâtons. Cette pomme était fortement vomitive et purgative; je l'ai éprouvé moi-même sur un maniaque auquel je l'ai donnée deux fois. Ce malade, attaqué d'une manie perpétuelle avec quelques accès de fureur, avait été inutilement vexé par beaucoup de bains, par des délayans : je voulus le traiter selon la méthode des anciens. Je fis cuire une pomme au centre de laquelle, au lieu du cœur, je fis mettre six gros d'ellébore blanc en poudre. La couleur de la pomme n'en était point altérée; je la lavai et la fis manger au malade chargée de sucre que je mis là comme un correctif de l'adhérence des parties résineuses aux intestins; il la mangea avec avidité; elle lui causa un quart d'heure après un étranglement violent, accident bien remarqué par les anciens, et bientôt après un vomissement cruel, enfin des déjections copieuses suivies et accompagnées de crampes convulsives. Le malade, dont la tête se trouva totalement dégagée, eut bien de la peine à subir une seconde scène pareille; j'aurais voulu travailler à corriger cette substance et j'ose me flatter que mon succès aurait été complet; mais ni le malade ni sa famille ne voulurent aller plus loin : il était incomparablement mieux. Ce remède n'eut aucune suite fâcheuses (1).

(1) Mémoire de la Société royale de Médecine 1778, p. 182. Lorry, Mémoire sur l'action de quelques médicamens.

Le Mémoire, dans lequel nous avons puisé cette citation, répétée dans l'ouvrage de Lorry : *de Melancolia*, vol. 2, page 204, nous offre encore le passage remarquable que nous donnons ci-après. Il est assez curieux de voir qu'un membre de cette académie qui aujourd'hui condamne l'homœopathie à cause de ses atténuations, a pressenti, il y a cinquante ans, la dynamisation des médicamens, en déclarant que la solution de ce problème serait une des plus brillantes conquêtes de la médecine. Si nous remontons le cours des siècles, nous trouvons les indications les plus manifestes de l'atténuation des médicamens. Voyez *Robert Boyle : De atmosphæris corporis consistentium, deque mirâ subtilitate determinata natura et insigni vi ef-*

C) Afin de m'assurer des vertus et des effets de l'ellébore blanc, je m'en fis envoyer au printemps les meilleures racines

fluviorum. Lond. 1673 (Bibliothèque royale de Paris, R. 2613), où il parle du développement des forces et des vertus des substances, du marbre même, par la trituration et le mouvement. Le même Robert Boyle se prononce en faveur de la spécificité des médicamens et reconnaît les avantages de les administrer sans mélange dans son ouvrage : *of the reconcileableness of specifick medicines tho the corpuscular philosophy. To which is annexed a discourse about the advantages of the use of simple medicines.* Lond. 1685. (Bibliothèque royale, R. 2602). Si on remonte encore plus haut, on trouve que l'idée d'atténuer les médicamens a été suggérée à Boyle par *Hyeronimus Cardanus* et à celui-ci par *Pline*. Rien de nouveau sous le soleil; mais le véritable inventeur est celui qui met à profit une découverte, et si plusieurs ont pressenti l'atténuation avant Hahnemann, c'est à lui qu'appartient la gloire de lui avoir procuré le droit de bourgeoisie dans la pratique médicale.

« Les propriétes générales des médicamens, tiennent aux lois générales par lesquelles une huile est constituée telle, une résine est reconnue résine, et en a la nature La partie qui les forme, a été d'abord plus simple, plus élémentaire; de cet état à celui de mucilage il n'y a qu'un pas. Là les variétés s'établissent, les exondations d'une partie sur l'autre formées par la structure des couloirs, n'en dépendent pas moins du mouvement général de la nature, qui toujours existant opère constamment, et suivant les circonstances qui lui sont présentées, la génération, la maturation, la destruction de l'individu. Mais cette activité semble se multiplier dans la production élastique, s'il m'est permis de me servir de ce terme, de ces substances prodigieusement atténuées qui semblent ne sortir du vaste champ de la nature avec une impétuosité qu'elles y ont acquises, que pour y rentrer, et pour ranimer son mouvement. »

« C'est cette *partie atténuée* qui est la source des propriétés particulières des corps, qui est susceptible de se combiner avec des substances qu'elle anime, et auxquelles elle donne un nouvel essor. C'est proprement elle à laquelle on a d'abord donné le nom d'archée, de gaz, et qui joue un rôle varié dans ses effets, modifié par combinaison de ce principe, mais dépendant d'un agent universel.

« En général même d'après les expériences de Rob. Boyle, nous avons remarqué que presque tous les corps, même les plus fixes, étaient susceptibles par le *frottement et le mouvement*, de développer une partie odorante; qui

qui croissent sur le Riesengebirge. J'avais l'intention de faire des expériences avec tout le soin possible et sur des personnes que je choisirais moi-même (1). Après avoir séparé toutes les parties aqueuses, je fis bien sécher l'écorce à l'ombre, la pulvérisai, la mêlai avec du sucre et en fis prendre à mes malades une dose d'abord très-faible, mais que j'augmentai peu à peu, de manière à ne leur en donner, dans le principe, qu'un seul grain en vingt-quatre heures. Quelques uns, après la prise, éprouvèrent des dégoûts et des envies de vomir, d'autres vomirent réellement après avoir avalé une quantité plus ou moins grande de cette poudre. Chez un très-petit nombre, ces dégoûts et ces envies de vomir furent déterminés par un ou deux grains (n° 11, 13, 15); chez un plus petit nombre encore, par cinq ou six grains (n°. 22, 38); chez un plus grand nombre, ils furent provoqués par huit grains (n° 1, 2, 23, 42); chez deux par dix grains (n° 9, 31); chez trois, par onze grains (n° 21, 26, 32), chez plusieurs autres par douze à quinze grains (n° 3, 4, 5, 6, 7, 8, 14, 34, 44); chez trois par un scrupule (n° 17,

n'était volatile que dans ce mouvement étranger imprimé à leur masse; mais que cette espèce de volatilisation était une marque de l'activité dont elles étaient susceptibles lorsqu'on leur faisait quitter l'état de repos. Je vais plus loin, et j'oserais avancer qu'il n'est point de substance végétale qui, bien examinée, ne répande, par l'effort de la végétation, une espèce d'odeur spécifique, qui varie suivant les âges de la plante qui les contient. D'après ces observations nous avons distingué, dans les parties actives des médicamens, deux propriétés remarquables qui appartiennent inégalement aux parties volatiles qui les composent et qui leur sont différemment distribuées l'une est leur extrême ténuité, et l'autre est l'adhérence plus ou moins forte que ces mêmes parties volatiles contractent avec la portion fixe de certains corps; adhérence souvent si intime, qu'on ne peut la détruire sans briser la combinaison des élémens anxquels elles sont unies. Cette propriété est peut-être une de celles qui sont faites pour être les plus précieuses à la médecine, et qui pourra un jour nous guider le plus sûrement pour entendre l'activité des médicamens.»

(1) *Vermischte medicinische und chirurgische Schriften*, par L. J. E. Greding. Altenburg, 1731. Pag. 28.

20, 30); et chez une seule de mes malades enfin (n° 37),
par vingt-quatre grains. Très-peu d'entre eux ont été pris de
vomissemens après six ou sept grains (n° 11, 13); un beaucoup plus grand nombre vomirent seulement après huit, neuf
ou dix grains (n° 2, 9, 10, 14, 17, 23, 24, 31); quelques
uns après onze ou douze grains (n° 5, 6, 7, 8, 20, 26); plusieurs après treize, quatorze ou quinze grains (n° 3, 4, 15, 18,
19, 27, 28, 34, 43); un après six et dix grains (n° 32), deux
après un scrupule (n° 23, 38), et trois après vingt-cinq à
vingt-sept grains (n° 29, 37, 42). Quoique cette poudre se
soit montrée efficace en général, on ne peut pas dire cependant
qu'elle ait provoqué de fâcheux accidens, même quand on l'a
donnée à une dose plus forte, et moins encore des crampes suivies d'une mort inévitable. Mais je ne m'en tins pas là dans mes
expériences et j'administrai aussi à mes malades, en forme de
pilules, l'extrait de l'ellébore blanc préparé d'après les prescriptions de M. Storck, et mêlé soit avec la poudre de cette
plante, soit avec de la valériane commune, soit avec du gui de
chêne pulvérisé. Cependant je ne tardai pas à m'apercevoir que
les pilules faites avec la poudre d'ellébore, étaient beaucoup
moins énergiques que la poudre elle-même, et que les pilules
préparées avec la valériane et le gui de chêne ne produisaient
presque aucun effet. Je les mis donc de côté les unes et les autres
et j'en revins à l'usage exclusif de la poudre. J'en ai trouvé les
effets différens selon les différens individus; quelquefois même
le résultat n'a pas répondu à mon attente, comme on le verra
dans les histoires de traitemens que je vais donner. Mes expériences commencèrent le 5 août 1770.

1). F. K., fou furieux, épileptique, et qui avait été reçu
le 8 février 1769, à l'âge de 32 ans, dans l'hôpital de cette
ville, était tellement stupide qu'il était impossible d'en rien
tirer sur l'origine et les progrès de sa maladie. J'appris plus tard

(1) *Ibid.* 30.

qu'il était sujet déjà, depuis nombre d'années, à des attaques d'épilepsie. Comme je lui avais déjà fait prendre, sans résultat, l'extrait de datura stramonium et d'atropa belladona, je me décidai à faire l'essai de ma poudre d'ellébore. Je lui en donnai donc trois drachmes du 4 août au 17 septembre, et du 19 au 27 du même mois, j'administrai au moins un drachme des pilules préparées avec la poudre et l'extrait d'ellébore blanc, en sorte qu'il finit par prendre onze grains de poudre et treize pilules dans un espace de vingt-quatre heures. Après une assez longue interruption dans les attaques de fureur et d'épilepsie, il éprouva du 1 au 5 août, chaque matin avant la prise de la poudre, quelques violentes attaques d'épilepsie, après quoi il en fut délivré jusqu'au 6 dans la soirée ; mais la nuit, il en eut deux fortes attaques qui se répétèrent chaque nuit du 8 au 11. Le reste du temps, il était parfaitement tranquille, quoiqu'il ne possédât pas sa raison et qu'il lâchât involontairement l'urine. Le 15 août, il fut constipé. Le 17, il prit huit grains de la poudre, et bientôt après il vomit quatre fois, sans parler de fréquentes dispositions à éructer. La constipation persista jusqu'au 19, où il eut enfin une selle régulière après deux vomissemens. Le 20, après des dégoûts, il se plaignit d'une douleur dans toute la bouche qui était enflammée le lendemain, laquelle alla en augmentant jusqu'au 3 septembre et à laquelle s'était jointe déjà, le 28 août, une inflammation de langue avec rougeur très-vive. Il eut dans la journée cinq selles et trois le lendemain. Je ne lui fis rien prendre depuis le 24 août jusqu'au 3 septembre. Le 31 août, il recommençait à recouvrer la raison. Le 5, le 8 et le 10 septembre, il vomit plusieurs fois ses alimens mêlés de mucosité et de matière verdâtre jaune ; du reste il se trouvait bien. Le 12, il parlait, il était gai, plaisantait même ; mais le soir, il eut une légère attaque d'épilepsie. Du 13 au 19 septembre, il se plaignit d'une douleur lancinante dans le côté droit. Le 14, le 15, le 17, le 19, le 20, le 21, le 22, quelques attaques d'épilepsie plus ou moins fortes, et quelques vomissemens le 17, le 20 et le

25. Le 27, il vomit sept fois de suite et le 28, trois fois, une matière verdâtre jaune. Du 20 au 23, il avait été presque constamment plongé dan un sommeil profond, même pendant les attaques d'épilepsie. Le 24, pour la première fois, il fut tourmenté
par une diarrhée qui reparut le 29. Depuis quelques jours aussi,
il était hors d'état de faire usage de sa raison. Il se plaignait
d'une douleur dans toutes les côtes et de faiblesse. Aux mois
d'octobre et de décembre, il fut de nouveau violemment attaqué
d'épilepsie; tandis qu'au mois de novembre, il en fut délivré.
L'état resta le même jusqu'au 24 avril 1771; après une longue
et violente maladie, de fréquentes et violentes attaques d'épilepsie, il mourut enfin le 1er mai à cinq heures du matin. L'autopsie eut lieu le jour même, et je pus me convaincre qu'aucun
médicament ne l'aurait soulagé. Le 17, le 24, et le 25 août,
le 15, le 16, le 17, le 18, le 19, le 20, le 22, le 23, le 24, et
le 25 septembre, il n'avait mangé qu'un peu de pain ou plutôt
il n'avait rien mangé du tout. A dater du 26 septembre, il s'était
mieux nourri; mais le 27 septembre, la faiblesse avait augmenté
néanmoins.

2) J. C. V., jeune homme de 23 ans, avait été tellement effrayé par un chien, à l'âge de 8 ans, qu'il faisait des soubresauts
subits en dormant comme pour échapper à cet animal. Peu de
temps après, il avait été attaqué de l'épilepsie, dont les accès
revenaient tous les six mois d'abord, puis tous les mois, ou au
plus tard toutes les six ou sept semaines. Il souffrait en même
temps de borborygmes dans le bas-ventre, n'avait pas d'appétit et se plaignait chaque nuit de violens maux de tête. Souvent il
était atteint d'une faiblesse d'esprit et même d'une véritable démence qui duraient plusieurs jours. Au bout de trois ans, il se
joignit à ces symptômes un vertige dans les yeux pendant quelques jours après chaque attaque. Je voulus faire un essai avec
l'ellébore blanc, après avoir administré long-temps presque sans

(2) *Ibid.* 35.

succès le stramonium et la belladonne, et à cet effet, je fis prendre au malade depuis le 5 août jusqu'au 19 septembre 1770, cinq dragmes de poudre et une demi-dragme de pilules. Je commençai par un grain de poudre et allai graduellement en augmentant jusqu'à quinze grains que je lui fis prendre le 15 et le 17 septembre. Il n'avait pris que deux fois des pilule s Le 3 juillet, il avait eu deux fortes attaques d'épilepsie sans fureur. Le 2 août, elles s'étaient renouvelées, mais avec plus de violence. Depuis le commencement du traitement par l'ellébore blanc jusqu'au 9 août, il se porta fort bien. Le 10, il se plaignit de maux de tête et de ventre; il eut quatre selles normales et transpira; mais les jours suivans, il alla bien et dormit d'un bon sommeil. Le 14, le 17 et le 18, il se plaignit de douleurs dans les yeux, d'éructation et d'une légère salivation. Transpiration modérée. Le 19, le 20, le 21, le 22, le 23, le 24 et le 25, il se plaignit d'enflure des paupières, et le 31, de maux de ventre, après quoi il se trouva bien. Le 28 et le 29 août, il vomit deux fois par jour, après une dose de huit grains, et rendit une mucosité verdâtre mêlée aux alimens. Le 29, il eut trois selles; le 30, dégoût; le 31, il alla bien; le 1 septembre, il vomit de nouveau une mucosité verdâtre; le 2 septembre, violens vomissemens; le 3, de grand matin, violente attaque d'épilepsie, mais sans fureur; le 4 septembre, il se plaignit par momens de borborygmes dans le bas-ventre et de maux de tête. A dater du 6, ces derniers symptômes persistèrent jusqu'au mois d'octobre, et il s'y joignit de la fureur et des étincelles devant les yeux. Dans l'intervalle, nommément le 8, le 13, le 16 et le 19 septembre, il vomit quelquefois. Le 9, le 10 et le 13, il ne mangea presque rien; le 13 et le 25 septembre, il se plaignit de douleurs dans le côté gauche avec toux continuelle, faiblesse et dyspnée, accidens auxquels se joignit depuis le 20 une salivation excessive. Comme il continuait à se plaindre le 2 et le 3 octobre d'une douleur lancinante dans la poitrine et la joue droite avec vomissemens continuels, on lui pratiqua, le 5 octobre, une saignée au bras, mais sans soulagement. Le sang avait une bonne consistance. Le 28 octobre dans la matinée et dans la nuit du 13 au 14 décembre, il eut trois violens accès successifs d'épilepsie. Dans la nuit du 21 au 22 janvier 1771, il n'en eut qu'un seul. Le 11 septembre, je lui avais fait prendre contre la constipation une dose de sulfate de magnésie et de salpêtre à parties égales.

3) T. G. B. , mineur de petite stature, espèce de masse de chair pourvue d'une grosse tête ronde et âgé d'un peu plus de 34 ans, fut amené dans notre hôpital le 6 février 1770, à cause d'une mélancolie dont il avait été attaqué dans l'automne de 1769 à la suite d'une frayeur produite par une imagination dérangée. Quand on lui demanda la cause de sa maladie, il répondit qu'il s'était parfaitement bien porté jusqu'à l'automne précédent, mais qu'ayant voulu aller seul dans la fonderie, il avait senti un grand homme noir lui sauter sur les épaules, ce qui l'avait tellement effrayé qu'il en était tombé malade. Depuis le moment de son entrée dans l'hôpital jusqu'au commencement de la cure, il ne cessa presque pas un instant d'être en proie à une fureur si violente quelquefois, qu'on se vit obligé de l'enchaîner. Au milieu de sa mélancolie furieuse, il se livrait à la masturbation. Ce fut dans cet état qu'on lui fit prendre du 5 août au 16 septembre près d'une once de poudre et du 16 au 23, plus d'une dragme de pilules d'ellébore blanc, en commençant par un grain et en montant graduellement jusqu'à dix-huit grains. Le résultat fut des plus heureux ; car la mélancolie, qui était accompagnée de chaleur du corps, diminua de jour en jour, mais pour faire place, le 7 août, à une inflammation de toute la bouche, suivie, le 12 août, d'une inflammation de l'œil droit avec chaleur fébrile. Le sulfate de magnésie diminua cette inflammation en agissant comme purgatif, et elle disparut bientôt entièrement. Dès le 16, le malade dormait et se trouvait bien. A da-

(3) *Ibid.*, p. 89

tér du 22 août, il ne put présque plus se rassasier. Le 26, il se plaignit de brûlures à l'anus, quand il allait à la selle ; elles cessèrent le 27 ; mais le 29, après avoir pris treize grains de poudre, il vomit sept fois de suite une mucosité verdâtre et eut deux selles, après quoi il se sentit la tête singulièrement soulagée. Le 6 septembre, il vomit cinq fois une mucosité d'un vert jaunâtre. Le 11, sa face devenait par momens toute blanche et un instant après, rouge et brûlante. Tout en parlant sans cesse, il perdait souvent la raison. Cet état persista jusqu'au 17 septembre, où il vomit quatre fois une grande quantité de mucosité jaunâtre. Ces vomissemens se répétèrent cinq fois le 21. Mais dès-lors il se porta si bien que le 28 septembre 1771, on put le renvoyer dans sa famille parfaitement guéri.

4) J. G. L., charpentier, grand et robuste, qui avait servi sous les drapeaux, était tombé dans une mélancolie pour laquelle on l'amena à l'hôpital au mois d'avril 1767. Il était alors âgé de 34 ans, et était entré dans une fureur si extraordinaire qu'il avait fallu l'enchaîner. Une fois à l'hôpital, il se tint tranquille ; mais il ne cessait de parler jour et nuit de l'état militaire, de marches et de contremarches, d'assauts, de batailles et d'ennemis. Il reçut du 5 août au 17 septembre six dragmes de poudre, et jusqu'au 29 du même mois, une dragme de pillules d'ellébore blanc. La dose avait fini par être de dix-huit grains. Jusqu'au 28 août, la poudre ne lui causa aucune incommodité ; il dormit d'un sommeil paisible et mangea avec appétit. Le 29, après en avoir pris treize grains, il vomit deux fois de suite une mucosité blanche, et ressentit beaucoup de dégoûts. Le 31, il eut deux selles ; le 4 septembre, après une dose de seize grains, il vomit à trois reprises une mucosité vert-jaunâtre. Le lendemain, ces vomissemens se répétèrent plusieurs fois et furent très-copieux. Le 7 septembre, il vomit cinq fois ; le 10, il vomit quatre fois une mucosité verte ; le lendemain il eut deux selles naturelles,

(4) *Ibid.*, p. 37.

mais peu d'appétit. A dater du 11, il parla un peu plus; mais du 12 au 17, la fureur augmenta un peu. Ce jour-là, on remarqua que son nez était couvert de taches rouges qui se changèrent les jours suivans en vésicules. Le 19, il vomit cinq fois de la mucosité, et quatre fois le 24; le 27, il eut cinq selles et quatre le 29; mais ensuite il se lassa de prendre des remèdes. Ses idées de combats à livrer surtout contre les Turcs, le reprirent, et l'ellébore blanc ne produisit plus rien. Il resta dans cet état, fut attaqué d'une toux, tomba dans la consomption et mourut enfin le 19 juillet 1774 de grand matin.

5) J. G. G., fils d'un paysan, fut amené à l'hôpital au mois de mars 1769, à l'âge de 12 ans. Il était devenu mélancolique à l'âge de sept ans, je ne sais par quelle cause; il ne cessait de lire, de chanter, de siffler, de courir çà et là, et gardait d'ailleurs un silence si obstiné qu'il était impossible de lui arracher un mot. Il était de petite stature, avait le visage pâle, mais du reste un air de santé. Du 5 août au 17 septembre, il prit au moins cinq dragmes de poudre, et jusqu'au 2 octobre, une dragme et demie de pilules d'ellébore blanc. Il reçut en outre du 15 novembre au 7 décembre 1770 dix dragmes de pilules composées d'extrait d'ellébore blanc et de poudre de racines de valériane commune à parties égales. Les doses augmentèrent graduellemenent jusqu'à dix-sept grains de poudre et de *pilules* d'ellébore blanc, et vingt-deux grains de pilules de la seconde espèce qu'il prenait presque chaque jour. Les premiers jours, il dormit bien, n'alla pas souvent à la selle, fut alternativement plus tranquille ou plus agité, et but plus ou moins. Le 13 août et le jour suivant, on remarqua que l'albuginée de l'œil droit était un peu rouge. Le 16 et le 17, il y eut soif plus vive et appétit plus fort; le 18, pas de selle, fréquentes émissions d'urine. Le 23, après avoir pris onze grains de poudre, il rendit tout à coup ce qu'il avait mangé. Devenu plus tranquille ensuite, il

(5) *Ibid.*, p. 38.

resta dans le même état jusqu'au 27 août; mais pendant trois jours, il ne répondit presque à aucune des questions qu'on lui adressa; le 29, après treize grains de poudre, il vomit à cinq reprises de la mucosité mêlée de bile verte, et eut trois selles. Il en eut quatre le 31, et son teint pâlit un peu plus. Mais le 1 septembre, il était gai et il alla à son travail sans répugnance. Le 2, après quinze grains de poudre, il vomit huit fois de la mucosité, après quoi il devint plus tranquille et parla davantage; le 5, il rendit à quatre reprises une grande quantité de mucosité verdâtre jaune. Ces vomissemens se répétèrent trois fois le 7. Ce même jour, on remarqua quelques vésicules à l'angle gauche de sa bouche; le 8 septembre, il vomit peu; mais le 11, il rendit une grande quantité de mucosité à trois reprises différentes; le 10, les vomissemens se renouvelèrent quatre fois, et les matières rendues avaient une couleur verdâtre noire; le 12, deux vomissemens de mucosités; le 15, il ne vomit qu'une seule fois, et il commença dès-lors, jusqu'au commencement d'octobre, à cracher une grande quantité de salive visqueuse; le 17, cinq vomissemens; le 19, quatre; la raison lui revint alors jusqu'à un certain point; le 23 et le 24, fréquens vomissemens de mucosité. Le 1er octobre, nouveaux vomisssemens à deux reprises différentes avec légère chaleur du corps qui disparut cependant bientôt.

Au milieu de novembre, c'est-à-dire au bout de quelques semaines, il avait perdu de nouveau toute lueur de raison, et son estomac avait été tellement surchargé, qu'il rendait tout ce qu'il prenait. Je lui donnai donc, le 15 novembre, seize grains de pilules, en allant dès-lors en augmentant graduellement. Le 19 et le 24 novembre, il eut une selle; mais le 22 il rendit, avant de se mettre à table, une assez grande quantité de mucosité verdâtre jaune. Il ne reconnut pas son frère; le 26 et le 29, il eut à peine une selle; mais il en eut trois le 30 novembre et le 1 décembre; le 2, il en eut quatre et deux le 3; le 4, la constipation avait reparu, la face était d'un rouge ardent, et le malade ne prononçait pas une seule syllabe; le 5 décembre, cinq selles suivies de quelque soulagement ; le 6 , il se remit à saliver , mais comme la chaleur et la rougeur de la face augmentèrent les jours suivans, et qu'il s'y joignit quelques symptômes fébriles, on lui fit prendre d'autres médicamens. Le 10 décembre , on lui pratiqua une saignée au bras gauche ; le sang était à l'état normal. Vers le milieu de décembre, il recouvra enfin la raison, mais du reste il resta dans le même état qu'auparavant.

6) D. C. S. S. , boulanger d'une quarantaine d'années, grand et maigre , nous fut amené le 4 février 1769. Des causes morales l'avaient jeté pendant l'été de 1768 dans une mélancolie qui n'avait pas tardé à devenir furieuse. Il était toujours gai , content, joyeux , railleur ; mais si on le mettait en colère , il devenait furieux. On lui fit prendre du 5 août 1770 jusqu'au 11 du même mois près d'une once de poudre , et depuis le 11 août jusqu'au 24 septembre, plus d'une dragme de pilules d'ellébore blanc. La dose avait graduellement augmenté jusqu'à un scrupule de poudre d'ellébore blanc. Au commencement du traitement , il bavarda plus que jamais et entra dans de plus gandes fureurs. Le 7 août, rougeur de la face, abondantes émissions d'urine et sommeil bon. Les jours suivans, il fut plus agité ; le 9 août , il se remplit le conduit auditif de mie de pain et se plaignit d'être sourd. La soif continuait à être tout aussi vive , et le soir il rendit ce qu'il avait bu. Le 11 août, il déchira tout ce qui lui tomba sous la main et chercha à dévorer ses souliers déchirés ; le 13 , il mangea ses propres excrémens , mais le 14 et le 15 , il se tint beaucoup plus tranquille. Le soir , il fut pris d'une forte toux qui dura près de trois heures ; il expectora beaucoup de mucosité et dormit bien. Le lendemain, il avait beaucoup moins de raison ; abondante expectoration de mucosité verdâtre , moins copieuse le 18. Il disait qu'il était aveugle et qu'il avait un cancer. Le 20 août, la toux reparut par moment avec salive d'un gris de cendre ; le lendemain , il s'y joignit une douleur dans la poitrine qui persistait

(6) *Ibid.*, p. 41.

encore le 22, jour où le malade vomit dans la matinée et ne mangea rien; le 23, il fut très-tranquille; seulement il toussa un peu dans la nuit; mais depuis le 27, il se plaignit d'une douleur de poitrine et d'une toux sèche; le 31, il vomit quatre fois une mucosité verte. Le 1er septembre, il redevint furieux et se mit à pousser des éclats de rire. Il avait du reste, surtout la nuit et le matin une forte toux sèche. A dater du 8, il fut plongé dans un sommeil presque continuel; cependant le 13, il répondit à toutes les questions qu'on lui adressa et les jours suivans, la raison commença à lui revenir; le 17, après trois vomissemens de mucosité, on le trouva plongé dans une espèce de stupidité. Il se plaignit de surdité et de douleurs de poitrine; le 19, il mangea de bon appétit, s'estimait aussi heureux qu'un roi et nommait princes ses compagnons. Dans la nuit, après quelques accès d'une toux d'abord sèche, il finit par cracher beaucoup de mucosité; le 23, il eut deux selles suivies de hoquets pendant tout un quart d'heure. Il resta ensuite tranquille pendant quelque temps; mais il ne recouvra jamais complétement la raison.

7) T. G. R., journalier, né d'un père atteint d'une mélancolie furieuse, n'avait pas eu toujours, même dans sa première jeunesse, la pleine jouissance de sa raison. Il fut reçu dans l'hôpital le 10 janvier 1770 à l'âge de trente et un ans. Il était sujet à des ulcères aux tibias qui duraient assez long-temps. Dans sa folie, il s'abandonnait aux actions les plus insensées et courait çà et là sans savoir où il allait. On lui donna du 5 août au 17 septembre près de sept dragmes de poudre; et jusqu'au 29 du même mois, au moins deux dragmes et demie de pilules d'ellébore blanc. La plus forte dose qu'il prit fut dix-huit grains tant de poudre que de pilules. Le 7 août, il était déjà beaucoup plus tranquille. On lui ôta ses liens. Il dormit bien. A dater du 10, il but plus qu'à l'ordinaire, et le 15, il commença aussi à manger plus que de coutume. Le 17, il transpira beaucoup; la

(7) *Ibid.*, p. 43.

sueur avait une odeur aigre ; mais elle diminua dès la nuit suivante. Le 20 août et les jours suivans, il dormit par momens.
La nuit, sommeil plus profond qu'à l'ordinaire. Le 23 , il vomit
deux fois les alimens. Le 26, il eut trois selles et se plaignit de
tranchées autour du nombril. Le 29, il vomit deux fois et le 30 ,
trois fois une mucosité verte. Le 31, deux selles accompagnées
d'un peu de faiblesse. Il se trouva bien ensuite, mais le 4 septembre, il n'eut pas d'évacuation alvine et il se plaignit de chaleur et de douleurs dans la tête, qui cessèrent bientôt. Il ne mangea rien, mais dormit beaucoup le lendemain. Le 10 septembre,
il vomit à cinq reprises une mucosité vert jaune, après quoi
il parut beaucoup plus gai. Le 12, il eut trois selles. Le 13, après
sept vomissemens, il se plaignit de douleurs de poitrine qui revenaient par accès ; mais ces douleurs disparurent dans la nuit
du 14 au 15 , à la suite d'une transpiration très-abondante. Le
17 septembre, il eut six selles, et fut plus silencieux pendant quelques jours. Le 19 , deux selles. Le 21 , trois vomissemens d'une
mucosité jaunâtre, qui l'affaiblirent un peu. Le 25 septembre, on
le trouva plus tranquille ; il eut aussi plus d'appétit ; mais commença dès-lors à cracher la salive qui s'amassait fréquemment
dans sa bouche. Le 28 , salivation plus abondante. Le 29, outre
quelques vomissemens, il eut quatre selles et resta quelque temps
plus tranquille ; mais du reste, il ne fut jamais délivré de son mal
principal.

8) R. C. W., fille de 26 ans, qui avait mené une vie très-dis-
solue pendant la dernière guerre, fut reçue dans notre hôpital le
29 décembre 1764. Comme elle ne pouvait plus satisfaire ses
penchans grossiers, elle était tombée dans une mélancolie et
avait cherché à se suffire à elle même, faute d'hommes qui vou-
lussent d'elle. Elle était très-sale, laissait tout traîner après elle
et plusieurs fois dans sa fureur, elle avait voulu se donner la
mort. Un violent accès de démence l'ayant prise dans l'été de

(8) *Ibid.*, p. 45.

1770, je lui donnai du 5 août au 17 septembre six dragmes de poudre et jusqu'au premier octobre, quatre scrupules de pilules d'ellébore blanc. Elle reçut en outre, du 18 novembre au 24 décembre de la même année, quatorze dragmes de pilules composées d'extrait d'ellébore blanc et de poudre de racine de valériane commune à parties égales. Jusqu'au 1 octobre, la plus forte dose fut de seize grains, mais elle fut de quarante grains jusqu'au 24 décembre. La malade était habituée à boire beaucoup, elle allait chaque jour deux ou trois fois à la selle et lâchait une grande quantité d'urine. En tout temps, mais surtout la nuit dans ses accès de fureur, elle s'irritait les parties génitales avec le doigt et la main. Le 7 août, transpiration modérée; le 8, maux de tête qui cessèrent le 9 après qu'elle eut transpiré; le 10, violent accès de fureur; elle demanda une sage-femme pour l'accoucher, disant ressentir des douleurs d'enfantement; le 14 août, beaucoup de soif et peu de sueur. Elle se plaignit de maux de tête et d'une certaine raideur; le 18, appétit et soif plus forts qu'à l'ordinaire; émissions d'urine, fureur continuelle, abondante transpiration qui persistait le 20, mais seulement aux mains; le 21 et le lendemain, elle baisait, par malice, tout ce qui était à sa portée, même les objets les plus sales. Du 23 au 25, menstruation très-abondante, mais sans que la lasciveté de la malade diminuât en rien; Le 27, elle vomit deux fois les alimens, et le lendemain, elle eu cinq vomissemens d'une matière verte visqueuse; maux de tête ensuite; le 29, dégoûts; le 30, un rêve l'ayant effrayée, elle vomit une mucosité verte très-visqueuse. Ces vomissemens se renouvelèrent le 2; le 4, humeur constamment malicieuse. Quatre vomissemens d'une quantité de mucosité liquide; le 8 septembre, dégoûts jusque vers midi; le 9, cinq vomissemens et autant de selles. Elle devint ensuite beaucoup plus tranquille, dormit bien et transpira modérément pendant quelques jours; le 11, cinq selles; le 13, trois; le 14, quatre; du 17 au 21, abondante menstruation. La malade était très-tranquille dans certains momens; le 24 décembre, elle vomit cinq fois vers midi et eut cinq selles ; mais la nuit suivante, elle fut prise d'un nouvel accès de fureur. Le 27, quatre selles et deux vomissemens. Le 1, elle vomit à six reprises une mucosité verdâtre jaunâtre , eut quatre selles et fut beaucoup plus tranquille.

Mais comme elle eut un violent accès de fureur pendant quelques jours , à l'époque de la menstruation qui avait cessé le 17 novembre, je lui fis reprendre des pilules en commençant par une dose de seize grains ; elle s'endormit aussitôt d'un bon sommeil. Du 25 au 28 , elle fut plus agitée et eut de fréquentes selles ; depuis le 29 , elle commença à mieux dormir et redevint beaucoup plus tranquille ; le 6 décembre, elle fut prise d'une soif plus vive. Du 8 au 13, menstruation comme à l'ordinaire , pendant laquelle la malade se tint très-tranquille. Mais à dater du 15, elle retomba par momens dans ses accès de fureur ; le 22, fureur continuelle ; deux vomissemens d'une mucosité verte, après quoi elle eut quelques lueurs de raison ; mais le 31 décembre , ayant reçu une poudre de sel , elle se mit à pousser des cris épouvantables en disant que cette poudre avait mis en fuite tous ses amans.

9) T. M. R. , veuve de 55 ans, fut amenée à l'hôpital le 24 mai 1784. Depuis l'âge de treize ans , c'est-à-dire depuis l'apparition de ses règles, qui avaient toujours été fort irrégulières et supprimées quelquefois pendant plus de six mois ; elle n'avait pas cessé de se plaindre de maux de tête. Elle s'était mariée à dix-neuf ans , et n'étant plus redevenue enceinte après une fausse couche , elle avait passé sans dormir les premières nuits de son second mariage. Les dérèglemens de son mari qui buvait toute la nuit et satisfaisait rarement ses désirs , la chagrinaient aussi beaucoup. Le premier accès de démence la prit en 1738 ; il se répéta en 1752, et le 6 novembre 1763 , sans qu'on s'en doutât, en partie par les motifs déjà mentionnés, en partie à cause de la suppression prolongée et de la grande irrégularité

____

(9) Ibid., p. 48.

des menstrues. Il est vrai que les deux premiers accès ne durèrent que huit jours ; mais le troisième fut beaucoup plus long. Sa folie consistait à faire toutes sortes de malices, à tenir les discours les plus indécens, à déchirer ses vêtemens, à briser les vitres, les poêles et les autres choses fragiles, à mettre le feu à son propre lit et dans sa propre chambre, à étrangler ceux qui lui tombaient sous la main et à s'abandonner aux actions les plus insensées. On s'était vu obligé de l'arrêter et de l'enfermer le 7 décembre. Depuis qu'elle était entrée à l'hôpital, elle était très-paisible contre son habitude, et elle resta dant cet état jusqu'au mois de mars 1770, ne se plaignant que de maux de tête, surtout la nuit. Mais à l'approche du printemps de 1770, elle fut prise tout à coup d'un quatrième accès. Sa fureur était extrême ; elle ne cessait de crier jour et nuit, tenait les discours les plus sales, dansait, courait çà et là toute nue, parlait d'amour et d'autres choses pareilles. Cet accès dura jusqu'au milieu de l'été. Je lui fis prendre du 5 août au 9 septembre 1770, une demi-once de poudre d'ellébore, en augmentant graduellement jusqu'à douze grains. Le 6 août déjà, les maux de tête qui étaient continuels et d'une violence extrême, cessèrent presque entièrement. La malade dormit d'un sommeil plus paisible, but plus souvent et lâcha beaucoup d'urine ; le 12, la céphalalgie avait disparu ; sommeil long et sans interruption ; soif toujours vive, tête plus libre de jour en jour ; le 15 et le 16, après des maux de tête, elle éprouva des tranchées et des gargouillemens dans le ventre suivis de trois et même de quatre selles dans la nuit, après quoi elle se sentit mieux ; le 19 et le 24, constipation plus opiniâtre qu'à l'ordinaire. Du 23 au 25, sa joue droite enfla, cette enflure s'étendit ensuite à toute la face, mais elle disparut vers la fin du mois ; le 29, douleur dans les lombes et douleurs arthritiques dans les extrémités inférieures, qui cessèrent cependant le 1 septembre ; le 31 août, elle vomit quatre ou cinq fois une mucosité blanche, et le 2, après de fréquentes éructations, elle cracha une quantité de mucosité ; le 4, après quelques dégoûts, elle retomba dans un léger accès de fureur. Elle disait avec un certain plaisir qu'elle était enceinte. Le lendemain, selles plus copieuses qu'à l'ordinaire ; le 6, six vomissemens de mucosité verdâtre jaune, avec légers maux de tête ; le 8, dégoût extraordinaire avant midi, et le 10, trois vomissemens de mucosité avec dégoût et selle. Elle se trouva bien pendant long-temps, mais elle refusa absolument de continuer à prendre le médicament.

10) T. R. H., femme non mariée, fut reçue dans l'hôpital le 26 mai 1770, à l'âge de quarante ans. A l'âge de vingt-un ans, elle avait déjà été en proie à des accès de frénésie amoureuse tels qu'il était presque impossible de la contenir, et qu'elle avait cherché à s'ôter la vie par tous les moyens. Du 5 août au 15 septembre, elle reçut treize scrupules de poudre et du 15 septembre au 1er octobre 1770 une dragme et demie de pilules d'ellébore blanc. La plus forte dose de pilules fut de quatorze grains. Dès le premier jour, elle se plaignit de borborygmes dans le bas-ventre, et les jours suivans, de tranchées s'étendant depuis le dos jusqu'au nombril, et accompagnées d'une forte soif. Le 7 août, après de fréquentes émissions d'urine et quelques gargouillemens dans le ventre, elle commença déjà à dormir d'un sommeil un peu plus tranquille ; le 8, elle eut de légers dégoûts ; le 9, trois selles avec tranchées. La menstruation, supprimée depuis plusieurs années, reparut et dura jusqu'au 11 août, comme à l'ordinaire : dans l'intervalle, elle eut trois, quatre et même cinq selles par jour. Sommeil beaucoup plus paisible et esprit plus tranquille ; le 14, abondante transpiration, forte soif, cinq selles et six le lendemain ; la transpiration persista jusqu'au 4 septembre ; elle suait chaque nuit plus ou moins ; le 16, le 18 et le 20 août, trois selles ; le 19, quatre avec d'abondantes évacuations d'urine ; le 22, borborygmes dans le bas-ventre, et du 23 au 27, trois, quatre et même cinq fois plus de selles qu'à l'ordinaire ; le 30, elle en eut quatre ou cinq, vomit six fois une

(10) *Ibid.*, p. 50.

mucosité verdâtre jaune et se sentit un peu d'appétit; le 1er septembre, dégoût et quatre selles, le 2, elle n'en eut que deux,
mais le 3 et le 4, elle en eut cinq avec dégoût. Dès-lors jusqu'au
12, elle en eut chaque jour deux, trois ou quatre avec diminution extraordinaire de la mélancolie; le 12, pendant une heure
entière, forte rougeur et chaleur à la face qui persistèrent le
lendemain et jusqu'au 15, en même temps rire continuel; à dater du 15, elle fut beaucoup plus tranquille; le 16, sept selles
et le 17, quatre; le 19, après avoir pris dix pilules chacune d'un
grain, elle eut six selles et vomit neuf fois une mucosité verte,
après quoi elle eut quelques lueurs de raison; le 25, elle éprouva
des dégoûts; le 27, elle vomit huit fois et eut trois selles; vers
midi il lui vint autour du menton et de la bouche un exanthême
rouge qui disparut bientôt cependant. Le 1er octobre, elle vomit
quatre fois de la mucosité et eut six selles; le lendemain, elle se
plaignit de pressions dans les yeux et mangea peu; le 4, on lui
fit une saignée au bras; le sang se couvrit d'une couenne épaisse.
Elle se porta fort bien pendant long-temps, mais dans l'hiver
elle fut attaquée d'une toux à laquelle se joignit par la suite une
expectoration purulente; elle tomba dans une consomption et
mourut enfin le 14 juin 1772.

11) C. S. R., demoiselle de 26 ans, née d'une bonne famille
et très-sage, étant tombée en démence à la suite d'un mariage
manqué, fut amenée à l'hôpital le 26 octobre 1768; elle était
alors fort tranquille et possédait toute sa raison. Mais au printemps de 1769, elle fut prise d'un nouvel accès de mélancolie.
Elle était toujours triste, rejetait tous les médicamens et mangeait fort peu. Elle recouvra la raison en été et en automne. A
l'approche du mois de mars 1770, elle retomba pour la troisième fois en démence et l'accès continua sans interruption jusqu'en été. Elle était toujours contente, gaie, lascive, et se
croyait enceinte. Je lui fis prendre depuis le 5 août jusqu'au

(11) *Ibid.*, p. 52.

16 septembre une demi-once de poudre, et jusqu'au 28 septembre près d'une dragme de pilules d'ellébore blanc; la plus forte dose fut de seize grains tant de poudre que de pilules. Dès le premier jour, elle se plaignit de dégoût, de tranchées et de douleur dans les épaules qui, le lendemain, s'étendirent à tout le dos.. Elle urinait beaucoup, buvait souvent et allait rarement à la selle; le 7 août, elle fut prise d'une douleur dans les côtés, ressentit des tranchées autour de la région de l'estomac, eut plusieurs selles, beaucoup d'appétit et un sommeil plus paisible; mais le 3, aussitôt après le repas, elle eut un violent accès de fureur. Elle disait que tous les gardiens de l'hôpital étaient ses amans. Pendant cet accès qui alla en augmentant de jour en jour, elle but beaucoup, urina fréquemment, se plaignit de tranchées, d'abattement dans les membres. Elle dormait par momens dans la journée, et la nuit, plus qu'à l'ordinaire; le 13 août, elle sembla tranquille et gaie; le 14, aussitôt après la prise du médicament, elle ressentit un fourmillement dans les doigts, puis dans les mains, qui finit par s'étendre sur toute la poitrine jusqu'aux lombes; les deux heures suivantes, elle resta plongée dans le sommeil, transpira d'une manière extraordinaire, s'éveilla vers midi, entièrement délivrée du fourmillement; mais le 15, la même douleur accompagnée de crampes, reparut dans les doigts de la main droite et s'étendit dans le bras, l'épaule et le sein gauche, d'où elle descendit dans le ventre. Fréquentes émissions d'urine, selle et apparition des menstrues qui avaient cessé quinze jours auparavant tout au plus. Toutes les douleurs disparurent. La menstruation fut très-abondante et cessa enfin le 24, après que la malade eut couru toute nue çà et là, chanté, dansé, pendant toute la nuit; le 26, après une nuit sans sommeil, elle se plaignit de maux de ventre; le 27, trois selles et le lendemain, quatre, avec quatre vomissemens d'une mucosité verte; nuit paisible; les selles plus ou moins copieuses continuèrent; le 29, elle se plaignit de douleurs dans les lombes; le 31, d'une douleur dans le sein gauche, et le 3 sep-

tembre, de maux de dos. Elle éprouvait en outre depuis le 30 août, un dégoût extraordinaire avec fréquente salivation, et était si fermement convaincue qu'elle était enceinte du fait de notre pasteur, qu'elle découpait ses vêtemens et en faisait avec beaucoup d'adresse et d'habileté des langes pour son enfant; le 4, le 7, le 9 et le 11 septembre, beaucoup de dégoûts et forte salivation. Ce dernier jour, fréquens vomissemens plus ou moins copieux et une selle; le 4 septembre, elle se plaignit d'une douleur dans le côté, le sein et les cuisses; le 6, elle ressentait des douleurs dans les parties génitales; le 10, sa grossesse imaginaire la jeta dans le plus violent accès de fureur, elle accablait son séducteur des plus terribles malédictions; mais après un accès, qui dura depuis le 15 dans la soirée jusqu'au 17 septembre, la menstruation parut et elle devint plus tranquille; les règles cessèrent de couler le 22 vers midi; le 24, le 26 et le 28, après avoir pris des pilules, elle éprouva, pendant long-temps, beaucoup de dégoûts, il lui sortit une grande quantité de mucosité par la bouche; elle eut plusieurs selles, après quoi elle devint beaucoup plus tranquille, mais l'idée de sa grossesse lui resta long-temps encore. Elle recouvra enfin la raison vers la fin de l'automne. Honteuse de l'état dans lequel elle avait été, elle était quelquefois tout abattue; cependant elle se remit peu à peu à travailler et elle est restée aussi saine d'esprit que de corps.

12) S. W., âgée de plus de cinquante ans et née d'un père mélancolique (sa sœur était morte aussi de la même maladie), fut amenée le 12 juin 1770. Elle avait donné le jour à quatre enfans au milieu des circonstances, les plus pénibles et était tombée, à ce qu'on m'apprit, le 1er octobre 1768, dans un accès de démence pendant lequel elle s'était échappée et avait impitoyablement battu tous ceux qu'elle avait rencontrés. Je lui fis prendre du 5 août au 7 septembre une demi-once de poudre d'ellébore blanc, en

____

(12) *Ibid.*, p. 55.

augmentant graduellement la dose jusqu'à treize grains. Dès le premier jour, gargouillemens dans le bas-ventre, moins forts le second. Le troisième, beaucoup de dégoûts avec rougeur de la face et sueur. Elle avait une légère diarrhée, urinait beaucoup et buvait fréquemment. Le 9 août, aux dégoûts se joignit une salivation, et les nuits étaient déjà beaucoup plus paisibles. Les dégoûts persistèrent et s'accompagnèrent, le 14 août, de tranchées ; du reste, les selles étaient naturelles. Le 15 août, dans la nuit, elle vomit trois fois la mucosité la plus visqueuse, après quoi les dégoûts diminuèrent beaucoup. Le 17, les gencives du côté gauche de la mâchoire inférieure commencèrent à enfler, mais le 18 déjà, elles revinrent presque à l'état normal, et le lendemain l'enflure avait entièrement disparu. Le même jour, forts dégoûts et abondante salivation. Le 19, après des borborygmes dans le bas-ventre, elle eut quatre selles, et six le lendemain avec transpiration abondante qui continua plus ou moins forte, jusqu'au 24 août. Le 21 et le 22, trois selles par jour; le 26, quatre, avec un peu plus d'agitation la nuit. La transpiration qui reparut le 27 août, persista jusqu'au 30, et dans l'intervalle, la malade eut des selles plus ou moins fréquentes, un sommeil plus ou moins agité, et but beaucoup. Le 31, violent dégoût et salivation. Le 1ᵉʳ septembre, quatre vomissemens d'une mucosité vert-jaunâtre en grande quantité. Le 3 et le 4, les dégoûts reparurent et furent suivis, le 5, de six vomissemens d'une mucosité vert jaune et d'une légère diarrhée. Le 7, elle mangea peu ou point, elle était faible, et les pieds commencèrent à enfler peu à peu. La faiblesse augmenta de jour en jour et elle termina sa misérable vie.

13) J. L. S., fille de quarante-deux ans, sujette depuis longtemps à des attaques d'épilepsie, avait été amenée en 1767. Depuis cette époque, elle était devenue extraordinairement grosse et grasse. A l'âge de seize ans, elle avait éprouvé une frayeur

(13) *Ibid.*, p. 57.

pendant la menstruation , et avait été prise d'accès de syncope qui étaient devenus de plus en plus violens et s'étaient changés en attaques d'épilepsie. Il s'y était joint plus tard une démence furieuse. Depuis le 15 décembre 1769 , elle avait régulièrement chaque jour deux ou trois violentes attaques d'épilepsie , quelquefois même davantage. Elle dormait peu la nuit et était en proie à la fureur. Elle avait déjà pris sans résultat *datura stramonium* et *atropa belladonna*. Je lui donnai du 5 août au 17 septembre cinq dragmes de poudre et jusqu'au 29 octobre six dragmes de pilules d'ellébore blanc. Elle en prit six dragmes jusqu'au 13 novembre. La plus forte dose fut de dix-sept grains de poudre et de vingt grains de pilules. Du 20 novembre au 25 décembre , elle reçut deux onces et une dragme de pilules composées d'extrait d'ellébore blanc et de poudre de racine de valériane commune à parties égales , et enfin jusqu'au 3 janvier 1771, une once de pilules faites de gui de chêne pulvérisé et d'extrait d'ellébore blanc par parties égales. Elle prit deux scrupules de ces deux dernières espèces de pilules.

Pour ne pas entrer dans de trop longs détails , je raconterai d'abord les changemens que je remarquai , et je passerai ensuite à ce qui regarde l'épilepsie et la démence. Dès le commencement du traitement , elle commença à dormir d'un sommeil plus paisible, à boire davantage , à uriner plus fréquemment. Elle allait chaque jour plusieurs fois à la selle et transpirait plus ou moins abondamment. On remarqua en outre du 6 au 9 août une inflammation de l'œil droit. Le 11, il sortit un peu de sang de la narine droite. Du 8 au 11, ainsi que le 15 , le 16 et le 18 , elle transpira beaucoup. Dès le 13 août, la raison commença à lui revenir et elle se sentit meilleur appétit. Toute la nuit du 18 au 19 se passa au milieu d'angoisses extraordinaires. Ce phénomène se manifesta de nouveau le 20 après une nuit paisible , mais seulement dans la matinée. La malade vomit ensuite à huit reprises une mucosité visqueuse, vert-jaune, sua beaucoup et dormit très-long-temps. La transpiration continua sans interruption jusqu'au 25 août. Le 23 , il sortit de nouveau un peu de sang par la narine droite. La nuit suivante , la menstruation parut sans douleurs et dura jusqu'au 27. Le 26, dans la nuit, qui fut agitée et pleine d'inquiétudes ; la malade éprouva une violente attaque d'épilepsie avec hoquet , sueur à la face et fréquente salivation. Le 30, elle vomit trois fois de suite une grande quantité de mucosité verte; ainsi que de l'écume, et eut quatre selles. Le 1er septembre, huit ou neuf vomissemens copieux de mucosité et d'eau, puis d'écume. Le 3 , elle n'éprouva que du dégoût avec salivation. Le 4, ébranlement dans la tête, tressaillemens du bras gauche avec pâleur des doigts. Le 5 ; seulement tressaillement du bras gauche. Ce jour-là, elle retourna à ses occupations ordinaires qui consistaient à broder des fleurs sur des mouchoirs , ce qu'elle n'avait ni pu ni voulu faire depuis son entrée à l'hôpital. Le 6 septembre, elle eut des dégoûts. Il lui vint des boutons sur la grande lèvre droite; mais ils disparurent le 11. Les règles arrivèrent ensuite et cessèrent le 10. Le 17 ; elle vomit toute la journée jusqu'au soir à dix reprises différentes une mucosité verdâtre jaune. Le 19, la menstruation reparut et coula en grande quantité jusqu'au 23 ; cependant la malade était gaie , possédait toute sa raison et paraissait très-tranquille. Le 27, elle vomit six fois. Le 29, les vomissemens furent plus fréquens encore. Le 3 ; elle n'en eut que cinq. Ventre presque constamment ouvert. Le 4, on lui pratiqua une saignée au bras ; le sang était couvert d'une légère couenne. Dès qu'elle cessa l'usage du médicament, les attaques d'épilepsie devinrent fréquentes.

Le 29 octobre, elle recommença à prendre des pilules. Le 3 et 4 novembre, après des selles fréquentes, elle se plaignit, surtout le matin, de froid et d'horripilations. Le 6, elle eut deux attaques d'épilepsie pendant lesquelles elle joignait les mains au dessus de sa tête , chantait , toussait et expectorait fréquemment de la mucosité, qui ne se détachait que difficilement des bronches. Le 7; elle fut prise avant et vers midi , de crampes subites dans la joue gauche avec étincelles devant les yeux, pâleur de la face.

Elle eut ensuite une légère défaillance qui cessa bientôt (elle avait elle-même prévu ces accidens), et vomit plus tard une demi-livre d'écume blanche. Cet accès se renouvela le 8 et le 10, de la même manière, il persistait le 10, et la malade courut dans sa chambre jusqu'à ce qu'elle tombât de lassitude. Le 9 novembre, elle eut huit vomissemens d'écume, puis de mucosité vert jaunâtre, d'une odeur aigre très-forte; le 13, elle vomit douze à treize fois de suite de la mucosité verdâtre jaune d'abord, puis de l'eau seulement; le 14, il y eut deux attaques très-légères d'épilepsie, et la menstruation cessa le 18 sans accident; le 17, le 18, le 20 et le 21, elle eut quelques légères attaques pendant lesquelles elle criait, courait çà et là et tombait, mais qui ne duraient pas long-temps; le 23, nouvelles crampes dans la joue gauche, et les deux jours suivans, légers accès de fureur; le 26, elle était déjà plus tranquille; le 27, transpiration très-copieuse; le 28, léger accès d'anxiété pendant lequel elle cria et courut; le 29, deux autres accès également légers, pendant lesquels elle fut excessivement craintive. Sa frayeur cessa enfin après un hoquet; mais elle reparut à chaque nouvelle attaque jusqu'au 1 décembre; le 3, dans la nuit, toux enrouée et sèche; le 5 et le 6, nouvel accès de démence; elle demandait un homme; le 7, deux attaques d'épilepsie; sa face devint toute bleuâtre; la même chose se répéta le 8 et le 9; le 10, elle prit un vomitif; les règles parurent ensuite et coulèrent jnsqu'au 12 dans la matinée; mais le vomitif ne provoqua aucun vomissement; il y eut cependant cinq selles. Vers la fin de la menstruation, on observa un grincement des dents et une teinte bleuâtre du visage; le 13, la malade se mit à crier et courir avec fureur, son visage était extraordinairement bleuâtre; on observa le 14 et le 15 les mêmes phénomènes, seulement au lieu de bleuâtre, le visage était plutôt pâle le 14, et la malade était en proie à une grande terreur; l'accès qui eut lieu le 17, se caractérisa de la même manière que le 6 novembre; le 18 et le 19, grincement des dents, et le 20, crampes dans l'œil gauche. Ce fut ce jour-là que, pour la première fois, la malade reconnut les pilules à leur amertume; jusque-là elle les avait prises pour des pois. Le 22 décembre, l'accès avec crampe dans l'œil gauche reparut; le 23, elle se plaignit de douleurs dans les deux yeux et ne cessa d'agiter ses bras au dessus de sa tête; le 24, l'œil gauche seul était entouré d'un cercle bleuâtre; la malade avait en outre de fréquentes éructations. Un léger vomitif, administré le 25, la fit vomir deux fois des matières verdâtres, sans parler de cinq selles. Du 27 au 29, la joue droite et l'œil droit furent seuls attaqués pendant l'accès, la malade se les était beaucoup frottés; le 30, on ne remarqua que des crampes dans les mains. Le 2 janvier 1771, les règles parurent, mais l'écoulement cessa dès le 4. Il y eut ensuite un accès plus violent avec teinte bleuâtre de la face et écume autour de la bouche; le 6 janvier, violente attaque d'épilepsie avec tremblement de tous les membres; les accidens postérieurs furent moins violens.

14) T. St., non mariée, âgée de 29 ans, réduite au désespoir par la misère où l'avait plongée la débauche, s'était donné, le 10 mars 1768, deux coups de couteau dans le bas-ventre et s'était coupé en même temps une grande partie du larynx et du gosier. Elle ne voulait pas se laisser traiter, demandait la mort et était extrêmement méchante. Elle n'avait pas la plus légère notion des préceptes de la religion chrétienne, ne connaissait aucune retenue et voulait s'ôter la vie. On nous l'apporta le 19 août 1768, et l'on se vit contraint de l'attacher dans son lit. Du 5 août au 16 septembre, elle prit six dragmes de poudre et du 16 septembre au 1 octobre 1770, deux dragmes de pilules d'ellébore blanc. La plus forte dose de l'une et des autres fut de seize grains. Dès les premiers jours, elle se plaignit de maux de ventre, but beaucoup et urina fréquemment; le 7 août, après un mal de dents, chaleur à la face qui cessa le 9; le 10, elle se

(14) *Ibid.*, p. 62.

sentit la tête beaucoup plus légère; le 14, sa face était pâle, mais son mal de tête habituel avait diminué; du 16 au 18, elle éprouva beaucoup de dégoûts avec soif vive; le 19, son ventre se relâcha avec borborygmes dans le bas-ventre; le 20, dégoût plus ou moins fort qui persista jusqu'au 23, avec soif fréquente et évacuations d'urine plus nombreuses; la céphalalgie et la chaleur dans les yeux reparurent; mais ces deux symptômes cessèrent le 25 après une légère transpiration; le 31 août, le 1er et le 3 septembre, fort dégoût et salivation; le 2 septembre, violente inflammation des yeux; le 4, six vomissemens d'un liquide visqueux verdâtre-jaune, accompagnés d'autant de selles; le 7, trois vomissemens d'un liquide vert-jaune et trois selles; les uns et les autres se renouvelèrent le 11, à son grand soulagement, puisque l'anxiété et la chaleur dans la tête disparurent entièrement. Mais le 19, la face redevint rouge et brûlante. Le 20, elle vomit à neuf reprises une mucosité vert-jaune, eut six selles et se trouva bien. Du 24 au 27, légère salivation, dégoût et diarrhée; le 27, vers midi, apparition d'une miliaire rouge abondante sur la joue droite avec douleurs dans la face; le 30, elle avait déjà disparu; le 1er octobre, cinq vomisssemens, trois selles, et dès-lors la malade se porta bien.

15) M. W. L., fille d'un pasteur, désolée de n'avoir pu trouver un mari dans les premières classes de la société, fut attaquée d'une fièvre continue, après une fausse couche vers la fin de 1762, et à la suite de la suppression de ses règles. Elle en guérit heureusement; mais la menstruation ne reparut pas, et elle tomba dans une démence complète. Elle lâchait tout sous elle. On l'amena le 29 octobre 1766. Elle était âgée de 38 ans, de petite taille, d'une constitution délicate et maigre. Son teint était brun. Peu de temps après son entrée dans l'hôpital, sa menstruation se régularisa et elle parut prendre un peu plus de soin de sa personne; quand elle était en présence de quelqu'un,

(15) *Ibid.*, p. 64.

elle cherchait à se donner un air d'importance, elle se faisait toute gracieuse, tout affable; mais dès qu'elle se retrouvait seule, elle se livrait à toutes sortes de gestes, de menaces, riait et n'était jamais maîtresse de sa raison. Après avoir été pendant huit jours sans interruption en proie à une fureur extraordinaire, avec amaigrissement de plus en plus notable, elle reçut du 20 août au 7 septembre 1770, six scrupules et demi de poudre d'ellébore blanc. Elle se trouva ensuite un peu affaiblie et eut des accès de fièvre. Elle finit par se dégoûter du remède et ne voulut plus en prendre.

16) B. C. W., théologien, nous fut amené au commencement de juin 1770, dans la trentième année de sa vie. Il était fermement convaincu qu'il avait préservé la religion chrétienne d'une ruine complète pendant la dernière guerre, qu'il avait délivré Leipsig et la Saxe, et que pour le récompenser, non seulement on l'avait anobli, mais qu'on devait encore lui accorder les plus hautes dignités. Du reste, il était parfaitement tranquille et d'une patience extraordinaire. Il attendait à la fois ses dignités et sa liberté, et croyait qu'on ne le retenait si long-temps dans l'hôpital que pour qu'il devînt un appui, non pas à lui-même, mais à la religion chrétienne. Il reçut du 5 août au 9 septembre quatre dragmes et demie de poudre d'ellébore blanc, qu'il prit peu à peu jusqu'à la dose de seize grains. Du 5 août au 7, il eut trois selles, urina fréquemment et abondamment; le 8 et le 9, il fut parfaitement tranquille; du 10 au 12, trois selles; le 13, il en eut cinq, but beaucoup, mangea avec bon appétit et fut plus tranquille; le 14, trois selles, pas de sueur. Il fut plus raisonnable. La transpiration s'établit le 15; du 16 au 21, chaque jour quelques selles, mais pas de sueur. Il fut plus tranquille et se mit à cracher plus souvent qu'à l'ordinaire; le 22, il eut quatre selles, cracha moins et fut agité; le 24, trois selles; la salivation continuait, il commença à délirer de nou-

____

(16) *Ibid.*, p. 65.

veau ; du 27 au 29 , selles régulières et fréquentes émissions d'u-
rine ; le 30 , huit à dix selles et huit vomissemens d'une grande
quantité de mucosité verdâtre. Il mangea et but peu ; le 31 , il
était tranquille et se sentait très-bien. Le 1 et le 2 septembre ,
selles régulières, deux vomissemens d'une mucosité peu épaisse,
aqueuse , ainsi que le 3 , mais ce jour-là il éprouva encore des
dégoûts et saliva sans interruption. Du reste il mangea avec appétit et but souvent ; le 4 , il eut quatre selles et deux violens vomissemens d'une mucosité vert-jaunâtre, phénomènes qui continuèrent , mais à un moindre degré , jusqu'au 6 , jour où il cracha beaucoup. Du 7 au 9 , il fut très-bruyant et voulut s'en aller,
il fallut l'enfermer. Il mangea peu , vomit quatre fois , cracha
beaucoup , eut quatre selles et urina souvent , mais comme le
remède ne le soulageait aucunement , il refusa avec opiniâtreté
de continuer à en prendre.

17) C. F. G. G., ancien étudiant en théologie, âgé de 29 ans,
était en proie depuis cinq ou six ans à une mélancolie furieuse.
Les accès de la maladie n'avaient pas d'abord été aussi violens ,
mais ils avaient beaucoup augmenté dans l'été de 1770. Je lui fis
prendre du 5 août au 9 septembre cinq dragmes de poudre
d'ellébore blanc jusqu'à la dose de seize grains. Il dormit bien
d'abord et parut beaucoup plus tranquille. Ses selles étaient régulières, il transpirait quelquefois , mangeait et buvait avec
appétit. Il resta dans cet état jusqu'au 18 août; le 19 , il entra
en fureur , frappa des pieds , se meurtrit la poitrine , ne mangea
pas, et cela jusqu'au 22 août ; le 23 , il fut très-tranquille , eut
un bon appétit et but beaucoup jusqu'au 26 où il entra de nouveau en fureur, frappa des pieds et ne mangea rien ; du 27 au
31 , il mangea peu ; le 29 , après le repas, il rendit une mucosité
verte et tout ce qu'il avait pris. La même chose arriva le 31. Du
reste, il allait à la selle et était tranquille ; le 1ᵉʳ et le 2 septembre, nouveaux vomissemens violens et expectoration d'une muco-

<hr>

(17) *Ibid.*, p. 67.

sité verdâtre. Il alla à la garde-robe , mais il recommença à faire
du bruit; le 4 , il vomit deux fois une mucosité verte , et eut
quelques selles jusqu'au 6, où il rendit de la mucosité blanche.
Il mangea du reste avec appétit; le 8, violens vomissemens, il
vomit ce qu'il avait mangé; le 9 , les vomissemens se renouvelèrent avec des haut-le-corps extraordinaires, au point de le
faire presque tomber en syncope. Il devint ensuite très-méchant
et très-faible , et il fut impossible de le décider à prendre encore le remède.

18) C. H., grand et beau jeune homme, éprouva à l'âge de
seize ans une frayeur si grande qu'il en devint mélancolique. A
l'époque du paroxysme, il ressentait une telle angoisse, une telle
frayeur qu'il essayait de se jeter à l'eau , et qu'il fallait l'enfermer. Lorsqu'il recouvrait la raison , il se portait bien, et cela
continua ainsi jusqu'au commencement de 1770, où une nouvelle
frayeur le plongea dans un plus triste état encore. On nous l'amena
vers le milieu du mois d'avril. Il était toujours furieux. Je lui donnai
du 5 août au 17 septembre onze scrupules de poudre d'ellébore
blanc, et jusqu'au 28 du même mois, deux dragmes de pilules
de poudre d'ellébore. La plus forte dose fut de dix-sept grains.
Il dormit mieux, sua beaucoup, eut des selles régulières , un
bon appétit pour les alimens et les boissons. Il se plaignit quelquefois de tranchées et se tint beaucoup plus tranquille. Mais le
22 août, il recommença à entrer en fureur et les accès continuèrent sans interruption presque jusqu'à la fin du mois; le 24,
il était dans un état tel qu'il fallut l'attacher sur son lit; le 26,
grande chaleur, fureur continuelle. Dans la nuit, plusieurs selles
qui ne se renouvelèrent pas le lendemain; le 28 , il était plus
tranquille, soif inextinguible, beaucoup d'appétit; l'appétit persista jusqu'au 31 où il fut à peine possible de le rassasier , mais
où il but peu. Du 1er au 3 septembre, il se tint parfaitement tranquille, mais souffrit de maux de dents et de tête étonnans. Le 4,

(18) *Ibid.*, p. 68.

on lui pratiqua une saignée au bras ; le sang était beau. Du reste,
il mangea, alla à la selle, mais fut nonchalant, endormi ; le 6,
il vomit trois fois de la mucosité. Il avait toute sa raison,
un bon appétit pour les alimens et les boissons ; le 7, il était un
peu faible et dormit beaucoup même dans la journée. Il resta
dans cet état jusqu'au 12 septembre. Il était encore faible, se
plaignait de maux de dents et avait les amygdales enflammées.
Du 13 au 16, il fut très-content. L'inflammation des amygdales
disparut ; il chanta toute la nuit. Le 17 et le 18, il fut très-tranquille, mais il redevint bruyant le 19 et le 20 ; le 21, sa fureur
avait beaucoup augmenté. Il ne mangea rien, déchira ses vêtemens, ne dit pas un mot. Cette taciturnité persista jusqu'à la fin
de la cure. Il fut impossible de le soulager.

19) C. D. H., demoiselle d'une famille distinguée, cherchait
à se marier heureusement, lorsque séduite par un M. de P***,
elle se décida à l'épouser, et se laissa entraîner par lui dans
de grandes dépenses. Quelques jours avant le mariage, son
futur époux, non seulement se conduisit avec elle de la manière la plus indigne, mais l'abandonna même, après qu'elle
eut dépensé la plus grande partie de sa fortune. Elle en conçut un tel chagrin qu'elle tomba dans une profonde mélancolie et qu'elle en perdit ses règles ; c'était en 1767. Elle dé-
sespérait de la grâce de Dieu, s'arrachait dans sa fureur des
lambeaux de peau des mains et des pieds. On nous l'amena vers
la fin de 1768. Elle était alors âgée de 31 ans. La menstruation
ne tarda pas à se régulariser, mais sans que cela exerçât la
moindre influence sur l'esprit. Je lui fis donc prendre du 5
août au 14 octobre une demi-once de poudre d'ellébore blanc
et sept scrupules de pilules de poudre d'ellébore jusqu'à seize
grains pour dose ; le 6 et le 7 déjà, elle se plaignit de tranchées
dans le bas-ventre autour de la région du nombril. Elle eut deux
selles, urina beaucoup et but fréquemment. Sommeil léger ; bon

(19) *Ibid.*, p. 69.

appétit; le 8 août vers midi, tournoiement dans la tête; transpiration la nuit. Le lendemain, les règles parurent. Elle les avait eues déjà quinze jours auparavant. Mais cette fois l'écoulement fut moins copieux et dura jusqu'au 12; du reste, elle allait à la selle, était beaucoup plus raisonnable, buvait beaucoup, urinait fréquemment, et était plus tranquille et plus gaie. Le 13, elle se plaignit de tranchées et se sentit la tête beaucoup soulagée; le 14, dans la nuit, elle fut prise de tressaillemens dans les membres avec fréquentes sueurs, accidens auxquels se joignirent des maux de tête et des vertiges. Elle continua à boire beaucoup, eut cinq selles et mangea peu; le 17, elle se plaignit de tressaillemens très-violens dans les deux bras; elle eut deux selles, mangea avec plus d'appétit, et souffrit moins de la tête. Le 18, elle éprouva quelques crampes dans les doigts, mais non pas dans les bras. Elle alla trois fois à la garde-robe, but jour et nuit, se sentit très-légère et semblait moins inquiète; le 19, elle dormit peu à cause de fréquens tressaillemens et déchiremens dans le bras gauche; le 20, elle se plaignit de pression d'estomac; le 21, elle eut des envies de vomir, deux selles avec fréquentes émissions d'urine, grande anxiété. Elle se croyait abandonnée de Dieu. Cet état dura jusqu'au 22, où, vers midi, un peu de mucosité lui sortit de la bouche; le 23, elle vomit de l'eau et de la mucosité, eut deux selles, mais moins d'angoisse; le 24 et le 25, elle se trouva mieux; le 26, vomissemens de mucosité et d'eau. Forts tressaillemens dans la jambe gauche et maux de tête; le 27 et le 28, elle rendit tout ce qu'elle avait mangé, ainsi qu'une grande quantité de mucosité. Les maux de tête et les tressaillemens dans la jambe droite continuèrent : le 29, elle transpira et vomit de la mucosité; le 30, elle cracha à deux reprises une mucosité toute verte, eut cinq selles et se plaignit de vertiges; le 31, elle éprouva des dégoûts. Le 1 septembre, vers midi, deux vomissemens d'eau, de mucosité et d'une matière verte, très-visqueuse; les dégoûts persistèrent et elle eut cinq selles; le 2, elle vomit une fois de la mucosité et eut trois selles ; le 3 , elle en eut douze, et se trouva bien du reste ; le 4 , la menstruation parut et coula régulièrement jusqu'au 6 ; le 7 , elle vomit deux fois une matière toute verte , se plaignit ensuite de frissons et eut quatre selles, ainsi que le 9 ; le 10 et le 11 , son état fut supportable ; le 12 , cinq selles, un vomissement de mucosité et d'eau. Elle se plaignit de maux de tête , ainsi que le 13 ; le 14 , violens vomissemens d'une mucosité jaune-vert et d'une grande quantité d'eau, sept selles , maux de tête. Du 15 au 20 , elle se troura très-bien et resta dans cet état jusqu'au 30 décembre. Le 1er octobre, les règles parurent et durèrent jusqu'au 8. Elle éprouva jusqu'à la fin de la cure un soulagement extraordinaire relativement aux maux de tête et à l'anxiété , mais elle retomba ensuite dans le même état qu'auparavant.

20) T. G. M. , âgé de 27 ans , fut amené le 10 février 1769. Il avait entièrement perdu la raison et était en proie à une démence furieuse. Je fus curieux d'essayer les effets de l'ellébore blanc sur un pareil sujet , et je lui donnai en conséquence du 5 août au 28 septembre cinq dragmes de pilules de poudre d'ellébore jusqu'à la dose de seize grains. Du 5 au 17 août , il fut fort tranquille , sua beaucoup , urina fréquemment , et eut un appétit extraordinaire ; le 18 , il vomit , fut très-tranquille , dormit très-bien et resta dans cet état jusqu'au 26 août ; le 27 , il parla avec sens, et la transpiration augmenta jusqu'au 3 septembre ; le 4 de ce mois, il eut des vomissemens très-violens d'une matière verte mêlée aux alimens , et alla à la garde-robe ; le 7 , il vomit à trois reprises de la mucosité très-visqueuse , transpira beaucoup et ne mangea rien ; le 10 , trois forts vomissemens et crachement d'une mucosité blanche ; il rendit aussi les alimens ; le 12, transpiration excessivement copieuse , réponses pleines de raison , pour la première fois ; selle et tranquillité jusqu'au 19 où il vomit douze fois, ainsi que le 23. Il resta tranquille et bien portant

(20) *Ibid.*, p. 72.

jusqu'à la fin du traitement ; mais il ne recouvra jamais la raison.

24) A. H. G., qui étudiait les belles-lettres, était né d'une mère mélancolique. Dans sa première jeunesse, il avait paru d'un caractère paisible, nonchalant, insouciant. Lorsqu'on l'envoya à l'école, il lui arrivait quelquefois dans les heures de récréation de se mettre tout à coup à sauter, à crier, à courir çà et là. Il se parlait à lui-même, avait en horreur l'étude, et il finit par tomber dans une mélancolie complète. Il devint ensuite plus tranquille, mais à l'approche du printemps de 1767, il entra dans un accès subit de fureur. On nous l'amena au milieu du mois de mai. Il avait alors 23 ans. Depuis 1769, il n'avait, pour ainsi dire, pas cessé un instant d'être en proie à une démence furieuse ; il ne cessait d'agiter les mains, faisait toutes sortes de grimaces, battait ses compagnons et se livrait aux actions les plus insensées. Il reçut du 8 août au 12 septembre sept dragmes de poudre d'ellébore blanc et jusqu'au 29 septembre, deux dragmes de pilules de poudre d'ellébore. La plus forte dose fut de vingt-trois grains. Du 8 au 15 août, il parut un peu plus tranquille; le 16, il eut trois selles et vomit trois ou quatre fois de la mucosité aussitôt après le repas ; le 20, il était très-tranquille, ébarba des plumes, eut bon appétit, une selle normale et sembla posséder sa raison ; le 21, trois vomissemens de mucosité et des alimens, ainsi que le 23, le 27 et le 28, il ne vomit que deux fois ; le 29, un vomissement de mucosité blanche ; le 30 et le 31, de mucosité jaune et blanche, après quoi il se sentit fort affaibli ; le 2 septembre, il eut cinq violens vomissemens d'une matière verte et jaune, ainsi qu'une selle ; il mangea, mais ne but pas ; le 4 septembre, huit vomissemens des alimens d'abord, puis d'une matière verdâtre jaune, selle régulière ; le 8, cinq vomissemens, et sept, le 9, des alimens d'abord, puis d'une mucosité verte et jaune. Dans l'intervalle, il alla à la selle et fut tranquille. Du 12 au 17, il parut devenir de plus en plus tran-

(24) *Ibid.*, p. 73.

quille et raisonnable ; le 18 , il vomit à deux reprises une grande
quantité de mucosité blanche, et le 19, de mucosité jaune ; il eut
également des selles ; la même chose se renouvela le 20 et le 21,
et il semblait de plus en plus retrouver la raison. Mais peu après
la fin du traitement , il retomba dans le même état qu'auparavant, et le 4 décembre 1771 , il se coupa lui-même la gorge. Il
mourut le lendemain de bonne heure au milieu de convulsions.

22) T. A. R., jurisconsulte , âgé de 32 ans, nous fut amené
le 4 mai 1762. Il était encore étudiant lorsque l'amour l'avait
jeté dans une mélancolie dont les accès se renouvelèrent plus
tard, et qui se changea bientôt en démence furieuse. A l'hôpital, il était quelquefois en possession de sa raison pendant une
année entière, et alors il se montrait très-doux, très-complaisant
et très-propre. Mais à compter de 1766, il entra dans la plus violente fureur et ne recouvra jamais la raison. Il ne cessait de crier
et de faire tapage jour et nuit, chantait les chansons les plus folles ,
dansait avec beaucoup d'adresse, plaisantait et raillait souvent avec
finesse, et l'on s'aperçut qu'il était extraordinairement sale. Cependant il ne trahissait, dans sa démence , aucun penchant pour
l'autre sexe. Je lui fis prendre du 11 août au 30 décembre dix
dragmes de poudre d'ellébore blanc jusqu'à la dose de vingt-cinq
grains. Il devint plus tranquille , dormit bien , mangea et but
avec le meilleur appétit , eut de fréquentes selles et des émissions d'urine en quantité convenable. Le 28 et le 30 , il recommença à devenir un peu plus violent. Le 3 septembre, il eut six
ou sept selles. Il mangea et but beaucoup ; le 4, il entra de nouveau en fureur. Il ne voulait pas souffrir qu'on lui adressât la
parole ; cependant il s'apaisa bientôt ; le 5 et 6 , il resta dans le
même état ; mais dans la nuit du 10, il vomit une grande quantité de mucosité blanche. Du reste, il fut tranquille et alla à la
selle ; le 13 , dans la nuit, deux vomissemens très-violens. Il ne
cessait de se plaindre d'avoir l'estomac vide , quoiqu'il mangeât

(22) *Ibid.*, p. 75.

beaucoup. Le 15, le 18 et le 19, trois vomissemens très-violens d'une mucosité blanche. Il était affaibli et devint très-timide, craintif. Cependant il recouvra bientôt sa tranquillité d'esprit, et pendant assez long-temps il se trouva mieux. Depuis le 21 septembre jusqu'à la fin du traitement, il eut quelques vomissemens d'une mucosité blanche; du reste, il était très-tranquille, content et se trouvait bien. L'année suivante, il maigrit peu à peu; au mois de mai 1772, il fut attaqué d'une toux sèche qui ne tarda pas à devenir grasse, et il mourut enfin le 2 avril 1773.

23) J. G. R., jeune homme de 20 ans, nous fut amené au mois de juin 1764. Depuis quelques années déjà, il était en proie à une mélancolie furieuse dont on ignorait la cause. Au plus fort du paroxysme, il chantait d'une voix agréable et jouait fort bien du violon. Dans l'été de 1770, les accès continuèrent sans interruption jour et nuit, et devinrent plus violens que jamais. Je lui donnai du 6 août au 17 septembre une once et un scrupule de poudre d'ellébore blanc, et jusqu'au 30 septembre, une demi-once de pilules de poudre d'ellébore. La plus forte dose fut de vingt-huit grains; car vingt-cinq grains avaient été à peine en état de provoquer quelques vomissemens de mucosité. Du 6 au 17 septembre, on le vit plus tranquille. Il eut bon appétit pour les alimens et les boissons, des selles régulières, ne se plaignit de rien, transpira beaucoup le 17 et le 18. La sueur avait une odeur aigre; le 23, il rendit tout ce qu'il avait pris et dormit très-long-temps; le 26, il eut trois selles et se plaignit de tranchées dans la région du nombril; le 29, il vomit à trois reprises une mucosité verte, se plaignit d'envies de vomir, eut deux selles et se sentit tout faible. Mais du reste il demeura dans le même état et ne fut nullement soulagé.

24) M. C. M., femme de 32 ans, qui avait des enfans, avait depuis l'âge de vingt-six ans de fréquens maux de tête d'une grande violence, qui avaient augmenté graduellement et l'em-

<hr>

(23) *Ibid.*, p. 77. — (24) *Ibid.*, p. 78.

pêchaient de dormir ou lui causaient des rêves agité s. Il y avait
plusieurs années déjà qu'elle était tombée dans une mélancolie
qui avait fini par se changer en démence furieuse. Elle était toujours triste, laissait pendre sa tête sur sa poitrine, avait constamment la bouche pleine de salive, crachait beaucoup, était dé-
voyée. A ces symptômes se joignit un rire continuel dont la cause
était l'irritation des parties génitales qu'elle provoquait avec le
doigt. Elle reçut du 30 octobre au 17 novembre une demi-once
de pilules de poudre d'ellébore blanc jusqu'à la dose d'une demi-
dragme, et du 18 novembre jusqu'au 17 décembre, deux onces
de pilules composées de poudre d'ellébore et de valériane commune jusqu'à la dose d'une dragme. Du 1er au 10 novembre, elle
eut de fréquentes selles et d'abondantes émissions d'urine ; elle
criait et faisait tapage toute la nuit, se plaignait quelquefois de céphalalgie et d'embarras de la tête, et crachait beaucoup aussi.
Le 11 , elle se plaignit de pression sur le cœur ; les règles parurent la nuit et durèrent jusque dans la matinée du 14 novembre ;
le 15, elle eut quatre selles, vomit trois fois de gros morceaux
de mucosité mêlés aux alimens. Les envies de vomir persistèrent;
le 22, elle se plaignit de pression dans l'estomac et dormit peu ;
le 23, elle mangea, but beaucoup, se plaignit encore de pression dans l'estomac et dormit bien. Elle resta dans cet état jusqu'à la fin du traitement. Outre de fréquentes selles, elle urinait
très-souvent et dormait parfois d'un sommeil plus paisible. Du
reste, elle n'éprouva pas d'autre soulagement.

24) R. C. H., femme d'un tailleur, âgée de 30 ans, fut amenée dans l'hôpital au milieu du mois de juillet 1765. Depuis plusieurs années, elle était sujette à une mélancolie dont les accès,
assez rares d'abord, étaient devenus beaucoup plus fréquens.
On la voyait constamment triste et silencieuse ; mais depuis une
année environ, époque où deux de ses voisins s'étaient jetés
dans l'Elbe, elle éprouvait un désir si violent d'en faire autant

(25) *Ibid.*, p. 81.

que ce n'était qu'avec grand'peine qu'on l'empêchait d'accomplir son dessein. A l'hôpital, elle était quelquefois extraordinairement inquiète; mais son inquiétude fut extrême surtout dans l'automne de 1770. Elle passait ses nuits sans dormir, à pleurer; elle transpirait et avait tout le corps brûlant, surtout les mains. Du 1er novembre jusqu'à la fin du mois, elle reçut une dragme et demie de pilules de poudre d'ellébore et dix scrupules de pilules de poudre d'ellébore et de valériane commune. Dès le commencement de la cure, elle dormit beaucoup mieux et se tint beaucoup plus tranquille; le 2, elle se plaignit de tournoiemens dans le ventre qu'elle comparait aux tournans de l'Elbe, elle eut deux selles et but beaucoup; le 3, elle se plaignit de nouveau de tranchées dans la région du nombril et ensuite de douleurs dans le dos. Ces douleurs persistèrent le 4 et le 5, où elle éprouva en outre des envies de vomir. Elle eut une selle régulière, urina beaucoup, mais dormit bien; le 7 parurent les règles qui durèrent trois jours. Elle ne les avait pas eues depuis plusieurs années; le 8, cinq selles. Elle continuait à boire beaucoup, était beaucoup plus raisonnable et plus tranquille la nuit; le 9, transpiration extraordinairement forte, soif toujours très-vive, bon appétit; humeur plus gaie; le 10, elle eut de violens maux de tête et urina beaucoup; le 11, elle vomit cinq ou six fois une mucosité jaune-verdâtre; les envies de vomir persistèrent. Elle eut cinq selles et mangea peu. Cet état resta le même depuis le 12 jusqu'au 16; mais il s'y joignit une abondante transpiration; le 17, quatre selles et chaleur étonnante à la face; le lendemain, elle ne cessa pas de se parler à elle-même. La rougeur et la chaleur de la face continuèrent. Elle semblait un peu affaiblie; le 19 et le 20, elle eut six selles, vomit huit ou neuf fois une mucosité toute verte, mangea, but, et eut toute sa raison; le 22, envies de vomir continuelles, l'écume lui sortait de la bouche; elle alla à la selle et se sentit du reste beaucoup mieux qu'auparavant; le 24, elle vomit à huit reprises une mucosité vert jaunâtre et eut trois selles. Vers midi, il lui vint au visage, autour de la bouche et du menton un exanthême cuivré très-douloureux, mais qui disparut bientôt. Les maux de tête d'une violence extraordinaire qui la prirent le 10 novembre, cessèrent la nuit suivante à la suite de l'apparition des règles. Comme elle continua à être tranquille les jours suivans, mais que la soif alla en augmentant, on lui donna d'autres médicamens. Elle conserva long-temps la tranquillité d'esprit.

66) Une fille d'une quarantaine d'années, de petite taille, mais assez grosse et grasse, qui s'était toujours montrée d'une humeur gaie et enjouée, éprouva au mois de juillet 1770, une émotion qui arrêta subitement l'écoulement menstruel. (Elle avait reçu la nouvelle qu'une de ses amies s'était pendue). Dès ce moment on la vit constamment inquiète et agitée; elle avait perdu toute confiance en la médecine et croyait qu'elle ne guérirait jamais; elle s'imaginait avoir perdu toute sa fortune, avoir mérité la colère de Dieu par sa mauvaise conduite et ne plus avoir d'autre ressource que de se donner la mort. Elle passait ses nuits sans dormir, était toujours constipée, et éprouvait de violentes tranchées. Jour et nuit elle n'était occupée que des moyens de s'ôter la vie. Je lui fis prendre depuis le 16 novembre deux drachmes de pillules de poudre d'ellébore blanc. La plus forte dose fut d'un demi-drachme. Tout ce que ce remède produisit, ce fut un ballonement gazeux du bas-ventre et une légère salivation, mais elle n'eut pas de selle, et pour lui en procurer, il fallut continuer l'emploi des sels. Cependant elle sembla moins occupée des pensées qui la tourmentaient sans cesse. A dater du 20 novembre, je lui donnai alternativement une demi-once de pilules de poudre d'ellébore blanc et de valériane commune. La salivation augmenta. Elle sentit un goût de sel sur la langue et dans la bouche, ainsi qu'une chaleur extraordinaire dans la paume des mains et dans la région du cœur, sous le sternum. Le 28 novembre, après le repas, elle fut prise pour la première fois d'envie de vomir, suivies d'un seul vomissement de muco-

(1) Ibid. p. 84.

Tom. I. 21

I

sité. Sommeil un peu agité. Elle se réveillait souvent avec de l'anxiété et de la frayeur, se plaignait que le sang lui brûlait dans les veines, surtout dans la tête, et disait souffrir de crampes de poitrine vers le cou. Le plus souvent le visage et les mains étaient brûlans; mais, dès qu'elle allait au grand air, la chaleur et le trouble cessaient, et elle était prise de fréquens bâillemens. Le 1ᵉʳ décembre, elle ressentit des envies de vomir avec bâillemens. Le 2, elle vomit à trois reprises une grande quantité de mucosité. Le 3, elle eut des envies de vomir. Fréquente salivation avec bâillemens. Ces accidens persistèrent jusqu'au 4, où elle vomit deux fois de la mucosité et se sentit très-faible. Le 6, avant les vomissemens, mains froides, mais brûlantes après. Congestion du sang. Le matin et après dîner, grande anxiété, au point de ne savoir où se mettre. Le 7, elle vomit trois fois et se plaignit de tranchées dans le ventre, sans aller à la selle. Il en fut de même le 8, où elle se plaignit encore d'une pression dans la gorge. Le 10 et le 11, sept vomissemens d'une quantité de mucosité. Elle cracha un peu et ressentit des tranchées sans selles. Le 13, six vomissemens copieux de mucosité avec tranchées, mais sans selle. L'anxiété était toujours grande; on n'osait pas la laisser seule un instant. Après avoir pris les pilules de la seconde espèce, elle ressentit également une chaleur et un fourmillement brûlant dans tout le corps et aux extrémités des doigts des mains et des pieds, mais sans selle. Cependant elle était moins tourmentée par ses idées noires; et, l'été suivant, les eaux de Sedlitz et une cure de petit-lait achevèrent de la rétablir parfaitement.

27) Une demoiselle de bonne maison, âgée de près de soixante ans et de taille moyenne, du reste grasse et pléthorique, avait eu un abondant écoulement de pus par l'oreille. Depuis l'âge de vingt-quatre ans, elle aimait la solitude et menait une vie toute excentrique. L'écoulement menstruel, qui fut toujours régulier d'ailleurs, ayant été supprimé depuis l'âge de quinze à vingt

(1) *Ibid.*, pag. 83.

ans, il lui était venu une forte rougeur à la face. Elle mangeait
et buvait en tout temps avec appétit; mais elle avait plusieurs
défauts : elle était ambitieuse, capricieuse et méfiante surtout.
Pendant la dernière guerre, elle ne parlait que de royaumes,
de seigneuries, que de mariage avec de grands princes et des
souverains. Lorsque la guerre cessa, elle ne parlait jour et nuit,
avec une frayeur extrême, que d'enchanteurs et d'enchantemens,
de voleurs et d'assassins qui voulaient l'enlever et la tuer. Elle
demandait en grâce qu'on ne la quittât pas, qu'on chassât ces
êtres imaginaires. Dans son inquiétude, elle changeait à chaque
instant de place. Après lui avoir fait prendre, sans résultat, plusieurs médicamens, entre autres *hyosciamus niger,* je lui donnai,
du 7 août au 17 septembre, près de quinze drachmes de poudre
d'ellébore blanc : la plus forte dose fut de vingt-cinq grains.
Mais sa mélancolie ne diminua en aucune façon. Le 8 août, elle
se plaignit de maux de tête et de dos, éprouva quelques tranchées et eut des envies de vomir. Le 9, elle ressentit une pression dans le colon, lâcha beaucoup d'urine et eut une violente
transpiration la nuit. Le 10, une selle, pression et ardeurs en
urinant. Le 11 et le 12, six selles. Le 14, le 15 et le 16, plusieurs
selles par jour. Elle se plaignait par momens de maux de tête et
de tranchées. Le 19, elle urina beaucoup, se plaignit un peu de
maux de dos et de reins, mais fut beaucoup plus tranquille. Le
21 et le 22, elle fut constipée et urina peu. Elle se plaignit beaucoup de tranchées : il ne sortit que des vents. Elle fut agitée. Le
23, après deux selles dures, quelques envies de vomir et haut-
le-corps, suivis enfin de vomissemens d'un peu de mucosité.
Fréquentes émissions d'urine. Le 24, trois selles; vers midi
haut-le-corps. Le 25, vomissemens d'une grande quantité de
mucosité. Les envies de vomir persistèrent; il s'y joignit encore
de l'enrouement et beaucoup de toux. Le 26 août, deux selles
avec continuation de la toux, mais expectoration moindre. Elle
se plaignit d'une douleur dans le côté et de violens maux de tête.
Le 27, elle urina beaucoup; mais, au lieu de la toux, elle fut

attaquée d'un fort coryza. Le 30 août, la toux était violente et accompagnée d'expectoration. Son visage devenait tout noir; elle lâchait l'urine. Cet état dura jusqu'au 3 septembre, où la toux cessa. Le 5, le 6 et le 7 septembre, selles régulières, toux légère et accompagnée de quelques crachats, sommeil bon. Le 11 septembre, trois selles et envies de vomir, mais sans vomissemens. Elle était d'ailleurs très-gaie. Le 12, elle eut quatre selles, vomit un peu de mucosité, rit et gémit alternativement. Le 15, cinq selles, et sept à huit vomissemens. Elle se plaignit aussi de lassitude. Le 16, après un violent vomissement et des efforts continuels pour vomir, une forte toux reparut, sèche d'abord, grasse et plus violente ensuite. Elle augmenta à chaque dose, ce qui me décida à cesser le traitement.

28) Une fille d'une trentaine d'années était mélancolique depuis huit à dix ans. Depuis cinq ans environ qu'elle était dans notre hôpital, elle se tenait très-tranquille, lorsqu'au commencement du printemps de 1771, s'étant imaginé qu'elle n'était pas heureuse en mariage, elle tomba de nouveau dans la plus grande tristesse, et finalement dans des angoisses telles que l'on avait de la peine à l'empêcher de se donner la mort. Je lui fis prendre, du 18 août au 13 octobre, une drachme et demi de poudre d'ellébore blanc, jusqu'à la dose d'un demi-drachme, au milieu d'horripilations et d'angoisses de cœur presque continuelles. Des selles et des vomissemens de mucosité et de bile la soulagèrent, mais ne firent pas cesser les accidens. Le 19, soif, tiraillemens dans la gorge et tranchées. Le 20, envies de vomir, soif et tranchées moindres. Elle eut deux selles, urina beaucoup et fut beaucoup plus tranquille. Le 21, elle dormit mieux qu'auparavant, mais éprouva des tournoiemens et des vertiges dans la tête. Le 22, elle se plaignit toute la journée d'horripilations et de froid, ainsi que de tiraillemens dans la gorge et la colonne vertébrale. Ces symptômes persistèrent le 23. Le 24, elle eut trois selles, une soif continuelle et de fréquentes émissions d'u-

(1) *Ibid.*, pag. 186.

rine. Le 25, les règles parurent, mais peu copieuses. Elle se plaignit de bourdonnemens dans les oreilles, de douleurs dans les membres et d'une soif très-violente. Le 26, transpiration violente et beaucoup de chaleur, ainsi que le 27 et le 28. Le 30 et le 31, six selles, abondante transpiration et grande soif. Le 2 septembre, elle éprouva des envies de vomir, une chaleur modérée; pas de frisson, mais anxiété et vertiges de nouveau; elle eut aussi quatre selles. Le 3, elle rendit à trois reprises beaucoup de mucosité, eut trois selles et urina beaucoup. Le 4 et le 5, elle eut des selles régulières, sua, et le froid ayant disparu, elle se plaignit de tiraillemens et de douleurs dans tous les membres. Du reste, elle mangea avec appétit. Le 6, elle vomit quatre fois beaucoup de mucosité, eut une selle, et le 7, elle éprouva une anxiété extrême. Le 8, alternatives continuelles de frissons et de chaleurs, tournoiemens dans la tête et anxiété continuelle, ainsi qu'envies de vomir. Le 9, elle vomit six fois une grande quantité de mucosité visqueuse, verte à la fin, eut trois selles, des horripilations, des chaleurs, de l'anxiété et des vertiges. Le 10, elle eut quatre selles et ne se plaignit de rien. Le 11, elle n'éprouva que des envies de vomir; mais, le 12, elle vomit six fois une grande quantité de mucosité verte, eut quatre selles, fut assoupie toute la journée, ainsi que le 13, où elle eut six selles. Le 14, le 15 et le 16, elle se trouva très-bien. Le 17, elle vomit quatre fois et eut trois selles, et le 19, elle se plaignit de tiraillemens dans la tête et les reins. Le 20, quatre selles et deux vomissemens copieux de mucosité. Le 22, cinq vomissemens très-copieux de mucosité et de bile verdâtre, et quatre selles. Ces selles et ces vomissemens finirent par l'affaiblir à un tel point, que je dus renoncer au traitement.

Conclusion. Voilà donc cent soixante-dix symptômes empruntés à Greding qui les a observés chez des individus en démence, que nous sommes obligé de retrancher de la matière médicale pure.

VERATRUM SABADILLA.

(CEVADILLE SEBADILLE.)

§ 48. *Caractères.*

Cette plante est inconnue dans ses racines, ses tiges, ses fleurs ;
elle n'a été vue par aucun botaniste : c'est l'analogie des grains
qu'on trouve dans le commerce avec ceux du vératrum, qui sont
seulement plus gros et plus allongés, qui fait en présumer une
grande entre ces deux plantes.

Les capsules du vératrum sabadilla, seule partie connue et
employée de cette plante, sont longues de 3 à 4 lignes sur 1 1/2
d'épaisseur, obtuses du côté du pédoncule, oblongues, à 3 coques,
à 3 cornes, jaunâtres, glabres, inodores.

§ 49. *Analyse chimique.*

MM. Pelletier et Caventon y ont observé de la matière grasse,
composée d'élaine, de stéarine et d'acide cevadique, de la cire,
du gallate acide de vératrine, de la matière colorante jaune, de
la gomme, du ligneux, et des sels à base de potasse et de chaux,
dans les cendres du résidu, avec un peu de silice (1). Selon
M. Cuerbe, on y trouve aussi un alkaloïde particulier qu'il appelle *sabadillin*, et qu'on doit distinguer de la vératrine (2).

§ 50. *Préparation.*

On pulvérise la graine dans un mortier, jusqu'à ce qu'elle soit
réduite en une poudre fine, qu'on mêle à de l'esprit de vin dans
le rapport de 1 à 20. Six jours après on décante et on obtient
la teinture-mère.

On peut aussi la préparer avec du sucre de lait, au moyen de

---

(1) *Annales de physique et de chimie*, tom. 14, pag. 69.
(2) *Pharmaceutisches Centralblatt.* 1833, pag. 708,

la trituration sèche jusqu'à la dynamisation 3 ; mais, dans l'un et l'autre cas, il faut avoir soin de se procurer de la graine aussi pure, aussi vraie et aussi fraîche que possible, et, pour cet effet, on fera bien de se procurer les capsules mêmes qui la contiennent.

§ 51. *Expérimentation pure sur l'homme bien portant.*

HAHNEMANN (1).

1. *Céphalalgie pressive du dedans au dehors à la tempe droite* (10 heures après).

2. Prurit brûlant dans les lobules des oreilles, intérieurement, sans qu'elles soient extérieurement ni rouges ni brûlantes.

3. Ardeurs dans l'estomac.

4. Douleur de brisure dans les muscles antérieurs des cuisses en marchant, plus forte au toucher.

5. Sensation de fourmillement dans les membres.

M. GROSS (2).

6. *Dans la partie frontale et dans les tempes pression douloureuse avec étourdissement*, avec accès d'élancemens douloureux dans le dos suivis d'une sensation de tiraillement.

7. Battement douloureux dans la tempe gauche.

8. Élancemens dans les tempes, surtout dans la droite.

9. Dans l'occiput, du côté gauche, douleur comme si l'on pressait fortement sur une plaie.

10. Chaleur fugace avec rougeur de la face.

11. Dans l'œil droit, intérieurement, tiraillement douloureux vers le haut, ainsi qu'aux tempes.

12. Pression sur le globe de l'œil, surtout en regardant en l'air, moins forte en baissant les yeux.

(1) *Matière médicale pure* du docteur Stapf, tom. 1, p. 174. 1836.
(2) *Ibid.*

13. *Deux forts saignemens de nez*, tout-à-fait inaccoutumés d'ailleurs.

14. Apreté et grattement dans la gorge ; elle ne cesse de faire des efforts pour cracher (1/4 d'heure après).

15. Sensation comme si des vapeurs s'élevaient du haut de la gorge, avec amertume, presque comme le soda (10 minutes après).

16. Malaise diminuant à la suite d'éructations un peu amères.

17. Sensation de malaise et de douleur avec abattement, au point que, craignant de tomber, elle doit s'asseoir.

18. *Douleur au dessous du creux de l'estomac à la pression et à l'inspiration surtout, comme si l'on pressait sur une plaie.*

19. A gauche, au dessus du creux de l'estomac, douleur intérieure, légèrement térébrante ; elle y porte fréquemment la main, et la place reste douloureuse pendant plusieurs jours.

20. *Fortes brûlures dans l'estomac et dans la poitrine remontant jusqu'à la fossette du cou.*

21. *Oppression subite de la respiration dans le creux de l'estomac avec anxiété.*

22. Térébration douloureuse dans le bas-ventre, surtout à une place de la hanche droite.

23. Dans le lobe droit du foie, jusque dans le gauche, fouillement pendant lequel se manifeste un tiraillement douloureux tout à travers. A la pression, la place est douloureuse comme une ancienne blessure. Un pareil fouillement se fait sentir en même temps dans le front. La pression le diminue.

24. Vers le soir, besoin continuel d'uriner, et cependant elle ne lâche que quelques gouttes d'urine. Le besoin devient de plus en plus violent, comme si une grande quantité d'urine allait sortir. En même temps, tiraillement dans l'urètre de bas en haut. Le besoin d'uriner est continuel et accompagné de cruelles brûlures dans le canal (une très-petite dose de pulsatille enleva bientôt ce symptôme douloureux).

25. Les règles paraissent un jour plus tard qu'à l'ordinaire,

et coulent ensuite plus abondamment que jamais et un jour de plus. Trois ou quatre jours auparavant déjà, pression douloureuse vers le bas, comme si elles allaient paraître.

26. Une secousse subite et douloureuse lui fait lever le bras droit.

27. Déchirement dans le côté droit du genou à chaque pas.

28. Lassitude dans les genoux comme s'ils allaient manquer sous elle.

29. Tiraillement douloureux dans tous les membres ; pesanteur dans les pieds rendant la marche pénible.

30. Lassitude excessive subite; les yeux se ferment malgré elle.

31. *Lassitude dans tous les membres ;* elle sue au moindre effort ; elle sue aussi la nuit, au lit, ce qui n'avait jamais eu lieu.

32. Sommeil très-agité; elle se jette de côté et d'autre, et rêve beaucoup.

33. Elle se chagrine et s'inquiète pour des bagatelles.

M. Ruckert (1).

34. Vertige comme si tout tournait, surtout en se levant de dessus son siége (1 heure après).

35. Voile devant les yeux pendant un vertige, comme dans un accès de défaillance.

36. Céphalalgie pressive au vertex ; tiraillemens remontant depuis la peau du front, où elle éprouve aussi une espèce de mouvement tournoyant.

37. Céphalalgie, principalement après la promenade. En rentrant dans la chambre, elle éprouve une douleur tournoyante, térébrante, qui commence dans le côté droit de la tête, rend douloureuses les deux tempes, et s'étend sur toute la tête après qu'elle s'est mise au lit. Elle reparaît chaque jour.

38. Tension sur le cuir chevelu, surtout dans la fièvre (le 3ᵉ et le 4ᵉ jour).

39. Élancemens dans les tempes et le cuir chevelu (le 2ᵉ jour).

(1) *Ibid.*

40. Cercles bleus autour des yeux pendant plusieurs jours.

41. Violens élancemens dans l'oreille gauche.

42. Étreintes et craquemens dans les oreilles.

43. Bruissemens dans les oreilles et quelquefois bruit comme si quelque chose de lourd tombait et se brisait à terre ; ce bruit retentit long-temps encore dans les oreilles.

44. Dysécie ; sensation comme si quelque corps était devant l'oreille.

45. Tiraillemens dans les mâchoires et les dents.

46. Fréquens tressaillemens douloureux dans les gencives, par accès revenant chaque jour.

47. Enflure de la luette.

48. Brûlure et pression dans la gorge , en avalant et sans avaler ; la gorge est comme enflée intérieurement.

49. Le cou est comme serré avec une corde (le 3ᵉ et le 4ᵉ jour).

50. Quelquefois malaise à l'heure des repas.

51. Haleine chaude.

52. Enrouement ; voix sourde.

53. Respiration brève , pénible , surtout après midi.

54. Sifflement dans la trachée-artère , quand elle respire en étant couchée.

55. Oppression de la poitrine, assise et couchée , comme s'il y avait un lonrd poids dessus.

56. Battement de cœur , et en même temps sensation comme si toutes les veines du corps battaient.

57. Assis, douleur dans la colonne vertébrale , comme de brisure.

58. Tressaillement spasmodique dans le coude.

59. Il lui vient des taches jaunes sur les doigts.

60. Pendant toute la durée d'action , grande sécheresse des mains.

61. Tremblement des bras et des mains.

62. Brûlure des genoux.

63. Tension de la plante des pieds.

64. Picotemens dans les doigts des pieds qui sont comme endormis.

65. Pieds froids.

66. Douleur dans les membres, plutôt dans les jambes; tiraillement particulièrement douloureux dans le milieu de l'os qui force à étendre les membres. Cette douleur est moins forte dans le repos; mais chaque mouvement est pénible et raide. Elle dure plusieurs jours et attaque surtout les articulations.

67. En se remuant et en marchant, craquement dans les articulations, comme quand on se tire les doigts.

68. Douleur de brisure *dans différentes parties du corps, tantôt dans l'une, tantôt dans l'autre, cruelle*, mais passagère.

69. Picotement sous toute la peau, durant plusieurs jours, surtout aux doigts des mains et des pieds.

70. Grande lassitude et pesanteur dans tous les membres, surtout dans les articulations.

71. Flaccidité de tout le corps.

72. Violent tremblement du corps, surtout le troisième jour.

73. Envie continuelle de dormir, même en plein jour.

74. Froid avec chair de poule et soif modérée.

75. Fièvre; chaleur fugace dans la journée, toujours plus forte le matin et interrompue par des frissonnemens.

76. Etat fébrile, sensation de malaise, de maladie, anxiété, agitation, facilité à s'effrayer, respiration brève et enrouée, tremblemens, fortes congestions du sang, yeux ternes et regard incertain; il lui semble voir tout se mouvoir; l'air même lui paraît agité d'un tremblement. Envie insurmontable de dormir avec bâillemens, horripilation d'un froid glacial sans tremblement, malaise continuel.

77. Chaleur seulement la nuit et le matin en se levant, plutôt intérieure. Les mains, le front, les lèvres et les joues seuls sont brûlans; mains toujours sèches et rudes; bouche presque toute sèche et collée par de la mucosité. Soif modérée, cependant ap-

pétit pour les mets succulens. Pas de sueur. Cet état resta le même pendant quinze jours.

78. Soubresaut au moindre bruit; facilité à s'effrayer.

M. SCHULZ (1).

79. Vertige, tout tourne autour de lui (le 6e jour).

80. Vertige comme si l'on allait tomber (le 2e jour).

81. Vertige, plutôt en étant assis que debout (le 7e jour).

82. Céphalalgie lancinante, surtout dans le front (le 7e jour).

83. Violent élancement dans l'oreille gauche (le 1er jour).

84. Elancemens dans le côté droit de la poitrine, entre la troisième et la quatrième côte (le 4e, le 6e et le 7e jour).

85. Elancemens dans la main droite (le 3e jour).

86. Crampes dans la main droite, surtout dans les doigts, et si violentes que la main est toute raide, les doigts tout crochus; ils ne peuvent alors rien prendre ni rien tenir.

87. Elancemens dans l'index de la main droite.

88. Elancemens dans le genou droit (le 6e jour).

89. Inflammation érysipélateuse au tibia de la jambe droite, accompagnée d'une violente douleur brûlante (le 4e jour).

90. Lassitude dans les jambes (le 5e jour),

91. Elancemens fugaces dans tout le corps, tantôt ici, tantôt là (le 4e jour).

92. Tiraillemens à travers les membres, et sensation comme si l'on était paralysé (le 3e jour).

93. Abattement, pendant plusieurs jours.

M. STAPF (2).

94. Le matin en se levant, vertige plutôt *en étant assis* qu'en marchant; il était comme hébêté.

95. Toute la matinée jusqu'au dîner, il doit rester la tête appuyée sur la table pour ne pas avoir de vertiges; cette position

(1) *Ibid.* — (2) *Ibid.*

les diminue ; malaise continuel qui ne va pas cependant jusqu'au vomissement (2 jours après).

96. Embarras dans la tête.

97. Sensation de grattement douloureux dans la gorge.

98. *Goût amer dans la bouche*, depuis la gorge jusqu'au nez, durant trois heures, cessant après qu'il a mangé (aussitôt après la prise).

99. Soif qui ne s'apaise que quelque temps après avoir bu.

100. Répugnance pour toute espèce d'alimens et pour le café ; il mange bien, mais sans appétit.

101. Nausées continuelles.

102. Brûlure dans le bas-ventre.

103. Frissonnement intérieur dans le bas-ventre.

104. Violent fourmillement au rectum, comme produit par des vers.

105. Il crache un sang rose qui vient des fosses nasales.

106. Tension sur la poitrine dans la région du creux de l'estomac, surtout en respirant.

107. Le matin, aussitôt après minuit, au lit, douleur très-violente, déchirante, tensive, dans les mollets, qui disparaît presque entièrement après qu'il s'est levé ; huit heures de suite.

108. Couché, il se sent mieux qu'en étant debout ou en marchant.

109. Sommeil agité, non réparateur.

110. Rêves confus.

111. Frissonnemens sans soif et sans chaleur ensuite.

112. Soif après le froid.

113. Abondante transpiration après minuit.

114. Il ne trouve pas de plaisir au travail.

115. Mauvaise humeur, tristesse, colère.

M. Hromada (1).

116. Vertige en se mettant au lit, tel qu'il ne peut se tenir debout (le 3e et le 5e jour).

117. Etourdissement sans vertige et sans véritable mal de tête.

118. Embarras de la tête qui est comme vertigineuse, avec une douleur pressive, mais légère (bientôt après la prise), durant 1 heure 1/2.

119. Etourdissement dans la tête, comme après l'ivresse, sans vertige et sans douleur (3 heures après), durant deux jours.

120. Pression dans la tête avec pesanteur; il peut à peine se lever (aussitôt après la prise), durant une demi-heure,

121. Douleur brûlante sur le cuir chevelu (8 heures après).

122. Prurit très-violent sur le cuir chevelu qui la force à la gratter jusqu'au sang (5 heures après), durant cinq jours.

123. Céphalalgie comme si la tête était serrée et fortement comprimée de tous côtés (3/4 d'heure après), durant une demi-heure.

124. Prurit au vertex comme s'il y avait une quantité de poux; il ne cesse pas de se gratter (2 jours après), durant deux jours.

125. Céphalalgie comme à la suite d'une forte pression, s'étendant depuis les deux côtés des tempes jusqu'au vertex et de là jusqu'à la partie inférieure de l'occiput (22 minutes après), durant une demi-heure.

126. Céphalalgie comme une pression du dedans au dehors, depuis la partie supérieure de l'occiput à travers le cerveau jusqu'au front (1/2 heure après), durant deux heures.

127. Céphalalgie pressive dans toute la tête comme si elle allait éclater (1/2 heure après), pendant trois quarts d'heure.

128. Douleur pressive aux deux tempes (26 minutes après), durant une heure.

(1) *Ibid.*

129. Chaleur dans la tête et au visage comme s'il avait bu beaucoup de vin; insensible au toucher (1 heure 1/2 après), pendant trois heures.

130. Sensation brûlante dans l'oreille droite, sans qu'on y remarque de rougeur; pareillement brûlure à la tempe gauche durant une heure (1 heure après).

131. Brûlure au bout de la langue (2 minutes après), durant vingt minutes.

132. Au bout de la langue du côté droit, douleur brûlante, d'outre en outre; bientôt après crachemens copieux et goût comme de fruits mal mûrs (4 minutes après), pendant trois heures.

133. Afflux de salive et envies de vomir accompagnées de quelques haut-de-corps (aussitôt après), pendant huit minutes.

134. (Afflux abondant de salive qui contracte presque la bouche comme s'il y avait du métal.)

135. Brûlure au bout de la langue avec forte douleur de gorge qui n'augmente que quand il avale sa salive et qui laisse une sensation de brûlure quand il boit (aussitôt après), durant une heure.

136. Brûlure dans le gosier et à la luette, avec un goût de brûlé; il devait cracher beaucoup (20 minutes après), durant une heure.

137. Quelques douleurs de gorge quand elle avale sa salive ou qu'elle mange et boit (1/4 d'heure après), pendant trois heures

138. Pas d'appétit, tout avait le goût du médicament, mais après la première bouchée, le goût redevenait naturel (3 heures après) durant un quart d'heure.

139. Répugnance pour les alimens jusqu'au premier repas.

140. Goût du médicament.

141. Beaucoup d'éructations ayant en partie le goût du médicament, en partie un goût amer et de brûlé (1/2 heure après), durant vingt-cinq minutes.

142. Espèce de pyrosis : chaleur dans le bas-ventre s'étendant à travers l'estomac jusque dans la bouche, avec afflux copieux de salive qui paraît aussi brûlante que la chaleur, quoique ce ne soit pas le cas (2 heures après), pendant vingt minutes.

143. Malaise et régurgitation d'une mucosité amère qui laisse un goût de graisse comme s'il avait mangé du suif (2 heures 1/2 après), durant un quart d'heure.

144. Malaise avec haut-le-corps, sans vomir, puis vertige à tomber à terre, ensuite céphalalgie pressive (les 6 premières minutes) durant quinze minutes.

145. Nausées dès qu'il aperçoit quelque aliment cuit (10 minutes après) durant trois heures.

146. Malaise avec goût amer sur la langue ; mais ce qu'il mange a un goût naturel (aussitôt après), durant une heure.

147. Malaise avec forts haut-le-corps, mais sans vomissemens. Il se déclare une toux qui exacerbe ces haut-le-corps (aussitôt après) durant une demi-heure.

148. Aussitôt après la prise, légère brûlure qui monte peu à peu de l'estomac dans le gosier et devient si violente au bout d'une demi-heure qu'il prie qu'on l'en délivre, parce qu'il lui semble avoir un charbon ardent dans la gorge. Ce symptôme disparaît peu à peu au bout d'une demi-heure.

149. Aussitôt après s'être éveillée, ardeur terrible dans l'estomac ; elle croyait que sa gorge allait brûler ; elle croyait étouffer ; la respiration était oppressée. Elle crut se soulager en se serrant fortement la poitrine avec les deux mains, mais ce fut sans résultat.

150. Légère pression dans l'estomac, comme s'il était très-enflé (1 heure après) durant deux heures.

151. Chaleur à travers le bas-ventre avec besoin d'aller à la selle sans pouvoir rien faire, aussitôt après la prise.

152. Brûlure dans le bas-ventre et l'anus après chaque selle et durant chaque fois une heure.

153. Gargouillemens dans le bas-ventre ; il se forme une quan-

tité étonnante de vents, et bientôt après besoin d'aller à la
garde-robe, et selle qui se renouvelle au bout d'une demi-heure.
Tout cela se passa dans la première demi-heure.

154. Forts gargouillemens, sonores et si sensibles qu'elle
croit avoir quelque être vivant dans le bas-ventre ; cependant il
ne sort pas de vents (une petite heure après) durant plus de deux
heures.

155. Forts gargouillemens dans le bas-ventre, et au bout de
six minutes selle toute liquide. Dix minutes après, gargouillemens encore plus violens dans le bas-ventre suivis bientôt d'une
copieuse selle molle.

156. Pendant quatre jours, sensation de brûlure autour du
nombril.

157. Beaucoup de gargouillemens dans le bas-ventre avec
pincemens dans la région de la vessie, dans la profondeur de laquelle se font sentir aussi quelques élancemens (2 heures après),
durant près d'une heure.

158. Besoin d'aller à la selle avec gargouillement comme le
croassement d'une grenouille. Il dut rester long-temps assis, et
pendant ce temps, il se développa une quantité prodigieuse de
vents qui sortirent. Il eut ensuite une évacuation extraordinaire
suivie bientôt d'une seconde qui était mêlée de beaucoup de
sang, ce qu'il n'avait pas remarqué la première fois. Dès cet instant, il ressentit une espèce de douleur brûlante dans le bas-
ventre, laquelle dura huit jours et diminua ensuite peu à peu,
mais y laissa un prurit qui disparaissait au grattement et se changeait en une légère brûlure (1/2 heure après).

159. Espèce de pincement autour du nombril, et bientôt après
selle copieuse suivie immédiatement d'une seconde. Un quart
d'heure après, sortie d'une quantité de vents très-puans (3/4
d'heure après).

160. Forts gargouillemens dans le bas-ventre avec besoin
d'aller à la selle, après avoir été assis pendant cinq minutes et
après une violente pression, il sortit quelque chose (1/4 d'heure

après la prise). Une demi-heure après , selle normale sans accidens.

161. Douleur sourde dans l'anus et en même temps dans le bas-ventre (2 heures après), durant cinq heures.

162. Pendant six jours, avant d'aller à la selle , douleur brûlante dans l'anus ; elle croyait y avoir un charbon ardent (le 2e jour).

163. Beaucoup de démangeaisons dans l'anus ; il devait se gratter, et après chaque grattement , violente brûlure durant cinq jours.

164. Urine un peu plus copieuse, mêlée d'un peu de sang (le 2e jour).

165. Oppression très-forte de la poitrine , au point de lui faire croire qu'il va tomber en défaillance , avec angoisses de cœur pendant lesquelles il ne peut se calmer, durant une bonne demi-heure.

166. Douleurs dans les doigts des mains et des pieds qui le réveillent et le forcent à se gratter, ce qui lui cause de fortes brûlures (le 8e jour) durant une heure.

167. Une espèce de gale entre les doigts de la main droite, causant un fort prurit , mais seulement la nuit au lit ; le jour, il n'éprouve rien de pareil.

168. Pression douloureuse dans l'articulation de la cuisse droite , cruelle surtout quand il est couché dessus (la 1re nuit), durant huit jours.

169. Violentes douleurs dans les cuisses comme si on les lui serrait. S'il étend les pieds , elles diminuent un peu , mais elles s'exacerbent dans le mouvement ; cependant l'état s'améliore par un mouvement continu (5 jours après), durant quatre jours.

170. Beaucoup de douleurs tiraillantes dans la cuisse et la jambe droites , durant huit jours.

171. Horripilation sur tout le corps (aussitôt après la prise), durant dix minutes.

172. Sensation de malaise, sans aucune espèce de douleur aussitôt après la prise), durant huit minutes.

173. Grand abattement, grande lassitude; elle voudrait être toujours couchée et dormir, durant deux jours (depuis le 7° jour).

174. Nuit très-agitée avec une douleur pressive dans la cuisse droite et dans le bras droit (le 1er jour après la prise), durant six jours).

175. La nuit, au lit, horribles démangeaisons sur tout le corps qui le forcent à se gratter, ce qui cause des brûlures aussi violentes (le 3e jour), durant une heure.

176. Trois nuits de suite , violentes douleurs dans les mains et les pieds comme si elle avait la gale (le 2e jour).

177. Forte sueur à la tête et au visage qui sont brûlans au toucher, tandis que le reste du corps est froid (8 minutes après), durant cinq minutes.

178. Humeur très-gaie (3 heures après la prise), durant un quart d'heure.

179. Humeur très-gaie , ce qui était rare chez elle (3 jours après), durant cinq heures.

180. Bientôt après la prise , humeur très-sombre , comme s'il était le plus grand coupable, durant vingt-cinq minutes.

M. H. (1).

181. La tête est entreprise , lourde, pendant plusieurs jours.

182. Difficulté à penser; réfléchir lui donne des maux de tête; du reste elle a une disposition particulière à rire de tout ; plus tard indifférence, presque insensibilité, stupeur.

183. L'esprit paraît excessivement excité, comme tendu ; l'humeur est au contraire indifférente, froide; mais au bout de plusieurs jours , diminution notable des facultés intellectuelles; il ne peut comprendre beaucoup de choses que difficilement; les

(1) Ibid.

idées lui arrivent lentement ; par contre, son humeur est plus irritable ; tout l'émeut profondément.

184. *Une attention soutenue cause des maux de tête.*

185. Céphalalgie martelante, comme le pouls, à droite dans le front, plus tard aussi vers le haut (1 heure après). Elle dure trois quarts d'heure, diminue ensuite peu à peu, mais la tête reste douloureuse pendant toute la journée.

186. Légère douleur pressive dans le front au dessus de l'œil gauche, plus tard aussi dans la tempe (10 heures après).

187. Légère céphalalgie dans le côté droit du vertex (2 heures après).

188. Douleur de pesanteur dans la tête, d'abord à droite seulement, puis dans le front, puis à gauche ; elle s'étend ainsi de plus en plus et finit par prendre toute la tête, s'exacerbant au mouvement et devenant alors comme tournoyante (le 1er jour).

189. Mal de tête continuel, tensif ; le premier jour, seulement dans le front, le lendemain dans toute la tête ; s'il regarde fixement ou s'il réfléchit, elle diminue.

190. Sensation sourde dans le front, comme si elle y avait reçu un coup ; ce n'était pas proprement une douleur ; en même temps pesanteur des membres (2 heures après).

191. Légère céphalalgie tressaillante, d'abord à droite, puis à gauche, au dessus du front (1 heure après).

192. Petits picotemens dans la peau du front, quand il a chaud et monte rapidement l'escalier (2 jours après).

193. Chaleur de la face après avoir bu du vin, les premiers jours.

194. Chaleur et prurit lancinans çà et là au visage (11 heures après) vers le soir.

195. Rougeur de la face et des mains.

196. Paupières rouges, et dans les yeux, sensation comme si une inflammation allait se déclarer.

197. Dans l'œil gauche, sensation de brûlure précisément comme si quelque chose de corrosif y était entré , cessant et revenant après quelques pulsations (1 heure après).

198. *Larmoiement des yeux* , en marchant au grand air , en regardant à la lumière , en toussant et en bâillant ; pendant plusieurs jours.

199. Larmes dans les yeux à la plus légère douleur dans une autre partie du corps , par exemple dans la main.

200. Douleur pressive dans l'intérieur de l'oreille.

201. Claquement dans l'oreille et à l'entrée de l'air , bruissement, quelque temps avant midi.

202. Petits boutons derrière l'oreille droite (le 3ᵉ et le 5ᵉ jour).

203. Fortes démangeaisons dans la joue gauche ; peau tachetée au visage, comme des dartres , qui disparaissent au bout de plusieurs jours (le 1ᵉʳ et le 2ᵉ jour).

204. Sensation constrictive , mordicante dans le nez , comme produite par de la moutarde.

205. La lèvre supérieure est douloureuse , le matin en s'éveillant ; douleur tensive, d'écorchure, à la commissure intérieure, comme si elle était fendue ou comme si elle était serrée et relevée par un fil. Lorsqu'on la touche avec les incisives, la tension cesse , et il ne reste qu'une douleur simple d'écorchure. On s'aperçoit alors que l'épiderme est fendu et retiré , pendant plusieurs jours.

206. Les glandes submaxillaires sont douloureuses au toucher comme si elles étaient enflées ; pendant plusieurs jours.

207. Toutes les fois qu'il ouvre la bouche et retire la mâchoire inférieure , craquement des articulations des mâchoires, comme si elles étaient déboitées , surtout la droite ; ce n'est ni douloureux ni désagréable (le 2ᵉ jour, le matin).

208. Une dent molaire cariée se creuse davantage ; six semaines après, il s'en casse inopinément près d'un quart, sans douleur.

209. Légers battemens et tiraillemens dans les dents , non continus, ordinairement pendant la promenade.

210. Dans les dents supérieures du côté droit, petits élancemens de haut en bas.

211. Accès de douleurs pressives intérieurement dans la joue gauche, à l'endroit où les dents se touchent ; le toucher ne produit aucun changement.

212. Elancemens pinçans, sourds, au bout de la langue, plutôt à droite, cessant et revenant (6 heures après).

213. La langue est plutôt chargée et épaisse ; la plupart du temps jaunâtre, surtout au milieu et par derrière, pendant plusieurs jours.

214. La langue est couverte d'un enduit blanc, bleuâtre au bout ; les gencives sont également bleuâtres (le 2ᵉ jour).

215. La gorge paraît enflée intérieurement (8 heures après).

216. Il doit sans cesse avaler ; il éprouve des douleurs dans la bouche, derrière la langue, comme s'il y avait quelque corps étranger ; il y sent des grattemens, de l'âpreté ; il doit souvent se râcler la gorge comme pour en détacher quelque chose ; surtout le matin, puis toute la journée, même en mangeant ; plus fortes après le repas (le 3ᵉ jour).

217. Le matin à jeûn, beaucoup de mucosité dans la gorge.

218. Soif pour l'eau froide, surtout le soir (le 1ᵉʳ jour).

219. Soif plus forte ; il doit, contre son habitude, boire souvent froid, même le matin.

220. Pas d'appétit à midi (4 heures après).

221. Le soir, boulimie ; il peut à peine attendre l'heure du souper, après avoir été sans appétit pendant toute la journée (le 1ᵉʳ jour).

222. Il mange avec une avidité extraordinaire son déjeuner chaud, et le fait plus copieux qu'à l'ordinaire ; pendant plusieurs jours.

223. Fréquentes éructations douloureuses qui n'arrivent souvent que jusqu'au milieu de la poitrine, comme si l'air pénétrait péniblement à travers l'orifice de l'estomac ; pendant plusieurs jours.

224. Eructations acides, mais rarement pendant plusieurs jours.

225. Grand dégoût pour toute espèce d'alimens , quoiqu'il ait faim (le 1er jour).

226. Malaise avant le dîner qui cesse avec le repas.

227. Quelques malaises , nausées et anxiété , aussitôt après le repas.

228. Ardeurs dans l'estomac et dans tout le gosier ; aussitôt après la prise , durant dix minutes et cessant ensuite peu à peu.

229. Pression pinçante , par accès , au fond de l'épigastre , au milieu , à une place entre le creux de l'estomac et les vertèbres (5 minutes après).

230. Elancemens pinçans derrière le cœur vers le côté gauche , au fond et au milieu du corps, s'exacerbant par l'inspiration (6 heures après).

231. Après midi , en étant assis , il est pris subitement d'une violente douleur lancinante dans le côté droit au dessus des dernières côtes ; ses yeux se remplissent de larmes. Il se lève , se ploie en deux , se penche à droite et à gauche, afin de diminuer la douleur. La douleur se déclare subitement dans le côté gauche aussi, et c'est comme si les deux douleurs convergeaient vers le milieu du corps. Par instinct , il se rassied , s'allonge, se rejette en arrière, appuie ses mains sur ses côtés, et la douleur disparaît après avoir duré en tout vingt minutes (le 1er jour).

232. Gargouillemens et murmures dans le bas-ventre , par accès.

233. Elancemens lents , sourds, par accès, au milieu de la région inguinale gauche (le soir du premier jour).

234. Violent besoin d'aller à la selle ; il arrive à peine assez vite à la garde-robe ; il croyait avoir une selle copieuse ; mais il doit faire beaucoup plus d'efforts qu'à l'ordinaire, et évacue peu d'excrémens. Ensuite céphalalgie plus intense (5 et 7 heures après une très-forte dose).

235. Léger besoin d'aller à la selle, augmentant peu à peu, avec tiraillemens tressaillans, passagers, dans la région pubienne, comme s'ils partaient du cordon spermatique, jusque au pubis. Après la sortie de vents courts, sans bruit, un frisson lui parcourt tout le dos (3e jour après midi).

236. Après une forte dose, plusieurs selles dans la journée, puis après plusieurs petites doses, il reste quatre jours sans selle.

237. *Constipation pendant plusieurs jours*, et quand il a une selle, elle est plus solide et exige beaucoup d'efforts; elle devient ensuite plus facile, mais toujours elle est peu copieuse.

238. Plus la dose augmente, plus la constipation dure longtemps.

239. Il n'a pas de selle pendant cinq jours; il éprouve bien des besoins subits, mais dès qu'il entre dans la garde-robe, ils cessent. Trois jours après la dernière dose, il a une évacuation qui exige beaucoup d'efforts.

240. Déchiremens pinçans de peu de durée dans le tube intestinal (aussitôt après).

241. Peu d'urine quoiqu'il boive beaucoup (le 1er jour et les suivans).

242. En urinant, violentes brûlures comme s'il lâchait de l'eau chaude.

243. Besoin d'uriner accompagné d'une sensation de serrement jusqu'au bout de l'urètre; vers le soir (10 heures après).

244. Dans la verge, vers le bout, douleur tiraillante, battante, lancinante, par accès (6 heures après).

245. Mouvement tournoyant, lent, dans les testicules, pendant toute la journée; quelquefois un petit frémissement monte des cuisses dans les testicules; alors le tournoiement recommence et augmente (le 1er jour et les suivans).

246. Dans le testicule gauche, douleur légère, de meurtrissure, qui cesse et revient vers le soir (10 heures après).

247. L'appétit sexuel est diminué; il n'éprouve presque au-

cun désir pendant cinq jours ; puis (effet secondaire) il augmente ;
il peut à peine chasser les pensées voluptueuses qui l'assiégent ;
cependant la verge reste flasque (le 5e, le 6e et le 7e jour).

248. Insensibilité aux plaisirs sexuels ; il éprouve même du
dégoût à l'aspect des caresses amoureuses (le 1er jour et les suivans).

249. Le matin, raideur un peu douloureuse, tensive, de la
verge , sans désir de coït (le 5e jour).

250. Le matin , au milieu de rêves voluptueux, émission de
semence en très-petite quantité et avec verge flasque ; il sait
qu'il rêve et qu'il a une pollution. Ensuite raideur douloureuse
de la verge et abattement , paresse extraordinaire. Il se sent
plus léger en allant au grand air (le 2e et le 5e jour).

251. De temps en temps un éternuement très-fort qui ébranle
le corps ; ensuite larmes dans les yeux (3 heures après).

252. Quelquefois éternuement ; en même temps céphalalgie
lancinante, constrictive, au dessus des yeux et paupières rouges , comme dans le coryza ; quoique ce dernier ne se déclare
pas.

253. Sensation de sécheresse dans le haut du nez.

254. Sifflemens dans le nez en respirant, dans une narine ;
l'autre est obstruée (5 heures après).

255. Tantôt l'une , tantôt l'autre des narines est obstruée, en
sorte qu'il ne peut expirer sans produire un bruit sifflant, ni aspirer sans effort et au milieu de ronflemens sourds pendant plusieurs jours.

256. Ecoulement fréquent d'un mucus nasal liquide , quoique
épais, blanchâtre , transparent , quelquefois en gros morceaux ,
même lorsqu'il se mouchait le plus doucement possible , sans coryza , pendant plusieurs jours ; en suite mouchemens fréquens à
cause d'un mucus visqueux, verdâtre jaune, qu'il avait dans le nez.

257. Respiration courte pendant toute la journée (le 1er jour).

258. Toux très-brève avec quelques quintes légères , puis
larmes dans les yeux.

259. Vers le soir, après avoir marché, beaucoup de sueur sur la poitrine et dans les aisselles ; violent prurit autour des mamelons.

260. Douleur dans la nuque en la remuant (12 heures après).

261. Dans l'épaule droite jusque dans la poitrine , douleur comme si la circulation du sang était arrêtée par une ligature trop fortement serrée ; elle croit diminuer la douleur en se desserrant, mais elle n'y parvient pas ; presque sans interruption pendant toute la journée ; s'exacerbant au froid et au grand air; quelquefois aussi dans l'épaule gauche (3 heures après).

262. Douleur simple , comme de lassitude , mais cruelle cependant dans tout le dos, disparaissant à de courts intervalles , puis revenant bientôt, le matin et l'après-midi, pendant quelque temps. Elle se manifeste quand il marche ; le mouvement ne le soulage nullement ; mais quand il s'assied , se recourbe en arrière et s'appuie fortement contre quelque objet, elle cesse (le 1er jour).

263. Pincemens par accès dans la partie charnue du bras droit, au milieu de la partie interne (1 heure après).

264. Douleur tressaillante à la partie interne de l'avant-bras, plutôt vers la main (6 heures après).

265. Douleur dans l'articulation de la main droite, continue, plus forte dans le mouvement (le 4e jour).

266. Déchirement battant , intérieur, au métacarpe gauche, en haut, du côté du petit doigt (3 heures après).

267. Douleur battante dans le médius droit , comme intérieurement dans les os (2 heures après).

268. Déchirement pruriteux , passager, dans l'annulaire gauche (1 heure après).

269. La peau s'écaille à côté des ongles en plusieurs endroits (5-6 jours après).

270. La peau des mains devient sèche et inégale , le matin ; elle redevient lisse l'après-midi.

271. Douleur lancinante, par accès, à la cuisse droite, intérieurement, à côté des parties génitales.

272. Elle ne peut rester long-temps debout, parce que ses genoux sont très-faibles.

273. Sueur des pieds : la plante de ses pieds est humide contre l'ordinaire.

274. Les pieds sont un peu enflés et lui causent de fortes douleurs quand elle marche ; elle cherche à marcher sur un terrain mou ; chaque petite pierre qu'elle rencontre lui fait mal et elle peut à peine continuer sa route (les premiers jours).

275. Aussitôt après la prise, violente brûlure au bout de la langue, à la gorge et dans le bas-ventre, et forts gargouillemens dans ce dernier, puis cinq minutes après, selle contenant du sang avec violente brûlure dans l'anus. Il se sent ensuite tellement épuisé qu'il est forcé de s'asseoir. Il ne tarde pas à s'assoupir ; mais un quart-d'heure après, il se réveille et se sent mieux que jamais, à ce qu'il affirme.

276. *Douleur très-forte dans tous les os, surtout dans les articulations, comme si on taillait ou coupait avec un couteau bien affilé tout autour des os, intérieurement*, principalement dans le bras droit. Térébration, pendant toute la journée, tantôt plus, tantôt moins forte ; s'exacerbant au toucher ; diminuant au contraire, mais seulement pour peu de temps, par le mouvement très-rapide du bras ; durant long-temps, à la chaleur et la nuit.

277. A plusieurs places du corps, élancemens battans, sourds, presque pressifs, quelquefois aussi pinçans, cessant à plusieurs reprises, revenant après quatre à sept pulsations du pouls, tantôt ici, tantôt là, rarement à la même place, par exemple, à la joue, au bout de la langue, à l'épigastre, à la région inguinale, à la verge, à l'avant-bras, à l'os métacarpien du petit doigt ; les premiers jours.

278. La plupart des effets primitifs durent cinq jours quand la dose a été très-forte ; chez une personne soumise à l'expéri-

mentation, ils reparaissenl en grande partie cinq jours après et persistent plusieurs semaines.

279. Un grand nombre de douleurs se manifestent d'abord à droite, puis à gauche, ou vont de droite à gauche, par exemple, la céphalalgie, la douleur de côté, les douleurs des membres.

280. Les effets primitifs de la sabadille, surtout les douleurs des membres, l'abattement et la somnolence, paraissent acquérir plus d'intensité dans les dernières heures de la matinée.

281. Une espèce de tressaillement léger dans la lèvre supérieure, dans les mains, dans les doigts ou dans les cuisses, surtout du côté gauche et toujours à gauche; les premiers jours, puis au bout de cinq jours, et pendant plusieurs semaines encore.

282. Une espèce de sensation de chaleur et de légère douleur dans la peau, par places, surtout au visage, se fait sentir surtout quand il se penche en avant. Les ablutions avec l'eau froide soulagent; il se déclare ensuite une légère tension, principalement au visage du côté gauche (2 heures après).

283. Abattement et pesanteur dans tout le corps. Se tenir tranquille, étendu, lui fait beaucoup de bien; pendant trois jours.

284. Il est si faible qu'il menace de tomber à chaque instant.

285. Lassitude paralytique dans tous les membres; assez tard dans la soirée du premier jour.

286. Le matin en s'éveillant, il se sent plus fatigué qu'auparavant; tout le corps lui fait mal, comme s'il avait été couché sur des bûches de bois.

287. Après avoir un peu marché, il est pris, au milieu de la rue, d'une lassitude extraordinaire et d'embarras de la tête, presque comme s'il avait bu des liqueurs spiritueuses; ses yeux se ferment à moitié. Il a de la peine à remonter l'escalier (1 heure après).

288. Les membres sont comme brisés; les genoux surtout lui font mal; même en étant assis.

289. Elle pourrait rester toujours couchée ; elle est comme brisée ; elle a une peine extrême à marcher et à se tenir debout.

290. Lassitude et pesanteur dans tous les membres ; les pieds surtout sont lourds. Elle doit souvent laisser tomber ses bras comme s'ils n'avaient aucune force (2 heures après), pendant quelque temps.

291. *Pesanteur continuelle dans tous les membres, l'obligeant à rester couché toute la journée, mais surtout dans les dernières heures de l'après-midi et vers le soir* (durant cinq jours).

292. Il est lourd et gauche dans sa démarche et dans ses mouvemens, les premiers jours ; plus tard (effet secondaire) ils deviennent plus gracieux et plus dégagés.

293. Fréquens bâillemens faibles, en même temps larmes dans les yeux (1 heure après).

294. Elle doit s'étendre, s'allonger sans cesse, et alors craquemens dans le dos et dans les épaules.

295. Malaise ordinairement le soir : incommodité générale ; il s'allonge alors et s'endort, mais ce n'est qu'un demi-sommeil avec effort visible de l'esprit dans toutes sortes de pensées bizarres ; le sentiment est entièrement émoussé ; pas d'images en rêves ; les premiers jours.

296. Occupé de beaucoup de pensées, il est long-temps sans s'endormir le soir, pendant plusieurs jours.

297. Le soir, avant de s'endormir, pulsations de tous les artères.

298. Contre sa coutume, il se sent forcé de dormir après midi, et dérangé dans sa sieste, il est extraordinairement maussade et chagrin.

299. Sommeil profond, sans rêves.

300. Le soir, en rêvant, il est assailli de singulières pensées ; il lui semble que ces pensées sont hors de lui et plus fortes que lui, et qu'il ne peut les chasser, les premiers jours.

301. Le matin, en étant assis, abattement de plus en plus fort jusqu'à ce qu'il s'endorme. Réveillé au bout de trois quarts

d'heure, il fait un soubresaut et est comme étourdi, tandis qu'auparavant il recouvrait promptement son enjouement ; ensuite pesanteur dans la tête (le 3e jour après une forte dose).

302. Un prurit dans la peau le réveille après minuit.

303. Rêve très-vif, parfaitement suivi jusque dans ses moindres détails ; il prête son secours à d'autres, leur rend des services (le 1er jour).

304. Sensibilité au froid (le 1er jour).

305. Le froid augmente le malaise et les douleurs.

306. Froid pendant toute la journée.

307. D'abord, sensation de froid général ; plus tard, espèce de chaleur et sensation comme s'il allait se déclarer des fourmillemens, surtout dans les jambes (1 heure après).

308. Un frisson instantané l'agite et le réveille, à onze heures du soir ; il a ensuite chaud sans sueur réelle ; picotemens dans le front (le 2e jour).

309. Fièvre : à dix heures du soir, il a des frissons qui l'engagent à se mettre au lit ; il est pris ensuite d'un fort frissonnement et n'a pas assez de son lit de plumes très-épais d'ailleurs. Au bout d'une demi-heure, il a alternativement chaud et froid, pendant une demi-heure. Il éprouve ensuite de l'oppression et des étouffemens et est pris d'une transpiration si abondante qu'il doit changer de linge, quoiqu'il ait d'ailleurs toujours froid (le 1er jour).

310. Il s'imagine toutes sortes de choses concernant son corps, par exemple, qu'il est défait comme un cadavre, qu'il a l'estomac rongé, le scrotum rongé, etc. Il regarde et s'aperçoit que c'est une imagination, mais il n'en retombe pas moins dans ses idées.

M. S. G. (1).

311. Douleur sourde, pressive, dans la partie antérieure de la tête, diminuant par l'application de la paume de la main sur le

(1) *Ibid.*

front. Chaleur plus forte au front ; puis, quelques minutes après, froid continu au cuir chevelu ; les cheveux mêmes sont froids au toucher, à peu près comme si la tête avait été inondée d'eau froide (2 heures 1/2 après).

342. Céphalalgie comme si un fil avait été tiré du milieu du front au dessus des tempes vers l'occiput, et avait laissé une sensation brûlante (2 heures après) durant une heure.

343. Bientôt après la prise, goût amer, aigre, dans le gosier jusque dans l'arrière-bouche, et en même temps brûlure sourde dans la poitrine.

344. Goût pateux, amer, dans la bouche.

M. HARTLAUB (1).

345. *Douleur pressive, tensive, dans le front* (3/4 d'heure après).

316. *Point corrosif, brûlant, sur le vertex.*

317. Douleur pressive aux deux tempes (26 minutes après), durant une heure.

318. Fourmillement brûlant au dessus des sourcils.

319. *Rougeur de la face et chaleur sans sensation de chaleur.*

320. Térébration brûlante derrière l'oreille gauche, dans la parotide, la mâchoire inférieure et les glandes (3 heures après).

321. Sensation brûlante, fourmillante, lancinante, derrière l'oreille.

322. Fourmillement brûlant dans le nez.

323. Sensation brûlante, fourmillante, lancinante, dans le palais.

324. Sensation de constriction au fond du gosier, comme s'il était serré, comme après qu'on a bu une liqueur corrosive.

325. Goût répugnant, brûlant, douceâtre, dans la bouche, s'exacerbant par la fumée du tabac (auquel il était habitué), mais cessant quand il mangeait, durant trois heures.

(1) *Ibid.*

326. *Douleur corrosive, brûlante, dans l'estomac* (3 et 7 heures après).

327. Chaleur intérieure, sans douleur, dans la région de l'estomac et du foie.

328. Sensation comme si on passait le dos d'un couteau sur la
région du foie ; douleur pressive, râclante.

329. Constriction spasmodique des muscles abdominaux du
côté gauche avec douleur brûlante ; il se ploie du côté gauche.

330. Le bas-ventre, les mains et la poitrine sont comme parsemés de taches rouges qui le deviennent davantage au grand
air, de la grosseur d'une tête d'épingle, mais lisses.

331. Brûlure dans l'urètre, seulement quand il n'urine pas;
en même temps besoin d'uriner.

332. Douleur brûlante dans le côté gauche de la poitrine
(5 heures 1/2 après).

333. Sensation brûlante, fourmillante, lancinante entre les
omoplates.

334. Au bras gauche, places toutes rouges, parsemées de
points rouges également, qui ne sont pas élevés, causent seulement une sensation brûlante, ne démangent pas et restent même
au grand air (2 heures après).

335. Ligne rouge, relevée, comme une callosité, à travers
l'avant-bras gauche.

336. Rougeur d'une main avec taches rouges dessus.

337. Les deux mains sont comme parsemées de petites taches
rouges, surtout la gauche.

338. Au bout des doigts de la main gauche, picotement brûlant ; bientôt après, chaleur dans les plaies comme si elles brû-
laient, tandis que le reste de la main est tout froid (8 heures
après).

339. *Sensation lancinante dans les deux cuisses en même temps.*

340. En avant, sur le genou gauche, une ampoule blanche
avec un bord rouge, causant des douleurs brûlantes.

341. *Pesanteur dans les pieds.*

342. La rougeur des taches et des lignes augmente de plus en plus au froid.

343. Sensation de tremblement et tremblement des extrémités supérieures et inférieures (1 à 2 heures après).

344. Pandiculation et extension des bras.

345. Sensation brûlante, fourmillante çà et là, sur le corps.

346. Somnolence très-grande ; elle ne peut la surmonter qu'avec la plus grande peine. De quelque manière qu'elle se mette, elle s'endort.

347. Somnolence qui lui ferme les yeux (5 heures après).

M. Langhammer (1).

348. *Douleur étourdissante, pressive, vertigineuse dans le front*, qui le fait chanceler à droite et à gauche, comme s'il était ivre (10 heures après).

349. Elancemens déchirans extérieurement dans le côté gauche du front (6 heures après).

350. Douleur pressive descendante à la tempe gauche près de l'oreille (9 heures 1/2 après).

351. Elancemens isolés, extérieurement, dans la région temporale gauche (3 heures 1/4 après).

352. Douleur pressive à la région temporale gauche (11 heures après).

353. A midi, chassie dans les angles externes des yeux (6 heures 1/2 après).

354. A la lèvre supérieure et à l'inférieure, fourmillement et picotemens brûlans, pruriteux, qui le forcent à se gratter, comme produits par une brûlure (1/2 heure après).

355. Battement et tressaillement dans les muscles de la mâchoire supérieure du côté gauche (3 heures 1/2 après).

356. Quelques hoquets (1 heure après).

357. *Gargouillemens dans le bas-ventre comme produits par le vide* (3/4 d'heure après).

(1) *Ibid.*

358. Quelques élancemens dans le côté gauche du ventre, en étant assis (13 heures après).

359. En expirant, quelques picotemens térébrans du dedans au dehors dans le côté droit de la poitrine (en étant assis), cessant bientôt par un peu de mouvement (7 heures après).

360. En expirant, picotemens, à l'extérieur, sur le côté droit de la poitrine (3 heures 1/2 après).

361. Elancemens se succédant rapidement, au côté droit du dos (4 heures après).

362. Dans le repos, élancemens dans les muscles de l'avant-bras gauche (2 heures après).

363. Douleur pressive sous l'articulation du coude en pliant le bras (14 heures après).

364. En remuant le bras, douleur pressive dans les muscles du bras (15 heures après).

365. Quelques élancemens dans les muscles de l'avant-bras gauche, du dedans au dehors, cessant au moindre mouvement (1 1/2 à 9 heures 1/2 après).

366. Douleur pressive dans les muscles de l'avant-bras droit, près de l'articulation de la main, seulement dans le mouvement (2 heures après).

367. En écrivant, tremblement dans la main droite, comme produit par la faiblesse de l'âge (3/4 d'heure après).

368. En soulevant et en tenant un objet, fort tremblement de la main gauche, comme si elle avait été frappée d'apoplexie (2 heures après).

369. En écrivant, picotemens fourmillans dans le pouce droit vers l'index (10 heures 1/2 après).

370. Constriction spasmodique, indolente, du petit doigt et de l'annulaire de la main gauche, dans le repos (14 heures après).

371. Douleur pressive à l'index de la main gauche, cessant par le mouvement (12 heures après).

372. Douleur pressive dans la hanche gauche, en étant assis (14 heures après).

373. Elancemens, par accès, dans les muscles de la cuisse droite, en étant assis (12 heures après).

374. Quelques élancemens, extérieurement, au genou gauche, en étant assis (2 heures 1/2 après).

375. Pression douloureuse à la plante du pied gauche, en étant debout (3 heures 1/2 après).

376. *La nuit, sommeil troublé par des rêves sans suite, dont il ne se souvient pas.*

377. Il se réveille le matin comme en sursaut (23 heures après).

378. Horripilation fébrile à travers tout le corps (1/2 heure après).

379. Sensation de chaleur brûlante, chaleur, rougeur du visage et chaleur au front, sans soif (5 heures après).

380. Chaleur brûlante, rapide, des joues, avec froid au front, sans soif (13 heures après).

381. Il est plongé toute la journée dans des réflexions silencieuses.

M. N. (1).

382. Elancemens sourds dans la bosse frontale gauche (1/2 heure après).

383. Pression d'arrière en avant dans l'occiput avec vertige (1/4 d'heure après).

384. Céphalalgie au dessus de l'œil, comme si le cerveau allait tomber en avant (1/4 d'heure après).

385. Une odontalgie à la mâchoire inférieure du côté gauche, cesse.

386. Pendant la déglutition et hors de la déglutition, sensation dans la gorge, comme s'il avait avalé un corps qu'il dût avaler (1/2 heure après), pendant une heure.

387. Sécheresse dans la gorge (1 heure après).

388. Plus de goût ni d'appétit (1 heure après).

(1) *Ibid.*

389. Fréquentes éructations d'un goût rance ou ayant le goût du médicament (1 heure 1/2 après).

390. Mollesse, malaise, froid dans l'estomac.

391. Sensation de vide dans l'estomac (1/2 heure après).

392. Sensation comme si son estomac se retournait, précisément au dessous du creux de l'estomac (1/2 heure après).

393. Tournoiement et gargouillemens sonores dans le ventre (2 heures après).

394. Pincemens dans le ventre, puis besoin d'aller à la selle, mais il ne sort que des vents.

395. Les règles qui coulaient précédemment diminuent, mais elles reparaissent bientôt, irrégulières, tantôt plus abondantes, tantôt plus faibles, par intervalles.

396. Quelques picotemens au dessus du cartilage xiphoïde (1/2 heure après).

397. Elancemens isolés dans le côté gauche de la poitrine (le 2ᵉ jour).

398. Déchiremens dans le médius de la main gauche (2 jours après).

399. Le pied enfle, plus fortement le matin, pendant quinze jours.

400. Chaleur dans la tête, insensible à l'extérieur, avec sensation de froid intérieurement.

401. Agitation anxieuse.

M. W.(1).

402. Pression douloureuse dans le côté droit du cerveau, s'étendant jusque dans les molaires de la mâchoire inférieure, à gauche.

403. *Douleur pressive vers l'os temporal droit.*

404. Céphalalgie pressive, plus violente dans le front.

405. Le soir, en lisant, douleurs dans la tête comme si quel-

(1) *Ibid.*

ques parties du cerveau étaient serrées entre des objets tranchans.

406. Les lèvres brûlent, comme brûlées par un potage trop
chaud.

407. Douleur lancinante dans une molaire de la mâchoire inférieure du côté droit, s'étendant jusque dans les glandes submaxillaires (1/2 heure après).

408. La langue cause des douleurs comme si elle était écorchée et couverte de vésicules.

409. Le bout de la langue et la cavité buccale étaient comme
écorchées et causaient des douleurs brûlantes comme s'ils avaient
été brûlés.

410. Aussitôt après la prise, grattement dans la gorge, comme
quand on a avalé quelque chose d'âcre, avec sécheresse à l'endroit où les fosses nasales s'ouvrent dans la gorge.

411. Dégoût pour la viande.

412. Légers accès de pyrosis.

413. Douleur lancinante, sourde, dans le côté gauche du
bas-ventre, comme s'il y avait quelque mal.

414. Urine épaisse et troublée, comme de l'eau bourbeuse
(5 heures après). Diarrhée brune, comme fermentée.

415. Respiration plus facile qu'à l'ordinaire (effet curatif chez
un individu qui souffrait habituellement de dyspnée).

416. Au milieu de la poitrine, pression forte, douloureuse,
oppressive.

417. Sous le côté droit de la poitrine, brûlure comme s'il avait
avalé de l'eau bouillante.

418. Tiraillement douloureux dans l'articulation du coude
droit.

419. Aux deux avant-bras, petits boutons pénétrant dans la
peau et causant des démangeaisons brûlantes.

420. Raideur douloureuse, tiraillante, de paralysie, dans le
pouce et l'index de la main gauche.

421. Tressaillement par secousses, très-douloureux, dans le pouce droit, s'exacerbant quand il presse dessus.

422. Tiraillement pressif au côté externe de l'articulation du genou gauche (5 minutes après).

423. Pincement pressif le long de l'os du tibia droit, en marchant.

424. Tension dans le mollet droit, en marchant.

425. Abattement général, comme à la suite d'une longue maladie.

426. Somnolence pendant toute la journée; ses yeux se ferment à chaque instant, comme s'il n'avait pas dormi la nuit précédente.

M. SCHONKE (1).

427. Chaleur à la face; les joues sont rouges et brûlantes.

428. Elancemens dans le lobule de l'oreille droite (2 heures après).

429. Douleur lancinante dans une molaire antérieure de la mâchoire inférieure du côté gauche vers l'oreille, durant quelques minutes (4 heures après).

430. Grattement et râclement dans la gorge; afflux d'un peu d'eau dans la bouche (aussitôt après).

431. Il lui semble avoir un corps mou dans la gorge, surtout lorsqu'il avale (1 heure après).

432. Râclement et grattement dans la gorge, comme si la luette tombait sur la langue; il se doit râcler la gorge, à cause de cette sensation pénible, et amène une mucosité douce, fade.

433. Brûlure et pression dans la gorge; en avalant à vide, il éprouve uue sensation comme s'il avait une cheville dans la gorge (20 heures après).

434. En avalant, gorge toute sèche et aride (2 heures après).

435. Sensation lancinante dans le larynx, provoquée par un

______
(1) *Ibid.*

resserrement et un fort grattement ; il doit se râcler la gorge pour pouvoir respirer.

436. Sensation tensive, constrictive dans la parotide avec augmentation de la sécrétion de la salive de ce côté (1 heure après).

437. Afflux d'une salive douceâtre dans la bouche ; il doit la cracher sans cesse (1/2 heure après).

438. Goût doux dans la bouche ; c'est comme s'il avait mâché de la réglisse (1 heure après).

439. Eructations à vide avec sensation d'horripilation sur tout le corps.

440. Mollesse et malaise ; éructations sans goût après lesquelles la mollesse cesse.

441. *Malaise avec nausées ;* il ne cesse de cracher une eau fade (1 heure après).

442. Sensation de chaleur dans l'hypochondre droit, non loin du creux de l'estomac ; bientôt après la prise.

443. Douleur sourde, lancinante, à gauche, à côté du creux de l'estomac.

444. Sensation de chaleur dans les parties précordiales (1 heure après).

445. Plaintes au sujet de douleurs brûlantes dans le bas-ventre.

446. Elancemens dans le côté droit, surtout dans la région du foie (le 6ᵉ jour).

447. Oppression de la poitrine (7 heures après).

448. Poitrine libre, légère et vide ; il se sent très-bien dans tout le corps (effet secondaire) (4 jours après).

449. Toux violente aussitôt après la prise.

450. Toux nocturne, sèche, provoquée par un grattement, un râclement dans le larynx.

451. Toux nocturne, sèche, qui ne le laisse pas reposer ; il a chaud, il sue.

452. Elancemens en avant dans le milieu du côté droit de la poitrine en respirant et en toussant ; cette douleur le réveille

plusieurs fois la nuit ; il ne peut se coucher sur ce côté , il doit rester sur le dos , et en même temps toux avec expectoration qui revient souvent pendant toute la nuit.

453. Elancemens dans le côté droit sous les fausses côtes, durant dix minutes, s'exacerbant par l'inspiration profonde (10 heures après).

454. Elancemens dans le côté gauche, d'abord plutôt en haut, puis en bas dans la région des fausses côtes , s'exacerbant par la toux et l'inspiration profonde (1/2 heure après).

455. Douleur cruelle dans les reins , à gauche, dans la région de la symphyse sacro-iliaque en se baissant.

456. Douleur dans les reins avec frissonnemens.

457. Douleur au bord supérieur de l'ilion , non loin de l'épine supérieure antérieure , diminuant par la pression et la marche , mais s'exacerbant quand il est assis (1 heure après).

458. Il est pris subitement d'un serrement dans la main droite qui l'empêche d'en faire usage (2 heures après).

459. Horripilation lui parcourant le dos ; il a froid par tout le corps (3 heures après).

460. Fréquens accès d'horripilations pendant lesquels il tremble. Ils passent vite, sans être suivis immédiatement de chaleur et sans soif. Puis il est repris tout à coup de chaleur, surtout au visage ; il lui semble qu'un air brûlant lui sort de la bouche et des narines et échauffe les parties voisines, sans soif et avec une sensation très-agréable dans tout le corps et tête libre. Les accès momentanés d'horripilations se répètent huit à dix fois en peu de temps ; les accès de chaleur sont plus rares, mais durent plus long-temps.

461. Pendant que sa face est brûlante , un frisson lui parcourt tout le reste du corps , surtout les extrémités (2 heures après).

462. À cinq heures après midi, fort frisson ; un frisson lui parcourt le dos comme si on l'inondait d'eau froide. Froid intérieur qui fait claquer les dents. La chaleur du poële diminue le froid , mais ne le chasse pas entièrement. Il dure deux heures

entières et cesse peu à peu. La chaleur s'établit ensuite, va en augmentant, et finalement il sue un peu, surtout au front. Les extrémités inférieures sont simplement chaudes. Il a soif. La chaleur et la sueur durent au plus trois quarts d'heure. La nuit suivante, il se déclare des élancemens dans la poitrine avec toux.

§ 52. *Critique.*

Il est incontestable que le génie de notre époque se dirige particulièrement vers l'étude des faits. L'observation attentive de l'action perpétuelle et réciproque des corps sur les corps, des diverses impressions dont ils affectent nos sens, est de nos jours poussée à un degré que nos devanciers ont pressenti, mais qu'ils n'ont pas eu la joie de voir atteint. De là vient que sous maints rapports nous sommes allés bien au-delà de nos prédécesseurs, et que ce qu'ils soupçonnaient vaguement est devenu pour nous une réalité claire et évidente.

Les faits que l'observation accumule doivent être regardés comme des matières premières, comme la base d'une science. Si tous les phénomènes étaient connus, nous ne serions plus en doute sur leurs causes, et plus nous examinons une chose sous différens aspects, mieux nous apprenons à la connaître. Plus nous y consacrons de temps et de réflexion, plus nous y appliquons nos facultés, plus nous approchons du but, et si nous avions un plus grand nombre de facultés à employer, ou si nous faisions un usage plus constant et plus réfléchi de celles qui nous ont été données, nos connaissances s'étendraient beaucoup plus encore.

Si dans la médecine, surtout en France, les efforts de tant d'hommes illustres, des Broussais, des Laënnec, des Chomel, des Andral, des Louis, des Bouillaud, des Rostan, etc., ont porté à une hauteur inconnue jusqu'ici la connaissance des lésions organiques, on doit avouer que la matière médicale est restée tout aussi défectueuse qu'elle l'était il y a un siècle. Un grand nombre de médecins en ont senti si profondément les défauts, qu'ils en sont venus à nier la possibilité d'une matière médicale, et que des hommes d'une haute intelligence et d'un grand savoir, tels que Rostan, ont été forcés de s'écrier : « *Aucune science humaine n'a été et n'est encore infectée de plus de préjugés que celle-là ; chaque dénomination de classes de médicamens, chaque formule même est pour ainsi dire une erreur. Eloignons nos regards de ces objets pénibles.* » (Rostan, *Cours de médecine pratique*, tom. I, pag. 84.)

Nous n'avons nullement l'intention de nous étendre davantage sur ce point. Nous prenons note seulement de l'aveu général qu'il n'y a pas encore de matière médicale et qu'un travail pareil est encore à faire.

En admettant comme vrai ce que nous avons dit plus haut que plus on examine une chose sous différens aspects, plus on en acquiert une connaissance profonde, et en l'appliquant à la matière médicale, on est conduit à cette conséquence nécessaire que l'on apprend à connaître d'autant mieux les effets d'un médicament, qu'on fait avec lui des essais plus nombreux et plus étendus, qu'on les provoque d'une manière nouvelle. Ainsi, celui qui a appris à connaître les effets d'un remède non seulement sur l'organisme malade, comme c'est le cas généralement, mais aussi sur l'organisme sain, est sans doute plus à même d'en juger que celui qui s'est contenté de les étudier sous l'un ou l'autre de ces points de vue.

Apprendre à connaître les effets des médicamens sur l'organisme sain, était un des pieux désirs de nos prédécesseurs. *Haller* (Pharm. helv., præfat., pag. 12. 1771) recommandait déjà cette étude. *Stœrk* (Libellus de Stramon, pag. 8. 1762), *William Alexander* (Experiment. essays, 1768) firent des essais sur eux-mêmes ; mais aucun n'est allé aussi loin que *Hahnemann.* A lui appartient le mérite d'avoir été le premier à faire de l'expérimentation sur les personnes bien portantes une des conditions principales de la connaissance des effets des médicamens. Tout ce que ses envieux et ses ennemis ont pu dire pour lui ravir une partie de sa gloire, est resté sans succès. Je répéterai ce que j'ai déjà dit en 1834 : « On a voulu contester à Hahnemann le mérite de sa découverte. Toutes les grandes inventions ont eu le même sort. Avant Harvey, quelques anatomistes connaissaient une partie de la circulation; avant Colomb, on soupçonnait l'existence d'un monde lointain. Le génie de Hahnemann a su tirer parti d'une vérité à laquelle personne n'avait fait attention; il a découvert un nouveau monde en médecine. » (*Archiv. homœop.*, tom. I, pag. 82.)

Dès qu'il s'agit de payer un juste tribut d'éloges aux services réels rendus par Hahnemann à la science, personne n'est plus disposé que nous à les proclamer à haute voix. Mais quand nos propres expériences ou notre jugement nous montrent la fausseté de plusieurs de ses assertions et de ses vues, nous n'hésitons pas non plus à le dire, car rien ne pourra nous décider jamais à faire violence à notre propre jugement et à jurer sur l'autorité du maître. Rien n'est plus nuisible aux progrès d'une science que la domination des autorités, et partout l'histoire de la médecine nous montre les erreurs de quelques uns devenant les erreurs d'un grand nombre, et les imitateurs donnant dans leur enthousiasme un immense développement aux défauts de leurs instituteurs. Des milliers de médecins ont cru, avec Brown, voir dans la sthénie et l'asthénie le salut de la médecine. Il y a dix ans qu'on ne rêvait en France qu'irritation et entérite. Entre les mains des disciples de M. Bouillaud la lancette est devenue la baguette magique de la médecine, et les partisans de Hahnemann jurent que les globules dynamisés sont le seul moyen de guérir toutes les maladies et d'extirper la psore, ce péché originel de tous les maux.

Si la méthode de Hahnemann n'était que mensonge, il serait facile de se garantir de son influence. Si les différens systèmes de médecine qui ont régné jusqu'ici avaient résisté à l'épreuve, qui prendrait garde à un nouveau. Si une matière médicale existait déjà, les propositions de Hahnemann seraient arrivées trop tard. Mais chacun cherche avec ardeur quelque ancre de salut dans la tempête qui agite maintenant l'océan de la médecine; chacun cherche dans ce grand naufrage à sauver son bien. Et l'un prend un roseau pour un chêne, l'autre un banc de sable pour la terre-ferme. On est tenté de s'écrier avec Sydenham: «*Quæ medica appellatur, reverà confabulandi garriendique potius est ars quam medendi* (Opp. med. Gen., 1723, pag. 407.)

Si, comme nous venons de le dire, la matière médicale de Hahnemann n'était que mensonges, ses venins trop grossiers ne seraient pas dangereux; mais comme elle nous présente sans cesse le vrai et le faux mêlés confusément et dépouillés de leurs caractères distinctifs, elle trouble les idées et corrompt le discernement, altère les mesures intellectuelles et en rend l'application bien difficile, parce qu'elle suppose un examen sérieux et que toute voie d'examen révolte l'orgueil de l'autorité.

C'est cependant à chasser ce cauchemar de l'autorité et surtout à dissiper les illusions dans lesquelles il nous retient engagés, que doivent tendre tous nos efforts. En vain se flatterait-on d'en venir à bout par des moyens ordinaires. Le mal est déjà fortement enraciné, malgré le jeune âge de la matière médicale de Hahnemann. Il faut un médicament pénétrant pour le vaincre, et ce remède est *le doute méthodique*. C'est par lui que nous chercherons à distinguer le vrai du faux, le vrai du vraisemblable, l'obscurité de l'évidence. C'est le premier pas à la vérité; c'est un examen après coup par lequel la raison rentre dans ses droits et se prépare à la vérité en se dégageant des entraves de l'opinion. Un examen pareil est bien plus pénible qu'agréable. Il est profitable au progrès, mais triste pour celui qui s'en charge, parce qu'il rencontre des erreurs qui passent pour des vérités et qu'il doit signaler, parce qu'il y a de douces erreurs auxquelles notre esprit ne s'arrache qu'avec violence, et parce qu'il n'en est aucune dont l'aveu n'afflige notre vanité. Mais ces peines ne sont que passagères; elles sont tempérées par la satisfaction qu'on goûte toujours dans le sein de la vérité. C'est dans ce sens que nous dirigerons notre critique.

Si nous considérons l'esprit qui règne actuellement dans la matière médicale de Hahnemann, nous trouvons qu'elle se borne à l'observation particulière des individus. Une pareille observation, il est vrai, est la base, mais non pas le terme d'une science, et celui qui, aidé d'une mémoire surhumaine, parviendrait à s'inculquer toutes ces observations individuelles, posséderait une science qui se réduirait à un amas confus de notions isolées, stériles, accumulées sans choix, entassées sans discernement et dont il ne pourrait tirer aucune lumière.

Jamais Hahnemann et rarement ses collaborateurs ont donné la dose avec laquelle ils ont fait l'expérience. On trouve en outre confondus parmi ses observations les effets d'un médicament administré non pas à une seule et même personne, mais à plusieurs ; encore n'indique-t-il que rarement à combien d'individus on l'a fait prendre, si c'était à des hommes ou à des femmes, à des vieillards ou à des enfans.

Ne connaissant donc ni le nombre des personnes soumises à l'expérimentation, ni leur constitution, ni leur sexe, ni leur âge, ou n'apprenant quelquefois que par un mot que le symptôme a été observé chez une femme, un homme ou un enfant, il nous est permis de dire, attendu notre doute méthodique, que *Hahnemann est resté dans l'exécution au dessous de sa grande idée.*

Pour que les expériences sur des personnes bien portantes eussent les avantages que s'en promettait le fondateur des essais sur l'homme bien portant, il faudrait qu'elles fussent faites sur des gens de bonne foi, sans préjugés, connaissant bien l'anatomie et la physiologie (au moins pour les hommes), sains autant que possible, de différens âges et de sexe différent. Il faudrait que la dose avec laquelle on a provoqué les symptômes fût soigneusement indiquée, qu'on fît connaître l'individualité, la disposition aux maladies, le tempérament, les idiosyncrasies qui peuvent exister et qui modifient d'une manière étonnante les effets des médicamens. Il arrive souvent qu'une drogue opère avec énergie sur un individu, qu'elle en affecte moins un second, et qu'elle n'agit en aucune façon sur un troisième. Ce n'est que quand un médicament provoque les mêmes symptômes chez plusieurs personnes de constitution et d'âge différens, qu'on est en droit d'en conclure que ces symptômes sont les effets essentiels de ce médicament.

Nous avons remédié au mal autant que possible, comme on peut le voir en relisant le § 59 et en jetant un coup d'œil sur les tableaux synoptiques. Ce que nous venons de dire suffira pour prouver quel cas nous faisons de l'idée de Hahnemann, et quelle peine nous nous sommes donnée pour l'amener au plus haut degré de perfection. Les lecteurs verront jusqu'à quel point nous avons réussi à faire ressortir le caractère spécifique particulier de chaque remède, et jugeront notre ouvrage en songeant aux défectuosités des matériaux que nous avions à notre disposition.

§ 53. *Forme et classification naturelle des médicamens.*

Fidèle à nos promesses, nous avons recueilli de tous côtés les essais faits sur les vertus des médicamens, et nous les avons coordonnés sous leurs titres particuliers. Quant à la revue et à la critique, nous comparerons les matériaux qui appartiennent à une catégorie, nous en ferons ressortir les caractères prédominans, et nous renverrons à un nouvel examen ce qu'il y aura encore d'incertain, d'indéterminé.

Nous commençons par l'examen des essais faits pour déterminer les propriétés des médicamens d'après leurs formes extérieures. Ces essais datent déjà d'*Andreas Cæsalpinus* (de Plantis, lib. XVI. 1583, in-4°. De Medicamentorum facultatibus. Venet. 1594), c'est-à-dire du seizième siècle (1). Ce sujet a été traité ensuite d'une manière spéciale par

(1) Cæsalpin, et non *Camerarius*, comme le prétend Decandolle, a été

Rdd. Jac. Camerarius. De convenientia plantarum in fructi-ficatione et viribus. Tubing. 1699.

Joh. Gotl. Gleditsch. De methodo botanica, dubio et falacri virtutum in plantis indice. Francofurti ad Viardum 1742.

Aut. Guil. Plaz. Programma de plantarum viribus ex ipsarum caractere haud quoquam addiscendis. Lips. 1762.

Henr. Christ. Daniel. Wilke. De usu. systematis sexualis in medicina. Gryphwald. 1764.

Fr. Jacob Isenflamm. Methodus plantarum medicinæ clinicæ adminiculum. Erlangæ 1764.

Frid. Jacob Helg. Dissert. de botanices systematicæ in medicina utilitate. Argentor. 1770.

Aug. Quorin. Rivini. De medicamentorum proprietatibus, in ejusdem dissertationibus.

De nos jours, par

Aug. Pyram. Decandolle. Essai sur les propriétés médicales des plantes comparées avec leurs formes extérieures et leur classification naturelle. Thèse. Paris 1804.

Alexander Bunge. Dissertatio de relatione inter methodum plantarum naturalem et vires vegetabilium medicas. Dorpat 1825.

Godfr. Guill. Kieseritsky. Dissert. de relatione quæ inter systema plantarúm naturale earumque vires medicinales obtinet. Riga 1826.

J. Osborne, dans les Transactions of the association of fellows ad licenciates of the king and queens college of physicians in Irland., tom. V. Dublin 1828.

J. H. Dierbach. Uber die arzneykräfte der pflanzen. Lemgo 1831.

Cette notice bibliographique sera d'une utilité incontestable à celui qui voudra traiter avec soin ce sujet. Nous nous bornons toujours à un examen des faits par voie d'induction, et nous

le fondateur de cette science, ainsi que l'a prouvé le professeur d'Heidel-berg, M. *Dierbach* (*Flora oder Botanische Zeitung.* 1822. Tom. II, p. 524.)

nous restreindrons par conséquent aux médicamens dont il a été question dans ce volume.

Nous avons de la famille des CHAMPIGNONS l'*agaricus muscarius*, la plus vénéneuse et la plus dangereuse de toutes les amanites, du consentement de tous les écrivains; et la première idée qui se présente, c'est qu'on ne peut tirer de la division systématique des champignons la preuve qu'ils soient comestibles ou dangereux; car l'*amanita aurantiaca*, qui appartient non seulement à la même famille, mais à la même espèce dans les systèmes de botanique, ne possède aucune propriété funeste, aucune vertu médicinale, et se mange dans tout le midi de la France sous le nom de *dorade*, d'*endrognez*, de *jaune d'œuf*. (*Voyez* Bullard Champig. l. c. tab. 120.)

Le *bovista*, de la famille des LYCOPERDACÉES, a été employé pour la première fois par l'homœopathie comme moyen intérieur. Dans l'ancienne médecine on s'en servait pour arrêter les hémorrhagies, suites de blessures. Selon Bullard, pris à l'intérieur, il cause la mort, et cependant le *lycoperdon tuber*, vulgairement appelé la *truffe*, appartient à cette famille.

Le *lycopodium clavatum* était regardé comme tout-à-fait inerte, et dans la même famille de MOUSSES, le *lycopodium selago* provoque l'avortement. Nous avons lu plusieurs cas d'empoisonnement par cette plante, et dans le nord de la France on s'en sert pour délivrer les animaux de la vermine, sous le nom d'*herbe aux poux*.

Parmi les AROÏDES, l'*arum maculatum* ou *pied de veau* est connu chez nous comme vénéneux. L'*arum seguinum* est l'espèce la plus vénéneuse du genre, dans lequel on trouve cependant l'*arum esculentum*, un des principaux alimens des habitans des pays chauds, appelé *tako* dans l'Ualan, *taro* à Otaïti, *tayova* au Brésil. Dans le midi de l'Europe, dans l'île de Candie, en Egypte, l'*arum colocasia* est cultivé comme plante potagère de temps immémorial.

Dans la nombreuse famille des ASPARAGINÉES, les jeunes pousses de plusieurs espèces servent d'aliment; telle est chez nous, par exemple, l'asperge commune; chez les Hottentots, l'*albuca major*, dont les tiges muqueuses et pleines de jus étanchent la soif. Chez plusieurs plantes de cette famille, comme chez l'asperge commune, les propriétés diurétiques paraissent prédominantes, tandis qu'elles ne s'observent pas chez d'autres. La *salsepareille* et l'*alium cepa* provoquent la transpiration; l'*hyacinthus muscari* cause des vomissemens; l'*asphodelus fistulosus* est un emménagogue, et l'*antherium aloïdes* appartient aux poisons âcres.

Les COLCHICACÉES paraissent avoir une grande analogie sous quelques rapports, entre autres sous celui de leur composition chimique dont nous avons déjà parlé § 37, 42, et pourtant diffèrent considérablement sous celui de leurs effets particuliers.

COROLLAIRE. *Dans les six familles dont il a été question jusqu'ici, cinq n'offrent que peu ou point d'analogie sous le rapport des effets médicamenteux de plusieurs individus d'une famille; celle des Colchicacées seule présente quelque ressemblance.*

§ 54. *Analyse chimique.*

Passons maintenant à l'examen de la composition chimique des plantes.

On a déjà beaucoup écrit sur l'influence de l'analyse chimique sur la connaissance des effets des médicamens; mais tout ce qu'on a dit n'a encore été d'aucune utilité positive. Celui que ce sujet intéressera, trouvera des matériaux dans les ouvrages suivans.

A. E. Buchner. Cautelæ circa chimicam remediorum explorationem. Hallæ. 1753.

Ch. St. Scheffel. De fatis medicamentorum chimicorum ex immodicis illorum laudibus. Gryphswald. 1753.

Car. Linnæus. De methodo investigandi vires medicamentorum chemica. Amoent. Tom. IX. 1754.

Ph. Frid. Gmelin. Sistens botanicam et chemiam ad medicam applicatam praxim. Tubing. 1755.

Andreas Faurat. Theses ex mater. med. et chymia. Basil. 1757.

Rud. Aug. Vogel. De analysi medicamentorum simplicium chimica ad virtutes ipsorum determinandas hactenus perperam adhibita. Götting. 1764.

J. Godof. Leonhardi. De chimicorum instrumentis physicis eorum, et dissensus fontibus. Vitenberg. 1783.

J. Fr. John. Chemische tabellen der pflanzenanalysen oder versuche eines systematischen verzeichnisses der bisz jezt zerlegten vegetabilien, nach den vorwaltenden näheren bestandtheilen. Nurnberg 1814. Fol.

G. Theodor. Fechner. Resultate der bisz jezt unternomenen pflanzenanalysen nebst ausfürlich chemisch physykalischer beschreibung des holzes, Kohle, der pfllanzensæfte, und einiger andern wichtigen, pfflanzenkœrper. Leipz. 1829.

L. W. Sachs et Ph. Friedr. Dulck. Handworterbuch der praktischen arzneymittellehre. Kœnigsberg. 1830.

F. W. Mérat et A. J. Delens. Dictionnaire de matière médicale. Paris. 1832.

Si nous examinons les médicamens dont il a été question dans ce volume, sous le rapport de l'analyse chimique, nous trouvons l'analyse de l'*agaricus muscarius* par MM. Schrader et Letellier. Mais l'amanitine de M. Letellier ne se rencontre pas seulement dans l'agaricus muscarius; on la trouve aussi dans l'*agaricus bulbosus* et l'*agaricus vernus*, et cependant quelle différence entre les effets de ces champignons! Selon Vauquelin, la fungine est la principale partie de l'agaricus muscarius. D'après M. Braconnot, c'est une substance propre à tous les champignons, et qui voudrait mettre les vénéneux dans la même catégorie que les comestibles?

Nous ne connaissons aucune analyse chimique du *lycoperdon bovista*.

Le *lycopodium complanatum* et le *lycopodium clavatum*, membres de la même famille, n'ont pas encore été soumis à une bonne analyse chimique. On les emploie l'un et l'autre pour teindre en jaune et en bleu ; mais dans leurs effets on remarque une différence immense.

Parmi les aroïdes, dont l'analyse laisse encore beaucoup à désirer, l'*arum sagittæfolium*, l'*esculentum*, le *virginicum*, le *colocasia*, se mangent après que la cuisson leur a enlevé leurs principes âcres, et cependant quelle différence dans leurs effets sur l'organisme, quoiqu'ils appartiennent à une seule famille ?

Quant aux asparaginées, on n'a qu'a relire les innombrables recherches sur la salsepareille pour voir que, selon la différence des moyens employés pour l'analyse, chacun a obtenu d'autres résultats ; que chacun veut conquérir la palme pour la substance qu'il y a trouvée ; que les différens individus de cette famille ont donné des résultats tout différens ; et pour sentir le peu de fondement de cette assertion, qu'on défend encore, que tous les membres d'une famille renferment les mêmes principes et produisent les mêmes effets sur l'organisme.

Parmi les colchicacées, nous trouvons bien la même substance, la vératrine, dans le colchique, dans le vératrum, dans la sabadille ; mais ne trouvons-nous pas également le tanin dans la noix de galle, dans l'écorce de chêne, dans le quinquina, et ces trois drogues ont-elles les mêmes vertus? M. Petroz a trouvé le chinine dans le *Carrapa* de la famille des méliacées ; on le trouve dans l'écorce de quinquina. Ces plantes sont-elles de la même famille ?

COROLLAIRE. *Dans les six familles dont il a été question jusqu'ici, nous n'avons pas trouvé que la parenté botanique nécessite les mêmes propriétés chimiques et dynamiques.*

§ 55. *Essais des médicamens sur les animaux.*

On a beaucoup discuté sur cet objet. Celui qui désire se former à cet égard une opinion exacte, n'a qu'à lire les Mémoires de M. *Virey* : Considération sur la diversité d'action des poisons suivant la diversité des organismes (*Revue médicale*, juillet 1831 et *Journal universel des sciences médic.*, t. VI, p. 26). Nous allons citer littéralement ce que M. Virey écrivit déjà en 1818 (*Journal de pharmacie*, t. IV, p. 93), parce que nous sommes absolument du même avis :

« A doses modérées, l'usage du persil, du poivre, n'a point d'inconvénient pour nous ; mais le persil fait périr les perroquets, et l'on a fait mourir dans les convulsions des sangliers et des cochons avec une médiocre quantité de poivre. Nous pouvons sans danger manger les baies et la conserve de sureau et d'ièble, tandis que ces baies sont un poison pour les paons et d'autres oiseaux de basse-cour. Quoique utile à l'homme, le camphre, donné à petites doses aux chats, les tue fort aisément. La ciguë (*conium maculatum*), les thitymales (*enphorbia pepelus* et *helioscopia*), qui nuisent à tant d'autres animaux sont mangés sans inconvénient par la chèvre, qui périrait pourtant de faim plutôt que d'avaler l'agrostis *arundinacea* et quelques autres graminées douces et très-recherchées des bœufs, du cheval et de la brebis. Le cheval aime le nerprun *purgatif*, que ne touchent pas les autres bestiaux ; mais il est empoisonné par l'angélique, qui nous paraît si agréable. Les cochons meurent s'ils mangent le chenopodium vulvaria que recherchent au contraire les autres bestiaux. Les baies de garou, nuisibles aux chiens et à d'autres carnivores, ne déplaisent pas à la chèvre, et le cheval n'est point incommodé par l'aconit napel, dangereux pour tout autre animal. On voit des ânes et des mulets manger sans inconvénient des pousses d'ellébore blanc, quoiqu'elles purgent fortement les chevaux qui sont pourtant du même genre de quadrupèdes. Les chevaux aiment encore l'arête de la renoncule (*flammula*) qui tue les brebis. Les chameaux digèrent sans peine les euphorbes les plus âcres de l'Afrique et les porcs s'engraissent avec plaisir de l'ivraie que refusent les autres bestiaux. »

Sans nier l'utilité des essais sur les animaux pour découvrir les qualités chimiques d'un poison, nous ferons remarquer que nous

nous occupons principalement ici de la partie physiologique des empoisonnemens.

Dans ces derniers temps, on a cru, en faisant des expériences sur des chiens exclusivement; éviter les inconvéniens signalés par M. Virey. Voici comment M. Orfila s'exprime à cet égard (*Toxicologie*, t. I, p. 34) :

« On parvient à déterminer le mode d'action des substances vénéneuses sur les êtres organisés , en examinant attentivement les symptômes et les lésions organiques auxquels elles donnent lieu : donc *si toutes les matières qui sont vénéneuses pour l'homme le sont pour les chiens , et que les symptômes et les lésions cadavériques qu'elles déterminent chez ces animaux soient les mêmes , il faudra conclure que ces observations faites sur les chiens doivent être appliquées.* Or, nous pouvons assurer, après avoir fait plus de trois mille expériences sur les chiens et les avoir comparées à ce que l'on observe chez l'homme, que la différence est nulle par rapport à la nature des symptômes et des lésions organiques que les poisons développent , qu'elle existe seulement dans les doses nécessaires pour porter la maladie au même degré, dans l'influence du moral et dans la force relative des animaux , circonstances qui ne peuvent influer que sur l'intensité des symptômes et des lésions organiques, et par conséquent sur la durée de la maladie. »

Habitué à n'interroger que les faits, sans nous soumettre à aucune autorité, fût-ce celle du savant Orfila lui-même, nous voulons examiner d'abord les symptômes d'après la différence générique des animaux , puis la différence des symptômes dans la même espèce d'animaux , et comparer enfin dans le paragraphe suivant les symptômes et les lésions cadavériques ainsi obtenus avec les symptômes et les lésions déterminés chez l'homme par l'empoisonnement , avant de nous déclarer pour ou contre M. Orfila.

Nous trouvons § 4 que l'*agaricus muscarius* est vénéneux pour les chiens et les chèvres , et qu'il agit avec moins de force sur les brebis.

Comparons les symptômes provoqués par cette plante chez les chiens,

Chien A. Tremblement, stupeur, frissonnement et pas de vomissement.

Chien D. Vomissemens, émission d'urine , pouls spasmodique.

Chien E. Un peu de tristesse.

Chien F. Vomissemens et tristesse, respiration plus forte.

Chien G. Vomissemens , tristesse , respiration plus forte.

Les symptômes prédominans chez les chiens , sont , *vomissemens* , *tristesse*.

On ne possède pas de description de lésions cadavériques produites par l'agaricus muscarius.

On n'a pas fait d'essai avec le *lycoperdon bovista*.

Le *lycopodium clavatum* n'est pas vénéneux.

L'*arum maculatum* a produit chez des chiens § 20 : abattement, mort au bout de 36 heures et inflammation du tube digestif.

L'*arum seguinum* n'a donné lieu à aucune expérience que nous connaissions.

Le *paris quadrifolium* non plus.

La *salsepareille* n'agit pas comme poison.

Nous possédons un grand nombre d'histoires d'empoisonnement par le *colchique d'automne ;* mais elles sont si vagues qu'on ne peut en retirer aucune utilité réelle. Telles sont celles que racontent *Haquet* , *Scopoli*, etc. , dans le Breslauer Sammlung.

Les essais faits par Everard Home en l'injectant dans les veines ne peuvent non plus être pris en considération, puisque l'injection d'un liquide quelconque aurait provoqué les mêmes phénomènes par l'irritation mécanique qu'elle aurait déterminée. L'introduction d'air dans les veines produit seule déjà de violens symptômes analogues, comme on peut s'en convaincre aisément en lisant les essais faits sur des chiens par *Harder* (1), *Brun-ner* (2), *Camerarius* (3), *Nysten* (4) et plusieurs autres. Une seule expérience faite sur des chiens par *Stork*, peut nous être utile, et nous y trouvons comme symptômes prédominans : *vomisse-mens, diarrhée d'excrémens mêlés de sang et de la membrane interne du canal intestinal, tremblemens et spasmes, inflammation, gangrène et mort.*

Le *veratrum album* a été essayé maintes fois. Pris intérieurement, il a provoqué.

Chez le chien B : pag. 233 : vomissement fréquent mucoso-bilieux, inspirations profondes, bouche remplie d'écume, marche difficile, chancelante.

Chez le chien C : efforts inutiles de vomir (parce que l'œsophage était lié), marche libre, vertige, mort. Mais la mort doit moins être attribuée à la dose de veratrum (puisque le chien B en avait pris une aussi forte, sans danger pour la vie), qu'à des lésions mécaniques.

Employé extérieurement, le veratrum a provoqué.

Chez le chien G : vomissemens, marche chancelante, mouvemens convulsifs, battemens de cœur fort précipités, irréguliers, stupéfaction, dilatation des pupilles.

Chez le chien H : vomissement seulement et vertiges, non suivis de la mort, quoique l'expérimentation eût été la même dans les deux derniers cas.

Si nous résumons les symptômes d'empoisonnement chez les chiens, nous trouvons : *vomissemens, vertiges, marche chancelante et spasmes cloniques.*

---

(1) *Apiarium observationibus medicis et exper. physic. refertum.* Basileæ, 1687, pag. iii.

(2) *Acta natur. cur.* Dec. II, an. 7, obs. 132.

(3) P. Scheel, *Die Tranfusion des Blutes und die Einspitzungen der arzneyen in den adern.* Kopenhagen 1802, tom. I, pag. 244.

(4) *Recherches de physiolog. et de chimie patholog.* Paris, 1811.

Nous ne nous occuperons pas pour le moment des autres toxications de chats et de lapins, rapportées dans le § 44, ces expériences n'ayant de valeur pour nous, c'est-à-dire n'appartenant à nos recherches actuelles, qu'autant que nous aurons l'occasion de les comparer avec des effets produits d'autres médicamens sur des animaux de même espèce ; mais aucun autre des médicamens dont il est question dans ce volume n'a été essayé ni sur des lapins ni sur des chats.

§ 56. *Empoisonnemens chez l'homme.*

Aux empoisonnemens observés chez des hommes, nous devons ajouter :

1° Quelques histoires de toxication tirées d'une dissertation de Vadrot et omis par mégarde.

2° Les effets toxiques de l'agaricus muscarius sur les hommes de Kracheneminikov que nous avons enfin trouvés, après de longues recherches, à la Bibliothèque royale sous le n° 0/364 2 A.

3° Les observations de Georgi sur cette plante que nous n'avons pu nous procurer que tout récemment.

I. *Observations sur l'empoisonnement par les champignons, particulièrement de l'espèce nommée fausse oronge, par* E. Vadrot, pàg. 19.

A. Vers le commencement de septembre 1812, un caporal et deux soldats cueillirent des champignons qu'ils firent rôtir sur les charbons avec un peu de beurre et de sel, et qu'ils mangèrent sans pain pour leur souper. Le premier en mangea quatre, et les deux autres en mangèrent chacun trois ; ils burent chacun un petit verre de schnaps (mauvaise eau-de-vie du pays), et ils se couchèrent auprès du feu du bivouac. Vers les dix heures, le caporal commença à parler et tint quelques propos sans suite, passant rapidement d'un objet à un autre et entra bientôt dans un délire gai avec une grande loquacité ; peu de temps après, il éprouva de violentes convulsions. Alors je fus appelé et trouvai le malade dans l'état suivant : mouvemens convulsifs des muscles de la face et de ceux des extrémités ; les mâchoires étaient serrées ; je ne pus rien faire prendre au malade, il voulait toujours parler et ne proférait que des mots mal articulés. Les yeux roulaient dans leur orbite, et parfois la pupille se fixait contre la paroi supérieure de cette cavité. L'agitation était extrême ; les membres inférieurs étaient fortement rétractés, et les bras tellement agités que je ne pus sentir le pouls. Une sueur froide mouillait le visage, le cou et la poitrine. Le bout du nez et les lèvres étaient décolorées et comme bleuâtres. On remarquait un peu de mousse aux commissures des lèvres; la respiration était gênée et bruyante ; l'haleine avait une odeur fade et un peu aigre. Un instant après, il survint un peu de calme et les mâchoires se desserrèrent. Je profitai de ce moment de relâche pour provoquer le vomissement au moyen d'eau chaude émétisée, que je fis boire en assez grande quantité. Le malade rendit beaucoup de matières muqueuses qui sentaient l'aigre, parmi lesquelles on distinguait quelques parcelles de champignons. Je lui fis ensuite boire du vinaigre étendu d'eau ; il passa le reste de la journée dans des alternatives de convulsions et de stupeur. Vers le soir, il eut quelques déjections alvincs. La nuit se passa d'abord dans l'agitation, puis dans le calme et le sommeil, et le lendemain, le malade revint à son état de santé ordinaire. Il ne conservait pas la mémoire de ce qui s'était passé, il savait seulement qu'il avait mangé des champignons et qu'il avait été malade.

Le deuxième fut atteint, un peu après le premier, d'abord de convulsions, avec anxiété très-forte et douleur à la région épigastrique, dont il fut soulagé par un vomissement spontané. Il y eut ensuite exaltation des forces avec un délire gai ; le malade chantait et parlait, mais ne donnait aucune réponse aux questions qu'on lui faisait. Il se croyait officier, commandait l'exercice et différentes manœuvres qu'il s'imaginait faire exécuter. Les convulsions cessèrent un instant pour reparaître bientôt après : mouvemens irréguliers et précipités des extrémités supérieures ;

agitation des mains en les pressant l'une contre l'autre, comme si le malade avait voulu rouler un corps mou dans ses mains pour lui donner une forme ronde. Parlant avec volubilité et avec vénération à ses père et mère, comme s'il avait été auprès d'eux, ne donnant aucune réponse positive aux questions qu'on lui faisait ; il chantait et se chagrinait alternativement, embrassait ses camarades et leur baisait les mains. Tout ce manége s'exécuta au milieu d'un spasme général qui ressemblait plutôt à un tremblement qu'à des convulsions. Une demi-heure après, il tomba dans un évanouissement qui dura peu, mais qui le laissa dans une profonde stupidité. Extrême altération de la physionomie, abattement général avec sueurs froides et visqueuses par tout le corps. La scène finit par un état soporeux, et vers le soir, le malade revint à lui et commença à recouvrer ses facultés ; il témoigna avoir grand appétit ; on lui donna un peu de pain qu'il mangea avec avidité. Il continua à se bien porter ; mais il ignorait ce qui s'était passé depuis qu'il avait mangé des champignons.

Le troisième fut pris de vives douleurs qu'il rapportait à la région de l'estomac, avec une forte oppression ; alors mouvement convulsif qui dura peu, mais qui fut violent et qui donna lieu à une teinte jaunâtre de toute l'habitude du corps ; espèce d'ictère qui était surtout remarquable au cou, au visage et à la poitrine. Peu de temps après, il vomit spontanément une grande quantité de matières poracées, et eut des déjections alvines, ce qui le soulagea beaucoup. Quand je vis le malade, il était très-faible ; le pouls n'était presque pas sensible. On put se procurer un peu de vinaigre que je lui fis boire avec de l'eau, seule ressource dont je pusse disposer. Le reste de la journée se passa dans un état de stupeur et d'agitation spasmodique ; le malade reposa dans la nuit, et le lendemain il était bien portant. La couleur jaunâtre qui était survenue accidentellement disparut insensiblement dans l'espace de quelques jours.

B) Cinq soldats, après avoir fait un repas copieux avec des

(1) *Ibid.*, pag. 21.

champignons, furent atteints des symptômes qui se manifestent ordinairement en pareil cas, et différemment modifiés chez chacun d'eux. Environ cinq à six heures après leur repas, ils éprouvèrent la première influence de leur action. Après l'anxiété, l'oppression, le malaise général et quelques mouvemens convulsifs, le vomissement arriva spontanément chez deux ; les champignons furent rendus sous une forme mucilagineuse, exhalant une odeur fétide, aigre et nauséabonde. La disparition des symptômes violens succéda au vomissement ; il y eut un affaissement général, de la stupeur mêlée de spasmes, et plus tard quelques déjections alvines. Les malades ne sortaient de l'assoupissement où ils étaient plongés que lorsqu'on les tourmentait pour leur faire boire d'un mélange d'eau et de vinaigre. Cet état dura environ sept à huit heures ; ensuite leur intelligence se fortifia peu à peu, et le lendemain, ils furent parfaitement rétablis.

Les trois autres éprouvèrent des symptômes plus graves ; un surtout, lequel était d'une faible constitution et encore convalescent d'une maladie interne, éprouva une grande prostration et un délire qui se rapprochait beaucoup de celui qui a lieu dans les fièvres ataxiques. Quoique le tartrate antimonié de potasse eût été administré assez tôt pour provoquer la sortie des champignons contenus dans l'estomac, les symptômes alarmans n'en existèrent pas moins avec beaucoup d'intensité et de durée. Le ventre fut un peu météorisé ; il y eut des déjections de matières poracées très-fétides ; le pouls était extrêmement faible et les défaillances très-fréquentes ; un état soporeux et spasmodique dura près de deux jours, et la convalescence fut longue ; ce ne fut qu'après une quinzaine de jours que le malade pût reprendre ses exercices militaires.

Les deux autres eurent du délire avec exaltation des forces ; les convulsions furent violentes ; l'oppression et la constriction du larynx firent craindre la suffocation ; il y avait une tension très-douloureuse à l'épigastre ; nausées fréquentes avec un sentiment de douleurs extrêmement vives dans l'estomac ; cris aigus,

soif ardente. Je fis boire une grande quantité d'eau chaude émétisée, et pour déterminer le vomissement plus promptement,
j'irritai la gorge ; les malades vomirent enfin et abondamment.
Ce vomissement fut suivi d'un calme passager ; les douleurs se
reproduisaient parfois d'une manière si violente que les malades
poussaient des cris aigus et se roulaient le corps par terre ; la
soif était inextinguible, la physionomie décomposée et le pouls
imperceptible. Les malades furent portés à l'hôpital de Polosck :
on leur administra des lavemens émolliens, des boissons muci-
lagineuses et des potions calmantes, avec la liqueur minérale
anodyne d'Hoffmann. Les douleurs se calmèrent peu à peu, la
maladie fut terminée par un flux dysentérique, qui se dissipa
enfin avec la stupeur, et la convalescence arriva vers le cinquième jour.

C) Un autre cas d'empoisonnement assez remarquable par
quelques particularités se fit observer sur deux soldats qui
avaient mangé des champignons à leur déjeuner. Ils furent atteints presque en même temps, et dès l'invasion, un délire gai se
manifesta. Chez l'un surtout il y avait une grande loquacité, et
en même temps forte convulsion des muscles de la face et du
cou, particulièrement du côté droit, ce qui faisait incliner la tête
vers l'épaule droite. Il existait en même temps des mouvemens
successifs de flexion et d'extension des extrémités inférieures,
sans que la progression fût empêchée ; d'où résultaient des mouvemens singuliers d'abaissement et d'élévation : le malade se
promena ainsi quelque temps en débitant gaiement une infinité
de propos incohérens et sans liaison. A cet état, qui dura plus
d'une demi-heure, succéda un calme qui fut troublé peu de
temps après par des nausées et un malaise général. Le tartrate
antimonié de potasse fut administré et produisit beaucoup d'effet ; on fit de suite boire au malade un peu de vinaigre avec de
l'eau, pour dissiper la stupeur ; il y avait toujours une grande

____

(1) *Ibid*, pag. 23.

confusion dans le jugement et un délire tacite qui dura le reste de la journée. La nuit se passa dans le calme et la tranquillité ; le lendemain , le malade ne se rappelait pas avoir été indisposé ; mais il croyait avoir fait un voyage.

Le deuxième délira un instant, mais bientôt sa gaieté fut changée en souffrances ; il éprouva de l'anxiété et une douleur très-forte à la région épigastrique, de l'oppression, de la dé-faillance ; le vomissement fut sollicité au moyen de l'eau chaude et de chatouillement dans la gorge ; diminution des douleurs, mais faiblesse extrême ; tension douloureuse du bas-ventre, physionomie très-altérée, pouls petit, déprimé ; déjections alvines muqueuses, jaunâtres, avec ténesme et douleurs. Le malade fut porté à l'hôpital, où il se rétablit au moyen de lavemens et de boissons convenables.

II. *Opisanie, zemli kamtschatki sotschinennoje Stepanom Kras-cheminnikovym. Academii nauk professorom.* Lemgo , 1766, 4e chap. 24, p. 250.

Les Kamtschadales célèbrent une fête quand un village en invite un autre à l'occasion soit d'une noce , soit d'une chasse ou d'une pêche heureuse. Ceux qui recoivent, composent une boisson d'une espèce de gros champignon, le fungus muscarius, que les Russes ont coutume d'employer comme mort aux mouches. Ils la mêlent avec le suc de l'épilobe.

L'effet primitif de ce breuvage sur celui qui en a pris avec excès, c'est un tremblement de tous les membres. Une demi-heure après , il tombe dans le délire, comme un malade dans l'ardeur de la fièvre chaude, et devient soit excessivemennt gai, soit excessivement triste. Quelques uns sautent, dansent et chantent ; d'autres pleurent, agités d'angoisses étonnantes ; un petit trou leur paraît un abîme effroyable, une cuillère pleine d'eau , un lac immense. Mais ces phénomènes ne se manifestent que chez ceux qui ont abusé de cette boisson ; car pour ceux qui n'en prennent que modérément, elle

excite leur esprit, leur inspire de la gaieté, de l'amour, du courage. On a remarqué que tous ceux qui ont fait un usage im-
modéré de cette plante, prétendaient que les folies auxquelles
ils s'abandonnent, leur sont commandées par le champignon.
L'abus en est si funeste que plusieurs qui s'en étaient d'abord
assez bien trouvés, ont fini par succomber. Les Kamtschadales
ne se donnent pas beaucoup de peine non plus pour dissiper
l'ivresse qu'il cause, et peut-être le fréquent usage qu'ils en font,
le leur rend-il moins dangereux.

Un de nos Cosaques fut assez téméraire pour manger par
bravade de ce champignon ; mais il paya presque de sa vie
son imprudence. Un indigène qui en avait trop mangé aussi,
s'imagina qu'il était sur la porte de l'enfer et que le champignon lui ordonnait de tomber à genoux et de confesser ses
péchés. Il obéit au grand divertissement de ses amis. On raconte
qu'un soldat en ayant mangé une petite quantité, se sentit tellement fortifié qu'il put faire sans fatigue une longue course, mais
que, plus tard, en ayant pris davantage, il lui en avait coûté la
vie. Mon interprète, qui avait bu une forte gorgée de cette boisson qu'il ne connaissait pas, entra dans une fureur telle qu'on
eut beaucoup de peine à l'empêcher de s'ouvrir le ventre, comme
le champignon le lui commandait, à ce qu'il prétendait.

Quand les Kamtschadales ou les Cosaques méditent un meurtre,
ils mangent de ce champignon qui est en estime si grande chez
ces derniers qu'ils ne jettent pas l'urine de celui qui s'en est
enivré, mais la reçoivent dans un vase et la boivent, parce
qu'elle possède les mêmes qualités que la plante elle-même.
Cette plante d'ailleurs ne vient pas dans leur pays et ils doivent
l'acheter des Kamtschadales. Trois ou quatre champignons pareils suffisent pour une personne ; mais ceux qui veulent s'enivrer en prennent une dixaine.

III. *Johann. Gottlieb Georgi Berschreibung aller nationen der
Russischen Reichs, Ihrer Lebensart, Religion, Gebræuche,*

Wohnungen, Kleidungen und ubrige merkwürdigkeiten. Leipzig, 1783, pag. 78.

Plusieurs peuplades de la Sibérie , entre autres les Ostyacks, ont coutume de s'enivrer avec l'agaricus muscarius. On en mange un frais, ou l'on boit la décoction de trois. Bientôt on devient jovial, et peu à peu on est pris d'un accès de gaieté telle qu'on se met à chanter, à sauter, à raconter en vers ses exploits auprès des belles, à la chasse ou à la guerre. Les forces physiques prennent un développement inaccoutumé , etc. On ne remarque plus rien de ce qui se passe autour de soi. On s'endort enfin au bout de douze à seize heures, et au réveil, on se sent comme rompu ; cependant la tête est moins vide qu'après l'ivresse causée par l'eau-de-vie. On n'éprouve aucune suite funeste.

Ibid. pag. 267. Quand les Jakoutes veulent s'enivrer, ils cherchent à se procurer de l'eau-de-vie russe ou commune ; mais comme elle est rare dans leur pays , ils la remplacent, ainsi que les Ostyacks , par une décoction d'agaricus muscarius.

Ibid. pag. 284. Les Samoièdes sont grands amateurs des plaisirs de l'ivresse, aussi s'enivrent-ils volontiers soit avec le tabac, soit avec l'agaricus muscarius, de même que les Ostyacks et d'autres peuplades.

Ibid. pag. 321. Les habitans d'Ochotyk et d'autres peuplades septentrionales emploient l'agaricus muscarius comme un moyen de se monter l'imagination ; il sert au même usage chez les Ostyacks et les Jakoutes.

Ibid. pag. 329. Les Jougariks , ainsi que d'autres habitans des contrées septentrionales , sont grands partisans de l'ivresse et aiment à se monter l'imagination. Ils se servent à cet effet du tabac et de l'agaricus muscarius.

Ibid. pag. 352. La boisson ordinaire des Tschusktsches est l'eau. Pour s'enivrer , ils y font cuire de l'agaricus muscarius.

Voici donc l'ensemble des symptômes observés à l'aide de la toxication sur l'homme par l'*agaricus muscarius :*

Le malade ne conserve pas la mémoire de ce qui s'est passé.

Il chante et parle, mais ne donne aucune réponse aux questions qu'on lui fait.

Délire gai avec grande loquacité. Etat de stupeur.

Prostration des forces.

Défaillances. Malaise général.

Anéantissement.

Exaltation des forces.

Agitation extrême.

Tremblement général.

Alternatives de convulsion et de stupeur.

Yeux roulant dans l'orbite, la pupille étant fixée vers la paroi supérieure de cette cavité.

Mouvemens convulsifs des muscles de la face et des extrémités.

Mâchoires serrées; le malade veut parler et ne profère que des mots mal articulés.

Rétraction des membres inférieurs.

Bout du nez et lèvres décolorés et comme bleuâtres.

Mousse à la commissure des lèvres.

Soif inextinguible.

Envies de vomir.

Vomissement.

Sentiment de resserrement à la gorge.

Respiration gênée, bruyante.

Pouls faible ; pulsations à peine sensibles.

Sueurs froides, visqueuses.

Haleine fade ou aigre.

Si on lit avec attention les histoires d'empoisonnement par l'agaricus muscarius, on trouve un trouble marqué des facultés intellectuelles et affectives, et l'on conçoit aisément que sous ce rapport, les essais sur les animaux ne nous peuvent rien apprendre. L'assertion de M. Orfila, que nous avons rapportée plus haut, n'est donc pas confirmée dès à présent.

Les vomissemens que nous remarquons dans les symptômes de

l'agaricus muscarius, n'appartiennent pas aux symptômes caractéristiques ; c'est le premier effort de la nature pour se débar-
rasser de la substance morbifique, et on les trouve dans presque
tous les empoisonnemens. Dans les cas où la nature est parvenue
à se soulager par des vomissemens, nous observons en effet une
diminution, sinon la disparition de beaucoup de symptômes.

Les organes du mouvement, tous les mouvemens soumis ou
non à la volonté, sont affectés ; le gosier est resserré, des spasmes cloniques et toniques agitent les extrémités. La stupeur, le
changement du teint, l'écume autour de la bouche sont très-
caractéristiques. En lisant ces histoires d'empoisonnement, qui
n'y remarquera de l'analogie avec les symptômes de l'épilepsie?
Et nous trouvons en effet :

Une guérison de l'épilepsie par *J.-C. Bernhard : Chemische
versuche, Leipzig*, 1705. *Breitkopf et Hartel.* Bibliothèque
royale, n. T, 3965. 2, pag. 323.

« Une jeune fille de dix-sept ans qui avait chaque semaine deux
ou trois attaques d'épilepsie, *avait eu dans son enfance de fréquentes éruptions à la tête après la guérison desquelles s'était décla-
rée l'épilepsie.* Bernhardt lui prescrivit douze doses d'une poudre
d'agaricus muscarius, d'un gros chacune. Elle devait en prendre
une chaque jour. Après la première, elle eut une attaque si violente qu'on ne lui en avait point encore vu de pareille. Ses parens néanmoins lui firent prendre le lendemain la seconde dose
après laquell eles attaques ne se renouvelèrent plus. »

Dans la *pharmacopœa med. prat. univer.* de Swediaur, ed. Van
Mons, on trouve aussi la formule suivante contre l'épilepsie et la
paralysie.

ſ Agar. muscar. sicci . . . drachm. **ij**
Amygd. dulc. excorticar. . iunc. β
Sacch. alb. . . . . . . unc. ℥ ij

Chaque jour, une dose de deux à six gros, en augmentant
graduellement la dose.

Le fameux remède de *Ragolo* contre l'épilepsie contient, dit-on, de l'agaricus muscarius, c'est même un de ses principes constitutifs. La loi rationnelle de la méthode spécifique, *similia similibus curantur*, ne frappe-t-elle pas les yeux?

On ne connaît pas d'empoisonnement par le *lycoperdon bovista*.

Le *lycopodium clavatum* n'est pas vénéneux.

Les histoires de toxication par l'*arum maculatum* sont trop peu importantes pour que nous puissions en tirer quelque résultat certain. Les empoisonnemens par le *caladium seguinum*, plante exotique, ne nous sont pas connus.

Le *paris quadrifolium* n'est pas vénéneux, non plus que la *salsaparilla*.

Si nous considérons les phénomènes remarqués dans les empoisonnemens par le *colchique d'automne*, nous obtenons les symptômes suivans :

Perception, jugement et mémoire troublés.

Anxiété, prostration des forces.

Céphalalgie.

Vue augmentée ; pupilles contractées.

Face rouge, exanthème rouge sur tout le corps.

Brûlures sur la langue et aux lèvres.

Parole difficile.

Douleurs spasmodiques dans les plantes des pieds.

Violentes douleurs dans le calcanéum.

Soif ardente.

Chatouillemens dans le larynx.

Déglutition pénible.

Nausées.

Vomissemens.

Tension dans le creux de l'estomac.

Ardeur dans l'estomac et le bas-ventre.

Douleurs aiguës dans l'estomac.

Coliques.

Ténesme.

Déjections involontaires.

Pression , constriction de la poitrine.

Respiration difficile par suite d'une pression sur le ventre.

Gêne de la respiration.

Toux brève , creuse.

Hoquets.

Pouls à peine sensible , spasmodique.

Alternatives de frisson et de chaleur avec anxiété et violens vomissemens.

Membres froids.

Augmentation de la salivation.

Enduit jaune sur la langue ; langue humide.

Violente diarrhée.

Emission d'urine entièrement supprimée.

Ardeurs , mordications dans les voies urinaires avec besoin d'uriner ; il ne sort qu'un peu d'urine brûlante (1) avec strangurie et ténesme.

Ouverture du corps. Aucune inflammation dans les intestins , estomac rouge , sans changement de structure , l'intestin grêle enflammé, péritoine rouge , glande de Payer enflammée, ecchymoses au péricarde , sang du cœur moitié caillé , moitié liquide, poumons gonflés d'un sang noir.

Puisque les symptômes se modifient selon l'individu , et que nous les rapprochons et les entremêlons , on pourrait nous reprocher de négliger l'individualisation que nous recommandons tant. Nous avouons que c'est un tort , et notre seule excuse, c'est que nous possédons trop peu d'histoires détaillées de maladies pour qu'il nous soit permis d'étudier les symptômes d'après la différence des individus. Nous ferons encore observer que l'autopsie de deux personnes empoisonnées par la même substance a fourni des résultats différens, comme il est facile de

(1) Dans l'expérience G, nous trouvons , il est vrai , évacuation d'une grande quantité d'urine pâle ; mais je ferai observer que Stork , dans l'original , page 10 , ajoute que cela n'a pas lieu ordinairement.

s'en convaincre en comparant l'histoire M., pag. 209, avec l'histoire R., pag. 215 , ce qui prouve que les signes matériels de l'anatomie pathologique diffèrent selon l'individualité des sujets autant que les symptômes subjectifs des sensations.

Nous soutenons, contre M. Orfila, que les symptômes de toxication étudiés dans le médicament précédent diffèrent de ceux qui ont été observés chez des chiens. Nous observerons en outre que certains phénomènes d'empoisonnement chez des personnes bien portantes , sont guéris par le colchique d'automne , quand ils se manifestent chez un malade. C'est ainsi que dans les symptômes d'empoisonnement par cette plante , que nous avons cités plus haut, on trouve une rétention d'urine avec strangurie et émission peu copieuse , et l'on sait que , dès les temps anciens , le colchique d'automne est administré comme diurétique dans les hydropisies où l'émission d'urine est peu abondante.

Linné (Amœnitates academicæ , vol. 5, pag. 159). *Stoerk* Libellus quo continuantur experimenta et observationes circanova sua medicamenta , Vindobon., 1765 , pag. 143 et 157). *Heuermann* (Vermischte bemerkungen und untersuchungen der ausubenden arzneywissenschaft , band. I , pag. 240). *Theden* (Untericht für wundærzte, tom. II, pag. 176). *Quarin* (Animadversiones practicæ,p.168).*Planchon* (Anc. journal de médecine, vol. XXIII, p. 324). *Carminati*(Memorie del Instituto del regno Lombardo Veneto , I , 1819). *Plasse* (Allgemeine medicinische annalen, 1822, p. 274) le recommandent dans des maladies pareilles.

Les symptômes de toxication qui affectent les organes respiratoires rencontrent des guérisons analogues tant dans l'anasarque et dans l'ascite où ces phénomènes se manifestent symptomatiquement, que dans les affections idiopathiques de la poitrine,comme le prouve la guérison d'un asthme par *Goritz* (Buchner Miscellan., 1728, juillet, pag. 1212), d'une péripneumonie par *Carminati* (loc. cit.), d'une bronchite chronique par *Hastings* (On the inflammation of the nervous membranes of the lungs, London, 1821, p. 157).

Les symptômes des affections morbides du mouvement trouvent des guérisons correspondantes dans *Raven* (The London med. and physical. journal, 1817) qui a guéri par le colchique d'automne de violens hoquets et des mouvemens spasmodiques des extrémités et du gosier.

Nous pourrions multiplier ces citations ; mais nous croyons en avoir assez dit pour ceux qui ne ferment pas volontairement les yeux à la lumière. Quant aux médecins qui nient ou contestent les faits les plus évidens , ce n'est pas pour eux que nous écrivons.

On pourra nous objecter que le colchique est considéré comme spécifique contre la goutte, et que cependant nous ne possédons aucun symptôme analogue dans les effets d'empoisonnement. Sans attacher d'importance au symptôme unique de violentes douleurs dans le calcanéum, nous prierons de remarquer que dans les empoisennemens qui se terminent généralement par une prompte guérison ou une prompte mort, il n'y a pas assez de temps pour qu'il s'opère des changemens matériels dans le système osseux et qu'enfin dans toute la littérature de la médecine on ne trouve aucun cas où le colchique ait guéri d'une manière durable une métamorphose arthritique des os. Les douleurs se sont apaisées , mais le résultat est le même avec tous les purgatifs, et nous avons vu le remède Leroy lui-même diminuer la maladie , mais jamais la guérir. Dans de pareils cas , le colchique agit comme révulsif et non comme spécifique. En outre, il est ordinairement administré dans les arthrites conjointement avec d'autres moyens tels que le kali , intérieurement et extérieurement , l'huile de sabine cuite et éthérée , les sangsues, les saignées, l'opium, le gaïac , ainsi qu'on peut s'en convaincre en lisant les guérisons de M. *Guinpert* (Hufeland journal, vol. LXIII , cah. 4, pag. 128) et celles de M. *Forget* (Bulletin thérapeutique, tom. XIV, pag. 20, 1838). Encore ce dernier ne se déclare-t-il pas positivement pour ce remède, et *Scudamore* (Observat. on the use of the colchic. autum. en the traitement of the gout, etc., London, 1825) en nie l'effet spécifique.

Le *vératrum* nous fournit les symptômes suivans de toxication.

Délire , céphalalgie.

Anxiété , angoisses , malaise.

Brûlure entre les épaules.

Tiraillemens des membres.

Convulsions des membres ; crampes des pieds.

Insomnie complète.

Rêvasseries étant éveillé.

Soif ardente.

Brûlure à la langue et à la gorge.

Resserrement de la gorge.

Enflure de l'œsophage.

Vomissemens violens , bilieux , même de sang.

Douleurs brûlantes dans l'estomac.

Pression dans le bas-ventre.

Epreintes continuelles ; constipation ; diarrhée.

Oppression de la poitrine.

Respiration difficile , haletante.

Sensation de suffocation.

Hoquets.

Eternuemens.

Pouls très-faible , petit , dur.

Froid des extrémités.

Sueur glaciale.

Quelque peine que nous nous soyons donnée, il nous a été impossible de trouver des exemples de guérison par le vératrum seul, sans mélange à fortes doses, excepté celle qui est rapportée par Hippocrate , Epidem., lib. V, ed. Kühn, pag. 545. Les guérisons obtenues à l'aide de la vératrine , et rapportées dans les ouvrages modernes, ne peuvent nous servir ici , puisque cette substance n'est qu'une partie du vératrum et peut être regardée avec tout autant de droit comme une des parties constitutives de la sabadille et du colchique.

La *sabadille* appartient à une autre partie du monde, et les empoisonnemens qu'elle a causés ne nous sont pas encore parvenus.

§ 56. SUPPLÉMENT.

Pendant la publication de ce volume, il a paru en Allemagne une nouvelle édition des Maladies chroniques de Hahnemann qui contient un plus grand nombre de symptômes du lycopode que la première. Nous les donnons en supplément.

Nous nous sommes aussi procuré un exemplaire des Correspondances pratiques de 1828 qui renferme quelques symptômes de l'agaricus muscarius. Nous les donnons également, et, après cette courte interruption, nous poursuivrons le cours de nos recherches.

AGARICUS MUSCARIUS.

M. SCHROEDER (1).

1. Tête entreprise avec douleur sourde (2 heures après). 2. Pesanteur de la tête comme après l'ivresse (1/2 heure après). 3. Céphalalgie sourde, étourdissante, avec soif et chaleur surtout au visage (10 minutes après). 4. Picotemens dans la tempe droite (1/2 heure après). 5. Elancemens sourds dans l'os jugal droit. 6. Les yeux ne sont pas aussi ouverts qu'à l'ordinaire et ne s'ouvrent qu'avec effort. 7. Prurit et pression dans l'œil droit, cessant pour un instant par le frottement. 8. Pression dans les yeux et sur le front, comme si quelque chose pressait de dedans en dehors (10 minutes après). 9. Prurit et fourmillement dans l'œil droit (1 heure après). 10. Contraction des paupières (2 heures après). 11. Larmoiement de l'œil droit (3 heures après). 12. Chassie dans les angles des yeux. 13. Picotemens, comme d'une aiguille, dans le menton (5 minutes après). Elancemens tiraillans dans les incisives antérieures de la mâchoire inférieure, se dirigeant vers l'angle gauche de cette mâchoire (1 heure après). 15. Violens picotemens dans l'articulation de la mâchoire inférieure. 16. Picotemens au bout de la langue (4 heures après). 17. Langue chargée, blanche. 18. Malaise, nausées (2 heures

(1) *Practische mittheilungen.* 1828, pag. 41.

après). 19. Goût fade dans la bouche. 20. Mollesse dans l'estomac et éructations (3 heures après). 21. Après être allé à la selle le matin, comme à l'ordinaire, nouvelle selle, mais plus molle que la première. 22. Gargouillemens, borborygmes dans le bas-ventre. 23. Fourmillemens à l'anus (3 heures après). 24. Fourmillemens et démangeaisons à l'orifice de l'urètre (2 heures après). 25. Grande répugnance pour toutes les fonctions sexuelles. 26. Amoureux, un soir, il lui fut impossible, malgré tous ses efforts, de se mettre en érection, et il dut s'abstenir du coït. Pendant la nuit, forte pollution. 27. *Ecoulement d'une mucosité gluante, visqueuse, par l'urètre.* 28. Verge raide, le matin. 29. Coryza sec. 30. Apreté et grattement dans la gorge. 31. Furoncle à la fesse droite. 32. Pesanteur des membres inférieurs, il est comme abattu et brisé. 33. Somnolence tout au matin, une heure après s'être levé. 34. Dès huit heures du soir, somnolence telle qu'il dut se coucher ; cependant une inquiétude particulière comme si on allait le troubler, ne lui permit de s'endormir qu'au bout d'une heure ; mais il dormit ensuite d'un sommeil profond jusqu'au lendemain matin. 35. Bâillemens, pandiculation, et allongement des membres (1 heure après). 36. Somnolence et pesanteur de la tête (1/4 d'heure après). 37. (Les accidens diminuent un peu, quand il est couché). 38. Chaleur avec sueur, par accès, toute l'après-dînée, avec céphalalgie sourde, sans soif. En se couvrant la tête, chaleur et transpiration plus fortes, le soir, avec respiration un peu accélérée et grand abattement. 39. Il n'a pas de mémoire, il est mal disposé ; ce n'est qu'avec peine qu'il se souvient de ce qu'il a entendu ou de ce à quoi il a pensé. 40. Inconstance et agitation de l'esprit et du corps (1/2 heure après). 41. Il ne peut se décider à travailler et fait tout ce qu'il peut pour s'en dispenser.

M. STAPF (1).

42. Tiraillemens des deux côtés de l'os frontal jusqu'à la ra-

(1) *Ibid.*

cine du nez. 43. Sensation dans le côté droit de la tête comme si on y enfonçait un clou. 44. Violente pression sur l'os temporal droit. 45. Déchiremens dans la tempe droite. 46. Tiraillemens dans toute la tête et dans tous les sens ; il lui semble à chaque instant qu'il va perdre connaissance. 47. Déchirement pressif dans toute la circonférence du côté gauche de la tête, violent surtout dans l'os jugal gauche, etc., dans l'orbite de l'œil gauche. En même temps, tête comme vide. 48. Pression douloureuse dans l'apophyse zygomatique de l'os temporal. 49. *Ardeur dans les angles internes des yeux, comme s'ils allaient s'enflammer, plus douloureuse au toucher.* 50. *Ardeur dans les angles internes des yeux, en pressant sur les paupières.* 51. Dans les angles internes des yeux mêmes, dépôt, même le jour, d'une matière visqueuse, jaune, blanche le matin, qui colle les paupières, surtout le soir et le matin. 52. Pression douloureuse sous le menton du côté droit. 53. Forte pression subite à une place entre le cou et l'épaule. 54. *Forts déchiremens* dans la région de la dernière molaire de la mâchoire inférieure du côté droit. 55. Picotemens aigus sur la lèvre inférieure, du côté droit, à une petite place. 56. La langue se couvre, aussitôt après le repas, d'un léger enduit blanchâtre, et à la pointe d'aphthes jaunes, sales, qui causent une sensation comme si l'épiderme allait se lever. 57. *Sensation de malaise dans l'épigastre*, surtout dans la région du creux de l'estomac ; il éprouve une douleur intérieure comme si les viscères de la poitrine étaient comprimés (plus forte après le repas). 58. Gloussement dans la région de l'épigastre. 59. *Picotemens aigus dans la région du foie.* 60. *Elancemens sourds dans le foie, en respirant.* 61. Après avoir mouché, tout au matin, de la mucosité mêlée de sang, violent épistaxis. 62. Elancemens aigus à la racine du nez du côté gauche. 63. *Picotement, en penchant la poitrine en avant, assis, dans le côté gauche, au point où les côtes cessent.* 64. Pression douloureuse au milieu du sternum, s'exacerbant quand il respire. 65. Sensation d'oppression dans la région du cœur, comme si la cavité de la poitrine était trop étroite. 66. Respiration un peu pénible, comme si la cavité de la poitrine était pleine de sang (4 heures après). 67. *Légères brûlures ou pincemens à différentes places, surtout sur le sternum.* 68. Elancemens au dessous du mamelon droit sous la septième côte. 69. *En respirant, élancemens dans le côté gauche au point où les côtes cessent, dans quelque position que ce soit.* 70. *Douleur comme de brûlure sur le dos de l'avant-bras gauche, près de l'articulation de la main.* 71. *Douleur de l'épine du dos en se baissant, comme si elle était trop faible pour porter le poids du corps.* 72. *Il a de la peine à s'asseoir sans s'appuyer, parce que la colonne vertébrale semble trop faible.* 73. *Brûlure dans le coude gauche.* 74. *Sensation de brûlure sur la partie antérieure de l'avant-bras gauche, près de l'articulation de la main.* 75. Picotemens aigus sur la partie antérieure de la tête de l'humérus droit. 76. En écrivant, bras paralysés. 77. Fort déchirement dans l'annulaire de la main droite (23 heures après). 78. Déchiremens dans les articulations des doigts, au point où ils se joignent au métacarpe. 79. Déchiremens dans la chair entre le pouce et l'index (gauches). 80. Déchiremens tressaillans dans les doigts de la main droite (les trois premiers exceptés). 81. *Douleur de paralysie dans les lombes, par derrière, comme s'ils étaient trop faibles, augmentant quand il marche ou se tient debout.* 82. *Elancemens sensibles, sourds au dessous de l'extrémité supérieure et antérieure de l'iléon du côté droit.* 83. Élancemens sourds sous les côtes vraies, à gauche, au dessous du mamelon droit. 84. Rongement pruriteux à gauche du coccyx. 85. *Douleur de paralysie* au côté antérieur de la cuisse droite, au milieu, surtout en marchant. Il lui semble avoir un poids sur la jambe. 86. Douleur pressive comme d'une cheville sur la tête de l'articulation extérieure de la cuisse gauche. 87. Picotemens au côté interne de la jambe droite au milieu, se dirigeant vers la partie postérieure. 88. Prurit rongeant sur la face antérieure et au milieu de la cuisse gauche. 89. Prurit rongeant sur le dos du pied gauche. 90. Élancemens sourds, sensibles, dans les trois derniers doigts du pied droit. 91. Picotemens, comme d'une fine aiguille , au dessus du jarret gauche. 92. Douleur, comme une pression et une brûlure à la fois, sur le dos du pied gauche et au dessous du genou. 93. Prurit rongeant au dessous de la cheville intérieure du pied gauche. 94. *Sensation comme si une main chaude était appliquée sur la jambe gauche , précisément au dessous du genou.* 95. Picotemens sur le dos du pied droit. 96. Prurit forçant à gratter à la région de l'ichion gauche. 97. Picotemens dans différentes parties. 98. Déchiremens dans les tubes de différens os , surtout aux extrémités. 99. *Faiblesse dans tous les membres ;* s'il est debout , les talons lui font mal ; s'il s'assied , le derrière est douloureux comme quand on a été long-temps assis. 100. *Debout , le corps vacille à cause de la faiblesse des pieds.* 101. *Grande sensibilité ;* si on presse une partie de son corps, quelque doucement que ce soit , elle reste douloureuse encore long-temps. 102. Une horripilation lui parcourt tout le corps d'en haut jusqu'en bas. 103. Horripilation dans le corps. 104. Répugnance pour le travail.

LYCOPODIUM.

Hahnemann (1).

1. Humeur hypochondriaque, inquiète; il se sent malheureux (les 2 premiers jours). 2. Il est extrêmement mélancolique , abattu , triste. 3. Humeur triste, hypochondriaque (chagrine). 4. Il recherche la solitude. 5. *Misanthropie* (le 1 jour). 6. Mélancolie, le soir. 7. Humeur triste; elle pleurait toute la journée et ne pouvait se consoler, sans motif. 8. Triste, désespéré, enfin pleureur. 9. Désespoir, pleurs. 10. Inquiet, timide, craintif. 11. Grande timidité (le 10° jour). 12. Le soir, dans l'obscurité , il éprouve de la frayeur en sentant une porte qu'il veut ouvrir, lui résister. 13. Le soir, en entrant dans la chambre, il se sent saisi de frayeur en y voyant quelqu'un ; le jour aussi , il croit quelquefois entendre quelqu'un dans la chambre. 14. Impatience. 15. Méfiance extrême. 16. Très-timide toute la journée. 17. Elle s'effraie facilement et

(1) Maladies chroniques de Hahnemann, tom. IV, pag. 69 , 1838.

tressaille. 18. Tout bruit lui fait mal. 19. Chagrin, abattu (le 15ᵉ jour). 20. Surexcitation avec anxiété. 21. Il rit sans être gai , et plaisante. 22. Il se chagrine et se met en colère facilement. 23. Il dispute en pensée avec des personnes absentes. 24. Comme folle, elle cherche querelle à tout le monde , accable de reproches sans motifs, profère les injures les plus violentes et frappe ceux qu'elle a ainsi maltraités (2 heures après). 25. Excessivement joyeux, il s'abandonne à toute sa gaîté. 26. Si on la regarde en lui parlant de choses sérieuses , elle doit rire. 27. Il siffle et fredonne involontairement. 28. Après une gaîté excessive , comme s'il devait faire des grimaces , mauvaise humeur et impatience. 29. Espèce de vie excentrique comme au commencement d'une fièvre. 30. Il ne peut rien faire , ni penser à rien ; il passe son temps à des bagatelles , sans pouvoir se décider à faire ce qu'il devrait. 31. Il ne peut retenir ses idées ; il lui est difficile de s'exprimer et de trouver les mots convenables, surtout le soir. 32. L'embarras de la tête avec tension intérieure l'empêche de penser. 33. Ses pensées sont comme immobiles ; son esprit, comme assoupi, ne lui est d'aucun secours; c'est une espèce d'embarras de la tête sans obnubilation. 34. Tête entreprise , comme un manque de réflexion. 35. Embarras pressif de la tête surtout sur et dans les yeux, le soir. 36. Étourdi, le matin, comme ivre, plusieurs jours. 37. Il lui semblait que tout tournait autour d'elle (le 3ᵉ jour). 38. Vertiges, le matin, et comme une pesanteur dans les yeux. 39. Vertiges en se levant de dessus son siége. 40. Vertiges en buvant. 41. Douleur dans les deux tempes, à chaque pas, cessant en repos. 42. Violente pression dans la nuque, pendant plusieurs jours. 43. Douleur de paralysie pressive aux tempes. 44. Douleur plutôt pressive que constrictive dans la tête , le matin , en se levant. 45. La céphalalgie pressive augmente en se couchant. 46. Pression écartelante dans le front et au dessus des yeux jusqu'au vertex, avec malaise, comme si elle allait tout vomir, et tremblement des membres (1 heure après). 47. Céphalalgie lancinante dans la région de l'œil. 48. Douleur lancinante dans l'occiput. 49. Violente douleur lancinante dans le côté gauche du front. 50. Quelques élancemens terribles dans la tête, plus douloureux le soir. 51. Céphalalgie lancinante avec pression dans les yeux et violent coryza fluent. 52. Douleur d'écorchure dans le front, presque chaque jour, s'exacerbant quand il se baisse. 53. Violente secousse partant du dos et répondant dans le vertex, en sorte qu'il doit se tenir la tête, en étant assis (après s'être rassasié). 54. Pesanteur et secousses dans la tête. 55. Céphalalgie tressaillante, comme dans les os du vertex. 56. Cruels battemens dans la tête, comme des coups de pioche (avec éructations aiguës). 57. Violens battemens dans la partie frontale, le soir, s'étendant, comme une tension, sur l'occiput jusque dans la nuque. 58. Battemens au haut de la tête. 59. Battemens et pressions dans l'occiput. 60. Pulsations et pressions dans la tête, en lisant, en étant assis. 61. Battemens dans le cerveau, avec chaleur à la tête. 62. *Congestion du sang vers la tête le matin en s'éveillant.* 63. Réplétion sanguine dans l'occiput, après s'être baissé. 64. Tête extrêmement sensible à l'extérieur. 65. Sensation de constriction sur le cuir chevelu, avec sensation comme si les cheveux étaient arrachés. 66. Constriction spasmodique de la peau de la tête. 67. La peau de la partie frontale se relève avec dilatation des pupilles; elle se rabaisse ensuite et les yeux se ferment. 68. Les os de la tête douloureux. 69. Chute des cheveux en se peignant. 70. Les cheveux tombent en quantité, tandis qu'il vient des poils sur d'autres parties du corps. 71. Rongemens sur la peau; il doit se gratter. 72. Une tumeur à l'occiput, grosse comme une noix (le 7ᵉ jour). 73. Sa tête se tourne involontairement du côté gauche. 74. Paupières douloureuses au toucher. 75. Yeux douloureux comme s'ils avaient été meurtris. 76. Pression aux angles internes des yeux. 77. *Douleur pressive dans les yeux*, comme s'il y avait de la poussière. 78. Il ne peut lever les yeux; les paupières sont trop lourdes. 79. Pesanteur des paupières, même le jour, surtout à la lumière. 80. Pesanteur et lassitude des yeux qui semblent endormis. 81. Douleur tensive dans l'œil gauche. 82. Compression des yeux, avec peau tendue sur les os des joues. 83. Déchiremens autour des yeux, jusque dans le front et les joues. 84. Élancemens dans l'œil gauche. 85. Prurit dans les yeux (30 jours après). 86. *Prurit dans les angles des yeux.* 87. Mordication dans les angles externes des yeux avec larmes comme dans la fumée, chaque soir dans l'obscurité. 88. Ardeurs dans les yeux, quand elle veut les fermer. 89. Enflure et endolorissement des paupières qui sont fermées la nuit dans les coins par l'enflure. 90. *Orgeolets sur les paupières,* vers l'angle interne. 91. Le matin, les paupières sont comme collées par de la chassie. 92. Le matin, chassie dans l'angle interne. 93. Une sérosité mordicante coule de l'œil dont le blanc est tout rouge. 94. Sécheresse des yeux ; il doit fermer les paupières. 95. Sécheresse sous les paupières, comme produite par de la poussière, le matin, en s'éveillant. 96. Tressaillement spasmodique de la paupière inférieure (90 jours après). 97. Tressaillement de la paupière gauche. 98. Faiblesse des yeux ; elle ne peut ni lire ni coudre long-temps ; la douleur la force à se presser les yeux qui, le matin, sont un peu fermés par l'enflure. 99. Les objets lui paraissent troubles à une légère distance; c'est comme s'il les voyait à travers un fin grillage. 100. Vue trouble, comme produite par une matière visqueuse dans l'œil, qui ne veut pas s'en aller, tantôt plus, tantôt moins, par momens. 101. Presbyopie ; en lisant et en écrivant, tout lui semble indistinct, comme à travers un voile ; mais à distance, tout est clair et distinct. 102. Étincelles devant les yeux dans l'obscurité (5 heures après). 103. Sensation de pression vers les oreilles. 104. Déchiremens dans l'oreille droite (le 14ᵉ jour). 105. Tressaillemens dans l'oreille intérieure. 106. Battemens et tension dans les oreilles, avec tension spasmodique de la peau derrière les oreilles obliquement vers les muscles de la nuque. 107. Douleur derrière les oreilles qui le force à marcher ployé. 108. Le son de la voix lui paraît sourd, quoique fort. 109. Bouillonnement dans l'oreille (le 2ᵉ jour). 110. Sifflemens dans l'oreille, en respirant avec effort. 111. Gloussement dans les oreilles, comme de bulles d'air. 112. Les muscles du nez d'abord comme distendus, puis contractés de nouveau et raccourcis, comme retroussés. 113. Douleurs mordicantes, rongeantes, dans la narine droite. 114. Douleurs mordicantes, corrodantes, dans la narine gauche, en remuant le nez et en mettant le doigt dedans. 115. Prurit dans les narines. 116. Enflure du bout du nez, avec douleur au toucher. 117. Chaleur dans le nez et ardeur des yeux. 118. Odorat plus subtil. 119. Défaut total d'odorat (2 jours après). 120. Toute la face s'allonge d'abord et s'élargit ensuite. 121. Chaleur au visage, dans les yeux et la paume des mains. 122. Chaleur de la face avec humeur hypochondriaque. 123. Chaleur fugace au visage, le matin, aussitôt après s'être levé. 124. Enflure des joues. 125. Quelques boutons à la face. 126. Prurit à la face, à la tête et dans le nez. 127. Dartres pruriteuses à côté du nez, près de l'œil. 128. Sensation d'enflure au front. 129. Déchiremens dans la joue. 130. *Déchiremens dans la mâchoire supérieure* (le 2ᵉ jour). 131. Déchiremens dans la mâchoire supérieure du côté droit. 132. Les muscles des lèvres et des joues se contractent et la bouche s'allonge ; elle s'élargit fortement ensuite. 133. L'angle gauche de la bouche se relève d'abord, puis l'angle droit se tord. 134. Enflure de la lèvre supérieure, augmentant pendant plusieurs jours, finalement avec fièvre le soir ; d'abord frisson, puis chaleur à la face, aux mains et aux pieds, sommeil agité et sueur nocturne. 135. Une écorchure à la lèvre inférieure. 136. Les angles de la bouche causent des douleurs comme d'ulcération. 137. Douleur tiraillante dans la mâchoire inférieure du côté droit, et dans les glandes submaxillaires, pesanteur comme produite par une enflure, et battemens, plus intenses après la promenade et les repas. 138. Déchiremens, par accès, dans la mâchoire, tantôt à droite, tantôt à gauche. 139. La mâchoire inférieure tantôt s'avance, tantôt se retire involontairement. 140. Odontalgie désagréable ; elle voudrait serrer constamment les dents. 141. Les dents lui font mal seulement quand il mâche. 142. *Dents très-douloureuses au toucher et à la mastication, comme suppurant en dessus.* 143. Fréquens élancemens dans une des molaires supérieures du côté droit. 144. Douleur térébrante dans la couronne de la dent. 145. Odontalgie martelante après le repas. 146. Douleur, comme de brisure, dans une des molaires inférieures, très-forte en mordant (le 7e jour). 147. Une dent saine cause des douleurs en mangeant, comme si elle était trop longue. 148. Toutes les dents douloureuses, comme émoussées. 149. Chaleur et douleur dans les gencives. 150. Enflure entre les gencives supérieures et l'os jugal, avec légère tuméfaction de la joue et douleurs lancinantes, picotantes. 151. Fistule dans une dent ébréchée depuis long-temps et dont il reste encore un chicot, avec enflure de la gencive. 152. Claquement et grincement involontaires des dents. 153. De petits ulcères çà et là dans la bouche. 154. Claquement involontaire de la langue, changeant le son A en O. 155. La langue est comme enflée. 156. Langue enflée, douloureuse, par places, l'empêchant de parler. 157. La langue se met involontairement tantôt entre la lèvre et les dents supérieures, tantôt entre la lèvre et les dents inférieures. 158. La langue sort involontairement de la bouche et se promène entre les lèvres. 159. Distension dans la bouche et pesanteur de la langue. 160. *Un grand nombre de vésicules sur le bout de la langue qui cause des douleurs comme si elle était en chair vive et brûlée.* 161. Mal de gorge, comme une enflure, seulement en avalant à vide. 162. Inactivité du gosier en avalant; les alimens ne veulent pas descendre. 163. Comme une constriction dans le gosier, rien ne descend. 164. Si la soupe est bien chaude, il ne peut l'avaler. 165. Mal de gorge comme une enflure intérieure, insensible cependant, quand il parle et avale. 166. Enflure intérieure et extérieure des glandes dans la gorge, avec douleur lancinante dans ces glandes et dans l'oreille, en avalant. 167. Il lui monte comme une boule dans le gosier. 168. Sensation dans la gorge comme si on y enfonçait une pierre et qu'on serrât le cou, un peu douloureuse en avalant, mais n'empêchant pas de respirer. 169. Douleur déchirante dans le gosier, en haut. 170. Sensation de sécheresse dans la gorge, causant une douleur d'écorchure, en avalant, le matin. 171. Sensation de sécheresse dans la bouche, avec salive abondante. 172. La salive se sèche au palais et sur les lèvres et forme une mucosité visqueuse. 173. Besoin de cracher une matière aigre, aqueuse, quelquefois sanguinolente. 174. L'intérieur de la bouche est couvert, au fond, d'une mucosité visqueuse. 175. Mauvaise odeur par la bouche. 176. Mauvaise odeur par la bouche, le matin; il la sent lui-même. 177. Tous les alimens ont un goût amer. 178. Goût aigre, amer dans la bouche, avant et après le déjeûner. 179. Tous les alimens ont un goût aigre, même les doux. 180. Le cacao a un goût aigre. 181. Goût putride dans la bouche, depuis le matin jusqu'à midi. 182. Soif cruelle, avec salive légèrement écumeuse dans la bouche (1 heure après). 183. Faim, en venant de manger, quoique l'estomac et le ventre fussent remplis et tendus. 184. Faim terrible; plus il mange, plus son estomac demande à manger, et tant qu'il mange, il se trouve bien ; mais il a toujours ensuite un goût aigre sur la langue, et la salive même lui semble, aigre, ce qui n'est pas le cas cependant pendant qu'il mange. 185. Beaucoup d'appétit à midi, en mangeant, avec sensation comme s'il ne pouvait pas se rassasier. 186. Faim continuelle, après midi, avec sensation comme si son estomac était chargé de lourds morceaux. 187. Si elle ne mange pas dans la faim, elle est prise de maux de tête qui restent quand elle a mangé. 188. Appétit, sans faim proprement dite. 189. Manque d'appétit ; mais beaucoup de soif (30 jours après). 190. Répugnance pour les alimens solides, surtout pour la viande, mais soif (le 1er jour). 191. Il a presque du dégoût pour les alimens. 192. Quelquefois dégoût subit pour les mets les plus recherchés, même avant de les avoir goûtés, et il ne peut ensuite s'en rassasier. 193. Répugnance pour le café et la pipe. 194. Goût aigre, après avoir bu du lait. 195. Mauvais goût dans la bouche, en sortant de table. 196. Après le souper, la partie antérieure de la bouche mouillée, et la partie postérieure, dans le gosier, sèche. 197. Toutes les fois qu'il a mangé ou bu, goût aigre dans la bouche et le gosier, avec propension à des éructations aigres. 198. Aigreur dans la bouche, après le dîner. 199. En dînant, grand malaise allant jusqu'à la défaillance, sueur au front et perte totale de l'appétit. 200. Après le repas, malaise dans le gosier et l'estomac, allant jusqu'au vomissement, avec afflux d'eau dans la bouche. 201. Après le repas, grande soif. 202. Après le souper, hoquets pendant une demi-heure. 203. Après le repas, fréquentes éructations. 204. Après le dîner, ballonnement du ventre et tension dans la tête. 205. Après le repas, pincemens dans le ventre. 206. Après le déjeûner, pincemens dans le ventre, comme après un purgatif. 207. En mangeant, pression dans le front. 208. Distorsion de la face surtout après le souper. 209. Après le repas, forte rougeur brûlante sur toute la face. 210. Après le repas, d'abord rougeur, puis pâleur effrayante des joues. 211. Après le dîner, besoin d'uriner, mais presque sans émission d'urine. 212. Après le repas, tremblement à travers tout le corps. 213. Après le dîner, envie invincible de dormir et relâchement ensuite. 214. Après le repas, mains brûlantes. 215. Eructations à vide toute la journée (le 16e jour). 216. Eructations ayant le goût des alimens (le 1er jour). 217. *Eructations aigres*, avec maux de ventre (bientôt après la prise). 218. Eructation aigre, dont le goût ne reste pas dans la bouche, mais l'aigreur ronge dans l'estomac. 219. Rapports d'un liquide aigre, avec goût aigre dans la bouche. 220. Régurgitation du lait qu'il a bu le matin, avec grattement et râclement dans le gosier. 221. Pyrosis après le repas (il avait mangé de l'agneau rôti froid), avec une pression sur la poitrine comme s'il y avait une pierre (33 jours après). 222. Pyrosis, trois heures après le repas, s'exacerbant par la fumée de tabac. 223. Fréquens hoquets, trois jours de suite (4 jours après). 224. Malaise, après midi, avec régurgitations d'un goût aigre. 225. Malaise lui montant dans la tête qui est comme comprimée et entreprise jusque dans la nuque; en même temps, tremblement des mains; le grand air lui fait du bien. 227. *Malaise dans la chambre, cessant au grand air,* et réciproquement, malaise au grand air, cessant dans la chambre. 227. Dégoût à la vue des mets, avec afflux de salive et goût fade, insipide, dans la bouche. 228. Chaque matin, une eau amère lui monte comme de l'estomac dans la bouche ; il doit se pencher hors de son lit et la cracher ; espèce de régurgitation. 229. Douleur d'estomac s'exacerbant quand il se penche en étant assis. 230. Douleur sensible dans le creux de l'estomac à la pression extérieure. 231. Vide dans l'estomac, avant dîner, l'obligeant à bâiller sans cesse. 232. Le matin, en s'éveillant, serrement dans le creux de l'estomac, durant trois quarts d'heure (3 jours après). 233. Pesanteur dans l'estomac, deux heures après avoir déjeûné. 234. Douleur de meurtrissure dans l'estomac, cessant par des éructations ; l'estomac est aussi très-douloureux au toucher. 235. Déchiremens et douleurs tiraillantes dans l'estomac, avec malaise et maux de ventre, comme produits par une aiguille enfoncée dans les intestins. 236. Battemens dans le creux de l'estomac, en redressant le haut du corps. 237. Sensation d'anxiété autour du creux de l'estomac, comme dans un rapide mouvement passif, par exemple, sur une escarpolette. 238. Pression dans la région hépatique. 239. Serrement, comme avec la main, dans la région hépatique, en toussant et en tournant le corps. 240. Violente douleur constrictive du diaphragme dans la région hépatique, en se baissant ou par d'autres causes légères, comme si le foie était foulé. 241. Pincemens dans la région hépatique (le 11e jour). 242. Pincemens et élancemens dans la région du foie. 243. Tressaillement indolent à la face supérieure du foie, en toussant. 244. Douleur d'âpreté dans le foie. 245. Prurit dans l'intérieur du foie. 246. Tension douloureuse dans l'hypochondre gauche. 247. Pression dans le bas-ventre, avec douleur tiraillante. 248. Pesanteur dans le bas-ventre. 249. Tension et gargouillement dans le ventre. 250. Ventre tendu et la plupart du temps, besoin d'aller à la selle seulement le soir. 251. Serrement et pincement autour du nombril, déjà le matin, au lit. 252. Pincement dans le ventre, après midi (après une bonne selle) de trois à dix heures, avec malaise et nausées. 253. *Douleur tiraillante dans le bas-ventre.* 254. Douleur tiraillante dans le ventre avec pression. 255. Douleur tiraillante dans le ventre, descendant jusque dans les mollets. 256. Elancemens dans la partie inférieure du bas-ventre du côté gauche, s'étendant jusqu'au bassin, chaque fois qu'il aspire ou tourne le corps, plus forts le soir et la nuit (10 jours après). 257. *La peau du bas-ventre est douloureusement sensible.* 258. Douleur d'écorchure lancinante dans la peau de l'hypogastre, au toucher même des vêtemens. 259. Elancemens dans les deux aines, le soir, tard (le 2e jour). 260. Elancemens sensibles, térébrans, à gauche, précisément au dessus de l'aine, en marche et au repos. 261. Accumulation de vents, le soir, qui ne sortent qu'en partie, et pression dans la région ombilicale. 262. Inquiétude causée par des vents, le matin déjà, à jeun. 263. Gargouillemens et tension dans le ventre. 264. *Gargouillemens et grondemens dans le ventre.* 265. Selle non quotidienne, paresseuse et pas de besoins. 266. Besoin d'aller à la selle comme s'il allait avoir une évacuation copieuse, et cependant il ne sort que la quantité d'excrémens nécessaire. 267. Inactivité du canal intestinal dans les selles. 268. Il n'a une selle chaque jour qu'au milieu d'épreintes très-fortes et de douleurs brûlantes dans le rectum; encore est-elle beaucoup moins copieuse qu'à l'ordinaire. 269. Selle friable, en petits morceaux. 270. Selle liquide, mêlée de morceaux durs. 271. Selle de couleur très-pâle. 272. Selle très-puante. 273. Evacuation copieuse d'une mucosité liquide, mais selle peu abondante, à midi. 274. Ecoulement de sang, avec la selle. 275. Mordications à l'anus, avec selle liquide. 276. Dans une selle pénible, secousse dans les tempes. 277. Après une bonne selle, le besoin persiste, mais sans résultat. 278. Après une selle molle, prurit brûlant dans le rectum. 279. Après une selle copieuse, sensation de plénitude dans le rectum. 280. Après une selle peu abondante, dure, violente douleur constrictive dans le périnée, pendant plusieurs heures. 281. Après la selle, chaleur et pression dans la tête et lassitude dans les cuisses. 282. Douleur pressive sur le rectum, avec douleurs spasmodiques dans le ventre, au point de lui faire croire qu'elle allait accoucher. La délivrance n'eut lieu pourtant qu'au bout de seize jours. 283. Spasmes dans le rectum et les reins, comme des douleurs d'enfantement. 284. Elancemens et douleur d'écorchure dans le rectum. 285. Prurit dans le rectum. 286. *Fort prurit à l'anus* (28 jours après aussi). 287. L'écoulement de l'urine cesse tout à coup, il ne sort que quelques gouttes troubles et muqueuses, avec douleurs dans l'urètre ; ensuite douleur pressive dans les aines. 288. Fréquentes émissions d'une urine écumeuse. 289. Urine brun rouge. 290. Sable rouge dans l'urine. 291. Sable rouge dans l'urine qui reste assez claire. 292. Sable jaune rouge dans l'urine. 293. Dépôt un peu rouge de l'urine. 294. Forte odeur de l'urine (les premiers jours). 295. Dans les parties génitales, tranchées fugaces venant du ventre. 296. Chatouillement à travers les parties génitales. 297. *Beaucoup de démangeaisons au prépuce*, à la face interne. 298. Prurit lancinant, surtout au scrotum. 299. Elancemens dans le scrotum. 300. Désirs sexuels éteints (effet secondaire?) (30 jours après). 301. Désirs sexuels extraordinaires (6 et 14 jours après). 302. Erections plusieurs fois par jour (7 semaines après). 303. Pollution (la 1re nuit). 304. Ecoulement de liqueur prostatique, sans cause. 305. Ecoulement de liqueur prostatique, sans érection, avec grande lascivité. 306. Après une pollution, épuisement, le matin, avec tremblement. 307. Elancemens déchirans dans les parties génitales. 308. Violente brûlure dans le vagin, pendant et après le coït. 309. Pression dans le bas-ventre comme si les règles allaient paraître, seize jours après la menstruation précédente (le 12e jour). 310. Le médicament pris trois jours après la cessation des règles, les ramena quinze jours après. 211. Règles en avance de sept jours (4 jours après). 312. Règles en avance de sept jours (le 3e jour) 313. Règles en retard de quatre jours (effet secondaire?) 314. La mens-

truation toujours régulière, est en retard de cinq jours. 315. Règles en retard de trois jours (10 jours après). 316. Les règles
continuent jusqu'au sixième jour, après avoir cessé en ap-
parence, quoiqu'elles ne durent ordinairement que quatre
jours. 317. Pieds froids avant l'apparition des règles. 318. *La
veille de l'apparition des règles, fort frisson* (13 jours après).
319. Pupilles très-dilatées, quelques jours avant et pendant
la menstruation. 320. Pendant la menstruation, prurit si cruel
dans les parties génitales qui paraissent enflées, qu'elle ne sait
que faire (12 jours après). 321. Pendant les règles, céphalalgie constrictive dans les tempes comme si le front allait éclater.
332. Pendant la menstruation, grand abattement. 323. Après les
règles, élancemens dans la tête, revenant à de courts intervalles.
324. Flueurs blanches comme du lait. 325. Obstruction du nez
l'empêchant de respirer autrement que la bouche ouverte. 326.
Sensation de sécheresse dans la partie postérieure des fosses nasales. 327. Le nez lui coule, comme dans le coryza fluent, au
bout de quelques heures déjà. 328. Fort coryza fluent, avec
pression sur la poitrine. 329. Un fort coryza fluent reparaît
(aussitôt après la prise). 330. Mucus durci dans le nez. 331.
Fréquentes douleurs pressives dans le larynx en avalant.
332. Sensation de sécheresse dans le larynx. 333. Pesanteur
sur la poitrine. 334. Râle sur la poitrine. 335. Toussotement
causé par des titillations dans la gorge. 336. Quelques quintes
de toux provoquées par des titillations dans le larynx et se terminant par des éternuemens. 337. Chatouillement pruriteux irrésistible dans le larynx, provoquant une forte toux (3/4 d'heure
après). 338. *Toux provoquée par l'inspiration profonde*, par l'allongement du cou et quelquefois aussi par la déglutition à vide.
339. La nuit, au lit, il doit se râcler la gorge et toussoter. 340.
Toux nocturne et enrouement; quand il crache, douleur dans la
poitrine, comme d'écorchure. 341. Toux sèche, âpre, pénible
surtout la nuit. 342. Toux avec crachats purulens, pendant huit
jours, presque sans interruption, accompagnée de fièvre et de

violentes sueurs nocturnes, comme dans les derniers temps d'une phthisie purulente. 343. Avant la toux, respiration très-courte. 344. Pendant la toux, respiration très-courte, mais seulement alors. 345. En toussant, ébranlement, comme une secousse, dans les tempes et la poitrine en même temps. 346. En toussant, douleur dans la tête et dans les deux côtés du ventre. 347. En toussant, secousse pressive, lancinante, dans la tête. 348. En toussant, élancemens dans la gorge, mais seulement alors, pas même en avalant. 349. Pression sur la poitrine et élancemens dans la gorge, provoquant une toux râclante (le 5e jour). 350. Respiration accompagnée d'une violente oppression de la poitrine. 351. Manque de respiration en montant l'escalier. 352. Oppression de la poitrine, surtout en se remuant, pendant plusieurs jours, avec douleur pressive dans le creux de l'estomac. 353. Oppression de la poitrine, le soir. 354. En respirant, élancemens çà et là dans la poitrine. 355. En respirant, élancemens dans et sous la poitrine, pendant deux heures (après souper). 356. Douleur de poitrine, les six premiers jours, si cruelle qu'il ne peut absolument pas se coucher sur le côté gauche, ensuite toux avec expectoration verte, le matin. 357. De temps en temps une douleur lui traverse la poitrine. 358. Tension sur la poitrine (quelques heures après). 359. Tension et pression sur la poitrine, rendant la respiration oppressée, alternant avec un ballonnement du ventre, le soir (4 jours après). 360. Pression dans la poitrine (10 jours après). 361. Pression dans la poitrine qui est comme pleine et oppressée (le 7e jour). 362. *Oppression de la poitrine qui est comme écorchée intérieurement.* 363. Elancemens déchirans, de temps en temps, à la partie inférieure du sternum, sans influence sur la respiration, en repos. 364. Enflure d'un sein qui est douloureux au toucher. 365. Maux de reins descendant jusque dans les pieds. 366. Douleur pressive dans les reins (4 jours après). 367. Douleur tiraillante dans les reins, pendant dix-sept jours. 368. Elancemens dans les reins. 369. Douleur à la partie inférieure des reins, comme si la chair était détachée. 370. Forte enflure, très-douloureuse aux mouvemens du corps, dans le muscle lombaire (silicea fut efficace). 371. Le dos et les reins raides et inflexibles, après quelques efforts en allant à cheval, en marchant et en se baissant; il ne peut se redresser que lentement et avec peine. 372. Courbure de la colonne vertébrale chez un enfant de deux ans, pendant plusieurs semaines. 373. Tantôt il rapproche involontairement les omoplates par derrière, tantôt il comprime les muscles de la poitrine par devant. 374. Pression dans le dos, sous les omoplates (le 5e jour). 375. Pincemens dans le dos. 376. Douleurs pinçantes et pressives sur le côté droit du dos. 377. *Douleur tiraillante dans le dos*, pendant plusieurs heures (le 4e jour). 378. Douleur lancinante dans le dos, s'étendant jusqu'à l'omoplate droite. 379. Elancemens entre les omoplates. 380. Picotemens au milieu du dos. 381. Elancemens dans le côté gauche du dos, en respirant. 382. Elancemens spasmodiques, par accès, au milieu du dos, rendant tout mouvement impossible pendant quelques minutes. 383. Douleur de luxation dans le côté gauche du dos jusque dans l'hypochondre gauche. 384. Brûlure dans le dos. 385. Prurit au dos (3 jours après). 386. Fort prurit sur le dos, vers le cou. 387. Prurit au haut du dos, avec exanthème (37 jours après). 388. Douleur dans la nuque en rejetant la tête en arrière. 389. La nuque comme trop courte, en se baissant. 390. Raideur des muscles de la nuque. 391. Raideur du cou avec obnubilation dans la tête (5 jours après). 392. Raideur du cou. 393. Douleur tiraillante dans les muscles du cou du côté gauche. 394. Douleur tiraillante dans les muscles extérieurs du cou jusque dans les aisselles et les coudes. 395. Branlement involontaire de la tête, lent d'abord, puis de plus en plus rapide. 396. Branlement involontaire de la tête, tantôt à droite, tantôt à gauche. 397. Agitation involontaire de la tête au point de se donner des vertiges. 398. La tête se jette involontairement tantôt en arrière, tantôt en avant. 399. Tantôt il allonge le cou, tantôt il en raccourcit les muscles, involontairement. 400. Les glandes du cou enflées intérieurement et extérieurement. 401. Battemens tressaillans dans le goître (quelques heures après). 402. Douleur de paralysie dans l'articulation de l'aisselle, l'empêchant de lever le bras. 403. Brisure de l'articulation de l'aisselle droite, de l'omoplate et du bras. 404. Tressaillemens involontaires tantôt d'une aisselle, tantôt de l'autre. 405. Secousses indolentes dans le bras qui est faible, la nuit. 406. Douleur tiraillante dans les os du bras, jusque dans les doigts. 407. Engourdissement du bras dont les glandes axillaires sont enflées. 408. Prurit sur les bras (le 5ᵉ jour). 409. Sensation de chaleur à la partie inférieure de l'avant-bras. 410. Boutons exanthématiques mordicans, pruriteux, aux avant-bras, remplis de pus. 411. Violens élancemens tressaillans dans la main droite. 412. Tremblement involontaire des mains. 413. Engourdissement des mains, après avoir long-temps parlé. 414. Mains brûlantes continuellement, ce qui lui déplaît beaucoup. 415. Enflure et chaleur de la main droite, le soir. 416. Sensation de [chaleur dans la main gauche, avec anxiété. 417. Sueur dans la paume des mains. 418. Des verrues lui viennent sur les mains. 419. Les doigts tantôt s'étendent involontairement et tantôt se ferment. 420. Le médius se courbe de côté, sans douleur. 421. Tressaillement involontaire de l'index gauche. 422. Déchiremens dans l'articulation du pouce qui ne peut se plier. 423. Douleur de luxation dans l'articulation inférieure du quatrième doigt en fermant la main. 424. Engourdissement des deux derniers doigts, le matin, en s'éveillant. 425. Sensation de chaleur dans les doigts qui paraissent froids à l'extérieur. 426. Inflammation d'une plaie légèrement écorchée au doigt. 427. Prurit aux doigts. 428. Prurit et élancemens dans quelques doigts (gelés). 429. Prurit dans les doigts autrefois gelés. 430. Brûlures dans les mains et les doigts, avec rougeur des doigts, comme quand ils ont été gelés. 431. Engelure au petit doigt, avec rougeur et prurit cruel. 432. Un ulcère à l'index gauche, qui va en grossissant, avec douleur des plus violentes, qui l'empêche de dormir la nuit. 433. Un bouton exanthématique au pouce droit. 434. Prurit avec de violens élancemens dans la fesse droite. 435. Déchirement au haut de la fesse sous la hanche droite. 436. Douleur de luxation dans la hanche, vers les reins, le matin, en se levant, en sorte qu'il doit marcher comme perclus, pendant deux jours. 437. Furoncle sur la fesse. 438. Tiraillemens dans les jambes de haut en bas, en repos, moindres dans le mouvement. 439. Beaucoup d'agitation dans les jambes, le soir ; il dut se donner beaucoup de mouvement. 440. Grande agitation dans les jambes, le soir, avant de se coucher ; moindre au lit. 441. Tressaillemens et tremblemens tressaillans dans les jambes. 442. Violent tressaillement involontaire dans la jambe droite, puis aussi dans la gauche. 443. Jambes froides, lourdes. 444. En marchant, les jambes semblent devenir insensibles (quoiqu'elles soient chaudes), en sorte qu'il est en danger de tomber. 445. Lassitude et faiblesse dans les jambes, qui sont comme brisées. 446. Ecartement involontaire des cuisses, puis rapprochement suivi d'une érection. 447. Tension dans les os des cuisses et les mollets, surtout en étant assis. 448. Douleur tiraillante au côté postérieur de la cuisse. 449. Tiraillemens et brûlures dans la cuisse (13e jour). 450. Douleur tiraillante, pressive, à la partie antérieure de la cuisse gauche. 451. Déchirement dans la cuisse, le soir ; il doit retirer la jambe (le 9e jour). 452. Déchirement pulsatif, avec sensation de paralysie, dans les muscles extérieurs de la cuisse gauche, en marchant (le 1er jour). 453. Douleur, comme de foulure, dans l'articulation de la cuisse gauche, au mouvement. 454. La peau de la cuisse est douloureuse comme si elle était crevassée et écorchée, après la marche, douleur qui cause des tressaillemens dans la jambe, pendant une heure. 455. Un gros furoncle à la cuisse, au dessus du genou. 456. Le matin, en sortant du lit, raideur dans les jarrets, comme après une longue marche. 457. Tension autour du genou, comme si tout était trop court ; elle ne pouvait marcher. 458. Léger tressaillement dans le genou, pendant plusieurs soirs. 459. Lassitude inaccoutumée dans les genoux. 460. Douleur d'écorchure aux genoux et à d'autres parties des jambes.

461. Prurit dans le jarret droit (le 6e jour). 462. Sensation dans la jambe comme si elle était fortement liée. 463. Tiraillement dans la jambe depuis la cheville jusqu'au genou, à cinq et six heures de l'après-midi, durant deux heures. 464. Tiraillement et déchirement dans la jambe gauche (90 jours après). 465. Sensation comme si les jambes étaient très-enflées et lourdes. 466. Grande pesanteur des jambes avec agitation. 467. Taches rouges aux jambes, comme des piqûres de mouches, qui disparaissent et reviennent. 468. Douleur dans la partie charnue du gros orteil du pied droit, en commençant à marcher. 469. En marchant, douleur dans le talon, comme s'il y avait dessous une petite pierre. 470. Déchiremens à côté du talon (le 6e jour). 471. Déchiremens dans les talons et la partie charnue des gros orteils (le 12e jour). 472. Picotemens, comme d'aiguilles, dans les deux talons. 473. Douleur dans la partie charnue du gros orteil droit, comme s'il suppurait en dessous. 474. Douleur dans les plantes des pieds, comme si elles suppuraient en dessous, en marchant et en étant assis, avec brûlure. 475. Sensation d'engourdissement du talon gauche. 476. Prurit autour de l'articulation du pied. 477. Tumeur sur le bord du pied, douloureuse en marchant. 478. Callosité causant une douleur d'écorchure au talon. 479. Gerçure au talon. 480. Les doigts s'étendent et se retirent ensuite involontairement. 481. Elancemens dans le gros orteil du pied droit, le soir. 482. Douleur d'écorchure à la partie charnue du gros orteil, en marchant. 483. Sensation brûlante d'écorchure aux doigts des pieds, et sensation comme s'il y avait du sable dessus. 484. Sensation d'écorchure brûlante, lancinante, aux doigts des pieds. 485. Elancemens avec sensation d'écorchure dans les cors. 486. Tous les membres douloureux au toucher. 487. Tout ce sur quoi elle s'assied ou se couche, lui semble trop dur. 488. Douleur çà et là au tronc, comme si quelques muscles se contractaient spasmodiquement et s'étendaient de nouveau ensuite. 489. Tiraillement passager, constrictif, dans les genoux, les avant-bras, les mains et les doigts. 490. Tiraillemens pressifs dans toutes les ar-

ticulations, surtout aux genoux. 491. Douleurs pinçantes, çà et là dans le corps. 492. Violens élancemens dans la cavité de la poitrine et dans la région ombilicale, coupant la respiration (le 10ᵉ jour). 493. Raideur de tous les muscles du tronc ; il ne peut se toucher à cause des douleurs qu'il éprouve. 494. Il se trouve toujours mieux au grand air que dans la chambre où il ne peut rester à cause de la chaleur et de l'agitation qu'il ressent. 495. *Besoin d'aller au grand air.* 496. Répugnance à rester en chambre. 497. Grande sensibilité à l'air frais ; elle est très-sensible au froid. 498. Sensibilité à l'air frais, presque fébrile (6 jours après). 499. Horreur fébrile pour le grand air, surtout après les repas. 500. *En allant au grand air, anxiété* et accès de vertiges. 501. Après être resté long-temps au grand air, tête fortement entreprise. 502. En marchant au grand air, pesanteur des jambes. 503. Pression constrictive au milieu de la poitrine, produite par la marche au grand air. 504. L'oppression de la poitrine augmente beaucoup après la marche au grand air, et s'accompagne de forts battemens de cœur. 505. Après avoir marché au grand air, chaleur dans les yeux et la paume des mains. 506. Pour peu qu'il marche au grand air, transpiration excessive et ensuite relâchement. 507. La peau de tout le corps sèche et brûlante ; mains brûlantes. 508. Prurit, le matin, à la tête et au dos. 509. Prurit lancinant çà et là dans la peau. 510. Elancemens fourmillans insupportables à la partie inférieure des reins et en d'autres endroits. 511. Prurit brûlant, très-mordicant, sur tout le corps. 512. Nodosités exanthématiques, en partie pruriteuses, en partie douloureuses, à l'occiput, dans les reins et aux fesses. 513. Le médicament semble favoriser le ramollissement et la distorsion des os. 514. Sensation dans les os comme s'il n'y avait pas de moëlle. 515. Brisure de tout le corps, surtout le soir. 516. Tiraillemens et torsions dans tous les membres. 517. Malaise, le matin, comme après une nuit sans sommeil. 518. Besoin de mouvement. 519. Un chagrin lui cause une secousse subite dans le creux de l'estomac, suivie d'une pesanteur des jambes qui sem-

blent de plomb. 520. Tressaillement involontaire, tantôt ici, tantôt là, l'affectant beaucoup. 521. Tout le corps se tourne involontairement, ce qui le rend haletant, rouge et brûlant au visage.
522. Contraction et extension spasmodiques des membres, presque sans douleur. 523. Attaque d'épilepsie au milieu de cris,
avec écume autour de la bouche ; il frappe sans connaissance des
pieds et des mains, puis il se croit sur le point de mourir et se
plaint de grandes angoisses de cœur (39 jours après). 524. Attaque d'épilepsie ; il relève l'avant-bras, ferme le poing, pendant
une couple de minutes, puis il perd la raison, déchire avec les
dents, frappe autour de lui des mains et des pieds, pousse des
cris terribles ; la bouche est entourée d'écume, pendant un quart
d'heure ; puis il reste couché comme mort, sans mouvement ;
enfin il commence à bégayer. 525. Attaque d'épilepsie ; les muscles de toute la jambe droite tressaillent visiblement ; ces tressaillemens se manifestent dans le creux de l'estomac ; il commence à crier, sans connaissance, frappe autour de lui des mains
et des pieds, écume autour de la bouche, pendant un quart
d'heure ; puis il reste sans mouvement pendant une demi-heure.
On lui versa de l'eau froide dans la bouche ; il la rejeta en souf-
flant et reprit connaissance. 526. Elle tombe subitement à terre,
sans vertige. 527. Prostration subite des forces, comme une défaillance ; elle dut s'appuyer contre un objet ; en même temps
vue trouble pendant une demi-heure. 528. Tremblement des
membres (1/2 heure après). 529. Tremblement avec sensation
de froid, après midi. 530. Grand amaigrissement (contre lequel
graphite se montre efficace). 531. Marcher et rester long-
temps assise à écrire, l'incommode beaucoup, et elle est facilement prise alors d'une forte sueur. 532. Le moindre effort le fatigue beaucoup et le repos ne le délasse dans aucune position.
533. Relâchement avec irritation nerveuse. 534. Abattement ; il
voudrait rester constamment en repos, avec humeur gaie. 535.
Grand abattement, surtout dans les jambes. 536. Lassitude des
jambes, surtout en montant. 537. Couché (le soir avant de s'en-

dormir), faiblesse qui accable tout le corps comme s'il allait mourir et tomber de plus en plus bas. 538. Même en marchant, elle ne peut résister au sommeil. 539. Sommeil invincible à midi et ensuite, paresse et tête entreprise (4 heures après). 540. Somnolence, après midi. 541. Il est long-temps avant de pouvoir s'endormir, le soir. 542. *Sommeil mauvais, pendant plusieurs nuits, à cause d'une grande surexcitation.* 543. Rêves affreux, pendant la sieste. 544. Rêves pénibles, la nuit. 545. *Elle rit souvent aux éclats, même en dormant.* 546. Rêves si agréables, la nuit et vers le matin, qu'elle voudrait ne pas s'éveiller (5 jours après). 547. Rêves lascifs, la nuit (la 2ᵉ nuit). 548. Rêves voluptueux, la nuit (la 4ᵉ nuit). 549. Rêves, la nuit, comme si elle éprouvait dans les parties génitales l'irritation produite par le coït. 550. Rêves de coït, sans pollution cependant. 551. Il se réveille après minuit avec une sensation comme s'il avait exercé l'acte vénérien, mais sans éjaculation de semence. 552. Un rêve vif de ses occupations domestiques la réveille, et même éveillée, elle croit avoir à les terminer. 553. *Des rêves effrayans le réveillent fréquemment la nuit.* 554. Sursaut en s'endormant, comme provenant des pieds. 555. Rêves effrayans, confus, et sommeil agité. 556. Rêves effrayans; la peur persiste même après le réveil. 557. Rêves horribles; on veut le tuer. 558. Rêves de meurtre. 559. Rêve anxieux; dans une mêlée, il fuit le danger en se cachant. 560. Il se réveille souvent la nuit, se tourne et retourne et ne s'endort d'un sommeil profond que le matin. 561. Elle se réveille souvent la nuit, reste éveillée pendant des heures, et le matin, elle est tout endormie. 562. Pleurs, la nuit, en dormant. 563. Le soir, il craint de se mettre au lit. 564. Elle se réveille, plusieurs matins, avec de l'agitation et de l'anxiété. 565. La nuit, cauchemar. 566. *Battemens de cœur, presque chaque soir, au lit.* 567. *La nuit, il ne se trouve bien dans aucune position*, ce qui le chagrine jusqu'à le faire pleurer. 568. La nuit, il éprouve des douleurs en dormant et en rêve. 569. Sommeil agité, interrompu fréquemment, après minuit. 570. La nuit, élancemens et battemens dans l'occiput. 571. La nuit, à trois heures, réveil avec tête lourde (la 3ᵉ nuit). 572. La nuit, sécheresse des yeux. 573. La nuit, en dormant, la salive lui coule de la bouche. 574. La nuit, régurgitation aigre. 575. *La nuit, au lit, pression pénible dans l'estomac*, diminuant par le frottement (les premiers jours). 576. La nuit, tranchées dans la région de l'estomac ; elle dut se mettre sur son séant. 577. La nuit, tranchées dans l'hypogastre. 578. Après minuit, pincemens dans le ventre au dessous du nombril, la forçant à se reployer sur elle-même. 579. La nuit, douleur tiraillante dans le côté gauche du ventre. 580. La nuit, besoin continuel d'aller à la selle, presque sans résultat (la 2ᵉ nuit). 581. Constriction des muscles du ventre, la nuit, ils sont tous durs et causent des douleurs à faire pousser les hauts cris. 582. La nuit (en couches), espèce de crampes de poitrine montant des reins dans la région de l'estomac à travers le dos, puis dans la poitrine, lui rendant la respiration pénible et l'inquiétant beaucoup. 583. La nuit, engourdissement des mains. 584. La nuit, déchiremens dans la jambe gauche. 585. Le soir au lit, forte douleur tiraillante dans le talon. 586. Pendant plusieurs nuits, serrement dans les pieds. 587. La nuit, pas de sommeil à cause d'un tremblement et d'une sensation comme si tout se ballottait dans le corps. 588. En sommeillant, quelques tressaillemens ; les jambes sont étendues. 589. Le matin, en s'éveillant, congestion du sang. 590. Sommeil non réparateur et lourd. 591. Horripilation après avoir bu. 592. Frissonnemens spasmodiques, comme produit par un ébranlement moral, avec battemens dans la partie frontale, le soir (4 jours après). 593. Elle s'éveille le matin avec des frissons ; bientôt après forte chaleur et douleur dans l'occiput ; elle se sent très-mal (le 7ᵉ jour). 594. Frissons chaque jour. 595. Il sent constamment autour de lui une odeur de sueur pénétrante. 596. Transpiration sentant l'ognon. 597. Le matin, sueur, seulement dans les articulations. 598. Le matin, sueur sur tout le corps, avec odeur de sang.

M. Goullon (1).

599. *Humeur chagrine.* 600. Indifférence. 601. Il n'aime pas à parler. 602. Pas de suite dans ce qu'il fait. 603. *Il se trompe dans les mots et les syllabes.* 604. Mots mal choisis. 605. Pression, comme d'un clou, précisément au milieu de la partie chevelue du front. 606. Déchiremens à travers le côté gauche de la tête jusque dans l'oreille. 607. Céphalalgie pressive, déchirante, le matin, précisément au dessus des yeux et jusque dans les yeux (le 3e jour). 608. Douleur martelante à côté des orbites des yeux, vers l'extérieur. 609. Forte brûlure et prurit dans l'œil. 610. Elancemens dans l'oreille. 611. Dartres pruriteuses, furfuracées, saignantes, au visage et aux angles de la bouche. 612. Ecorchure des angles de la bouche. 613. Odontalgie en mâchant, comme si les dents suppuraient en dessous. 614. Douleur, comme de brisure, dans une dent creuse s'étendant jusque dans la tempe (le 3e jour). 615. Vésicules au bout de la langue. 616. Après le repas, taches noires devant les yeux, avec douleur, surtout dans le gauche, s'exacerbant quand il remue la tête. 617. Après le repas, battemens à travers toute la tête. 618. Après le repas, sommeil insurmontable. 619. Pression dans le creux de l'estomac. 620. Crampes d'estomac avant de manger, avec éructations incomplètes. 621. Le vin renouvelle les crampes d'estomac. 622. Pression dans la région hépatique. 623. Mal de ventre pressif, le matin (le 5e jour). 624. Urine foncée avec ardeurs. 625. Beaucoup d'urine foncée (le 11e jour). 626. Sédiment rose dans l'urine. 627. En urinant, brûlures. 628. Elancemens dans la vessie. 629. Pollution affaiblissante. 630. *Toux titillante avec expectoration grise.* 631. Toux titillante dans la gorge allant jusqu'à des haut-le-corps. 632. Toux sèche avec douleur d'écorchure le long de la trachée-artère. 633. Toux sèche avec sifflement et crépitation dans la gorge. 634. Toux sèche, sifflante, comme chez les buveurs d'eau-de-vie. 635. Expectoration muqueuse, salée, le soir et la nuit. 636. Expectoration muqueuse, blanche. 637. Expectoration d'abord liquide,

(1) *Ibid.*

puis plus épaisse, purulente avec toux titillante pénible. 638.
Douleur de poitrine avec toux en respirant profondément. 639.
Beaucoup d'élancemens dans le côté gauche de la poitrine. 640.
Forts battemens de cœur subits, après relâchement, avec bâillement. 641. Battemens de cœur tremblotans (le 3ᵉ jour). 642.
Maux de reins, en étant couché dessus, avec abattement douloureux (le 3ᵉ jour). 643. Douleur dans le dos, se dirigeant vers
les épaules et dans les reins. 644. Tiraillemens dans le bras gauche, comme dans le nerf. 645. Tiraillement dans le nerf ulnaire
jusqu'à la main. 646. Douleur de luxation dans l'articulation du
genou. 647. Pression dans la partie charnue du gros orteil. 648.
Douleur d'inflammation à l'ongle du gros orteil. 649. Déchiremens
passagers çà et là. 650. *Taches de rousseur pruriteuses*. 651. Accès
de défaillance en étant couché, avec perte de la connaissance et
voile noir devant les yeux, sans besoin de se donner du mouvement pour faire cesser cet état (le 1ᵉʳ jour). 652. Relâchement
total, la mâchoire inférieure pendante, respiration lente par la
bouche, yeux couverts d'un voile, à moitié ouverts. 653. Abattement, après midi, et tremblement des mains. 654. Lassitude des
jambes, avec sécheresse dans la gorge. 655. Sommeil agité, plein
de rêves. 656. Froid pénible, le soir, l'empêchant de s'endormir,
avec malaise. 657. Fièvre le soir, peu de frissons, chaleur persistant avec la même intensité, lassitude et douleur dans les membres. 658. Fièvre avec grand abattement, plutôt de la chaleur ;
plus tard seulement froid. 659. Sueur, le matin, après une nuit
agitée (10 jours après).

M. HARTLAUB (1).

660. L'enfant perd sa gaîté, devient taciturne et timide. 661.
Vertige dans la tête, membres paresseux et flasques, pendant
tout le second jour. 662. Céphalalgie comme si la tête allait s'é-
carteler et comme si le cerveau vacillait çà et là, surtout en marchant, en montant l'escalier et en se redressant. 663. Sensation
sourde de pesanteur dans l'occiput, avec douleur de vide dans

(1) *Ibid.*

le front, s'exacerbant par le mouvement. 664. Déchiremens dans la tête (le 4e jour). 665. Une large nodosité sous la peau du front, sans changement de couleur. 666. Inflammation des yeux, avec rougeur et trouble de l'albuginée, rougeur et enflure des paupières, ardeurs, pressions et sécrétion de mucosité dans l'œil. 667. Inflammation des yeux avec rougeur de l'albuginée et enflure des paupières, élancemens, photophobie, abondant larmoiement, et yeux fermés la nuit par l'enflure. 668. Orgeolet suppurant à la paupière. 669. Boutons rouges à la paupière supérieure droite qui confluent et forment une croûte. 670. Déchiremens partant du côté droit du nez et s'étendant jusqu'à l'angle de l'œil. 671. Enflure de la moitié de la lèvre inférieure du côté droit. 672. Tournoiement dans le creux de l'estomac avec chaleur sèche montant à la face. 673. Prurit à l'anus et au mont de Vénus. 674. Oppression de la poitrine qui est comme trop pleine. 675. Raideur douloureuse du côté gauche du cou. 676. Déchiremens à travers le côté droit du cou depuis la face jusqu'au bras et jusque dans les doigts. 677. Enflure rouge de la main droite jusqu'à l'articulation des doigts, sans douleur, pendant plusieurs jours. 678. Douleur dans les jointures des doigts à la pression, sans rougeur ou enflure. 679. Douleur dans les muscles autour de l'articulation des reins, à la pression, ainsi qu'en s'asseyant et en se couchant; n'empêchant pas de marcher. 680. Déchiremens dans les jambes et les doigts des pieds. 681. Elancemens dans les pieds, en marchant au grand air. 682. Déchiremens et tiraillemens dans un cor au petit doigt du pied, douloureux aussi au toucher. 683. Elancemens dans le gros orteil et ensuite dans la plante du pied. 684. Prurit, comme produit par des piqûres de puces, à différentes parties de la peau et dans des dartres. 685. Violent prurit dans une dartre au tibia. 686. Fièvre, chaque soir, d'abord frissons, puis chaleur.

M. RUMMEL (1).

687. Faiblesse de mémoire (3 jours après). 688. Picotemens

(1) *Ibid.*

dans le globe tantôt d'un œil, tantôt de l'autre. 689. Peau impure
au visage, comme couverte d'un fin exanthème. 690. *Grande sécheresse dans la bouche*, le matin (3 jours après). 691. Violente
douleur tressaillante à la verge. 692. Prurit au frein, sous le
prépuce. 693. Prurit au scrotum. 694. Raideur depuis les omoplates descendant dans le dos. 695. Pincemens constrictifs, tiraillans, aux deux côtés du cou, en haut. 696. Douleur tressaillante dans les muscles du cou du côté droit, en haut. 697. Sensation désagréable d'agitation dans le corps, en étant assis, qui
ne lui permet pas de continuer à écrire ; il doit se lever et respirer profondément ; poitrine oppressée. 698. Sensation de chaleur
désagréable sur tout le corps ; tout lui semble trop lourd et trop
chaud ; il doit souvent respirer profondément ; il a la poitrine
oppressée ; les poils se hérissent et paraissent réunis en pinceaux
(24 heures après).

M. SCHRETER (1).

699. Toux nocturne attaquant l'estomac et le diaphragme, le
plus souvent avant le coucher du soleil. 700. Hémorrhagie, chez
un phthisique (10 jours après).

M. WAHLE (2).

701. Teint d'un gris jaune. 702. Voix nasillarde. 703. Le gosier comme trop étroit en avalant ; les alimens et les boissons
ressortent par le nez. 704. *Picotemens continuels dans la gorge.*
705. Inflammation de tout le gosier avec douleurs pressives, lancinantes. 706. Suppuration des glandes entre le voile du palais,
avec douleurs lancinantes en avalant. 707. Ulcères semblables à
des chancres dans les tonsilles. 708. Exulcération des tonsilles.
709. Sécheresse continuelle dans la gorge. 710. Sécheresse pénible de la gorge ; elle voudrait boire ; mais la douleur ne lui
permet pas d'avaler. 711. Le matin, la gorge est constamment
toute sèche. 712. Afflux continuel d'eau dans la bouche et crachement de mucosités. 713. Salivation d'un goût salé. 714. Soif

(1) *Ibid.* (2) *Ibid.*

vive ; elle voudrait toujours boire. 715. Elle ne peut éternuer à cause d'une douleur picotante dans la gorge. 716. Tuméfaction dure des glandes des deux côtés du cou. 717. Douleur lancinante dans les glandes du cou en avalant, jusque dans les oreilles. 718. Le froid des pieds rend les glandes de plus en plus grosses et dures. 719. Elle a l'air misérable (pendant le mal de gorge) et sonteint devient gris-jaune.

M. Ruckert (1).

720. Extension et constriction involontaires des muscles en différens endroits, sans douleur et avec connaissance entière, par accès, réguliers tous les sept jours, pendant huit semaines.

§ 57. *Résumé de Jahr.*

On a senti de bonne heure la nécessité de posséder un court précis des effets des médicamens. L'immense quantité de symptômes inutiles, souvent inexacts, risibles, répétés dix fois en d'autres termes, que nous offre la matière médicale, ont prouvé depuis long-temps l'impérieux besoin d'un pareil abrégé. MM. Bœnninghausen et Jahr ont été les premiers à publier des résumés de cette espèce, et la traduction française que nous avons donnée de leurs ouvrages a montré le cas que nous en faisons. M. Jahr a fait paraître depuis une seconde édition de son Manuel, et comme plusieurs de nos amis nous ont engagé à joindre aux effets toxiques et pathogénétiques les effets thérapeutiques des médicamens dont il est question dans ce volume, nous allons soumettre à un nouvel examen les données que nous avons recueillies jusqu'ici sur les effets des médicamens et les présenter à nos lecteurs telles qu'elles se trouvent dans la seconde édition du Manuel de Jahr.

AGARICUS MUSCARIUS (2).

Symptômes généraux prédominans : Douleur pressive dans

(1) *Ibid.* (2) Manuel de Jahr. 2ᵉ édit., pag. 3.

les muscles, en étant assis. — *Déchiremens,* surtout *dans les membres*, *continuels dans le repos*, dans la position assise et debout, cessant par le mouvement.—*Douleurs qui paraissent en croix*, par exemple, au bras droit et à la jambe gauche. — On se trouve le mieux en marchant lentement.

Grande sensibilité de tout le corps; la plus légère pression cause des douleurs continuelles.—*Grande brisure des bras et des jambes* et de toutes les articulations, *après un mouvement modéré.* — Douleur térébrante dans toutes les parties du corps, surtout dans la tête, avec somnolence et abattement, en étant assis. — Grande faiblesse et pesanteur dans les membres. — Tremblement. — Tressaillement. — *Attaque d'épilepsie* avec grand déploiement de forces. — Grande sensibilité à l'air frais.

Prurit rongeant, portant à gratter, en différens endroits de la peau. —*Prurit, brûlure et rougeur sur différentes parties comme si la placé avait été gelée.* — *Exanthème miliairé sur la peau*, épais et blanchâtre, avec prurit violent.

Somnolence dans la journée, surtout après les repas. — Violens bâillemens, avec vertiges. — Le matin, on a de la peine à s'éveiller; on doit se faire violence pour se lever.

Grande sensibilité au froid, au grand air ou en soulevant sa couverture, souvent quoique les membres soient chauds.—Violente horripilation à travers tout le corps, avec face chaude et mains froides, sans chaleur et sans soif ensuite. — Transpiration en marchant d'un pas modéré et en faisant un léger effort physique.

Répugnance à parler. — Horreur du travail. — Propension à versifier et à prédire l'avenir. — Folie timide. — Fureur intrépide, méchante, avec grand déploiement de forces.

Vertiges, comme produits par l'ivresse surtout au grand air ou le matin, ou après contension d'esprit. — Vertige subit, à tomber à terre, causé par la vive lumière du jour.

Céphalalgie en étant assis, térébrante. — Maux de tête sourds, surtout dans le front, avec clôture des yeux.—*Céphalalgie tiraillante surtout le matin en s'éveillant*, s'étendant jusque dans les yeux et à la racine du nez.—Douleur dans le côté droit·de la tête, comme si on y enfonçait un clou. — Fouillement et sensation de déchirement dans le cerveau. —Déchiremens pressifs dans le côté gauche du cerveau, avec vide dans la tête. —Battemens au vertex, avec désespoir presque furieux.

Pression extérieure à l'os temporal gauche jusque dans la profondeur du cerveau, augmentant quand on presse sur cette partie ou qu'on touche les cheveux, avec découragement complet. — Sensation d'un froid glacial à la tête. — *Tressaillement au front et aux tempes.*

Pression dans les yeux. — *Prurit dans les yeux.* — Brûlure à l'angle interne des yeux avec douleur au toucher. —Chassie jaune, blanche, collant les paupières, dans les angles des yeux. —Rétrécissement de la fente des paupières.—*Tressaillemens dans les paupières* et les joues. — *Frémissemens pénibles dans l'œil*, avec douleur pressive. — *Faiblesse de la vue et vue trouble.* — Myopie. —Diplopie. —Taches brunes, comme des mouches, devant les yeux.

Déchiremens dans le conduit auditif de l'oreille droite, provoqués et augmentés par l'entrée de l'air froid. — *Prurit aux oreilles*, avec rougeur et brûlure, comme si elles avaient été gelées. — Bruissement dans les oreilles.

Grande sensibilité de la paroi nasale intérieure. — *Prurit au nez et dedans.* — Ecorchure et inflammation de la paroi nasale intérieure. —Excrétion de mucus sanguinolent et épistaxis. — *Odorat plus subtil.*

Douleurs lancinantes ou *déchirantes dans les os de la mâchoire*, dans les joues et dans le menton. — Prurit, rougeur et brûlures aux joues comme si elles avaient été gelées. — Frémissemens et pulsations dans les joues. — Lèvres bleuâtres. — Gerçures cuisantes à la lèvre supérieure. — Tiraillement spasmodique dans le menton et la mâchoire inférieure.

Odontalgie, la plupart du temps déchirante et s'exacerbant par le froid. — Gencives enflées, douloureuses, saignant facilement.

Bouche et palais, causant des douleurs comme d'écorchure. — *Ecorchure de la langue.* — Aphthes d'un jaune sale sur la langue (après le repas), avec sensation comme si l'épiderme allait s'enlever. — Ulcère au frein de la langue. — *Mauvaise odeur par la bouche* comme après avoir mangé du raifort. — Ecume autour de la bouche. — Ecoulement d'une salive d'un goût âcre.

Goût dans la bouche continuellement mauvais, fade et puant. — Le pain ne plaît pas. — Inappétence avec faim. — *Accès de boulimie,* surtout le soir. — Après le repas, pression dans l'estomac et le ventre avec plénitude.

Eructations à vide, alternant avec des hoquets. — Eructations ayant le goût des alimens. — Malaise avec tranchées dans le ventre. — Nausées aussitôt après le repas.

Pression dans l'estomac et dans le creux de l'estomac, après le repas. — Douleur spasmodique et pesanteur pressive dans l'estomac.

Elancemens dans la région du foie. — Douleur lancinante dans la région de la rate, aussi en aspirant. — *Maux de ventre* pinçans et tranchans, *comme dans la diarrhée.* — Agitation et gargouillement dans le ventre. — *Sortie d'une grande quantité de vents* puans, ayant une odeur d'ail.

Constipation, suivie *d'une selle dure, de couleur foncée.* — *Selles* diarrhéiques, *en bouillie avec violens maux de ventre,* pendant et après la selle, et *émission de beaucoup de vents.* — Contraction douloureuse de l'estomac et du ventre pendant la diarrhée. — Fourmillement dans l'anus.

Emissions d'urine rares et peu copieuses. — Urine claire, jaune-citron. — Sortie d'une mucosité visqueuse par l'urètre.

Grande irritation de l'appétit sexuel avec verge flasque. — Emission insuffisante de semence dans le coït. — Après le coït, sueur nocturne et grand épuisement. — Prurit aux parties génitales. — Tiraillement dans les testicules.

Règles abondantes.

Fréquens éternuemens, sans coryza. — Sécheresse du nez. —

Il sort fréquemment du nez des gouttes d'eau claire, sans coryza.

Expectoration de petits globules de mucosité, presque sans toux.

Haleine courte et oppression de la poitrine, rendant la marche difficile, même à pas lents. — Respiration pénible, comme si la poitrine était remplie de sang. — Oppression constrictive de la poitrine, avec besoin de respirer souvent et profondément.

Douleurs de poitrine surtout dans la région du creux de l'estomac, comme si les viscères en étaient comprimés. — Elancemens dans la poitrine. — Battemens de cœur douloureux. — Abondante sueur nocturne sur la poitrine. — Prurit aux mamelons.

Reins, nuque et dos *comme brisés et luxés*, surtout en étant assis et couché. — *Faiblesse douloureuse des muscles du dos.* — Douleur de paralysie dans les lombes, augmentant quand on marche ou quand on se tient debout.

Bras faibles et sans force. — Paralysie du bras droit après avoir écrit. — *Brûlure au dessus du coude et à l'avant-bras*, puis petites nodosités blanches, avec desquamation de l'épiderme. — *Tremblement des mains.* — Déchiremens dans les doigts. — Douleur constrictive dans la partie charnue des pouces. — Doigts morts et très-sensibles au froid. — *Prurit, brûlure et rougeur des doigts*, comme s'ils avaient été gelés.

Jambes lourdes et fatiguées, surtout les cuisses. — *Déchiremens dans les extrémités inférieures, comme dans la moëlle*, surtout en étant assis ou debout, diminuant par le mouvement. — Maux de reins douloureux en marchant. — Douleur tiraillante dans les jambes. — Faiblesse des jambes en se tenant debout, faisant chanceler le corps. — Douleur lancinante dans les pieds et les doigts du pied. — Pression déchirante dans les chevilles. — *Prurit, rougeur et brûlure des doigts des pieds*, comme s'ils avaient été gelés.

BOVISTA (1).

Lassitude et faiblesse générales, surtout *dans les articulations.*— Congestion du sang.

Mollesse de la peau, les instrumens émoussés y laissent de profondes marques. —*Prurit quand on a chaud,* ne cessant pas par le grattement. — Exanthème miliaire et boutons causant unprurit brûlant. —Exanthème à croûtes épaisses, suintans. — *Dartres humides.* —*Panaris.* —Verrues.—Cors avec douleur lancinante.

Grande somnolence après midi et le *soir de bonne heure.* —Sommeil agité, la nuit, plein de rêves (anxieux et effrayans).

Froid avec soif, même près du poêle chauffé et la nuit au lit. — *Chaleur avec soif,* anxiété, agitation, oppression de la poitrine.— Le matin, sueur surtout à la poitrine.—Le soir, fièvre avec froid et frissons au dos, au milieu de maux de ventre tiraillans.

Abattement et tristesse en étant seul. — Mélancolie avec agitation et tristesse. — Disposition à tout prendre en mauvaise part. — Franchise et loquacité très-grandes.

Faiblesse de mémoire. — *Distractions.* —Maladresse au point de tout laisser tomber. — On se trompe en écrivant *et en parlant.*

Ivresse provoquée par une petite quantité de vin. — Vertiges étourdissans avec perte des sens.

Céphalalgie profondément dans le cerveau, avec une sensation *comme si la tête avait augmenté de volume.* — Mal de tête en s'éveillant, comme après un sommeil trop long. — Céphalalgie stupéfiante avec chaleur dans les yeux. — Maux de tête, la nuit, au point de ne pouvoir soulever la tête. — *Pression dans la tête,* avec battemens, comme produite par un ulcère. — Céphalalgie compressive. — Déchiremens dans la tête, avec pesanteur et brisure.

Grande sensibilité du cuir chevelu au toucher. — Plaies écorchées sur le cuir cheveln. — Chute des cheveux.

Douleur dans les yeux, comme un tournoiement, avec *pres-*

(1) *Ibid.,* pag. 168.

sion douloureuse dans l'orbite et les os. — Yeux fermés la nuit par de la chassie. — Yeux ternes, sans éclat, troubles. — Les objets semblent trop rapprochés.

Ulcère à l'oreille avec douleur en avalant. — Exanthème aux oreilles à croûtes épaisses, suintant. — *Écoulement par les oreilles d'un pus infect.* — Dysécie. — On ne distingue pas bien les sons et on comprend mal.

Écorchure du nez dans l'intérieur. — Narines pleines de croûtes avec douleur de brûlure.

Chaleur des joues, comme si elles allaient se crevasser. — *Teint très-changeant, tantôt rouge, tantôt pâle.* — Grande pâleur de la face, le matin après s'être levé. — Térébration et fouillement dans les os jugaux. — *Forte enflure pâle de la lèvre supérieure, du nez et des joues.* — Lèvres gercées. — *Angles de la bouche ulcérés.* — Déchiremens dans la mâchoire inférieure et devant l'oreille, avec enflure et battemens douloureux des glandes submaxillaires.

Odontalgie dans les incisives supérieures, suivie d'enflure de la lèvre supérieure. — *Odontalgie tiraillante*, surtout dans des dents creuses, le soir et la nuit, cessant par la marche au grand air et à la chaleur. — Fouillement et térébration dans les dents. — *Saignement des gencives*, en suçant et la nuit.

Afflux d'une grande quantité de salive dans la bouche. — Engourdissement de la cavité buccale. — *Bégaiement.* — Douleur tranchante à la langue. — Ulcère au bord de la langue avec douleur d'écorchure. — Odeur putride par la bouche.

Mal de gorge avec grattement et *brûlure dans le gosier.*

Goût putride dans la bouche. — Goût de sang dans la bouche. — *Soif pour les boissons* froides, surtout après midi et le soir. — Grande faim continuelle, même aussitôt après le repas. — *Après les repas*, à midi et le soir, *grande somnolence.* — Hoquets avant et après le dîner.

Malaise avec frissons, depuis le matin jusqu'à midi.

Douleur d'estomac avec sensation de froid, comme s'il y avait dedans un morceau de glace. — *Pression dans le creux de l'esto-mac et plénitude*, avec tension dans les tempes et anxiété.

Maux de ventre après avoir mangé, dans la région du nombril, comme si l'on y enfonçait des couteaux. — Fortes *tranchées*, augmentant par le repos. — Sensibilité douloureuse du ventre intérieurement et extérieurement. — Violentes *coliques* avec tremblement et claquement des dents de froid, surtout après la selle. — *Douleur lancinante et d'ulcération dans le ventre.* — Sortie d'une grande quantité de vents puants.

Constipation. — Selle dure, solide. — *Diarrhée avec tranchées,* déchiremens et douleur d'ulcération dans le ventre.

Fréquens besoins d'uriner. — Douleur d'écorchure dans l'urè-tre, en urinant.

Excitation de l'appétit sexuel. —*Fréquentes pollutions.* — Après le coït, vertiges et embarras de la tête. — Nodosités dures, dou-loureuses, suppurantes à la verge. — Brûlures dans les parties génitales.

Règles trop tôt et trop copieuses. — Ecoulement menstruel, seulement la nuit. — *Ecoulement de sang hors de la période.* — *Leucorrhée âcre, corrosive.* — Ecorchure dans les plis des parties génitales, pendant la menstruation.

Obstruction du nez gênant la respiration. — Coryza fluent, écoulement d'une mucosité aqueuse avec tête entreprise.

Enrouement, le matin, avec voix enrhumée. — Grattemens et écorchure dans le gosier avec beaucoup de mucosité visqueuse.

Toux sèche, avec titillation dans la gorge et sur la poitrine.

Respiration courte en s'occupant d'un travail manuel. — Oppres-sion constrictive de la poitrine; tout semble trop étroit.

Elancemens dans la poitrine. — *Battemens de cœur* avec agita-tion tremblante, vertiges, malaise et maux de tête.

Sueur dans les aisselles ayant une odeur d'ognon. — *Tuméfaction des glandes du cou,* avec douleur de tension tiraillante. — *Dou-leur de dos, depuis plusieurs années,* avec raideur en se baissant.

Articulations des mains et des bras comme paralysées et luxées.

— Tensions dans les articulations des épaules, comme si elles étaient trop courtes. — Sensation de paralysie dans l'artère, à l'avant-bras. — Tiraillemens spasmodiques dans les articulations des mains. — Douleur lancinante dans l'articulation de la main, en saisissant un objet. — *Faiblesse des mains* telle qu'on laisse tomber les objets les plus légers. — Dartres humides sur le dos des mains.

Engourdissement et fourmillement dans les jambes, avec impossibilité de s'appuyer dessus. — Elancemens dans les articulations du genou et du pied. — *Roideur dans les jambes et les mollets qui sont comme trop courts.* — Crampes dans les mollets, le matin au lit. — Exanthème miliaire sur les jambes.

LYCOPODIUM (1).

Symptômes généraux prédominans : *Tiraillemens et déchiremens* dans les membres, le plus souvent *la nuit et dans le repos*, et aussi l'après-midi tous les deux jours. — *Douleurs lancinantes* dans les parties intérieures et extérieures. | Raideur douloureuse des muscles et des articulations, souvent *avec engourdissement et insensibilité des membres.* — Engourdissement des membres. — *Facilité à se donner des entorses.* — Contraction *et courbure des membres.* — *Extension et constriction spasmodiques* involontaires de quelques muscles et de quelques membres. — *Secousses et tressaillemens dans certains membres et dans tout le corps*, dans le sommeil et la veille. — Spasmes dans les parties intérieures et extérieures, même la nuit. — Attaques de convulsions épileptiques. — Funestes effets du chagrin. — *Affections gastriques.* — Symptômes chlorotiques. — Maladies du genre de la grippe. — Inflammation des organes intérieurs, même nerveux. — *Enflures* inflammatoires et *hydropiques* de certaines parties et organes. — *Varices*, *même chez les femmes enceintes.* — *Nodosités arthritiques.* — Tuméfaction des glandes. — *Affections scrofuleuses et rachitiques.* — *Inflammations*

(1) *Ibid.*, pag. 206.

des os avec *douleurs nocturnes*.— *Carle*.— Les douleurs s'exacerbent souvent à quatre heures après midi et diminuent à huit heures du soir, à l'exception de la faiblesse. — Affections revenant périodiquement.— Il peut s'administrer surtout après *calc*.

Congestion générale du sang, surtout le soir, avec agitation et tremblement. — Sensation comme si la circulation du sang s'était arrêtée. — *Faiblesse intérieure*. — Faiblesse et *lassitude dans les membres*, *sensible* surtout *dans le repos*, ou le matin, en s'éveillant. — Horreur du mouvement et envie continuelle de rester couché. — Abattement complet avec mâchoire inférieure pendante, yeux couverts d'un voile et à moitié fermés, respiration lente par la bouche. — *Grand amaigrissement*, même chez les enfans. — *Manque de chaleur vitale*. — *Grande envie d'aller au grand air* ou forte *répugnance*, avec augmentation de la sensibilité à l'air frais. — *Grande facilité à se refroidir*.

Rongement et *prurit*, *le jour*, *en s'étant échauffé*, ou le soir, avant de se coucher. — Exanthème douloureux, ortiaire. — Grandes taches rouges sur la peau. — *Taches hépatiques* pruriteuses. — Nombreuses taches de rousseur.— *Dartres* insensibles, d'un brun jaune, ridées ou *suintantes*, *suppurantes*, pleines de profondes crevasses et couvertes de croûtes épaisses. — Gros *furoncles* revenant périodiquement.— *Ulcères* saignans, causant des douleurs lancinantes, *cuisans* quand on les panse, avec déchiremens et prurit, la nuit. — Ecorchures de la peau, chez les enfans. — Verrues. — Engelures.

Fréquens bâillemens, même incomplets. — *Somnolence, le jour*, et le soir de bonne heure, avec *sommeil tardif* à cause d'une foule d'idées qui se pressent dans la tête. — *Sommeil agité* avec *rêves anxieux, terribles*, et *fréquens réveils* en sursaut. — Tressaillemens, cris et éclats de rire en dormant. — Difficulté à se coucher sur le côté gauche, à cause de battemens de cœur et d'élancemens. — Impossibilité de rester couché la nuit, parce qu'aucune position ne convient. — Cauchemar.

Frisson le soir, quelquefois d'un seul côté, souvent de deux jours l'un, ou suivi de sueur sans chaleur. — Fièvre tierce avec vómissemens acides, face vultueuse et enflure des mains, après le frisson. — *Chaleur fugace.* — Chaleur brûlante avec respiration brève. — *Fièvre nerveuse,* même à l'approche d'une paralysie du cerveau. — *Transpiration facile le jour, au moindre mouvement,* surtout à la face. — *Sueur nocturne,* souvent infecte, ou visqueuse, et surtout à la poitrine et au dos.

Mélancolie taciturne et *humeur chagrine,* avec doute désespérant du salut de son âme. — *Anxiété,* surtout dans le creux de l'estomac, avec *tristesse* et *humeur larmoyante,* le plus souvent après un chagrin, ou bien, quand *quelqu'un s'approche de trop près.* — Misanthropie. — Crainte de rester seul. — *Irritabilité larmoyante et sensibilité.* — Tristesse. — *Caprices.* —Démence et fureur, s'exprimant par de la jalousie, des reproches, des prétentions excessives et la manie de commander. — Humeur douce, humble. — Indifférence extrême. — Répugnance à parler.

Fatigue causée par des travaux de tête. — *Diminution de l'activité de l'esprit.* — Etourderie. — Impossibilité de bien s'exprimer, erreurs commises en parlant, dans les mots et les syllabes. — Discours sans suite.

Etourdissemens et vertiges, comme dans l'ivresse. — *Vertiges* tournoyans *en se baissant,* ou dans la chambre chaude, avec envies de vomir.

Céphalalgie causée par des chagrins. — Céphalalgie en branlant et en tournant la tête, de même qu'en marchant. — Céphalalgie au dessus des yeux, aussitôt après le déjeuner. — Migraine le soir, rendue insupportable par un travail intellectuel. — *Douleur pressive* dans la tête, comme produite par un clou, ou avec tension, augmentant quand on est couché. — *Maux de tête déchirans, après midi ou le soir,* surtout *dans le front,* forçant quelquefois à garder le lit, dans toute la tête, les yeux et le nez, jusque dans les dents. — Céphalalgie lancinante. — Battemens dans la tête, le soir, après s'être couché. — *Congestion du sang vers la tête,* avec chaleur, même le matin, au lit, en se levant. — Secousses et tremblemens dans le cerveau à chaque pas. — Commencement de paralysie du cerveau.

Térébration, râclement et *déchiremens* extérieurs *à la tête*, la *nuit*. — Mouvemens involontaires et branlement convulsif de la tête. — Grande sensibilité de la tête au froid. — Exanthèmes infects, suppurant fortement, à la tête. — Grisonnement des cheveux. — *Calvitie.*

Pression dans les yeux. — Ardeurs mordicantes et *élancemens dans les yeux* (et les paupières), surtout *le soir*, à la lumière. — *Gerçures des yeux.* — Sensation de froid dans les yeux, le soir. — *Inflammation des yeux* et des paupières. — Fongus hæmatodes à la cornée. — Orgeolets. — *Yeux fermés par la chassie*, surtout *la nuit*, et *larmoiement*, le plus souvent *le jour*. — Tressaillemens des paupières. — *Vue troublée comme par des plumes.* — Myopie et *presbyobie.* — On ne voit qu'à moitié et perpendiculairement. — Les lettres se confondent en lisant. — Voile, flammes et étincelles devant les yeux. — Eblouissement et irritations des yeux, le soir, à la lumière.

Etreinte aux oreilles au grand air.—Congestion du sang vers les oreilles. — Ulcération des oreilles et *otorrhée.* — *Sensibilité extrême de l'ouïe* au bruit et sensation de fatigue produite par la musique, l'orgue. — Tintemens et *bruissemens dans les oreilles.* — *Dureté de l'ouïe.*

Narines ulcérées, pleines de croûtes, se fermant la nuit par l'enflure. — Enflure du nez, avec écoulement d'un mucus âcre, puant, corrosif. — Mouvemens convulsifs des muscles du nez.— Excrétion d'un mucus sanguinolent et épistaxis. — *Sensibilité extrême de l'odorat.*

Pâleur de la face, augmentant le soir. — *Face terreuse, jaune, avec rides profondes*, cercles bleus autour des yeux et lèvres bleues. — Rougeur circonscrite des joues. — Face rouge, vultueuse, avec taches rouges et exanthème. — Enflure et tension de la face. — Déchiremens dans les os de la face. — Tressaillemens et mouvemens convulsifs des muscles de la face. — *Fré-*

quens accès de chaleur à la face. — *Exanthème pruriteux à la face.*
— Croûtes laiteuses. — Taches de rousseur.

Lèvres pâles ou bleuâtres. — Mouvemens convulsifs de la bouche et distorsion des angles de la bouche. — Enflure de la lèvre supérieure. — Exanthème et écorchure aux lèvres et aux angles de la bouche. — Exanthème pruriteux autour du menton. — *Enflure des glandes de la mâchoire inférieure.*

Odontalgie, seulement la nuit, ou diminuant par l'usage de boissons chaudes et par la chaleur du lit. — *Maux de dents* sourds avec *enflure de la joue.* — Tiraillemens spasmodiques, déchiremens et *secousses dans les dents,* surtout *en mangeant.* — Grincemens des dents. — Les dents deviennent jaunes. — Fistules aux dents. — Enflure des gencives avec secousses, déchiremens et élancemens. — Ulcère aux gencives.

Sécheresse de la bouche sans soif, avec tension des parties, langue difficile à mouvoir et voix indistincte. — Engourdissement de l'intérieur de la bouche et de la langue. — *Odeur putride par la bouche.* — Hémorrhagie. — Langue sale, chargée. — Mouvemens involontaires de la langue.

Gorge comme serrée, avec déglutition pénible. — *Sécheresse de la gorge.* — Douleur d'écorchure dans le gosier. — Brûlure dans le gosier, avec soif, la nuit. — *Inflammation de la gorge et du palais* avec *douleur lancinante,* ne permettant pas d'avaler. — Tuméfaction et suppuration des glandes internes du cou. — Ulcères semblables à des chancres dans les tonsilles. — *Râle produit par la mucosité.*

Perte du goût. — *Goût* muqueux ou *amer dans la bouche, le matin,* avec malaise. — *Goût aigre,* surtout le matin, et aussi après le repas. — Pas de soif ou soif violente. — *Perte de l'appétit,* dès la première bouchée. — Faim immodérée. — *Boulimie.* — Répugnance pour les alimens cuits, chauds, pour le pain noir, la viande, le café et la pipe. — *Appétit excessif pour les douceurs.* — Impossibilité de digérer les alimens lourds. — Après les repas, douleurs de foie, oppression et *plénitude de la poitrine et du ventre*, malaise, chaleur de la tête, *rougeur de la face*, battemens et tremblement de tout le corps , et mains chaudes. — Après avoir bu du lait, goût acide et diarrhée.

Eructations pénibles, après midi. — *Eructations* rances , brûlantes, *aigres*. — Régurgitation aigre des alimens, surtout du lait. — *Pyrosis* , surtout après le repas. — *Violens hoquets par accès*.

Malaise dans la chambre, qui cesse au grand air, ou réciproquement. — *Malaises fréquens, continuels*. —Malaise en allant en voiture. — Mollesse dans l'estomac, le matin. — *Accumulation de la salive* quelquefois de deux jours l'un, avec écoulement d'une eau amère. — *Vomissemens nocturnes* d'alimens et de bile. — Vomissemens de sang.

Douleurs d'estomac avec frissons et engourdissement des mains, après un léger refroidissement. — Douleurs d'estomac périodiques, diminuant par la chaleur du lit. — *Pression dans l'estomac*, le soir, même *après chaque repas*, avec goût amer. — Spasmes constrictifs dans l'estomac , renouvelés par le vin. — *Tuméfaction du creux de l'estomac* avec douleur au toucher. — *Cancer à l'estomac*. — Pression des vêtemens sur l'estomac.

Autour des hypochondres, tension comme par une barre. — Pincemens, élancemens, douleur d'écorchure , *pression et tension dans le foie*. — Douleur constrictive dans le diaphragme et douleur de foulure dans le foie , en se baissant. — *Inflammation du foie* chronique.

Douleurs pressives dans le ventre. — *Plénitude et ballonnement de l'estomac et du ventre*. — Pesanteur dans le ventre. —Indurations dans le bas-ventre. — Ascite. — Spasmes constrictifs dans le ventre qui est tendu. — Déchiremens, tiraillemens et *pincemens dans le ventre* et dans les flancs. — Serremens et déchiremens dans l'hypogastre, avec interruption de la respiration. — *Tranchées* dans l'épigastre. — Elancemens déchirans , pulsations et pression du dedans au dehors dans l'anneau abdominal. — *Hernie inguinale*. — Douleur constrictive dans les muscles du ven-

tre, surtout la nuit. — *Déplacement des vents.* — *Les vents ne sor-*
tent pas. — *Gargouillemens et bruits dans le ventre.*

Constipation, même *chronique.* — *Ventre resserré,* avec épreintes et selles pénibles. — Diarrhée des femmes enceintes. —
Selles pâles, d'une odeur putride. — Sortie de mucosité ou de
sang avec les selles. — Ascarides. — Après la selle, ballonnement
du ventre. — *Prurit et tension dans l'anus.* — Tranchées, élancemens et douleur d'écorchure dans le rectum. — Spasmes du
rectum. — Nodosités dans le rectum et autour de l'anus, avec
chute du rectum — Exanthème pruriteux à l'anus.

Besoin d'uriner et émissions d'urine très-fréquentes. — Urine
foncée, avec un sédiment jaune ou rougeâtre. — *Gravier rénal.*
— Brûlures en urinant. — Prurit dans l'urètre, pendant et après
l'émission d'urine. — Pincemens lancinans et tranchées dans la
vessie et l'urètre. — Gonorrhée secondaire.

Elancemens, tressaillemens et douleurs tranchantes dans le
gland. — *Gonorrhée bâtarde,* avec boutons d'un rouge foncé,
mordicans, derrière le gland. — Ecorchure entre le scrotum et
la cuisse. — Enflure hydropique des parties génitales. — *Désir*
de coït, surexcité ou nul. — Répugnance pour le coït. — *Impuis-*
sance datant de plusieurs années. — Erections faibles, nulles. —
Pollutions nulles ou excessives. — Ejaculation trop prompte ou
trop tardive de la semence dans le coït. — Assoupissement après
le coït. — Abattement après des pollutions et le coït. — Sortie du
suc prostatique.

Prurit, brûlures et rongemens aux parties génitales. — Pression du dedans au dehors au dessus des parties génitales, jusque dans la matrice, en se baissant. — Sortie de vents par la
matrice. — *Sécheresse chronique du vagin.* — Ecorchure entre
les cuisses aux parties génitales. — Pendant et après le coït,
brûlure dans le vagin. — *Règles* (trop précoces), *trop abon-*
dantes et trop longues. — Longue suppression des règles à la suite
d'une frayeur. — *Avant les règles,* frissons, *tristesse, mélancolie.*
— Pendant les règles, délire avec pleurs, céphalalgie, amertume

de la bouche, maux de reins, enflure des pieds, défaillances. — Fleurs blanches comme du lait, jaunâtres, rougeâtres et corrosives, après des tranchées dans le bas-ventre. — *Disposition à l'avortement*, avec varices aux parties génitales.

Coryza de toute espèce. — Coryza sec avec tête entreprise et brûlure dans le front. — Obstruction des narines, surtout la nuit, ne permettant de respirer que par la bouche.

Grattement fourmillant dans la trachée-artère, la nuit. — *Enrouement* avec âpreté et écorchure de la poitrine, après avoir parlé. — Poitrine pleine de mucosité avec râle et ronflement.

Toux après avoir bu. — Toux sèche, le matin, depuis des années. — *Toux nocturne*, qui ébranle la tête, le diaphragme et l'*estomac*. — Toux sèche, jour et nuit. — *Toux titillante* ou comme causée par la vapeur de soufre, provoquée même *par l'inspiration profonde*, et accompagnée le plus souvent de *crachats salés, jaunâtre-gris.* — *Expectoration copieuse de pus*, en toussant. — *Phthisie tuberculeuse.* — *Hémopthysie.* — En toussant, coups dans la tête, respiration courte, brûlures et ébranlement de la poitrine.

Dyspnée causée presque *par toute espèce de travaux*, même *chez les enfans.* — *Oppression* continuelle *de la poitrine*, augmentant par la marche au grand air. — En respirant, tressaillemens et élancemens dans la poitrine et les côtes.

Douleur de poitrine, comme de brisure. — *Pression continuelle dans la poitrine.* — Pesanteur sur la poitrine. — Tension sur la partie antérieure de la poitrine. — *Elancemens dans la poitrine, surtout dans le côté gauche.* — Apreté et douleur d'écorchure dans la poitrine. — *Inflammation nerveuse des poumons.* — Hydropisie de poitrine. — *Battemens de cœur*, surtout *en digérant*, ou le soir au lit, quelquefois avec anxiété et tremblement. — Exanthème douloureux et taches de rousseur sur la poitrine. — Tuméfaction des seins avec nodosités. — Ecorchures et croûtes suintantes aux mamelons.

Violens maux de reins, ne permettant pas de se tenir assis droit. — Elancemens dans les reins en se redressant. — *Douleur tiraillante* et *élancemens dans le dos, même la nuit.* — Déviation de la colonne vertébrale. —Tiraillemens et'déchiremens constrictifs dans la nuque, jusque dans l'occiput. — Raideur et enflure dure d'un côté du cou. — *Enflure du cou et des glandes axillaires,* avec douleur lancinante. — Faiblesse et paralysie des muscles du cou. — Exanthème douloureux au cou.

Déchiremens et élancemens dans les articulations des épaules et des coudes. — *Douleurs dans les os du bras* et dans le coude, *la nuit.* — Douleurs tiraillantes dans les bras. — *Tressaillemens dans les épaules et les bras,* pendant la sieste. — Faiblesse et paralysie des bras. — *Les bras et les doigts s'engourdissent facilement,* même la nuit. — Prurit rongeant et taches de rousseur aux bras. — Inflammation érysipélateuse à l'avant-bras, avec suppuration. — Raideur arthritique de l'articulation de la main. — *Peau des mains sèche.* — Brûlure dans les paumes des mains. — Enflure rouge, indolente, de la main. — Verrues sur les mains et les doigts. — Mains et doigts engourdis et morts. — Tremblement involontaire des mains. — *Rougeur, enflure et déchiremens arthritiques dans les articulations des doigts.* — Nodosités arthritiques aux doigts. —Crispation et *tressaillemens des doigts.* — Engelures.

Douleurs périodiques depuis l'articulation de la hanche jusque dans le pied, tous les quatre jours — *Déchiremens dans les jambes et les genoux,* jusqu'au dessus du tibia et du dos du pied, surtout *le soir et la nuit.* — Agitation, tressaillemens et tremblemens des jambes et des pieds, surtout le soir et la nuit. — Agitation involontaire des jambes, ou bien écartement et rapprochement des cuisses. — Prurit rongeant, brûlant, aux jambes, surtout dans les jarrets. — Ploiement et *raideur des genoux.* — *Enflure des genoux.* — Enflure des jambes avec grandes taches rouges, brûlantes et douleur empêchant de marcher. — *Tumeur blanche des jambes.* — Serrement et *douleur constrictive dans les mollets,* en *marchant* et la nuit.— Brûlure aux jambes. — *Anciens ulcères aux jambes* avec déchiremens, prurit et brûlure, la nuit. — Plantes

des pieds douloureuses en marchant. — Serrement dans les
pieds et les doigts des pieds. — *Enflure des pieds,* ainsi que des
chevilles ou des plantes, avec douleurs lancinantes. — Pieds
froids. — *Sueur* copieuse, même *froide des pieds,* jusqu'à causer
des écorchures. — Renversement des doigts des pieds en marchant. — Crispation des doigts des pieds. — *Cors,* même avec
douleurs lancinantes.

ARUM MACULATUM (1).

Gencives saignant facilement.

Mal de gorge avec *déglutition pénible,* comme si le *gosier était
rétréci,* avec pression et excitation continuelle à avaler.

Resserrement anxieux dans le ventre jusque vers la poitrine et
la gorge, avec déglutition pénible et forte excitation à avaler.

Urine claire, aqueuse, ayant l'odeur de la corne brûlée, formant un nuage quand elle est tranquille.

Grand relâchement général. — *Somnolence invincible après le
repas* et face rouge en dormant.

CALADIUM SEGUINUM (2).

Symptômes généraux : Horreur du mouvement avec envie de
rester continuellement couché. — Accès de défaillance après
avoir écrit, réfléchi, après avoir été couché et s'être levé. —
Diminution de toutes les affections par un court sommeil le jour et
disparition de tous les symptômes dans la transpiration.

Violentes brûlures à la peau, sur de petites places, forçant à
y porter la main. — *Vives douleurs causées par les piqûres de cou-
sins.* — *Miliaire* abondante, grenue, pruriteuse, brûlante à l'a-
vant-bras ou sur la poitrine, *alternant avec de l'oppression.*

Lassitude et somnolence; on se couche, dans la journée, *sans
pouvoir dormir,* au milieu de frissons et d'étourdissemens. —
Sommeil vertigineux qui remet en mémoire tout ce qu'on avait

(1) *Ibid.* pag. 48.
(2) *Ibid.* pag. 78.

oublié , éveillé. — Sommeil excessivement léger. — Gémissemens et soupirs anxieux , ou violens soubresauts en dormant.

Fièvre avec *maux d'oreille* et enflure des glandes submaxillaires. — Fièvre avec froid et soif, poitrine haletante, rhume de
cerveau et battemens dans la poitrine. — *Fièvre, le soir, pendant
laquelle il s'endort, mais qui le réveille chaque fois qu'elle le quitte.*
— Transpiration après la chaleur, attirant une grande quantité
de mouches.

Inquiétude et soucis , surtout au sujet de la santé. — Anxiété
le soir avant de dormir.

Embarras et tournoiement dans la tête, avec un malaise. —
Vertiges, comme si on était bercé, après s'être couché et avoir
fermé les yeux.

Céphalalgie pressive , après s'être couché, du côté sur lequel
on est couché. — Chaleur montant à la tête.

Ardeurs dans les yeux.

Ouïe excessivement sensible au bruit, surtout en s'endormant.
— On croit souvent entendre tomber quelque chose.

Goût visqueux et herbacé. — *Adypsie* et *répugnance pour l'eau
froide* , avec sécheresse du palais et du gosier. — On mange avec
avidité sans faim, à cause d'une sensation de vide dans l'estomac.

Eructations d'air ou empêchées par une douleur d'estomac. —
Malaise le matin avec vertiges et élancemens dans le creux de
l'estomac.

Estomac comme vide et creux. — *Ardeurs dans l'estomac.* —
Pression et rongement à l'orifice de l'estomac. — Tranchées à
travers le creux de l'estomac. — Elancemens dans le creux de
l'estomac et tiraillemens avec faiblesse et malaise. — Battemens
fatigans dans le creux de l'estomac après la marche.

Tranchées spasmodiques autour du nombril. — Pulsations et
battemens , ou *brûlures dans l'épigastre.* — Petits vents d'une
odeur putride.

Selles, le plus souvent *en bouillie* et *peu copieuses.*

Sensation de plénitude douloureuse dans la vessie, sans besoin d'uriner.

Faiblesse de la puissance génératrice. — Parties génitales enflées, flasques, suantes. — *Enflure et écorchure du prépuce*, qui reste retiré après le coït. — Sécheresse et rougeur du gland qui est couvert d'une quantité de petits points. — *Impuissance.* — Absence de toute sensation de plaisir et de semence dans le coït, ou éjaculation trop précoce sans érection.

Coryza sec, le soir, avec éternuemens et brûlures dans le nez.

Trachée-artère et *larynx comme serrés*, en respirant profondément.

Toux, dont les quintes paraissent naître au dessus du larynx. — Toux avec oppression de la respiration, causée par une pression sur le creux de l'estomac, ou empêchée par une sensation de pesanteur dans cet organe. — Toux nocturne faible, sourde, qui empêche de dormir le matin encore.

Oppression de la poitrine, surtout avec les ardeurs dans l'estomac. — *Poitrine creuse et vide*, après des crachats muqueux. —Battemens sous le cœur. — Brisure des côtes et des reins, le matin, en se levant.

PARIS QUADRIFOLIA (1).

Symptômes généraux prédominans : *Elancemens continuels dans tous les membres.* —*Serremens* spasmodiques *dans les articulations,* ou bien en les remuant et en les tournant, sensation comme si elles étaient brisées, enflées et luxées. — *Pesanteur pénible dans tout le corps.*

Fort prurit çà et là. — Fourmillemens sous la peau, sans prurit. — Douleur d'écorchure de la peau, au toucher.

Grande somnolence dans la journée et le soir de bonne heure. — *Sommeil* agité, *interrompu*, la nuit, avec jactations continuelles et *beaucoup de rêves.* — Rêves lascifs avec érections et pollutions.

(1) *Ibid.*, pag. 280.

Frissonnemens, surtout à la poitrine, au ventre et aux jambes, avec chair de poule et bâillemens.'—*Froid intérieur continuel avec tremblement intérieur.* — *Le matin, sueur* pruriteuse, forçant à gratter.

Disposition à se moquer des autres et à les mépriser. — *On se plaît à des niaiseries* et on est tout satisfait de ce que l'on dit. — *Loquacité.* — Répugnance pour les travaux de tête. — Humeur triste et mécontente.

Tête entreprise, hébétement. — Vertigés en lisant à haute voix, avec difficulté à parler et affaiblissement de la vue.

Céphalalgie s'exacerbant quand on pense. — Douleur pressive dans la tête, cessant par la pression de la main. — Sensation d'enflure dans la tête, avec pression du dedans au dehors vers les tempes et les yeux. — Tension dans le cerveau et les tégumens du front. — *Elancemens et picotemens dans la tête.* — Céphalalgie gloussante, la nuit, avec grande agitation. — Céphalalgie battante, ondoyante, en montant l'escalier.

Extérieurement, à l'os pariétal, douleur d'écorchure, au toucher. — Endolorissement et chute des cheveux.

Douleur d'yeux, comme une pression dans les os des orbites. — *Sensation comme si les yeux étaient trop gros et enflés.* — *Ardeurs et larmoiement des yeux goutte à goutte*, surtout le matin, après s'être levé. — Tressaillemens des cils des paupières supérieures. — Vue incertaine et ondoiement devant les yeux.

Otalgie avec déchiremens. — Diminution de l'ouïe. — Tintemens d'oreilles.

Le haut du nez comme rempli, avec sécrétion de mucosité mêlée de sang. —Le lait et le pain ont une odeur putride.

Douleur de la face, consistant en élancemens brûlans dans les pommettes. — Boutons purulens sous le nez et au menton. — *Boutons saignans*, comme des grains de millet, à la mâchoire inférieure. — Boutons au front causant des douleurs pressives au toucher.

Gerçures des lèvres. — Dartres autour de la bouche.

Odontalgie tiraillante ou tiraillante et martelante, surtout dans des dents cariées, s'exacerbant par le froid. — Douleurs tranchantes à travers les gencives, tous les matins. — Gencives ridées, comme brûlées.

Bouche sèche, comme brûlée, le matin, en s'éveillant. — Afflux d'une salive âcre, astringente. — Ecume muqueuse, blanche, aux commissures des lèvres, le matin. — Douleur d'écorchure *et* desquamation du voile du palais. — Tumeur dure, de la *grosseur* d'un œuf, aux parties dures du palais. — Langue rude, sèche et comme trop *grosse*.

Mal de *gorge*, comme causé par la pression d'une boule dans le gosier. — Elancemens, grattemens et ardeurs dans la gorge.

Goût muqueux et fade. — Fort appétit. — Eructations dégoûtantes ou pressives. — Vomituritions aqueuses. — Malaise avec goût aigre. — Digestion faible, lente. — Hoquets après chaque repas.

Pression dans l'estomac, comme d'une pierre. — Ardeurs depuis l'estomac jusque dans le ventre.

Maux de ventre, comme une tension tout au travers. — *Forte pression* dans le ventre. — Tiraillemens tranchans et térébrans dans *un* côté du ventre, le soir au lit, en se couchant dessus.

Selles fréquentes, mais insuffisantes et en bouillie. — *Diarrhée puante,* comme de la chair pourrie.

Diminution de l'excrétion d'urine. — Fréquens besoins d'uriner, avec *ardeurs en urinant*. — Urine brûlante, avec nuage au milieu, sédiment rougeâtre et pellicule grasse chatoyante, dès qu'elle est en repos. — Brûlure et élancemens dans l'urètre.

Excitation de l'appétit sexuel. — Règles précoces.

Obstruction du nez, le matin, avec excrétion d'une mucosité épaisse, sanguinolente. — *Coryza sec* alternant avec un coryza fluent. — Ecoulement d'une mucosité claire par le nez et les yeux, causant de l'halétement. — Mucus nasal rouge et verdâtre.

Trachée-artère comme desséchée, le matin. — *Enrouement* cruel et voix basse, avec *expectoration continuelle de mucosité*. — Ardeurs dans le larynx.

Toux, comme causée par l'introduction d'une vapeur de soufre dans la trachée-artère, ou par de la mucosité visqueuse dans le larynx. — Toux nocturne, en étant couché sur le côté gauche. — *Toux avec expectoration d'une mucosité visqueuse, verdâtre* venant du larynx.

Respiration oppressée, avec propension à respirer profondément.

Pression dans le côté droit de la poitrine. — Elancemens dans la poitrine et les côtés. — *Battemens de cœur* dans le repos et le mouvement.

Douleurs de dos et de nuque, en se baissant, comme s'il y avait un poids. — Elancemens et *picotemens dans le dos*, de même qu'entre et dans les omoplates. — Tension et faiblesse dans les muscles du cou et de la nuque.

Lourdeur et faiblesse de paralysie dans les bras et les articulations des doigts. — Déchiremens et tiraillemens dans les bras depuis l'épaule jusqu'aux doigts. — Tremblement des mains. — Elancemens dans les doigts. — Doigts tantôt chauds, tantôt froids et morts. — Doigts endormis.

Déchiremens et tiraillemens dans les jambes, surtout dans les articulations des hanches. — Douleur de paralysie des articulations des pieds. — Fourmillemens dans les talons. — Déchiremens, tressaillemens et élancemens dans les doigts des pieds.

SALSAPARILLA (1).

Symptômes généraux prédominans : *Douleurs* pressives, *déchirantes et lancinantes*. — *Déchiremens* de paralysie dans toutes les *articulations* et dans tous les *membres*, souvent avec tremblement des mains et des pieds, déchiremens douloureux dans la tête et pincemens dans le ventre. — *Douleurs arthritiques chroniques* avec diminution de la sécrétion des urines, après un re-

____

(1) *Ibid.*, pag. 346.

froidissement au bain , ou après la suppression d'une gonorrhée.
— *Effets de l'abus du mercure.* — Raideur et immobilité des
membres. — Tumeurs fortes , même brûlantes. — Grand abattement, le plus souvent dans les membres inférieurs. — *Amaigrissement.* — Les douleurs affectent beaucoup le moral et abat-
tent l'esprit.

Prurit, même *sur tout le corps,* surtout le soir au lit et le matin
en se levant. — Boutons rouges , secs, qui ne démangent qu'à la
chaleur. — Miliaire en entrant du grand air dans une chambre
chaude. — Ortiaire. — Pustules. — *Dartres* sur presque toutes
les parties du corps. — Verrues. — *Peau gercée.* — *Rhagades*
profondes , causant des douleurs brûlantes (aux doigts). — *Ulcères* causés par l'*abus du mercure.*

Le soir, on s'endort de bonne heure. — Insomnie , la nuit, et
fréquens réveils. — *Rêves terribles* avec fréquens sursauts.

Frissons le jour et la nuit. — *Froid,* même près du poêle ,
par tout le corps, excepté au visage et à la poitrine, mais principalement aux *pieds.* — Le soir, chaleur avec congestion, battemens de cœur et sueur au front.

Anxiété avec tremblement des pieds. — Humeur morose,
triste, avec disposition au travail. — Tristesse et propension à tout
prendre en mal. — Humeur variable.

Vertige en regardant long-temps un objet. — Vertiges avec
malaise et éructations aigres.

Céphalalgie avec malaise et vomissemens aigres. — Céphalalgie pressive ou *lancinante* ou *pressive et lancinante.* — Migraine
spasmodique , comme si un côté de la tête était serré dans un
étau, avec obscurcissement de la vue, abattement et ébranlement
dans le cerveau à chaque mot qu'on prononce. — *Céphalalgie
martelante.* — Bruissemens et bourdonnemens dans la tête.

Douleurs de tête extérieures , pressives et tranchantes, ou *pressives, lancinantes* , tiraillantes et déchirantes, s'exacerbant par le
toucher et la marche. — Sensibilité de la peau de la tête. —
Chute des cheveux.

Douleurs dans les yeux à la lumière du jour. — Pression dans les yeux, surtout le soir, en lisant à la lumière. — *Elancemens dans les yeux.* — Ardeurs dans les yeux et les paupières. — Yeux fermés par l'enflure, le matin. — Angles internes des yeux bleus, enflés. — *Trouble de la vue,* comme produit par un brouillard. — Le papier blanc paraît rouge, le soir.

Elancemens dans les oreilles. — Constriction et pression dans les oreilles. — Croûte pruriteuse, brûlante aux lobules des oreilles. — Tintemens et bruit dans les oreilles.

Saignemens de nez. — Exanthème croûteux sur, sous et dans le nez.

Exanthème au visage. — Exanthème pruriteux au front, avec brûlure et suintement après le grattement. — Taches d'un rouge pâle, rudes sur le front. — *Croûtes de lait.* — Raideur et *tension dans les muscles masticateurs* et les articulations de la mâchoire. — Dartres sur la lèvre supérieure. — Pustules pruriteuses au menton.

Odontalgie déchirante, tiraillante, causée par un courant d'air froid ou par des boissons froides. — Sensibilité des dents de la mâchoire supérieure. — Déchiremens dans les gencives. — Gencives enflées, causant des douleurs d'écorchure.

Sécheresse de la bouche. — Aphthes sur la langue et au palais.

Mal de gorge en avalant, causant des douleurs lancinantes. — Pression spasmodique *dans la gorge, qui est comme serrée,* avec respiration pénible. — Sécheresse et âpreté de la gorge, surtout le matin. — Beaucoup de mucosité visqueuse dans la gorge.

Goût amer ou aigre et muqueux, ou doux, métallique et herbacé. — Goût du pain amer. — Les alimens n'ont pas de goût. — Après le repas, sensation de vide dans l'estomac, comme si on était à jeun, ou dégoût rien qu'en pensant aux alimens. — Soif, surtout pour l'eau, déjà le matin.

Eructations et régurgitations, surtout *pendant et après le repas,* le plus souvent *amères* ou aigres. — Malaises fréquens ou continuels avec envies de vomir sans résultat.

Douleur constrictive dans l'estomac. — Pression dans le creux de l'estomac. — Chaleur et ardeurs dans l'estomac, surtout après avoir mangé du pain.

Douleurs hypochondriaques dans le côté gauche qui est comme brisé. — Elancemens dans l'hypochondre gauche.

Ventre très-sensible à la pression extérieure. — Coliques constrictives spasmodiques dans le ventre. — Maux de ventre tranchans, surtout autour du *nombril*. — *Elancemens dans les côtés du ventre*, surtout *dans le gauche*. — Sensation de froid ou chaleur et brûlure dans le ventre. — *Sensation de vide et gargouillemens dans le bas-ventre*. — Emission d'une grande quantité de vents puans. — Inactivité du ventre.

Selles dures, paresseuses et peu copieuses, souvent avec fortes épreintes. — *Selles pénibles, douloureuses*, avec douleur constrictive dans le ventre, et violente pression vers le bas. — Selle visqueuse. — Selles diarrhéiques âcres, corosives, avec maux de ventre. — Défaillance, pendant les selles. — Douleur d'écorchure et prurit brûlant à l'anus.

Besoin d'uriner, avec pression sur la vessie et émission d'une matière blanche, trouble, avec de la mucosité. — Fréquens besoins d'uriner, sans résultat ou avec émission peu copieuse. — *Emissions fréquentes et copieuses d'une urine pâle, le jour et la nuit*, souvent sans sensation dans les voies urinaires. — Urine trouble comme de l'eau bourbeuse. — Urine rouge, peu copieuse, brûlante. — Nuages oblongs dans l'urine. — Sang dans l'urine, vers la fin de l'émission. — *Calculs rénals*. — *Calculs urinaires et rénals.* — *Ardeurs en urinant*. — Spasmes de la vessie causant des douleurs constrictives. — Ecoulement de pus par l'urètre, comme dans la gonorrhée.

Puanteur désagréable des parties génitales. — Inflammation et rougeur du gland. — Dartres sur le prépuce. — Disposition au coït, avec beaucoup de pollutions, même douloureuses.

Règles en retard, peu copieuses et âcres. — Pendant les règles, besoins d'uriner, écorchure des plis des cuisses, pincemens dans le ventre, serremens dans les reins et le creux de l'estomac. — Leucorrhée muqueuse.

Coryza sec et obstruction du nez. — Mucus nasal très-épais.

Forte toux, produite par une sensation d'un ulcère châtouillant dans le gosier ou par l'âpreté de la gorge.

Respiration pénible et brûlure. — Grande oppression de la poitrine et suppression de la respiration qui force à desserrer les vêtemens de la poitrine et du cou. — *Oppression spasmodique de la poitrine.* — Fréquentes inspirations profondes. — En respirant profondément, douleur dans le dos. — Haleine infecte.

Pression sur la poitrine souvent avec respiration brève. — Elancemens dans les côtés de la poitrine, forçant souvent à se ployer en deux. — Battemens de cœur. — Douleur tensive, extérieure, sur la poitrine, comme si elle était trop courte, en redressant le corps. — Mamelons flasques, insensibles.

Maux de reins, comme s'ils étaient rompus, surtout en se baissant et après s'être baissé. — Fourmillemens dans les reins. — Douleur tensive depuis les reins jusqu'aux hanches, au moindre mouvement. — Pression douloureuse et tension dans le dos et la nuque, avec *élancemens à chaque mouvement* du tronc ou de la tête. — Elancemens entre les omoplates et dans les muscles du cou. — Enflure d'un côté du cou, avec douleur au toucher.

Déchiremens et élancemens pressifs dans les bras et les avant-bras, dans les articulations des mains et des doigts. — Sueur des mains. — Dartres aux mains. — Doigts endormis. — Douleur au bout des doigts, comme s'ils étaient ulcérés en dessous. — Pustules aux doigts. — *Profondes rhagades aux doigts.*

Déchiremens pressifs et élancemens dans les cuisses, les genoux et les jambes. — Abattement dans les cuisses et les articulations des genoux. — Enflure et raideur du genou, avec élancemens. — Taches dartreuses rouges aux mollets. — Raideur des jambes qui sont comme contractées. — Serrement des jambes et des mollets. — Plantes des pieds douloureuses. — Tension et enflure des pieds, avec chaleur et rougeur.

COLCHICUM AUTUMNALE (1).

Symptômes généraux, prédominans : *Déchiremens* rhumatismaux et arthritiques *dans les membres* et dans d'autres parties.— *Tiraillemens lancinans, saccadés*, dans les muscles et le périoste. — Elancemens dans les articulations. — *Faiblesse de paralysie des muscles.* — Douleurs accompagnées de *raideur* et d'une *paralysie réelle.* — Accidens hydropiques. — *Dysentérie d'automne épidémique* avec nombreux *symptômes gastriques.* — La tension de l'esprit, le *toucher*, la vive lumière, l'odeur de la chair de porc, et l'inconduite des autres personnes exacerbent extraordinairement l'état. — Depuis l'*approche de la nuit jusqu'à l'aurore, ces douleurs sont le plus fortes.*

Abattement général et endolorissement du corps tel qu'on ne peut pas le toucher sans pousser des gémissemens. — Epuisement et faiblesse causés par les travaux nocturnes.

Prurit comme produit par une ortiaire. — *Fourmillement en différens endroits*, comme s'il y avait des engelures.

Somnolence dans la journée avec répugnance pour le travail. — Insomnie causée par l'irritation des nerfs. — Fréquens sursauts.

Grand *abattement.*

Faiblesse de mémoire. — *Oubli.*

Pression dans l'occiput, en travaillant de tête. — Céphalalgie serrante, surtout au dessus des yeux. — Déchiremens dans un côté de la tête. — *Fourmillemens dans le front* ou *sur la tête.*

Maux d'yeux, comme un tiraillement fouillant dans la profondeur du globe. — Tuméfaction des paupières inférieures. — Exulcérations des glandes de Meïbom.—Tiraillement visible dans la paupière inférieure.

Otalgie avec élancemens déchirans. — *Fourmillemens dans les*

(1) *Ibid.*, pag. 132.

oreilles, comme si elles étaient gelées. — Sensation d'obstruction des oreilles.

Pesanteur pressive dans les os du nez. — Douleur d'écorchure de la paroi du nez s'exacerbant au toucher. — *Odorat excessivement sensible.*

Traits renversés. — *Air* misérable, triste, *souffrant.* — Sensation d'écartélement dans les os de la face. — Les muscles masticateurs sont comme écartés, avec difficulté d'ouvrir la bouche. — Tiraillemens tressaillans dans les muscles et les os de la face. — *Déchiremens dans un côté de la face* jusque dans l'oreille et la tête. — *Fourmillemens dans la peau du visage,* comme s'il avait été gelé.

Lèvres fendillées. — Déchiremens dans la lèvre inférieure. — Douleur serrante dans l'articulation de la mâchoire.

Douleurs déchirantes dans les dents. — Sensibilité des dents en mordant. — Déchiremens dans les gencives.

Chaleur dans la bouche. — *Déchiremens dans le gosier.* — *Afflux* abondant *d'une salive aqueuse,* avec sécheresse da la gorge. — *Lourdeur, raideur* et *insensibilité de la langue.*

Mal de gorge, comme s'il y avait une tumeur à l'orifice de l'œsophage. — Fourmillemens dans le gosier. — Constriction du gosier. — *Inflammation du palais* et du gosier. — Beaucoup de mucosité verte dans la gorge et la bouche.

Appétit disparaissant au seul aspect ou à l'odeur des alimens, au milieu de dégoûts. — *Les alimens n'ont pas de goût.* — Soif vive, surtout pour le café.

Fréquentes éructations à vide. — Hoquets continuels.

Malaise, comme un accès de défaillance, *à l'odeur d'œufs frais ou de viande grasse.* — Malaise en mangeant. — Nausées après avoir avalé sa salive. — *Vomissemens des alimens* ou de bile.

Estomac très-sensible au toucher. — Sensation d'écorchure et fourmillemens dans l'estomac. — *Sensation de froid* ou *ardeur dans l'estomac.*

Ballonnement et plénitude du ventre. — *Pression de dedans au*

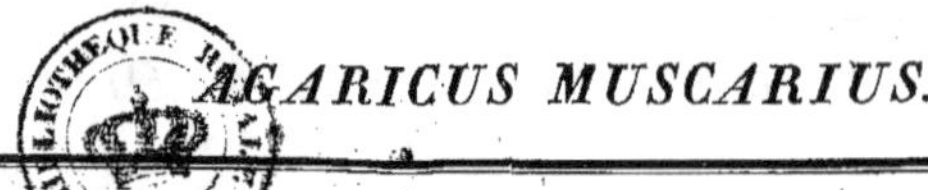

SYMPTOMATOLOGIE.

Les symptômes de toxication sont en italique, ceux d'entre eux qui se sont reproduits chez l'homme bien portant sont en majuscules.

FACULTÉS AFFECTIVES.

Affections. Répugnance pour toute espèce d'occupation (5). Humeur inquiète (4) — avec long pressentiment de quelque chose de désagréable. Irritabilité. Taciturnité (2). Découragement. Sérénité. Insouciance (2). Esprit content (2). *Délire mortel.*

FACULTÉS SENSITIVES.

Corps entier. Grande sensibilité à l'air frais. MALAISE (2). *Anxiété. Défaillances fréquentes.* Sentiment d'évanouissement (2). Pesanteur (2). Grande lassitude; — en marchant un peu vite. Mieux-être, en marchant le plus lentement possible. Prostration générale (2). Abattement (3). TREMBLEMENT (2) — anxieux; — illusoire. Sensibilité douloureuse. Douleurs de différentes espèces.

Tête entière. Sensation de vide. Pesanteur. Congestions. Embarras (4). Pression sourde. Etourdissemens (3). Vertiges (5) — momentanés; — par accès, durant ordinairement de une à huit minutes, plusieurs fois dans un jour, avec démarche chancelante, et qu'il ne peut faire cesser qu'en portant sa pensée sur d'autres objets. Douleurs — sourdes; — fouillantes, par accès fréquens; — de pression par accès. Mal de tête (3). Térébration. Tiraillemens (2) — dans toutes les directions. Déchiremens (3) — saccadés; — violens, lancinans.

Région frontale. Froid glacial, subit, par accès fréquens. Pression (3) — lancinante; — dans les sinus frontaux; — lancinante, pénétrante, dans le côté gauche de la racine du nez.
Déchirement léger au dessus de la racine du nez. Tiraillemens (4) — des deux côtés jusqu'à la racine du nez; — très-douloureux; — déchirés; — cessant bientôt. Douleurs — sourdes — brûlantes; — sécatives; — pressives (4); — fouillantes dans la bosse frontale gauche — violentes, ne lui permettant pas de tenir la tête en repos.

Région occipitale. Pression (2) — sourde. Déchiremens (2) — lancinans; — dans le côté gauche, par accès fréquens. Douleurs violente pression. Tiraillemens.

Région verticale. Battemens avec désespoir approchant de la fureur. Térébration. Déchiremens lancinans, violens.

Région pariétale. Pesanteur jusqu'au milieu des oreilles.
Douleur lancinante (2) comme si l'on y enfonçait un clou. Déchiremens (3) — saccadés derrière l'oreille droite; — violens depuis le vertex jusqu'à l'oreille gauche; — pressifs, dans toute la partie gauche du cerveau, surtout dans l'orbite et l'os zygomatique.

Région temporale. Pesanteur. Pression dans la partie supérieure de l'os temporal gauche. Tressaillemens fréquens, sans douleur dans la tête droite.
Douleur sourde dans la tempe droite; — resserrante dans la tempe gauche; — de pression violente dans le temporal gauche; — déchirante dans toute la partie gauche du cerveau; dans la région temporale droite. Tiraillement très-douloureux.

VISION.

Sensations. Sécheresse des yeux. Fourmillement dans l'œil droit. Démangeaison pruriante dans l'œil gauche. Cuisson (3) — dans les angles internes des yeux, comme s'ils allaient s'enflammer; — avec sensation de constriction. Sensation dans les yeux comme si l'on devait constamment les essuyer. Tressaillemens fréquens — dans le globe de l'œil droit; avec pression dans le globe de l'œil gauche, après quoi, humide de larmes; — petits, se succédant rapidement dans les globes des deux yeux à la fois. Pression (4) — dans les angles de l'œil gauche, comme s'il y avait quelque corps étranger; — dans le globe de l'œil gauche (2);—dans les globes des yeux (2), surtout dans le gauche, avec tiraillement (2); — dans les yeux, avec propension à les fermer sans sommeil.
Douleur — brûlante (2), pressive au dessus de l'œil droit; — resserrante au dessus du sourcil droit, qui rend pénible d'ouvrir les yeux. Tiraillemens très-douloureux dans les globes des yeux.
Fonction. Vue trouble (3). Myopie (2). Diplopie. Mouches volantes (2). Eblouissemens. Photophobie. Frémissemens — des paupières; —de la paupière inférieure droite;—de la paupière supérieure droite près de l'angle interne; — de la paupière inférieure gauche, avec démangeaisons; — se manifestant rarement dans toute la paupière, mais seulement dans une petite place, et s'étendant davantage vers un des angles. Pupilles dilatées. Pupilles rétrécies.
Texture. Teinte jaunâtre. Rougeur du blanc de l'œil. Contraction — de l'angle interne de l'œil gauche;—de la fissure de l'œil gauche durant quelques minutes seulement, sans enflure remarquable. Paupières un peu enflées vers l'angle interne de l'œil gauche. Caroncule lacrymale de l'œil gauche plus grosse pendant plusieurs jours. (*Voyez Larmes, Chassie.*)

AUDITION.

Sensations. Sensation illusoire de sécrétion cérumineuse. Bruissemens. Tintement (2) — dans l'oreille droite. Prurit (2) — démangeant dans le conduit auditif de l'oreille droite; — dans l'intérieur de l'oreille droite; — dans les deux oreilles; — plus fréquent dans l'oreille gauche que dans la droite; — chatouillant dans l'oreille droite.
Douleur déchirante dans le conduit auditif de l'oreille droite, s'étendant jusque dans la mâchoire supérieure et durant plusieurs jours.

OLFACTION.

Sensations. Sécheresse du nez — avec sensation de mucosité. Grande sensibilité des parois intérieures du nez. Prurit chatouillant dans la narine gauche. Fourmillement dans la narine droite.
Douleur — brûlante; — lancinante, pénétrante dans le côté gauche de la racine du nez.
Fonction. Odorat exalté. Obstruction du nez.
Texture. Ecorchure et inflammation des parois internes du nez. (*Voyez Mucus nasal.*)

GUSTATION.

Sensation. Goût — glaiseux; — amer; — puant.

TACT.

Peau en général. Démangeaisons — cuisantes. Peau sèche et aride, devenant molle et naturelle par suite de la desquamation de l'épiderme. *Couleur livide.*
Sensibilité douloureuse (2). Picotemens légers dans différentes parties du corps — avec sensation de brûlure.
Peau de la tête. Prurit — sur le front; derrière les oreilles; aux lobules des oreilles; au côté externe du nez; aux ailes du nez; — démangeant sur le cuir chevelu (3); dans les favoris; au visage; dans les sourcils; — avec boutons sur le cuir chevelu; à la partie postérieure de la conque de l'oreille gauche.
Douleur — déchirante, tiraillante dans les tégumens de la tête; — pressive, passant rapidement à la partie supérieure du dos du nez.
Peau du tronc. Dos. Prurit cuisant. Picotemens pénétrans à l'extrémité supérieure et antérieure de l'omoplate.
POITRINE. Prurit — cuisant; — démangeant aux mamelons; — cuisant avec boutons au mamelon gauche. Elancemens au dessous des mamelons. Sensation mêlée de fourmillement et de cuisson, surtout sur le sternum.
VENTRE. Prurit démangeant et excessivement pénible au bas-ventre.
PARTIES SEXUELLES. Prurit — dans la partie poileuse des parties génitales; — chatouillant au scrotum; sur le bord du prépuce.
Peau des extrémités supérieures. BRAS. Prurit;—chatouillant à l'extrémité du coude gauche. Nodosités cuisantes, pruriteuses. Sensation de brûlure au dessus du coude gauche. Sensibilité douloureuse.
AVANT-BRAS. Sensation de brûlure sur le côté antérieur de l'avant-bras gauche, près de l'articulation du métacarpe.
CARPE. Prurit chatouillant.
MAIN. Prurit chatouillant sur la surface interne de l'index droit, comme produit par des engelures; dans la paume de la main droite, à la partie charnue du pouce droit. Nodosités cuisantes, pruriteuses sur le dos de la main gauche.
Peau des extrémités inférieures. HANCHE. Prurit à la tubérosité sciatique.
CUISSE. Prurit démangeant au milieu de la partie antérieure de la cuisse gauche. Picotemens au dessus du jarret gauche.
JAMBE. Prurit violent, démangeant, cuisant dans la jambe gauche; — violent, démangeant dans la peau des deux jambes, puis cuisant après grattement. Sensation de chaleur au dessous du genou gauche, vers la surface interne supérieure, ainsi qu'à l'extrémité du péroné. Picotemens au milieu du côté interne de la jambe droite et vers le tibia. Boutons — mordicans au dessus du genou gauche; — blancs, de la grosseur d'un grain de millet, dans la jambe gauche, avec desquamation furfuracée.
PIED. Prurit — chatouillant aux doigts du pied; — démangeant au dessous de la cheville du pied gauche; — démangeant avec légers picotemens sur le coude-pied droit.
POILS. Chute des sourcils.

MOUVEMENS VOLONTAIRES.

Os et muscles en général. Raideur. Douleur resserrant dans les muscles de tout le corps. Muscles douloureux au toucher. Déchiremens dans différens tubes osseux, surtout aux extrémités.
De la tête. Pression douloureuse à l'apophyse zygomatique du temporal. Déchirement violent dans la mâchoire inférieure (2) à la région de la dernière molaire; dans le côté droit de la mâchoire supérieure. Tiraillement douloureux dans les incisives de la mâchoire inférieure. Elancemens dans la mâchoire inférieure, s'étendant dans la joue gauche; dans l'apophyse mastoïde gauche.
Du tronc. NUQUE. Raideur. Brisure dans les muscles. Foulure.
Dos. Faiblesse des muscles du dos. Pression — violente, subite, entre le cou et les épaules; — térébrante dans le milieu du dos; — spasmodique, tiraillante dans le dos. Secousse spasmodique, douloureuse, dans le côté gauche du dos. Brisure et luxation. Fréquens déchiremens entre les épaules. Violent élancement piquant entre les deux épaules. Douleurs dans la colonne vertébrale, provoquées par l'inclinaison du corps.
REINS. Douleur, comme de faiblesse, dans les lombes (2) — gauches.
Des membres en général. Abattement et pesanteur dans les membres. Faiblesse et sensibilité douloureuse dans tous les membres. Brisure des os des extrémités supérieures et inférieures, ainsi que de toutes les articulations. Tremblement des membres (2).
Des extrémités supérieures. ÉPAULE. Picotemens pénétrans à l'extrémité supérieure et antérieure de l'omoplate.
BRAS. Faiblesse. Pesanteur (2). Tremblement. Lassitude. Brisure. Paralysie (2).
Sensibilité douloureuse (2). Déchirement dans le bras gauche; dans l'os du coude gauche. Tiraillement dans le bras droit.
AVANT-BRAS. Frémissement de la surface supérieure de l'avant-bras droit jusque dans la partie charnue de la main.
Déchirement dans l'avant-bras droit. Douleurs — sourdes dans les avant-bras; — vives, rhumatismales dans la partie antérieure de l'extrémité inférieure du bras gauche jusque dans le pouce.
CARPE. Douleur — sourde dans l'os du métacarpe répondant au doigt du milieu de la main gauche; — tiraillante dans le métacarpe de la main gauche; — élançante dans la surface inférieure du premier et du second os du métacarpe.
MAIN. Déchirement — violent dans le medius de la main droite; — tressaillant dans les deux derniers doigts de la main droite; — dans les articulations inférieures des doigts de la main. Douleur — resserrante dans la partie charnue du pouce droit; dans la partie charnue du pouce gauche; — déchirante dans la chair, entre le pouce et l'index de la main gauche.
Des extrémités inférieures. EN GÉNÉRAL. Faiblesse des jambes et par suite démarche chancelante (2). Pesanteur (4). Lassitude. Raideur. Douleur de brisure dans les tubes des os des extrémités inférieures.
HANCHE. Sciatique. Sensation de paralysie au dessus du bord de l'ilion, l'empêchant de marcher. Déchirement au dessus du petit trochanter de la jambe droite.
FESSE. Déchirement violent, tiraillant, avec sensation de froid, dans la fesse gauche.
CUISSE. Lassitude. Faiblesse du genou gauche. Tressaillement à la partie interne du genou droit.
Douleur — comme déchirante dans la cuisse droite; — déchirante depuis l'articulation de la cuisse gauche jusque dans le genou; au côté postérieur de la cuisse gauche, avec sensation de froid; dans la cuisse droite; — térébrante dans les cuisses; — tiraillante, rhumatismale dans le côté externe de la cuisse; — déchirante et térébrante dans l'articulation du genou droit; — tiraillante dans le genou gauche; dans les articulations des genoux. Douleur de pression au côté externe de la cuisse au dessus du genou; de paralysie au milieu de la partie antérieure de la cuisse droite. Déchiremens violens dans l'os crural gauche. Douleur déchirante et tiraillante dans les muscles de la cuisse droite.

JAMBE. Pesanteur, surtout dans les mollets. Lassitude. Raideur.

Tiraillement continuel de paralysie. Paralysie douloureuse de la jambe gauche, surtout dans le jarret. Douleur — déchirante dans les jambes; à l'extrémité inférieure du tibia; — déchirante et tiraillante dans le tibia droit; — tiraillante dans la jambe droite; depuis le genou droit jusque dans les doigts du pied; sur le côté postérieur de la jambe gauche; — lancinante dans le côté externe des mollets; — térébrante dans les tibias. Douleur — de pression dans la jambe gauche; — comme de pression et de cuisson, au haut du tibia, au dessous du genou; — d'une espèce particulière, très-violente, dans les jambes; — de pression au côté interne des muscles des mollets, comme par suite d'une meurtrissure; — déchirante dans la surface externe du mollet droit; — de foulure au côté interne de l'articulation du genou gauche.

TARSE. Térébration dans les tarses. Douleur — comme lancinante à la cheville externe du pied gauche; — de pression déchirante à la cheville interne du pied gauche. Elancemens violens dans le métatarse, partant des chevilles.

PIED. Pesanteur. Lassitude. Serrement dans la plante des pieds. Tressaillement dans le gros orteil du pied gauche; dans la partie charnue du gros orteil.

Douleur — déchirante dans la plante du pied droit; — déchirante et tiraillante sur le côté inférieur du gros orteil droit; — tiraillante dans les doigts du pied gauche; — lancinante dans les doigts du pied gauche; — sourde, lancinante dans les trois derniers doigts du pied droit; — fouillante dans les doigts du pied droit; — déchirante dans la partie charnue du gros orteil gauche, par accès fréquens; — lancinante dans la surface inférieure des talons.

EXPRESSIONS.

Prosopose. Rougeur de la face, sans chaleur remarquable. Tressaillemens dans la peau du front. Frémissemens — des paupières; de la peau, du nez, du côté gauche. Battemens rapides d'une artère dans la joue gauche; dans le côté gauche de la racine du nez. Elancemens — dans la joue gauche; — tiraillans dans la joue droite; — fugitifs depuis l'œil gauche jusque dans la mâchoire supérieure. Tiraillemens; — spasmodiques dans le menton. Picotemens pénétrans dans un petit endroit au dessous de la lèvre inférieure du côté gauche. *Altération de la physionomie. Teinte violacée du bout des ailes du nez, des lèvres.* Pression douloureuse — au côté droit du menton; à l'apophyse zygomatique du temporal. (Voyez *l'eau de la tête; os et muscles de la tête; lèvres.*)

SOMMEIL.

Sommeil — troublé par différentes affections douloureuses (3); — agité (2); — non réparateur; — très-bon; — long après l'acte de copulation; — léger, plein de rêves. Insomnie; Somnolence (3) — extrême. Réveils fréquens (4).

Rêves — inquiétans, — non suivis.

DIGESTION.

Appétit. Boulimie (3). Faim subite. Manque d'appétit. Inappétence pour le pain.

Soif. Pas de soif (2). Envie de boisson (2). Soif ardente.

Lèvres — bleuâtres; — couvertes de croûtes cuisantes; — sèches et brûlantes. Picotemens pénétrans au dessous de la lèvre inférieure du côté gauche. Déchirement.

Gencives — douloureuses (2); — saignantes; — enflées à la partie postérieure.

Dents. Sensibilité dans les incisives, paraissant trop longues. Maux par accès dans le côté gauche de la mâchoire supérieure. Douleurs — rongeantes dans les molaires de la mâchoire supérieure; — martelantes, déchirantes dans les molaires du côté gauche de la mâchoire supérieure; — déchirantes dans la mâchoire inférieure; dans le côté droit de la mâchoire supérieure. Tiraillement douloureux dans les incisives de la mâchoire inférieure.

Langue — muqueuse, très-pâle; — écorchée; — chargée d'un enduit blanc (2), d'un enduit jaune; — couverte à la pointe de petits aphthes d'un jaune sale, causant une sensation comme si l'épiderme allait se lever. Petit abcès douloureux à côté du frein de la langue.

Palais — sensible et comme écorché; mais cette sensation dure peu.

Gorge. RESSERREMENT. Déchirement.

Œsophage. Douleur spasmodique, pressive, tiraillante.

Nausées (2). Malaise. *Envie de vomir.*

Rapports. Sensation désagréable montant presque dans la bouche. Pyrose. Eructations — à vide; — fréquentes, acides (2), comme s'il avait l'estomac gâté; — ayant le goût des alimens (2). (Voy. *Gaz.*)

Estomac. Malaise. Pression (2) — à l'orifice de l'estomac. Pesanteur pressive. Rétraction douloureuse.

Epigastre. Sensation désagréable, surtout dans la région du creux de l'estomac. Tressaillemens se succédant rapidement. Pression (2) dans le creux de l'estomac.

Douleur — fouillante; — comme pressive sur le côté droit dans la région du bord supérieur de l'estomac; — comme si les viscères de la poitrine étaient serrés les uns contre les autres. Tiraillemens spasmodiques dans l'intérieur du creux de l'estomac remontant dans la poitrine. Douleur tensive en respirant profondément, depuis le creux de l'estomac jusqu'à la clavicule gauche. Tranchées et pincemens.

Ventre en général. Gargouillemens sonores (2) — au fond des intestins; — sans douleur. Plénitude (2) — dans le bas-ventre; — pénible dans tout le ventre; — avec pression. Sensation de torsion dans le bas-ventre. BALLONNEMENT DU BAS-VENTRE (2). Fermentation. Tressaillemens se succédant rapidement dans le bas-ventre.

Tournoiement (2) — dans les intestins; — douloureux dans le bas-ventre. Pincemens (2) — violens dans le bas-ventre. Mal de ventre (2). Rétraction douloureuse. TRANCHÉES (2) — comme après un purgatif; — sans selle; — violentes; — faibles; — spasmodiques, en forme de coliques, vers la colonne vertébrale, immédiatement au dessous du diaphragme, semblables à de violentes crampes d'estomac.

Rég. ombilic. Pincemens (2). Légères tranchées au nombril.

Hypochondres. Picotemens pénétrans dans la région du foie. Elancemens — petits, douloureux; — sourds dans le foie; — dans le côté gauche où les côtes cessent. Pression (3) — tensive au dessous des côtes; — sourde dans la rate; — légère, fugitive, revenant de seconde en seconde, sur le côté gauche des dernières côtes vraies, avec douleur sourde dans la place correspondante du côté droit; — avec tiraillement douloureux, partant du côté gauche du foie et s'étendant vers la droit. Battemens douloureux sous les fausses côtes gauches.

Hypogastre. Tranchées, comme si la diarrhée allait se déclarer.

Région lombaire. Douleur — comme de faiblesse; — comme de brisure; — de pression; — de pression violente; — comme déchirante; — lancinante; — tressaillante, violente.

Région iliaque. Sentiment de paralysie au dessus du bord de l'ilion. Elancemens — sourds dans la partie latérale de la région de l'os iliaque gauche, antérieur, supérieur; — sourds, douloureux au dessus de l'extrémité supérieure et antérieure de l'ilion droit.

Aines. Douleur — de foulure. Tiraillemens spasmodiques.

Anus. Prurit démangeant. Mordications. Démangeaisons et fourmillement (2).

Défécation. Envie d'aller à la selle. Epreintes — violentes. Constipation (2). Selles quotidiennes — de deux jours l'un. (Voyez *Matières fécales.*)

RESPIRATION.

Poitrine en général. Serrement. Anxiété. Tension (2) — dans la partie inférieure. Oppression (4) — dans la région du cœur comme par suite d'un rétrécissement dans la cavité thoracique. Tressaillemens se succédant rapidement dans la partie postérieure de la poitrine qu'ils traversent. Elancemens (3) — au dessous des mamelons; — dans la région du poumon, passagers; — dans le milieu de la poitrine.

Pression (3) — douloureuse au milieu du sternum; — avec spasmes et tiraillemens; — avec tiraillemens. Douleur — pinçante dans le côté gauche de la poitrine; — cuisante; — légère, tiraillante dans la région du diaphragme; — de foulure.

Respiration — pénible (2); — très-courte; — entrecoupée. *Suffocation.*

Larynx. Chatouillemens fréquens.

Trachée. Titillation pénible.

Toux — sèche, par accès fréquens, sans expectoration; — spasmodique. Besoin de tousser.

Hoquets. — Fréquens (2); — alternant avec des renvois acides.

Baillemens. — Fréquens (2); — comme s'il n'avait pas dormi.

Eternuemens. — fréquens (4) — avec ou sans coryza.

CIRCULATION.

Cœur. Oppression dans la région du cœur. Battemens de cœur douloureux.

Vaisseaux. Battemens. Forte pulsation. Engourdissement — de la main gauche; — des jambes, aussitôt qu'il les place l'une sur l'autre.

Artères. Battemens rapides d'une artère sur le dos du nez; dans la joue droite; dans le côté gauche de la racine du nez: Pouls lent, tombant de 90 à 57 pulsations; — PETIT (2), FAIBLE, À PEINE SENSIBLE; — donnant 80 pulsations par minute; — INÉGAL, interrompu à la 10e, à la 30e ou 40e pulsation; — ondoyant, mais très-faible et très-lent.

Glandes. Caroncule lacrymale de l'œil gauche plus grosse pendant quelques jours.

CALORIFICATION.

Froid. Frissons (4) — presque continuels; — le faisant trembler; — fébriles, non suivis de soif ni de chaleur. Grande sensibilité au froid (2). Grand froid intérieur. SENSATION DE FROID — comme de glace, sur le côté droit du cuir chevelu de l'os frontal, près de sa suture avec le pariétal: la place étant chaude au toucher; — glacial, subit, par accès fréquens dans la région de la suture coronale de la tête, finissant par envahir la partie du front, non couverte de cheveux; — avec les mains, les pieds et le visage chauds; — dans l'index de la main droite, avec fourmillement et cuisson; — très-violent dans la fesse gauche; — au côté postérieur de la cuisse gauche; — dans toute la jambe gauche jusqu'au pied.

Chaud. Joues brûlantes. Chaleur continuelle, plus forte dans la nuit; — à la face (2); — dans toute la partie supérieure du corps; — par accès fréquens de 5 à 40 minutes; — aux mains, aux pieds et au visage avec sensation de froid; — passagère dans les joues; — fugace avec mal de tête; — vive, en partie agréable, en partie désagréable; — sur le côté droit du cuir chevelu de l'os frontal, près de sa suture avec le pariétal, avec sensation de froid.

Fièvre. Accès de violens frissons avec tremblement dans tout le corps, chaleur de la face naturelle, mains froides, sans soif, non suivis de chaleur. Violent accès de chaleur; joues brûlantes, avec mains froides, pendant une heure, et soif qui dura plus long-temps encore, non suivi de sueur.

SÉCRÉTION ET EXCRÉTION.

Sueur (2) — au moindre effort; — nocturne, très-abondante après le coït; — sur tout le corps, se déclarant d'abord aux parties supérieures de la poitrine et aux aisselles, quelque temps après s'étendant au bas-ventre, et enfin aux bras.

Larmes. Larmoiement abondant (2).

Chassie (3). Sécrétion continuelle d'une sérosité visqueuse, d'abord blanche, puis jaune, aux angles internes des yeux. Espèce de fil muqueux, collant les paupières.

Salive. — liquide; — fluante; — d'un goût pénétrant. Afflux d'eau.

Crachats. Expectoration de mucosité en petits globules, après quelques efforts; — sans toux.

Mucus nasal. Sécheresse continuelle du nez, d'où il ne coule qu'une ou deux fois par jour deux ou trois gouttes d'eau claire. Seulement goutte à goutte d'une eau claire, s'il qu'il le sente quelquefois. Sensation de mucosité, en ne mouchant qu'un peu de mucus blanc, tout sec. Mucosité (2) — abondante, visqueuse; — consistante; — sanguinolente. Coryza (3) — fluant; — subit; — avec obstruction du nez.

Matières fécales. Selles — en forme de bouillie (3); — abondantes (3); — liquides (3); — jaunâtres; — solides (2); — de couleur foncée; — marronnées; — muqueuses (2); sentant l'ail; — diarrhéiques (3); *très-fétides.*

Urine. — claire, jaune citron; rougeâtre; peu copieuse (2); abondante.

Gaz. Odeur fétide par la bouche (2); — mordicante, comme après avoir mangé du raifort. (Voy. *Rapports.*)

Flatuosités. Gargouillemens (2). Emission — abondante (4); — de vents inodores; — fréquente de vents infects, avec même sensation que dans la diarrhée.

Hémorrhagie accidentelle. Saignement de nez (2) — violent; — léger.

Sang menstruel — plus copieux.

ORGANES SEXUELS MÂLES.

Verge. — flasque (2). Prurit passager, voluptueux dans le pénis. Erections (3) — continuelles; — deux en une nuit.

Urètre. Sensation — comme s'il n'avait pas fini d'uriner; — comme si une goutte d'eau froide le traversait. Violent besoin d'uriner. Excrétions — rares; — fréquentes (2) quoiqu'ayant peu bu; — lentes et en jet faible, quelquefois goutte à goutte. Rétention. Elancemens dans l'urètre, comme si l'on y enfonçait un fer brûlant.

Testicules. Tiraillemens (2) — spasmodiques.

ORGANES SEXUELS FEMELLES.

Vagin. Prurit chatouillant.

COPULATION.

Copulation — sans jouissance; avec éjaculation de sperme insuffisante; — abondante; — tardive; suivie de grand abattement. Violent désir de coït (2) — avec verge flasque.

Pollutions (2) — nocturne, sans rêves lascifs.

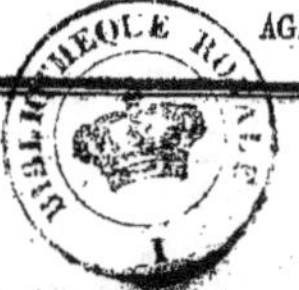

ÉTIOLOGIE.

RHYTHME.

Le jour. Pesanteur dans les deux tempes. Douleur fouillante dans la tête, de peu de durée, mais se répétant souvent. Somnolence.

Le matin. Vertiges. Mal de tête avec pression dans les globes des yeux; — dans l'occiput avec respiration oppressée. Élancemens déchirans dans l'occiput. Démangeaisons très-pénibles au cuir chevelu, surtout en s'éveillant. Les articulations des genoux douloureuses, après s'être levé. Lassitude, somnolence sans pouvoir dormir, avec bâillemens fréquens. Pas de plaisir à se lever. Boulimie. Épreintes et tranchées avec selle aqueuse. Fréquens et violens éternuemens. Engourdissement de la main gauche jusqu'au milieu de l'avant-bras. Pouls moins interrompu; — petit, donnant quatre-vingts pulsations par minute. Frisonnement presque continuel. Selle diarrhétique avec violens pincemens dans le ventre. Évacuations très-copieuses.

A midi. Douleurs tiraillantes tantôt dans le bras droit, tantôt dans l'articulation du genou gauche, tantôt dans l'articulation du genou droit, tantôt dans la cuisse gauche. Malgré la somnolence qu'il éprouvait, l'agitation dans les jambes l'empêchait de dormir. Frisson dans le dos, comme si l'on y répandait de l'eau froide.

Après-midi. Vives douleurs rhumatismales dans la partie antérieure de l'extrémité inférieure du bras gauche jusque dans le pouce. Disparition en marchant d'un léger tiraillement douloureux sur le côté postérieur de la jambe gauche, partant du mollet. Douleur dans le dos, puis dans l'intérieur de la poitrine, ainsi que dans l'œsophage, douleur spasmodique, pressive, tiraillante, durant plusieurs heures. Douleur fouillante dans tout l'épigastre, résultant d'une douleur de pression survenue dans le creux le l'estomac après avoir déjeuné. Sous les fausses côtes gauches, battemens douloureux, s'étendant souvent jusque dans la région de la troisième et de la quatrième côte et durant plusieurs heures. Soif. Hoquets. Larmoiement dans l'œil droit. Coryza. Envie indomptable d'évacuer le sperme.

Le soir. Malaise et pesanteur. Accès de céphalalgie pressive. Cuisson dans les yeux, avec sensation de constriction. Violente démangeaison de la peau des deux jambes. Grand abattement et tremblement des membres. Accroissement de l'appétit, faim dévorante (2). Somnolence. Les gencives saignantes et douloureuses. Les incisives très-sensibles et paraissant trop longues. Tiraillement spasmodique dans l'intérieur du creux de l'estomac, remontant dans la poitrine. Douleur tensive, de foulure, dans le creux de l'estomac, jusqu'à la clavicule gauche, en respirant profondément. Tressaillemens se succédant rapidement dans la partie postérieure de la poitrine qu'ils traversent, puis dans l'épigastre, et enfin dans le bas-ventre, violens surtout dans le côté droit. Tranchées dans l'hypogastre, comme si la diarrhée allait se déclarer. Pression sourde dans la rate, en étant couché sur le côté gauche, diminuant en se retournant sur le côté droit. Violens accès de chaleur, les joues brûlantes avec mains froides, pendant une heure; soif durant plus longtemps encore, non suivis de sueur. Frisson fébrile, non suivi de soif, ni de chaleur. Frisson durant dix minutes. Évacuations très-copieuses. Bruit dans le bas-ventre, comme si plusieurs selles devaient encore avoir lieu, sans douleur. Tiraillement dans les testicules.

La nuit. Serrement dans la plante des pieds. Fréquens réveils. Sommeil très-bon — interrompu par des rêves inquiétans—léger. Violente douleur pressive dans la région rénale gauche. Après de violentes tranchées, selle marronnée, puis violentes épreintes. Engourdissement de la main gauche. Grande sensibilité à l'air frais. Frisson fébrile. Chaleur forte sur la poitrine, après le coït.

CAUSES IMPONDÉRABLES.

Par l'effet de la lumière. Vertige momentané, jusqu'à tomber à la renverse, le matin.

En plein air. Vertiges. Déchirement—dans le conduit auditif externe de l'oreille droite, produit et augmenté par l'entrée de l'air froid, s'étendant jusque dans la mâchoire supérieure et durant plusieurs jours; — dans les dents de la mâchoire inférieure.

En chambre. Vertiges en se tournant. Cessation des vertiges ressentis en plein air. Frissonnement presque continuel.

FONCTIONS.

Après les repas. (*Après déjeuner*). Pression dans le creux dé l'estomac, se changeant après midi en douleur fouillante dans tout l'épigastre et se perdant le soir seulement par une émission de vents, (*Après dîner*). Violente céphalalgie pressive, surtout dans l'occiput. Pression dans les yeux; propension à les fermer sans sommeil. Somnolence, mais les douleurs des jambes l'empêchent de dormir. Pression dans le creux de l'estomac, avec tiraillemens et pressions très-douteuses dans les globes des yeux; pas de goût pour le travail. (*Après souper*.) Frisson. (*Après avoir pris du café*.) Le pouls faible se releva, s'interrompit moins et monta à cinquante à soixante pulsations. (*En général.*) Langue blanchâtre, couverte à la pointe de petits aphthes d'un jaune sale, causant une sensation comme si l'épiderme allait se lever. Resserrement dans le gosier et pression d'estomac. Nausées cessant par à peu par des éructations. Sensation désagréable dans la partie inférieure de la poitrine, surtout dans la région du creux de l'estomac; douleurs comme si les viscères de la poitrine étaient serrés les uns contre les autres. Pression et plénitude dans le bas-ventre. Toux sèche, assis, troublant la sieste.

En aspirant. Douleur tensive depuis le creux de l'estomac jusqu'à la clavicule gauche. Petit élancement douloureux dans le côté gauche de la poitrine, précisément où les côtes cessent. Augmentation —d'une pression douloureuse au milieu du sternum; — d'une douleur de foulure dans l'intérieur de la poitrine. Élancemens sourds dans le foie.

Par le toucher. Augmentation — d'une pesanteur dans les deux tempes, jusqu'au milieu des oreilles; — des douleurs de cuisson aux angles internes des yeux. Sensibilité douloureuse, si l'on touche même légèrement quelque partie du corps, elle fait encore mal long-temps après.

En lisant. Myopie. Fréquens tressaillemens et pression dans le globe de l'œil gauche. Grande somnolence, le matin.

En écrivant. Douleur resserrante dans la partie charnue du pouce droit. Tremblement des mains.(*Après avoir écrit*.) Paralysie du bras.

Après le coït. Tension pressive au dessous des côtes, sans indice de flatuosités. Sueur abondante avec abattement et démangeaisons cuisantes de la peau.

Par le mouvement. En général. Diminution d'une forte douleur dans les reins, assis et couché.

Par la transpiration. Cessation le matin d'une démangeaison très-pénible au bas-ventre toute la nuit.

POSITIONS.

En repos. Déchirement dans l'os du coude gauche. Vives douleurs rhumatismales dans la partie antérieure de l'extrémité inférieure du bras gauche jusque dans le pouce. Violens élancemens dans le métatarse et les doigts du pied, partant des chevilles. Tiraillement continuel de paralysie dans la jambe gauche, descendant jusqu'au genou, comme dans la fascia lata.

Au lit. Lassitude. Mal de tête. Douleur tiraillante dans l'occiput. Pression sourde dans la rate, le soir, en étant couché sur le côté gauche, diminuant en se couchant sur le côté droit. Fréquens et violens éternumens.

Couché. Brisure des muscles du dos et de la nuque, après une nuit paisible; en étant couché dans le lit ou assis. Pression sourde dans la rate, le soir au lit, en étant couché sur le côté gauche, diminuant en se couchant sur le côté droit.

Assis. Abattement. Douleurs de différentes espèces dans toutes les parties du corps. Violente douleur pressive dans le front. Douleur resserrante dans les muscles de tout le corps, tantôt dans les membres supérieurs, tantôt dans les membres inférieurs. Douleur térébrante dans toute la tête, dans les cuisses, dans les tibias et les tarses. Brisure des muscles de la nuque et du dos. En se levant de dessus son siège raideur dans le dos et violente douleur dans les lombes gauches, nelui permettant de remuer le corps qu'au bout de quelque temps, tandisque assis il peut se mouvoir dans toutes les directions, sans douleur. Cessation d'une douleur resserrante qu'il éprouvait, debout ou en marchant, dans la partie charnue du pouce gauche. Douleur déchirante — dans la cuisse droite; — depuis le genou droit jusque dans les doigts du pied; — dans l'articulation du genou droit. Les articulations des genoux douloureuses, tout au matin, après s'être levé. Pression, comme résultant d'une meurtrissure, au côté interne des muscles des mollets. Déchirement dans la surface externe du mollet droit. Douleur comme lancinante à la cheville externe du pied gauche. Élancemens dans la surface inférieure des talons. Déchiremens tiraillans—sur le côté inférieur du gros orteil droit; — dans la plante du pied droit. Les douleurs, presque de toute espèce, dans les extrémités inférieures se font sentir debout, rarement quand on est assis. Tranchées spasmodiques, vers la colonne vertébrale, immédiatement au dessous du diaphragme, semblables à de violentes crampes d'estomac, passant rapidement. Pression et tiraillement douloureux, partant du côté gauche du foie et s'étendant vers le droit. Tension dans la partie inférieure de la poitrine, lui coupant la respiration.

En se remuant. Fort tremblement des mains. Tension dans la partie inférieure de la poitrine, assis, lui coupant la respiration.

En se levant. Raideur dans le dos et violente douleur dans les lombes gauches, ne lui permettant de remuer le corps qu'au bout de quelque temps.

Debout. Douleur tiraillante, sécative dans le front. Douleur resserrante dans la partie charnue du pouce gauche. Violent déchirement avec sensation de froid dans la fesse gauche, diminuant debout, pendant huit jours. Violent déchirement dans l'articulation du genou droit, debout et assis. Exacerbation de la douleur dans les jambes, de sorte qu'il doit ou marcher ou s'asseoir. Pression comme résultant d'une meurtrissure, au côté interne des muscles des mollets; diminuant debout. Faiblesse des jambes, de sorte que son corps vacille sans cesse. Élancement pénétrant dans les doigts du pied gauche. Les douleurs presque de toute espèce dans les extrémités inférieures se font sentir presque toujours quand on est debout. Douleur comme pressive sur le côté droit, dans la région du bord supérieur de l'estomac, debout. Douleur dans les lombes, comme de faiblesse, augmentant quand il se tient debout. Douleur comme de brisure dans les reins, surtout debout.

En se penchant. Douleur comme de faiblesse dans la colonne vertébrale. En penchant la poitrine en avant, dans le côté gauche, précisément où les côtes cessent, élancement à chaque aspiration. Coryza, avec obstruction du nez, surtout en se baissant.

En marchant. Grande lassitude, aussitôt qu'il marche un peu vite. Mieux-être en marchant le plus lentement possible. Violent déchirement avec sensation de froid dans la fesse gauche, très-violent; diminuant, en marchant, pendant huit jours. Sciatique pendant vingt-quatre heures, en marchant. Déchirement dans la cuisse droite. Tiraillement rhumatismal dans le côté externe des deux cuisses, comme dans la fascia lata, après avoir marché. Tiraillement continuel de paralysie dans la jambe gauche, descendant jusqu'au genou comme dans la fascia lata, tant pendant le mouvement que pendant le repos. Douleur (de paralysie) surtout en marchant, au milieu de la partie antérieure de la cuisse droite. Douleur de foulure au côté interne et au côté externe de l'articulation du genou gauche. Douleur comme déchirante dans les plantes des pieds. Les douleurs dans les genoux et les tibias diminuent quand on marche et se perdent par le mouvement. Douleur, comme pressive, sur le côté droit, dans la région du bord supérieur de l'estomac. Douleur comme déchirante, tantôt dans le côté droit, tantôt dans le côté gauche des vertèbres des lombes. Respiration difficile. Transpiration.

En montant. Forte transpiration avec sentiment d'évanouissement, en montant une petite élévation.

Après avoir marché. Brisure des bras et des jambes — le lendemain. Les tubes des os des extrémités supérieures et inférieures, ainsi que toutes les articulations, sont après le mouvement, comme brisés et les muscles douloureux au toucher.

COTÉS DROIT ET GAUCHE.

Du côté droit. Déchiremens saccadés derrière l'oreille. Douleur sourde dans la région temporale. Fourmillement dans l'œil. Tressaillemens fréquens dans le globe de l'œil. Douleur — brûlante, pressive au dessus de l'œil; — resserrante au dessus du sourcil. Frémissemens — de la paupière inférieure; de la paupière supérieure près de l'angle interne. Tintement. Prurit—dans l'intérieur de l'oreille; — démangeant dans le conduit auditif; — chatouillant dans l'oreille. Douleur déchirante dans le conduit auditif, s'étendant jusque dans la mâchoire supérieure et durant plusieurs jours. Fourmillement dans la narine. Prurit chatouillant sur la surface interne de l'index, dans la paume de la main, à la partie charnue du pouce. Picotemens au milieu du côté interne de la jambe et vers le tibia sur le coude-pied. Déchirement dans la mâchoire supérieure. Douleur rhumatismale, tiraillante dans l'articulation de l'aisselle droite. Tiraillement dans le bras. Frémissement de la surface supérieure de l'avant-bras, jusque dans la partie charnue de la main. Déchirement dans l'avant-bras; — violent dans le médius de la main; — tressaillant dans les deux derniers doigts de la main. Douleur resserrante dans la partie charnue du pouce. Déchirement au dessus du petit trochanter. Tressaillement à la partie interne du genou. Douleur — déchirante dans la cuisse; — déchirante et térébrante dans l'articulation du genou; — de paralysie au milieu de la partie antérieure de la cuisse; — déchirante et tiraillante dans les muscles de la cuisse; dans le tibia; — tiraillante dans la jambe; depuis le genou jusque dans les doigts du pied; — déchirante dans la surface externe du mollet; dans la plante du pied; — déchirante et tiraillante sur le côté inférieur du gros orteil; — sourde, lancinante dans les trois derniers doigts du pied; — fouillante dans les doigts du pied. Elancemens tiraillans dans la joue. Pression douloureuse au menton. Douleurs déchirantes dans la mâchoire supérieure. Douleur comme pressive dans la région du bord supérieur de l'estomac. Douleur sourde sur le côté des dernières côtes vraies. Tiraillemens pressifs, douloureux, partant du côté gauche du foie et s'étendant vers le droit. Elancemens sourds, douloureux au dessus de l'extrémité supérieure et antérieure de l'ilion. Sensation de froid — glacial sur le cuir chevelu de l'os frontal, près de sa suture avec le pariétal, la place étant chaude au toucher; — dans l'index de la main, après fourmillement et cuisson.

Du côté gauche. Pression lancinante, pénétrante dans la racine du nez. Douleurs fouillantes dans la bosse frontale. Déchiremens par accès fréquens dans la région occipitale. Déchiremens violens depuis le vertex jusqu'à l'oreille; — pressifs dans toute la partie gauche du cerveau, surtout dans l'orbite et l'os zygomatique. Pression dans la partie supérieure de l'os temporal. Douleur resserrante, pression violente dans la tempe. Déchiremens dans toute la partie gauche du cerveau. Démangeaison pruriante dans l'œil. Tressaillemens fréquens avec pression dans le globe de l'œil, après quoi, humide de larmes. Pression dans les angles de l'œil, comme s'il y avait quelque corps étranger; dans le globe de l'œil, avec tiraillement. Frémissemens avec démangeaison dans la paupière inférieure. Contraction de l'angle interne de l'œil; — de la fissure de l'œil, durant quelques minutes seulement, sans enflure remarquable. Paupières un peu enflées vers l'angle interne de l'œil. Caroncule lacrymale plus grosse pendant plusieurs jours. Prurit dans l'oreille — chatouillant dans la narine; — avec boutons à la partie postérieure de la conque de l'oreille; — cuisant avec boutons au mamelon; — démangeant au coccyx; chatouillant à l'extrémité du coude; sensation de brûlure au dessus du coude; sur le côté antérieur de l'avant-bras, près de l'articulation du métacarpe. Nodosités cuisantes, pruriteuses sur le dos de la main. Prurit démangeant au milieu de la partie antérieure de la cuisse. Picotemens au dessus du jarret. Prurit violent, démangeant, cuisant dans la jambe. Sensation de chaleur au dessous du genou, vers la surface interne supérieure, ainsi qu'à l'extrémité du péroné. Boutons mordicans au dessus du genou; — avec desquamation furfuracée dans la jambe. Prurit démangeant au dessous de la cheville du pied. Elancemens dans la mâchoire inférieure, s'étendant dans la joue; dans l'apophyse mastoïde. Secousse spasmodique, douloureuse dans le dos. Douleur de luxation dans la région sacrale. Douleur, comme de faiblesse, dans les lombes. Déchirement dans le bras; dans l'os du coude. Vives douleurs rhumatismales dans la partie antérieure de l'extrémité inférieure du bras jusque dans le pouce. Douleur—sourde dans l'os du métacarpe tiraillante dans le métacarpe de la main; — resserrante dans la partie charnue du pouce; — déchirante dans la chair, entre le pouce et l'index. Déchirement violent, tiraillant, avec sensation de froid, dans la fesse. Faiblesse du genou. Douleur — déchirante dans l'articulation de la cuisse jusque dans le genou; au côté postérieur de la cuisse, avec sensation de froid; — tiraillante dans le genou. Déchiremens violens dans l'os crural. Paralysie douloureuse de la jambe, surtout dans le jarret. Douleur — tiraillante sur le côté postérieur de la jambe; — de pression dans la jambe; — de foulure au côté interne de l'articulation du genou; — comme lancinante à la cheville interne du pied; — de pression déchirante à la cheville interne. Tressaillement dans le gros orteil. Douleur tiraillante, lancinante, dans les doigts du pied; — déchirante dans la partie charnue du gros orteil, par accès fréquens. Frémissemens de la peau du nez. Battemens rapides d'une artère dans la joue; dans la racine du nez. Elancemens—dans la joue; — fugitif depuis l'œil jusque dans la mâchoire supérieure. Picotemens pénétrans dans un petit endroit, au dessous de la lèvre inférieure. Maux par accès dans la mâchoire supérieure. Douleurs martelantes, déchirantes dans les molaires de la mâchoire supérieure. Douleur tensive, en respirant profondément, depuis le creux de l'estomac jusqu'à la clavicule gauche. Elancemens dans l'hypochondre. Pression—légère, fugitive, revenant de seconde en seconde, sur le côté des dernières côtes vraies; — avec tiraillemens douloureux, partant du côté gauche du foie et s'étendant vers le droit. Battemens douloureux sous les fausses côtes. Elancemens sourds dans la partie latérale de la région de l'os iliaque, antérieur, supérieur. Douleur pinçante dans la poitrine. Engourdissement de la main. Sensation de froid au côté postérieur de la cuisse; dans toute la jambe jusqu'au pied.

NATURE DES SENSATIONS.

Battemens dans la région verticale; de différentes artères à la face; — douloureux dans les hypochondres; — de cœur douloureux; — dans les vaisseaux.

Brisure dans les os et muscles du tronc; — dans les os et muscles des membres en général.

Brûlure douloureuse dans la région frontale; — douloureuse, pressive au dessus de l'œil droit; — douloureuse dans le nez; dans différentes parties du corps; dans la peau des extrémités supérieures.

Contraction de l'angle interne et de la fissure de l'œil gauche.

Cuisson dans les angles internes des yeux; — dans les extrémités supérieures; — dans les extrémités inférieures.

Déchiremens dans la tête entière, saccadés; violens et lancinans; — légers dans la région frontale; — dans la région occipitale; lancinans par accès fréquens; — lancinans, violens dans la région verticale; — dans la région pariétale; saccadés; violens et pressifs; — dans la région temporale; — dans le conduit auditif de l'oreille droite; — dans la peau de la tête; — dans différens tubes osseux, surtout aux extrémités; — violens dans les os et muscles de la tête; — fréquens dans les os et muscles du tronc; — dans les extrémités supérieures; violens, tressaillans; — dans les extrémités inférieures, violens; tiraillans; térébraus; — dans les lèvres; dans les dents; martelans.

Douleurs simples dans le corps entier; — violentes dans la région frontale; — spasmodiques dans les os et muscles du tronc; — rhumatismales dans les os et muscles des extrémités supérieures; — très-violentes dans les extrémités inférieures.

Douleurs fouillantes dans la tête entière; — dans la région frontale; — dans les extrémités inférieures; — dans l'épigastre.

Douleur resserrante dans la région temporale; — au dessus du sourcil droit; — dans les muscles de tout le corps; — dans les os et muscles des extrémités supérieures.

Douleurs sécatives dans la région frontale.

Douleurs sourdes dans la tête entière; — dans la région frontale; — dans la région temporale; — dans les os et muscles des extrémités supérieures.

Ecorchure de la paroi interne du nez; — de la langue.

Elancemens dans la région pariétale; — dans la peau du tronc; — dans les os et muscles de la tête; — violens, piquans dans les os et muscles du tronc; — dans les os et muscles des extrémités supérieures; — dans les os et muscles des extrémités supérieures; — dans la joue gauche; tiraillans dans la joue droite; fugitifs depuis l'œil gauche jusque dans la mâchoire supérieure; — dans les hypochondres; petits et douloureux; sourds; —dans la région lombaire; — sourds dans la région iliaque; sourds et douloureux; — dans la poitrine; passagers; — dans l'urètre.

Embarras dans la tête entière.

Enflure des paupières; — des gencives.

Faiblesse dans le corps entier; — dans les os et muscles du tronc; — dans les membres en général.

Fourmillement dans l'œil droit; — dans les extrémités supérieures; — à l'anus.

Frémissemens des paupières; — dans les os et muscles des extrémités supérieures; — de la peau du nez.

Inflammation de la paroi interne du nez.

Lassitude dans le corps entier; — dans les membres en général.

Malaise dans le corps entier; dans l'estomac.

Paralysie (Sensation de) dans les extrémités supérieures et inférieures; — dans la région iliaque.

Pesanteur dans le corps entier; — dans la tête entière; — dans la région pariétale; — dans la région temporale; — dans les membres en général; — pressive dans l'estomac.

Picotemens légers dans différentes parties du corps; — pénétrans dans la peau du tronc; — dans la peau des extrémités inférieures; — pénétrans dans les os et muscles des extrémités supérieures; — pénétrans au dessous de la lèvre inférieure; — pénétrans dans les hypochondres.

Pincemens dans l'épigastre; — dans le ventre; — dans la région ombilicale; — douloureux dans la poitrine.

Pression — sourde dans la tête entière; douloureuse par accès; — lancinante, pénétrante dans la région frontale; — sourde dans la région occipitale; douloureuse; — dans la région temporale; violente; douloureuse; — dans les angles et les globes des yeux; — douloureuse dans la peau de la tête; — douloureuse dans les os et muscles de la tête; — violente, subite dans les os et muscles du tronc; — térébrante; spasmodique et tiraillante; — douloureuse dans les extrémités inférieures; déchirante, — douloureuse dans le menton; — spasmodique, tiraillante dans l'œsophage; — dans l'estomac; — dans l'épigastre; — dans le ventre; — dans les hypochondres; tensive; sourde; légère, fugitive; — dans la région lombaire; violente; — douloureuse dans la poitrine; spasmodique, tiraillante.

Pression (Douleur comme de) dans les os muscles des extrémités inférieures; — dans l'épigastre.

Prurit dans les angles des yeux; — dans les oreilles; — dans le nez; — sur la peau en général; — sur la peau de la tête; avec boutons; — sur la peau du tronc; avec boutons; — sur la peau des extrémités supérieures; avec boutons; — sur la peau des extrémités inférieures; — avec boutons; — à l'anus; — dans le pénis; — dans le vagin.

Raideur du corps en général; — dans le tronc; — dans les extrémités inférieures.

Resserrement dans la gorge.

Rétraction douloureuse dans l'estomac; — douloureuse du ventre.

Sécheresse des yeux; — du nez; — de la peau en général; — des lèvres.

Sensibilité douloureuse du corps entier; — des parois intérieures du nez; — de la peau en général; — de la peau des extrémités supérieures; — dans les os et muscles des membres en général; — des gencives; — des dents; — du palais.

Serrement dans les extrémités inférieures; — de la poitrine.

Tension dans l'épigastre; — dans la poitrine.

Térébration dans la tête entière; — dans la région verticale; — dans les os et muscles des extrémités inférieures.

Tiraillemens dans la tête entière; dans toutes les directions; — dans la région frontale; très-douloureux; déchirans; de peu de durée; — dans la région occipitale; — très-douloureux dans la région temporale; — très-douloureux dans les globes des yeux; — dans la peau de la tête; — douloureux dans les os et muscles de la tête; — dans les extrémités supérieures; — dans les extrémités inférieures; rhumatismaux; continuels de paralysie; — spasmodiques dans le menton. — douloureux dans les dents; — spasmodiques dans l'épigastre; — pressifs, douloureux, dans les hypochondres; — spasmodiques dans les aines; — légers dans la poitrine; — dans les testicules; — spasmodiques.

Tranchées dans l'épigastre; — dans le ventre; — dans l'hypogastre; — dans la région ombilicale.

Tressaillemens fréquens, sans douleur, dans la région temporale; — fréquens dans les globes des yeux; — dans les os et muscles des extrémités inférieures; — dans les muscles du front; — se succédant rapidement dans l'épigastre; — rapides dans le ventre; — violens dans la région lombaire; — rapides dans la poitrine.

Tremblement du corps entier; anxieux; illusoire; — des membres en général.

SYMPTOMATOLOGIE.

FACULTÉS INTELLECTUELLES.
Mémoire affaiblie.

FACULTÉS AFFECTIVES.
Affections. Humeur inquiète (3). Tristesse (3). Mélancolie (3). Humeur très-capricieuse (2); rêveuse. Irritabilité (2). Indifférence (2). Indisposition pour toute espèce de travail. Tout lui déplaît. Grande distraction. Apathie momentanée. Loquacité. Grande franchise. Humeur très-gaie, par accès. Grande résolution. Découragement violent.

FACULTÉS SENSITIVES.
Corps entier. Abattement (2). Anxiété générale. Lassitude extraordinaire. Malaise violent. Accès subit comme de syncope. Evanouissement. Tremblement.

Tête entière. Grand embarras (3) — avec douleur;—avec tiraillemens. Pulsation. Etourdissemens (2). Vertiges (3) —fréquens;— par accès subit, avec alourdissement; — avec sensation de pesanteur; — de peu de durée; —violens. Sensation de contraction et comme d'hébétement. Compression du cerveau avec pesanteur. Congestions.

Céphalalgie — pressive (2); — sourde (2) par accès fréquens; — avec pesanteur; — comme après un trop long sommeil;—pendant laquelle, la tête paraît plus grosse. Maux de tête très-violens. Déchirement presque continuel avec pesanteur et brisure. Elancemens sourds, subits, comme térébrans. Douleurs empêchant de soulever la tête, la nuit. Toutes les douleurs se font sentir dans la profondeur du cerveau.

Région frontale. Serrement au dessus du nez avec sensation de pesanteur et de pression. Tournoiement subit, ou sensation comme d'un vent coulis au dessus de l'œil gauche, près de la racine du nez. Elancement, puis pression. Picotemens dans le côté droit.

Céphalalgie (3) — étourdissante; — avec pesanteur, au dessus du nez,— comme ulcérée, avec battement. Pression (3) — douloureuse; — avec sensation de pesanteur sur une petite place du côté gauche; — déchirante, surtout au dessus de la cavité des yeux, répondant à la racine du nez. Frémissement douloureux à une petite place du côté droit. Térébration douloureuse du dedans au dehors, dans le côté gauche. Constriction douloureuse avec élancemens au dessus de l'œil gauche, la douleur commençant à la racine du nez et passant derrière la bosse frontale gauche: la place au dessus de l'œil était ensuite sensible à la pression. Déchirement (2) — légers au milieu du front, plutôt à l'extérieur; —violent dans le côté droit;—violens, insupportables, avec pesanteur dans la tête en se baissant et ardeur dans l'œil droit; — avec élancemens dans le côté droit, se dirigeant vers l'oreille droite. — Elancemens (2) — excessivement douloureux au fond du front; — dans une petite place au dessus de l'œil gauche;—sourds, térébrans, pressifs au dessus de l'œil gauche; — au milieu du front, plutôt à l'extérieur; — pressifs dans la cavité de l'œil droit; — au dessus de l'œil gauche, comme produits par un instrument pointu.

Région occipitale. Embarras et pesanteur avec propension des paupières à se fermer. Sensation dans l'occiput comme s'il allait se vider.

Céphalalgie — sourde; — violente, pressive, avec sensation de pesanteur aux deux côtés. Douleur — pressive; — comme si l'on y enfonçait un coin. Déchiremens (2), — avec violens élancemens au côté gauche. Elancemens sourds, térébrans, pressifs. Violens picotemens dans le côté gauche.

Rég. verticale. Céphalalgie, avec chaleur dans les yeux. Pression; — douloureuse dans l'occiput s'étendant par dessus le vertex dans le front. Léger tiraillement continuel dans tout le haut de la tête. Picotemens — au côté droit; — violens, s'étendant dans toute là tête. Petits élancemens excessivement douloureux au côté gauche, la place étant très-sensible au toucher. Violens déchiremens, causant des douleurs comme de meurtrissure au toucher.

Rég. pariétale. Pression (2) — dans les deux côtés; — sourde dans le côté gauche; — violente, avec quelques battemens, dans les deux côtés; — douloureuse, avec pesanteur, dans le côté droit. Battemens — dans le côté droit; — douloureux, comme dans un abcès, dans le côté droit.

Céphalalgie, presque comme des battemens, dans le côté gauche. Douleur — constrictive aux deux côtés; — de brisure dans le côté gauche de la tête; — déchirante et tiraillante dans le côté gauche; — de brisure violente dans tout le côté droit, s'étendant jusqu'à l'œil. Elancemens — sourds, douloureux au dessus du côté droit; — légers dans le côté droit. Violens déchiremens dans le côté droit.

Rég. temporale. Pesanteur. Tension. Elancemens et secousses dans la tempe gauche. Céphalalgie resserrante partant des deux tempes. Pression (2) — insupportable et battemens dans la tempe droite avec grande tristesse: la douleur descendant ensuite vers le cou où elle cesse. Déchiremens — légers dans la tempe gauche, vers l'oreille; — violens dans la tempe droite; — terribles dans la tempe gauche, au fond du cerveau.

VISION.
Sensation. Chaleur (2) — dans les yeux; — dans l'œil droit avec sensation de constriction douloureuse pendant une heure. Prurit (2) — dans l'œil droit. Sensation comme si les yeux étaient tirés en arrière, surtout à une vive lumière. Pression (2) — dans les yeux comme s'il y avait quelque corps étranger; — dans l'œil droit avec larmoiement; — excessivement douloureux avec tournoiement au fond de la cavité de l'œil droit. Déchirement violent, douloureux au fond de l'œil droit.

Fonction. Vue trouble. Difficulté à bien ouvrir les yeux. Il ne distingue pas bien les distances.

Texture. Yeux ternes. Œil gauche enflammé. Rougeur de l'œil gauche; des angles des yeux.

AUDITION.
Sensation. Prurit (3) — violent; — passant en se curant les oreilles avec le doigt. Bruissement (2) — dans l'oreille gauche avec diminution de l'ouïe pendant quelques instans. Chaleur et cuisson dans l'oreille droite, descendant jusqu'au coin de la mâchoire inférieure. Sensation comme de picotemens produits par quelque corps étranger, dans l'oreille gauche. Elancemens (2) — dans l'oreille droite. Sensation de tension au bord de la conque de l'oreille. Battemens dans les parties extérieures de l'oreille gauche, durant dix minutes. Tiraillement. Déchiremens—passagers dans l'oreille droite;— excessivement douloureux dans l'oreille gauche.

Texture. Ulcère dans l'oreille droite avec douleur dans cette oreille, en avalant.

Fonction. Ouïe un peu dure (3).

OLFACTION.
Sensation. Prurit au fond de la narine droite, avec envie d'éternuer. Ardeur dans les narines, comme si elles étaient écorchées. Sensation continuelle de coryza dans le nez, avec enflure. Fréquens besoins de se moucher, mais il ne sort que peu de mucus nasal.

Fonction. Obstruction du nez (3); de la narine gauche.

Texture. Croûtes dans les narines (3).

GUSTATION.
Sensation. Goût — amer (2) — muqueux; — de sang; — infect; — dépravé.

TACT.
Peau en général. Prurit (3); — avec éruption de dartres; — violent, avec boutons. Chaire de poule avec fortes démangeaisons. Démangeaisons à différentes parties du corps, avec boutons rouges.

Peau de la tête. Prurit (3); — violent sur tout le cuir chevelu jusqu'à la nuque; — à la partie antérieure du cuir chevelu; — au côté gauche de la tête. Sensibilité extrême des tégumens de la tête. Petites places écorchées sur le cuir chevelu, pruriteuses. Petits boutons rouges, avec violent prurit, sur le cuir chevelu. Prurit au dessus du front. Gros boutons épars, comme des pustules, sur le front, sans prurit. Boutons pruriteux, suppurans sur le front. Bouton douloureux à la tempe. Prurit — continuel sur le nez; — à l'aile droite du nez; — à côté du nez. Rougeur et écorchure de la peau du nez, au point de contact avec la lèvre supérieure. Éruption au coin de la bouche. Boutons suppurans à l'angle gauche de la bouche et au menton. Quantité de petites pustules, pleines d'eau, autour de l'angle gauche de la bouche. Plusieurs boutons, sans prurit, au côté gauche de la bouche. Plusieurs boutons, avec tension, à la lèvre supérieure et à l'inférieure. Au dessous du nez, deux pustules plates, longues, pleines de pus, dont les croûtes restent plus de quinze jours. Prurit — à la mâchoire inférieure, du côté gauche, jusque derrière l'oreille (2); — au dessous de la mâchoire inférieure. Une place rude, très-pruriteuse, comme une dartre, avec démangeaisons, à droite au dessous du menton.

Peau du tronc. Cou. Prurit au côté gauche (2). Boutons pruriteux (2) — sur la partie antérieure.

Épaule. Prurit — sur l'épaule droite; — violent sur l'épaule gauche.

Dos. Fourmillemens comme produits par des insectes.

Poitrine. Exanthème de petits boutons (2) gros comme une lentille, rouges, durs, causant des démangeaisons et des cuissons. Prurit (2) — violent avec boutons. Brûlure sur le sternum.

Ventre. Prurit (2). Pincemens comme de puces.

Aines. Sensation d'écorchure, pendant les règles.

Coccyx. Violent prurit.

Peau des extrémités inférieures. Hanches. Pincemens comme de puces. Prurit à la hanche gauche; à la hanche droite; au-dessus de la hanche droite.

Cuisses. Prurit au côté interne de la cuisse. Légère brûlure, au dessus du genou.

Jambes. Petite tumeur rougeâtre, dur au toucher comme un furoncle, sur la jambe droite. Prurit au côté interne du genou droit, dans les jarrets. Bouton pruriteux sur le genou. Bouton sur le tibia, avec sensation de brûlure.

Pieds. Petits boutons rouges, causant des douleurs d'écorchure, sur les coudes-pieds et la racine des doigts. Prurit au bord interne du pied droit (2), au talon (2). Exanthème de petits boutons rouges, causant des démangeaisons et des cuissons: les pieds en sont couverts jusqu'au milieu des mollets, pendant deux jours. Brûlure dans la plante du pied droit. Prurit à la plante du pied droit. Douleur violente, lancinante dans un cor (2).

Peau des extrémités supérieures. Bras. Prurit — dans le bras droit (3); — au côté interne du bras droit; — violent dans les bras et après s'être lavé mordications et brûture, par accès fréquens. Douleur d'écorchure au toucher, avec enflure, dans le bras droit.

Avant-bras. Prurit — violent à l'avant-bras droit; au côté interne de l'avant-bras droit, et ensuite quantité de petits boutons pruriteux; au bord interne de l'avant-bras gauche; — brûlant dans la région du pouls des deux avant-bras.

Mains. Prurit (2). Quantité de petits boutons secs, rougeâtres. Exanthème de petits boutons rouges, durs, causant des démangeaisons et des cuissons sur la main gauche. Boutons blancs sur la main droite, avec une aréole rouge, et causant de fortes démangeaisons. Doigts exulcérés les uns après les autres. Panaris à la suite d'une piqûre d'épingle. Plusieurs boutons non pruriteux sur le dos de la main et entre le medius et l'annulaire.

Poils. Chute des cheveux. Tension dans le sourcil gauche.

MOUVEMENS VOLONTAIRES.
Os et muscles en général. Brisure du corps, surtout des articulations des bras et des muscles du ventre.

De la tête. Douleurs térébrantes et fouillantes dans les os zygomatiques. Tiraillemens douloureux dans le côté droit de la tête, avec élancemens dans les oreilles. Violens déchiremens dans la joue gauche. Déchiremens dans la mâchoire inférieure (2) — dans le côté gauche. Elancemens très-légers dans l'os pariétal gauche. Grande sensibilité de l'os de la cavité de l'œil, pendant la menstruation.

Du tronc. Cou. Tension douloureuse dans le côté droit du cou avec tressaillemens dans l'oreille gauche. Déchiremens dans les tendons du côté gauche du cou.

Nuque. Raideur. Tension. Sensibilité douloureuse à la pression. Elancement. Picotement dans le côté droit, se dirigeant vers l'oreille gauche.

Dos. Douleur lancinante et déchirante au bord interne de l'omoplate droite; au bord interne de l'omoplate gauche, dans l'os. Plusieurs violens élancemens, comme produits par des coups de couteau, entre les épaules.

Poitrine. Elancemens sourds, douloureux et comme térébrans dans le sternum.

Reins. Douleur avec raideur.

Parties sexuelles. Pression douloureuse vers les parties génitales. Elancemens fugaces à travers le périnée vers l'anus et les parties génitales.

Des membres en général. Grande lassitude dans les mains et les pieds. Grande faiblesse subite.

Des extrémités supérieures. Épaules. Pression. Forte tension, faiblesse, fatigue dans les articulations. Manque de force dans l'épaule droite. Déchirement violent dans l'articulation de l'épaule droite; douloureux, perçant.

Bras. Lassitude (2). Manque de force. Sensation comme de paralysie et de luxation dans le bras gauche. Le bras droit douloureux, en voulant saisir quelque objet. Lourdeur dans le bras droit. Déchirement. — dans le coude gauche; — douloureux dans le coude droit; — violent à l'extrémité du coude droit; au côté interne et au côté externe du bras gauche, comme dans l'os. Élancemens dans le coude droit, puis dans le gauche. Douleur de brisure dans le bras droit, dans l'os, diminuée par une forte pression.

Avant-bras. Sensation de paralysie. Douleur très-forte, térébrante, lancinante au dessous du coude, au bord du radius, s'étendant jusqu'aux doigts qui en sont comme paralysés pendant deux minutes. Déchirement au dessus du métacarpe, s'étendant jusque dans la main. Élancemens et déchiremens au côté interne de l'avant-bras gauche, par accès fréquens.

Carpe. Déchiremens violens dans l'articulation de la main droite; picotemens douloureux. Douleur comme d'ulcération à une petite place du dos de l'articulation de la main droite. Tiraillemens spasmodiques dans les tendons de l'articulation de la main gauche. Douleur de luxation et d'ulcération à une petite place au milieu de l'articulation de la main gauche. Douleur très-forte, comme si les tendons étaient déchirés, au côté interne de l'avant-bras, près du pouce : même sensation dans l'autre bras, mais du côté externe dans la direction de l'index. Élancemens dans le poignet droit, en voulant saisir quelque objet, devenant plus cruels en rapprochant le pouce de l'index, et après la cessation de la douleur dans la main droite, elle se manifeste dans la gauche. Douleur cruelle, comme de meurtrissure, dans la région de l'articulation de la main, à l'endroit du pouls.

Mains. Tremblement. Raideur. Lourdeur. Manque de force. Sensation de faiblesse dans les doigts, grande faiblesse, surtout dans la main droite. Élancemens dans l'articulation de l'index de la main droite.

Des extrémités inférieures. Hanches. Douleur terrible dans la hanche droite, comme si le sacrum était rompu.

Cuisses. Élancemens — fugaces dans la cuisse gauche; — perçans au milieu de la cuisse. Sensation de meurtrissure au dessus du jarret.

Jambes. Grande lassitude, surtout dans les jambes (3); dans les jarrets; violente dans la jambe droite, pendant les règles. Crampes dans la jambe gauche; — violentes dans les mollets. Élancemens — fugaces dans la jambe gauche; — violens dans l'articulation du genou gauche (2). Picotemens — au milieu du tibia gauche; — violens au côté interne du genou droit, comme dans l'os. Froideur et douleur dans le genou gauche, en voulant l'étendre après l'avoir laissé quelque temps ployé. Douleur battante dans le péronée droit, avec déchiremens remontans jusqu'au genou.

Tarses. Douleur déchirante, tiraillante, de fracture, avec enflure, comme si l'articulation allait se déboîter, dans un pied que le sujet s'était démis dans son enfance. Forts élancemens à la cheville externe du pied droit, avec douleur dans la cheville interne.

Tibia. Pesanteur, Tiraillement et déchirement dans le pied droit. Élancemens dans les gros orteils jusque dans l'articulation du pied; dans le gros orteil du pied droit. Douleur à la partie antérieure de la plante du pied gauche.

EXPRESSION.

Prosopose. Face très-pâle. Teint tantôt très-rouge et tantôt pâle. Face vultueuse et d'un rouge foncé. Rougeur des joues sans chaleur extérieure. Tension douloureuse dans la joue droite. Enflure dans l'intérieur de la joue gauche : après que cette enflure a disparu, il se forme extérieurement sur la joue de petits boutons brûlans pleins d'une sérosité jaune. Enflure de la lèvre supérieure, du nez et de la joue gauche : toutes ces parties sont, pendant l'enflure, douloureuses au toucher. Forte enflure pâle de la lèvre supérieure à la suite de maux de dents sourds. Douleur lancinante dans le menton.

Phonation. Enrouement (2). Bégaiement.

SOMMEIL.

Sommeil. Grande somnolence (3). Sommeil profond (2); paisible; bon ; agité (3); interrompu par différentes affections. Peu de sommeil. Il ne peut s'endormir.

Rêves — pénibles (2); — angoissans; terribles. Rêvasseries (2).

DIGESTION.

Appétit. Manque d'appétit (3) — pour les alimens cuits, mais bon appétit pour le pain. Faim (2)—grande, continuelle.

Soif. Adipie. Soif — pour l'eau froide; — pour le lait;—naturelle ; — inextinguible;— grande (2); — avec grande sécheresse dans le bouche. Grande envie d'eau rougie.

Lèvres — gercées. Cuisson, comme par suite d'une coupure, au bord interne de la lèvre inférieure, du côté gauche. Légers picotemens, comme produits par des aiguilles ou une esquille, dans la lèvre inférieure. (Voy. *Prosopose.*)

Gencives—saignantes à la pression (2); même sans pression; — flétries; — douloureuses (2) — enflées; — ulcérées. Plaie enflammée et douloureuse par elle-même, mais surtout au toucher, comme un ulcère, causant des battemens douloureux, à la gencive, dans une racine cariée.

Dents—paraissant plus longues (2). Légers claquemens des dents comme par le froid. Maux de dents (3)—sourds, suivis d'une forte enflure pâle de la lèvre supérieure; — tiraillans, douloureux (2);—comme si l'on frottait sur le nerf mis à nu ; — tiraillans, comme si les racines étaient arrachées; — térébrans, douloureux. Élancemens dans les dents saines, s'étendant jusque dans les yeux, avec léger saignement des gencives. Douleurs dans les incisives supérieures qui sont douloureuses au toucher. Douleurs sourdes, tiraillantes dans les dents creuses (3). Douleur fouillante et térébrante dans une dent creuse. Violente douleur tiraillante dans une dent molaire creuse de la mâchoire inférieure du côté gauche. Quelques tiraillemens douloureux dans une dent creuse de la mâchoire inférieure, du côté droit. Tiraillemens terribles dans une dent creuse, répondant dans la tempe.

Langue — chargée , jaune. Engourdissement. Brûlure à l'extrémité et enflure à la partie postérieure. Douleurs tranchantes. Une plaie rouge, douloureuse se montre à gauche du filet, au point de contact avec la langue. Petit ulcère profond, causant des douleurs d'écorchure au toucher, sur le bord de la langue, du côté droit.

Palais. Douleur lancinante, passant de là dans le menton.

Cavité buccale. Ardeur et chaleur, sans soif. Grande sécheresse avec soif. Enflure. Engourdissement. Tension douloureuse.

Gorge. Grande sécheresse (2). Chatouillemens excitant à tousser (2). Grattemens (2)— avec mucosité ; — avec cuisson, excitant une toux sèche; — avec brûlure, comme après avoir mangé quelque chose d'empyreumatique; — violens : la gorge est comme écorchée. Rudesse. Brûlure. Maux de gorge (2)—fréquens.

Nausées. Malaise (2). Envies de vomir : cependant il ne vomit que de l'eau avec malaise.

Rapports. Éructations (3); — à vide (2); — ayant le goût des alimens.

Estomac. Sensation de froid glacial. Gargouillemens. Sensation de vide, même après avoir mangé. Grande mollesse, comme après s'être abstenu long-temps de nourriture, avec envie de vomir. Estomac comme gâté avec goût dépravé dans la bouche. Pression — cruelle ; — comme après avoir mangé.

Épigastre. Plénitude et anxiété dans les régions précordiales. Gargouillemens dans le creux de l'estomac, à gauche. Ballonnement gazeux et légers pincemens. Tension et élancemens. Brûlure dans le creux de l'estomac, extérieurement et en même temps fréquens picotemens. Violens pincemens dans le côté droit. Pression cruelle partant du creux de l'estomac en montant dans la poitrine.

Ventre. Ballonnement (3)—du côté gauche avec besoin d'aller à la selle ; — avec douleurs dans le bas-ventre;—gazeux du bas-ventre (2). Borborygmes (2)—avec constipation;—comme après un purgatif. Froid. Tournoiement violent. Pincement (2). Élancemens. Picotemens comme produits par des aiguilles. Extrême sensibilité tant à l'intérieur qu'à l'extérieur. Douleurs presque comme de brûlure dans les deux côtés. Tranchées (2)—terribles. Coliques. Espèce de coliques (2) — dans les intestins; — avec tremblement et claquement des dents de froid : douleurs très-violentes. Maux de ventre avec un peu de froid. Déchiremens dans le bas-ventre. Douleur spasmodique dans le bas-ventre. Douleurs très-violentes dans le bas-ventre, comme si tout y était desséché. Douleur d'exulcération et déchirement dans le bas-ventre.

Hypogastre. Douleur comme si le ventre était exulcéré, du côté gauche au côté droit de l'hypogastre. Tranchées, montant vers l'estomac, par accès fréquens.

Mésogastre. Brûlure passagère , intérieure. Picotemens. Pincemens. Douleur lancinante. Maux de ventre terribles.

Hypochondres. Picotemens—très-sensibles au dessous du côté gauche; — fréquens dans la région des fausses côtes du côté droit, près du dos; — violens au dessous de la dernière fausse côte du côté gauche et du côté droit;— lents et sourds sur la dernière fausse côte du côté droit; — legers en avant de la dernière côte du côté gauche, s'étendant jusque dans la poitrine; — brûlans dans la région des fausses côtes du côté gauche; — accompagnés d'une douleur particulière, indéfinissable, dans la région des fausses côtes du côté droit.

Rég. lombaire. Douleur lancinante. Grande pesanteur.

Aines. Pincemens; fréquens picotemens dans l'aine droite. Violente douleur comme constrictive dans l'aine droite.

Anus. Fort prurit comme produit par des ascarides. Cuissons. Ardeurs. Élancemens fugaces à travers le périné vers l'anus et les parties génitales. Douleur pressive, très-violente, au fond de l'anus.

Défécation. Irrégularité dans les selles. Épreintes. Besoin d'aller à la selle (2); violent; douloureux. Sensation comme si la diarrhée allait suivre, après une selle de consistance convenable. Constipation. (Voy. *Matières fécales.*)

RESPIRATION.

Poitrine en général. Oppression et chaleur. Pesanteur. Serrement dans le milieu de la poitrine, avec légers élancemens en aspirant. Pulsations visibles au dessus du sein droit, près de la clavicule. La poitrine douloureuse à la pression. Picotemens violens dans le côté droit de la poitrine, au dessous de l'aisselle. Pression — au dessous du sternum ; — spasmodique, comme s'il s'était surchargé l'estomac. Élancemens (2) — dans le côté droit de la poitrine; — au milieu de la poitrine; — dans le côté gauche de la poitrine; — douloureux au milieu du sternum; — comme avec une alêne, au dessus du sein gauche, s'étendant quelquefois à travers le dos; — se succédant souvent en avant dans la profondeur de la poitrine, sans influence sur la respiration; — d'avant en arrière, augmentés par une aspiration profonde. Douleurs tranchantes et brûlantes au milieu de la poitrine, plutôt extérieures.

Respiration. — oppressée; difficile. Haleine courte au moindre effort.

Trachée. Chatouillement excitant à tousser.

Toux. — Excitée par des grattemens et des chatouillemens dans le cou (2); par un chatouillement dans la trachée-artère, dans la poitrine. Toux sèche.

Hoquets. — Fréquens et longs. Disposition aux hoquets qui ne remontent cependant que jusqu'à mi-gorge.

Bâillemens. Beaucoup de bâillemens (2).

Éternuemens. Fréquens éternuemens (2).

CIRCULATION.

Cœur. Serrement avec tension dans les tempes et pression sur le sternum. Battemens — avec malaise et frissonnement; — visibles surtout dans le creux de l'estomac, avec brûlure sur le sternum; — avec vertiges et mal de tête; avec tremblement de tout le corps et agitation; — avec congestion à la tête, chaleur et soif; — avec tremblement dans les mains.

Vaisseaux. Bouillonnement du sang avec soif. Bouillonnement et chaleurs lui montant au visage. Sensation d'engourdissement dans l'articulation de la main gauche. Fort engourdissement — de la jambe droite; — de la jambe gauche, avec fourmillemens.

Glandes. Sensation, au dessous de la mâchoire inférieure, à gauche, comme si une glande était enflée. Enflure des glandes du cou (2) avec douleurs tensives et tiraillantes.

CALORIFICATION.

Froid. (3) — même auprès du feu; — continuel aux parties non couvertes, au cou, à la poitrine; — avec malaise. Horripilation — avec violent malaise. Mains et pieds constamment froids. Pieds glacés. Froid glacial dans l'estomac. Froid dans le ventre. Frissons qui le font trembler dans une chambre chauffée. Tremblement et claquement des dents de froid avec espèce de coliques. Frissonnemens avec face brûlante.

Chaud. Chaleur (2) — partout le corps (2) — très-grande dans les joues ; — avec anxiété et agitation; — avec oppression de la poitrine; — avec soif. Souvent chaleur fugace. Face brûlante avec frissonnement. Chaleur désagréable et pesanteur dans le bas-ventre, alternant avec une sensation de froid par tout le corps.

Fièvres. Grande chaleur avec sueur. Froid avec soif (2). Fièvre intermittente chaque soir, de sept à dix heures, soit-frisson commençant par un frissonnement dans le dos, avec soif les premiers jours, sans chaleur ou sueur ensuite, et chaque fois violentes douleurs tiraillantes dans le ventre.

SÉCRÉTION ET EXCRÉTION.

Sueur. (5) Surtout à la tête ; — très-abondante; — surtout sur la poitrine; — Forte entre les épaules. Augmentation de l'odeur d'ognon; phénomène morbide existant déjà chez le sujet, dans les aisselles.

Larmes. Yeux larmoyans. Larmoiement dans l'œil droit. Larmoiement causé par une douleur constrictive au dessus de l'œil gauche.

Chassie. (2). Dans les yeux, dans l'œil gauche.

Cérumen. Disparition d'un écoulement copieux, purulent, infect par l'oreille, lequel durait depuis plusieurs années.

Salive. Afflux d'une grande quantité de salive dans la bouche.

Crachats. Mucosité visqueuse, en grande abondance dans la poitrine : elle ne la détache qu'avec peine et a un goût salé. Mucosité dans le cou avec grattemens.

Mucus buccal. Mucosité avec goût infect dans la bouche : les dents en sont chargées.

Mucus nasal. Coryza fluant (3) — avec tête entreprise. Sensation continuelle de coryza, avec enflure du nez. Coryza sec avec fréquens éternuemens. Quelques gouttes d'eau avec obstruction du nez (2). Mucus liquide. Grande abondance de mucus nasal d'abord visqueux et jaune, puis blanc.

Mucus vaginal. Flueurs blanches (2) — après les règles (2) ; — épaisses comme du blanc d'œuf ; — toutes visqueuses, muqueuses, épaisses ; — abondantes, d'une couleur vert-jaune et si corrosives qu'elles rongent presque les parties génitales et les cuisses.

Matières fécales. Les évacuations n'ont pas lieu en temps convenable et sont trop solides. Évacuations d'excrémens durs d'abord, puis liquides. Selle pénible au milieu de grands efforts. Selle un peu solide de deux en deux jours seulement, et même de trois en trois jours. Selle — molle ; — naturelle, bientôt après l'évacuation ordinaire (2) ; — plus molle et plus régulière qu'auparavant (2) ; — plus copieuse ; — de consistance convenable ; — dure. Diarrhée (2) — avec douleur, après quoi le ventre comme exulcéré ; — forte ; — fréquente. Six selles diarrhéiques dans la journée avec tranchées dans le ventre. Diarrhée tout aqueuse, quatre fois de suite avec épreintes. Évacuation de quelques excrémens liquides, de couleur jaune. Chaque jour, deux selles liquides. Dévoiement — avec coliques ; — avec déchiremens dans le bas-ventre et ténesme dans le rectum.

Matières vomies. Vomissemens d'eau avec malaise ; des alimens avec mucosité.

Urine. Secrétions — fréquentes ; — abondantes (2) ; — peu copieuses. Urine — sédimenteuse ; — d'un rouge foncé ; — d'un vert jaune, ensuite trouble ; — d'un jaune foncé, formant lentement un nuage ; — trouble, comme argileuse, formant un dépôt violet.

Gaz. Odeur infecte par la bouche.

Hémorrhagie accidentelle. Saignement de nez (2) — en dormant. Dents, gencives et lèvres couvertes en s'éveillant de sang caillé. En se mouchant, quelques gouttes de sang sortent chaque fois du nez.

Flatuosités. Fréquentes émissions de vents (3) — puans (2) ; — sonores.

Sang menstruel. Règles — en avance de 4 jours ; en avance de 9 jours, et plus copieuses qu'à l'ordinaire (2) ; — en avance de 8 jours ; — en retard de 6 jours ; — en retard de 2 jours ; mais copieuses et durant moins long-temps qu'à l'ordinaire ; — très-copieuses ; — coulant principalement la nuit. Traces de menstruation, hors de l'époque. Avant et pendant la menstruation, fréquente diarrhée.

ORGANES DE LA REPRODUCTION.

Organes sexuels. Cuissons. Sensation voluptueuse. Violens élancemens du côté droit.

Verge. Bouton rouge, dur, douloureux, qui vient à suppuration.

Urètre. Cuissons (3) — en urinant (2) comme si l'urine passait sur une plaie écorchée ; — chaque fois après avoir uriné. Picotement. Prurit, sans uriner. Orifice enflammé et collé par de la sérosité. Besoins fréquents (2) — mais ne lâchant que quelques gouttes.

Copulation. Après le coït, tête très-entreprise et vertigineuse : il ne peut s'endormir de long-temps.

Pollutions. Deux nuits de suite, pollutions dont une fois avec rêves voluptueux (chez un individu qui n'avait jamais rien éprouvé de pareil).

ÉTIOLOGIE.

RHYTHME.

Le jour. Humeur mélancolique. Grand abattement. Grande lassitude dans les mains et les pieds. Soif. Froid avec mains froides. Chaleur, anxiété et agitation. Beaucoup de chaleur et de soif. Violent besoin d'aller à la selle, trois ou quatre fois par jour. Six selles diarrhéiques avec tranchées dans le ventre. Règles plus copieuses le matin que dans la journée et la nuit.

Le matin. Humeur très-gaie. En se levant, mauvaise humeur pendant une heure. Tête très-embarrassée et entreprise avec tiraillemens. Étourdissement. En se levant de dessus sa chaise, vertige. Céphalalgie pressive, sourde. Debout, accès subit de vertiges ; elle perdit en un instant connaissance. Cerveau comme comprimé avec sensation de pesanteur. Douleur pressive et sensation de pesanteur sur une petite place du côté gauche du front, tout au fond et pressant sur l'œil, pendant quatre minutes. Légers déchiremens au milieu du front, plutôt à l'extérieur. Céphalalgie, comme ulcérée, battement dans tout le front. Violens picotemens dans le côté gauche de l'occiput. Violente céphalalgie pressive avec sensation de pesanteur, surtout à l'occiput. Violens déchiremens au vertex, qui causent des douleurs comme de meurtrissure au toucher ; en outre, légers déchiremens au bord de la conque de l'oreille droite. Quelques légers élancemens dans le côté droit de la tête. Battement dans le côté droit de la tête. Forte douleur de brisure, battement dans tout le côté droit de la tête. Pression insupportable et battemens dans la tempe droite avec grande tristesse : la douleur descendant ensuite vers le cou où elle cesse. Il ne peut pas bien ouvrir les yeux. Yeux larmoyans. Comme un voile devant les yeux. Face très-pâle, pendant plusieurs jours, après s'être levé. Enrouement (2) — avec rudesse dans la gorge. Tous les jours, accès répétés de prurit et de mordication dans les bras. Prurit à la tête, surtout le matin. Raideur dans la nuque, en se levant. Douleur de brisure dans le bras droit, dans l'os. Violente douleur dans le côté interne du bras gauche, comme s'il allait se briser. Déchirement douloureux dans les coudes. Déchiremens au dessus du métacarpe s'étendant jusque dans la main. Violens élancemens dans l'articulation du genou gauche. Crampes dans les mollets, au lit, si violentes qu'il en souffre encore le soir. Soif pour le lait. Langue chargée, jaune. Brûlure à l'extrémité de la langue et enflure à la partie postérieure, et dans toute la bouche, quatre jours de suite, en s'éveillant. Toute la bouche est comme enflée et brûlée avec goût muqueux amer — et sécheresse dans la gorge (2), en s'éveillant. Engourdissement de toute la bouche et de la langue, en s'éveillant. Grattemens et mucosité dans le cou. Douleur fouillante dans une dent creuse. Éructations à vide, plusieurs jours de suite, à jeun. Éructations ayant le goût des alimens. Gargouillemens dans l'estomac. Grande mollesse dans l'estomac, avec envies de vomir. Ballonnement gazeux et légers pincemens dans la région de l'estomac. Ballonnement gazeux du ventre avec borborygmes. Tournoiement et tranchées dans le ventre pendant un quart d'heure. Tranchées dans le bas-ventre. Coliques avec diarrhée. Pincement dans le ventre, comme s'il devait aller à la selle, en s'éveillant. Tranchées dans l'hypogastre, montant vers l'estomac, par accès fréquens. Brûlure passagère, intérieure autour du nombril. Élancement lent et sourd sur la dernière fausse côte du côté droit. Besoin d'aller à la selle, sans résultat, avec émission de vents. Picotemens dans le côté droit de la poitrine, au dessous de l'aisselle, si violens qu'ils la font crier. Toux excitée — par un chatouillement dans la trachée-artère ; — par un chatouillement dans la poitrine. Toux sèche, pendant une heure. Éternuement en s'éveillant. Disposition aux hoquets, qui ne remoutent cependant que jusqu'à mi-gorge. Froid de six à neuf heures environ : tout son corps était froid extérieurement ; pincement dans le ventre, sans chaleur ensuite et sans soif. Malaise et froid. Violent malaise et horripilation au point de ne pouvoir se réchauffer ; ensuite vertige laissant des maux de tête. Froid, trois jours de suite, au lit. Sueur surtout sur la poitrine, pendant huit jours de suite, de cinq à neuf heures. Larmoiement. L'œil gauche collé. Yeux collés. Coryza sec avec fréquens éternuemens. Forte diarrhée — avec douleur, après quoi le ventre est comme exulcéré. Selle molle. Selle comme à l'ordinaire. Fréquente diarrhée. Deux selles liquides, chaque jour jusqu'au trente-et-unième jour, le plus souvent le matin. Dents, gencives et lèvres couvertes de sang caillé, en s'éveillant. Saignement du nez. Émission de vents puans. Fréquentes émissions de vents sonores, puis ballonnement gazeux et tranchées dans le ventre. Règles plus copieuses que dans la journée et la nuit.

Avant midi. Douleur pressive dans l'occiput, s'étendant par dessus le vertex jusque dans le front. Malaise dans l'estomac, comme pour vomir. Picotemens dans le côté droit de la poitrine, au milieu de pendiculations continuelles.

Après midi. Humeur triste, mélancolique et morose ; en même temps violente céphalalgie. Accès subit, comme de syncope, précisément comme si les objets se retournaient sans dessus dessous. Au dessus de la bosse frontale droite, à une petite place, frémissement douloureux. Violente pression aux deux côtés de l'occiput dans l'occiput, sensation comme si tout allait en sortir, jusqu'au soir. Élancemens sourds, térébrans, pressifs, dans l'occiput et au dessus de l'œil gauche, dans le front. Violens picotemens au vertex. Douleur comme si le cerveau était comprimé des deux côtés. Céphalalgie, presque comme des battemens, à une petite place du côté gauche de la tête. Déchiremens terribles dans la tempe gauche, au fond du cerveau. Plusieurs déchiremens excessivement douloureux dans l'oreille gauche. Plusieurs violens élancemens, comme produites par des coups de couteau, entre les épaules. Déchirement douloureux, perçant dans l'articulation de l'épaule droite. Violent déchirement au côté externe du bras gauche, comme dans l'os. Douleur battante dans le péroné droit avec déchiremens remontant jusqu'au genou. Grande faiblesse subite dans les mains et les pieds. Faim et soif, contre son ordinaire. Chatouillement dans la gorge, forçant à tousser fréquemment. Espèce de coliques dans les intestins et besoin d'aller à la selle. Fort engourdissement de la jambe droite, dans quelque position que ce soit. Hoquets fréquens et longs. Fréquens baillemens avec somnolence. Chaleur plus forte dans tout le corps. Selle liquide. Excrétion d'urine plus abondante.

Le soir. Mauvaise humeur. Grande faiblesse. Alourdissement dans la tête et douleur comme de brisure. Vertiges à tomber en avant. Élancemens dans le milieu du front. Térébration douloureuse du dedans au dehors dans le côté gauche du front. Légers élancemens extraordinairement douloureux au fond du front. Embarras et pesanteur dans l'occiput avec propension des paupières à se fermer, et sensation comme si les yeux étaient tirés en arrière, surtout à une vive lumière. Souvent de légers élancemens excessivement douloureux au côté gauche du vertex. Violente céphalalgie pressive des deux côtés avec quelques battemens. Violent prurit dans les bras et après s'être lavé, mortification et brûlure, tous les jours. Prurit par tout le corps. Prurit brûlant dans la région du pouls des deux avant-bras. Élancemens dans la nuque. Élancement sourd, douloureux, comme térébrant, dans le sternum. Élancement dans le coude droit, puis dans le gauche. Déchiremens violens dans l'articulation de la main droite. Élancemens dans les gros orteils jusque dans l'articulation du pied. Grande somnolence, de bonne heure. Faim. Soif surtout le soir. Beaucoup de soif, comme après avoir mangé des alimens salés. Maux de dents, au lit. Légers claquemens des dents. Douleur fouillante dans une dent creuse. Maux de dents tiraillans. Térébration douloureuse dans les dents creuses, répondant dans la tempe, au lit. Sécheresse de la bouche et manque d'appétit. Maux de gorge. Douleurs très violentes dans le bas-ventre, comme si tout y était desséché, au lit. Violent tournoiement dans le ventre, avec besoin d'aller à la selle. Gargouillement dans le creux de l'estomac, à gauche. Tranchées dans l'hypogastre, montant vers l'estomac et cessant souvent. Toux excitée par un chatouillement dans la trachée-artère, pendant plusieurs jours. Toux sèche. Beaucoup de baillemens (2) — avec somnolence. Frisson qui le fait trembler pendant quelques instans, en se couchant dans une chambre chauffée. Fièvre intermittente pendant huit jours. Froid. Grande chaleur et sueur. Selle dure. Forte diarrhée. Dévoiement avec coliques. Émission de vents puans (2).

La nuit. Douleurs insupportables dans la tête l'empêchent de la soulever et ne s'appaisent un peu que vers le matin. Cessation d'une violente céphalalgie pressive, avec sensation de pesanteur, surtout à l'occiput. Nez obstrué ; il ne peut respirer par le nez. Fourmillemens comme produits par des insectes en courant le long du dos. Rêves pénibles et réveil à chaque instant. Maux de dents sourds, suivis d'une forte enflure pâle, de longue durée, de la lèvre supérieure. Élancemens dans les dents saines, surtout la nuit, l'empêchant de dormir. Coliques avec diarrhée. Fort balonnement gazeux du bas-ventre qui augmente jusqu'à minuit et disparaît enfin peu à peu par suite d'une émission de vents. Froid continuel aux parties non couvertes, au cou, à la poitrine. Transpiration terrible surtout à la tête, et deux saignemens du nez, en dormant. Dévoiement avec déchiremens dans le bas-ventre et ténesme dans le rectum. Les règles qui, durent moins qu'à l'ordinaire, coulent principalement la nuit. Règles moins copieuses que le matin. Pollutions, deux nuits de suite.

Avant minuit. Des maux des dents tiraillans, très-douloureux, la réveillent et durent une heure, trois nuits de suite.

Après minuit. Règles en retard de deux jours, arrivant le soir en se couchant après minuit; pression douloureuse vers les parties génitales avec grande pesanteur dans les reins; symptômes qui cessent avec l'écoulement menstruel.

CAUSES IMPONDÉRABLES.

En plein air. Céphalalgie, battement dans tout le front. Cessation d'une sensation de pesanteur et comme de compression dans le cerveau. Violente céphalalgie pressive avec sensation de pesanteur, surtout à l'occiput, après avoir marché le matin.

En chambre. Cessation d'une céphalalgie, Cessation d'une violente céphalalgie pressive, avec sensation de pesanteur, surtout à l'occiput, le matin. Élancemens sourds, térébrans, pressifs dans l'occiput et au dessus de l'œil gauche, dans la chambre chaude, après midi. Violente céphalalgie pressive des deux côtés avec quelques battemens, en rentrant dans la chambre, le soir. Douleur constrictive aux deux côtés de la tête, après avoir marché au grand air. Battement dans le côté droit de la tête, en rentrant dans la chambre à sept heures du matin. Toux excitée par un chatouillement dans la poitrine, le matin en rentrant dans la chambre.

Par le froid. Exacerbation d'une douleur fouillante et térébrante dans une dent creuse.

Par la chaleur. Cessation de maux de dents, le soir, au lit.

POSITIONS.

Couché. Augmentation d'une céphalalgie avec pesanteur de la tête. Le siége principal de cette affection est dans le front, au dessus du nez, qui est en même temps un peu obstrué. Émission de beaucoup de vents, au lit, après s'être couché.

Au lit. (Voy. couché, la nuit, le soir.)

Assis. Tournoiement subit on sensation comme d'un vent coulis au dessus de l'œil gauche, près de la racine du nez. Douleur lancinante et déchirante au bord interne de l'omoplate droite. Exacerbation d'une pression cruelle partant du creux de l'estomac en montant dans la poitrine, après avoir mangé; en même temps, douleur déchirante et tiraillante dans le côté gauche de la tête. Élancemens brûlans dans la région des fausses côtes du côté gauche, en ôtant penché. Accès subit comme de syncope. Élancemens perçans au milieu de la cuisse gauche.

Debout. Accès subit de vertiges et d'alourdissement de la tête; elle perdit en un instant connaissance : avant et après, céphalalgie pressive. Vertiges et sensation de pesanteur dans la tête; puis une secousse subite qui rejeta la tête en arrière. Exacerbation de tranchées terribles, avec urine d'un rouge foncé et beaucoup de soif.

En se redressant. — Vertiges et étourdissement, et comme un tournoiement dans la tête. Cessation d'une douleur lancinante et déchirante au bord interne de l'omoplate droite. Cessation d'élancemens brûlans dans la région des fausses côtes du côté gauche.

Courbé. Diminution de tranchées terribles, avec urine d'un rouge foncé et beaucoup de soif. Élancemens se succédant souvent en avant dans la profondeur de la poitrine, sans influence sur la respiration.

En voiture. Fort prurit à l'anus, comme produit par des ascarides.

En repos. Élancemens dans la nuque, le soir. Violens élancemens dans l'articulation du genou gauche, presque toute la matinée. Exacerbation d'une espèce de coliques avec tremblement et claquement des dents, de froid, surtout après une évacuation.

En se baissant. Tête très-entreprise et douloureuse, surtout dans la tempe gauche. Déchiremens violens, insupportables dans le front, avec pesanteur dans la tête et ardeur dans l'œil droit. Douleur terrible dans la hanche droite, comme si les sacrums étaient rompus. Élancemens dans le ventre. Raideur dans les reins.

En marchant. Disparition d'un nuage devant l'œil gauche, avec violente douleur pressive et sensation de pesanteur sur une petite place du côté gauche du front. Douleur à la partie antérieure de la plante du pied gauche, durant plusieurs jours. Diminution d'une espèce de colique avec tremblement et claquement des dents, de froid, surtout après une évacuation. Diminution d'une pression cruelle partant du creux de l'estomac, en montant dans la poitrine, après avoir mangé. Sensation d'écorchure dans l'aine droite. Forte sueur entre les épaules, en marchant lentement par un temps froid. Écoulement de flueurs blanches épaisses comme du blanc d'œuf. Flueurs blanches toutes visqueuses, muqueuses, épaisses.

Après avoir marché. Grand abattement après une promenade. Violente céphalalgie pressive avec sensation de pesanteur, surtout à l'occiput, le matin, en plein air. Douleur constrictive aux deux côtés de la tête, en rentrant dans la chambre.

En se levant. Espèce de vertige avec étourdissement, au point de manquer de tomber, au matin, en se levant de dessus sa chaise. Douleur lancinante dans le genou gauche.

En travaillant. Élancement dans l'articulation de l'index de la main droite.

FONCTIONS.

En mangeant. Chaleur partout le corps comme si la transpiration allait s'établir, après cessation d'une douleur comme constrictive avec élancemens au dessus de l'œil gauche, de même que si la bosse frontale était fortement comprimée (en dînant). Somnolence (en dînant). Élancemens dans la poitrine d'avant en arrière (en dînant). Horripilation et froid (en soupant).

Après repas. Mauvaise humeur (après le dîner). Cessation d'une sensation de contraction et comme d'hébétement dans la tête (après le déjeuner). Élancemens à une petite place au dessus de l'œil gauche, avec rougeur des joues, sans chaleur extérieure (après dîner). Déchirement passager dans l'oreille droite (après dîner). Somnolence, contre son ordinaire. Grande lassitude et somnolence (pendant et après le dîner; le soir, après le souper). Cessation d'un engourdissement de toute la bouche et de la langue. Cessation d'une sécheresse de la gorge, avec élancemens en avalant et engourdissement dans la bouche. Cessation d'une grande mollesse dans l'estomac avec envies de vomir (après le déjeuner). Pression cruelle partant du creux de l'estomac, en montant dans la poitrine. Sensation de vide dans l'estomac. Cessation d'un gargouillement dans l'estomac. Brûlure dans le creux de l'estomac extérieurement, et en même temps fréquens picotemens (après dîner). Violens pincemens dans le côté droit de l'épigastre (après dîner). Maux de ventre terribles dans la région du nombril, pendant quelques minutes. Maux de ventre avec un peu de froid (chaque fois, aussitôt après le dîner). Cessation de tranchées dans le bas-ventre, le matin. Douleur presque comme de brûlure dans les deux côtés du ventre (après dîner). Élancemens se succédant souvent en avant dans la profondeur de la poitrine, en étant penché, sans influence sur la respiration (après dîner). Fréquens hoquets (une heure après dîner).

Après le coït. Tête très-entreprise et vertigineuse : il ne peut s'endormir de long-temps.

Pendant les règles. Pression excessivement douloureuse et tournoiement au fond de la cavité de l'œil droit; l'os étant très-sensible à la pression. Violente douleur de lassitude dans la jambe droite. Deux soirs de suite, au lit, violentes douleurs tiraillantes dans une dent molaire creuse de la mâchoire inférieure du côté gauche, durant jusqu'au matin. Douleur d'exulcération et déchiremens dans le bas-ventre avec diarrhée et grand abattement, le dernier jour. Sensation d'écorchure aux aines. Cessation d'une pression douloureuse vers les parties génitales avec grande pesanteur dans les reins. Fréquente diarrhée (avant et pendant les règles).

Après les règles. Flueurs blanches.

Après selle. Espèce de coliques avec tremblement et claquement de dents, de froid : le côté gauche du ventre était en outre gonflé avec besoin d'aller à la selle : puis au bout d'une heure, diminution instantanée des douleurs après une évacuation d'excrémens durs d'abord et ensuite liquides. Ardeurs à l'anus durant long-temps.

Après émission de vents. Diminution d'un balonnement gazeux et de légers pincemens dans la région de l'estomac; d'un tournoiement et de tranchées dans le ventre, de forts gargouillemens dans le ventre, comme après un purgatif; de tranchées dans l'hypogastre montant vers l'estomac. Cessation d'un balonnement gazeux du ventre avec borborygmes.

Après sommeil. Exacerbation d'une céphalalgie avec pesanteur de la tête, le rendant chagrin et incapable de réfléchir long-temps (après la sieste). Maux de tête très-violens, lui fesant sentir chaque battememens du pouls, à trois heures du matin. Céphalalgie.

Après sueur (surtout à la tête). Diminution de maux de tête très-violens lui faisant sentir chaque battement du pouls, en s'éveillant à trois heures du matin. Diminution d'une douleur comme de luxation et de paralysie dans le bras gauche, le matin.

En urinant. Douleur dans l'urètre, comme si l'urine passait sur une plaie écorchée.

Après avoir uriné. Cuissons dans l'urètre, chaque fois.

En avalant. Douleur dans l'oreille droite, qui est ulcérée. Douleur dans la gorge comme si quelque chose y était enfoncé (en avalant sa salive). Élancement dans la gorge.

En se mouchant. Quelques gouttes de sang sortent chaque fois du nez.

En aspirant. Douleur spasmodique dans le bas-ventre. Augmentation (par suite d'une aspiration profonde) d'élancemens dans la poitrine d'avant en arrière, en dînant. Serrement dans le milieu de la poitrine, avec légers élancemens.

En frottant. Disparition d'un nuage devant l'œil gauche avec douleur pressive et sensation de pesanteur sur une petite place du côté gauche du front, tout au fond, en marchant, le matin.

Au toucher. Douleurs comme de meurtrissure au vertex, le matin; — d'écorchure dans le bras droit, qui est enflé; — comme de brisure dans tout le corps, surtout dans les articulations des bras et les muscles du ventre; — comme de meurtrissure dans la région du pouls de la main droite.

Par la pression. Douleur comme de meurtrissure dans la nuque. Diminution d'une douleur de brisure dans le bras droit, dans l'os. Douleur comme d'ulcération à une petite place du dos de l'articulation de la main droite. Gencives douloureuses et saignantes. Un ulcère aux gencives saigne. Diminution d'une espèce de colique avec tremblement et claquement des dents, de froid.

En mouvement. Tout le corps comme brisé. En remuant la tête, tension douloureuse dans le côté droit du cou. Élancemens dans la nuque. En rejetant le bras en arrière, forte tension dans les articulations des épaules. En voulant saisir quelque objet, douleurs dans le bras qui n'a aucune force, élancemens dans les poignets devenant plus cruels en rapprochant le pouce de l'index. En levant et en baissant la main, douleurs de luxation et d'ulcération dans l'articulation de la main gauche. Froideur et douleur dans le genou gauche, en voulant l'étendre après l'avoir laissé quelque temps plié. Violens élancemens dans l'articulation du genou gauche. En tournant le corps, augmentation de douleurs lancinantes dans la région lombaire. En étendant le corps, diminution d'une violente douleur, comme constrictive, dans l'aine droite. A chaque effort des mains, haleine courte. Exacerbation de malaise et battemens de cœur, avec frissonnemens.

COTÉS DROIT ET GAUCHE.

Du côté gauche. *Dans la région frontale*, tournoiement subit; pression douloureuse avec sensation de pesanteur; térébration douloureuse; constriction douloureuse avec élancemens; élancemens sourds, térébrans, pressifs. *Dans la région occipitale*, violens picotemens; déchiremens avec violens élancemens. *Dans la région verticale*, petits élancemens excessivement douloureux. *Dans la région pariétale*, pression sourde; céphalalgie presque semblable à des battemens; douleur déchirante et tiraillante; douleur de brisure. *Dans la région temporale*, élancemens et secousses; déchiremens légers, — terribles. *Dans les yeux*, inflammation. *Dans les oreilles*, bruissemens avec diminution de l'ouïe; tressaillemens; sensation comme do picotement; battemens; déchiremens excessivement douloureux. *Dans les narines*, obstruction. *Sur la peau de la tête*, prurit; boutons suppurans; petites pustules pleines d'eau; boutons sans prurit. *Sur la peau du tronc*, prurit violent. *Sur la peau des extrémités supérieures*, prurit violent; exanthème de petits boutons secs, rouges avec démangeaison et cuisson. *Sur la peau des extrémités inférieures*, prurit; brûlure. *Dans les sourcils*, tension. *Dans les os et muscles de la tête*, violens déchiremens; élancemens très-légers. *Du tronc*, déchiremens; picotemens; douleur lancinante et déchirante. *Des extrémités supérieures*, sensation comme de paralysie et de luxation; déchiremens, — violens; élancemens — avec déchiremens; tiraillemens spasmodiques; douleurs de luxation et d'ulcération; élancemens cruels. *Dans les extrémités inférieures*, élancemens légers — brûlans; crampes; picotemens, froideur et douleur. *Prosopose*, enflure de la joue. *Dans les lèvres*, cuissons. *Dans l'épigastre*, gargouillemens. *Dans le ventre*, ballonnement. *Dans les hypochondres*, picotemens très-sensibles; élancemens légers — brûlans. *Dans la poitrine*, élancemens douloureux. *Dans les vaisseaux*, fort engourdissement avec fourmillemens. *Dans les glandes*, sensation comme d'enflure. *Larmes*, larmoiement par suite d'une douleur constrictive.

Du côté droit. *Dans la région frontale* picotemens; frémissement douloureux; déchiremens violens avec élancemens; élancemens pressifs. *Dans la région verticale*, picotemens. *Dans la région pariétale*, pression douloureuse avec pesanteur; battemens douloureux; douleur de brisure violente; élancemens sourds, douloureux; violens déchiremens. *Dans la région temporale*, pression insupportable et battemens; déchiremens violens. *Dans les yeux*, chaleur avec sensation de constriction douloureuse; prurit; pression avec larmoiement — excessivement douloureuse avec tournoiement; déchirement violent. *Dans les oreilles*, chaleur et cuisson; élancemens; ulcère avec douleur en avalant; déchiremens passagers. *Dans les narines*, prurit avec envie d'éternuer. *Sur le peau de la tête*, prurit; comme une dartre avec démengeaisons. *Sur la peau du tronc*, prurit. *Sur la peau des extrémités supérieures*, prurit violent; douleur d'écorchure; petits boutons pruriteux; boutons blancs avec fortes démangeaisons. *Sur la peau des extrémités inférieures*, prurit; petite tumeur rougeâtre. *Dans les os et muscles de la tête*, tiraillemens douloureux. *Du tronc*, tension douloureuse; douleur lancinante et déchirante. *Des extrémités supérieures*, manque de force, déchirement violent, douleurs, lourdeur, déchirement douloureux violent; élancemens, douleur de brisure, déchiremens violens, picotemens douloureux, douleur comme d'ulcération; élancemens cruels, grande faiblesse. *Des extrémités inférieures*, douleur terrible, violente lassitude, picotemens violens, douleur battante avec déchiremens; forts élancemens, tiraillement et déchirement. PROSOPOSE, tension douloureuse dans la joue. *Dans les dents*, tiraillemens douloureux. *Dans l'épigastre*, violens pincemens. *Dans les hypochondres*, picotemens fréquens violens, élancemens lents et sourds, avec douleur indéfinissable. *Dans les aines*, fréquens picotemens, violente douleur comme constrictive. *Dans la poitrine*, pulsations visibles, picotemens violens, élancemens. *Dans les vaisseaux*, fort engourdissement. *Larmes*, larmoiement. *Organes sexuels*, violens élancemens.

NATURE DES SENSATIONS.

Anxiété dans le corps entier; dans l'épigastre.

Ardeur dans les yeux; dans les oreilles; dans les narines; dans la cavité buccale; à l'anus; dans la poitrine.

Battemens dans la région frontale; dans la région pariétale; dans la région temporale; dans les oreilles; dans les extrémités inférieures; dans les gencives; — de cœur.

Boutons à la tête; au tronc; dans les extrémités supérieures; dans les extrémités inférieures; à la verge.

Brisure dans la tête entière; dans la région pariétale; dans les os et muscles en général.

Brûlure dans le tronc; dans les extrémités supérieures; dans les extrémités inférieures; à la langue; dans la gorge; dans l'épigastre; dans le ventre; dans le mésogastre; dans les hypochondres; dans la poitrine.

Chatouillement dans la gorge; dans la poitrine.

Compression dans la tête entière.

Constriction dans la région frontale; dans la région pariétale; dans les yeux; dans les aines; dans la poitrine.

Crampes dans les extrémités inférieures.

Cuissons dans les oreilles; dans les extrémités en général; aux lèvres; dans la gorge; à l'anus; dans l'urètre.

Déchiremens dans la tête entière; dans la région frontale; occipitale; verticale; pariétale; temporale; dans la cavité des yeux; dans les oreilles; dans les os et muscles de la tête, du tronc, des extrémités en général, dans le ventre.

Démangeaisons sur le corps entier; à la tête; dans les extrémités en général.

Douleurs simples dans la tête entière; dans les oreilles; dans les os et muscles du tronc; des extrémités en général; dans les gencives; dans les dents; dans le ventre.

Écorchure à la tête; dans les extrémités en général; dans la gorge.

Élancemens dans la tête entière; dans la région frontale; occipitale; verticale; pariétale; temporale; dans les oreilles; dans la peau des extrémités inférieures; dans les os et muscles de la tête, du tronc, des extrémités en général; dans le menton; dans les dents; dans le palais; dans l'épigastre; dans le ventre; dans le mésogastre; dans les hypochondres; dans la région lombaire; vers l'anus; dans la poitrine; dans les organes sexuels.

Embarras dans la tête entière; dans la région occipitale.

Engourdissement dans les extrémités supérieures et inférieures; de la langue; dans la cavité buccale.

Faiblesse dans les membres en général.

Fouillement dans les os et muscles de la tête; dans les dents.

Fourmillemens dans la peau du tronc, des extrémités inférieures.

Frémissement dans la région frontale.

Gargouillemens dans l'estomac; dans l'épigastre.

Inflammation dans les yeux, dans l'urètre.

Lassitude dans le corps entier; dans les membres en général.

Luxation dans les extrémités supérieures.

Malaise dans le corps entier; dans l'estomac.

Meurtrissure (douleur de) dans les extrémités en général.

Paralysie dans les extrémités supérieures.

Pesanteur dans la tête entière; dans la région frontale; occipitale; temporale; dans les extrémités en général; dans la région lombaire; dans la poitrine.

Picotemens dans la région frontale; occipitale; verticale; dans les oreilles; dans le tronc; dans les extrémités en général; aux lèvres; dans l'épigastre; dans le ventre; dans le mésogastre; dans les hypochondres; dans les aines; dans la poitrine.

Pincemens dans la peau du tronc, des extrémités inférieures; dans l'épigastre; dans le mésogastre; dans les aines.

Pression dans la tête entière; dans la région frontale; occipitale; verticale; pariétale; temporale; dans les yeux; dans les os et muscles du tronc, des extrémités supérieures; dans l'estomac; dans l'épigastre; à l'anus; dans la poitrine.

Prurit dans les yeux; dans les oreilles; dans les narines; sur le corps entier; à la tête; au tronc; dans les extrémités en général; à l'anus; dans l'urètre.

Raideur dans les os et muscles du tronc, des extrémités supérieures.

Secousse dans la région temporale.

Sensibilité douloureuse de la peau de la tête; des os et muscles de la tête, du tronc; de la face; des gencives; du ventre; de la poitrine.

Serrement dans la région frontale; dans la région du cœur.

Spasmodiques (douleurs) dans les extrémités supérieures; dans le ventre; dans la poitrine.

Tension dans la région temporale; dans les oreilles; dans les os et muscles du tronc, extrémités supérieures; dans les jones; dans la cavité buccale; dans l'épigastre; dans la région des glandes du cou.

Térébration dans la région frontale; occipitale; dans les os et muscles de la tête, du tronc, des extrémités supérieures; dans les dents.

Tiraillemens dans la région verticale; pariétale; dans les oreilles; dans les os et muscles de la tête; des extrémités en général; dans les dents; dans les glandes.

Tournoiement dans la région frontale; dans la cavité des yeux; dans le ventre.

Tranchantes (douleurs) dans la langue; dans la poitrine.

Tremblement dans le corps entier; dans les extrémités supérieures.

Tressaillemens dans les oreilles.

Ulcération (douleur d') dans les oreilles; dans les extrémités supérieures; dans les gencives; dans la langue; dans le ventre; dans l'hypogastre.

LYCOPODIUM CLAVATUM.

SYMPTOMATOLOGIE.

FACULTÉS INTELLECTUELLES.

Conception. — Difficile.

Jugement. Idées confuses, avec vide dans la tête.

Mémoire. — Affaiblie.

Imagination. — Surexcitée. Extravagance des idées.

FACULTÉS AFFECTIVES.

Affection. Humeur sombre (2. Découragement (2). Stupeur, Délire avec pleurs. Peu de disposition à s'occuper d'affaires. Indifférence portée au plus haut degré. Tristesse. Grande propension à la frayeur. Susceptibilité, Méfiance. Grande irritabilité. Opiniâtreté. Oppression du moral. Défaut de confiance en ses propres forces. Moral extrêmement impressionnable. Tendance à rire et à pleurer pour des riens, en même tems.

FACULTÉS SENSITIVES.

Corps entier. Abattement (2). Grande lassitude. Pesanteur. Prostration des forces. Grande faiblesse par accès fréquens. Malaise. Accès de tremblement. Défaillance avec battemens de cœur et tremblement. Sentiment d'évanouissement. Propension au repos sans éprouver de fatigue. Faiblesse augmentant pendant le repos. La position couchée est insupportable. Il voudrait toujours rester couché et tranquille. Anxiété continuelle et froid intérieur : sorte de tremblement interne. Sensation d'une vive chaleur interne, surtout dans la tête. Alternation de froid et de chaud. Impression désagréable au grand air. L'excès des douleurs oblige à se remuer sans cesse et à pleurer.

Tête entière. Vertiges (3) — dans une chambre chaude; — faisant chanceler à droite et à gauche; — avec gaîté excessive. Embarras (2); comme quand on a l'estomac chargé. Fort étourdissement. Sensation de vide dans la tête. Pesanteur. Grande sensibilité au froid Congestions sanguines Chaleur interne. Battemens; — violens. Douleur simple, continue; pressive. Résonnement, ébranlement dans le cerveau, à chaque mouvement. Serrement douloureux de tête. Élancemens et pression. Mal de tête; — sourd, presque déchirant; — violent, comme après s'être couché à faux; — continuel; — pulsatif. Déchiremens (3); — çà et là. Céphalalgie (2) — nocturne; — catarrhale; — comme si la tête allait éclater, ou comme si le cerveau vacillait. Douleurs gravatives.

Région frontale. Battement au milieu du front. Pression (2) — sourde, comme après la suppression d'un coryza; — dans le front et le nez; — au dessus de la paupière supérieure droite.

Douleur — légère au haut du front; — sourde comme si la tête était comprimée des deux côtés. Mal de tête; — superficiel; — au dessus des yeux; entre les deux yeux. Élancemens; — de dedans en dehors par accès; — avec tiraillemens au dessus de l'œil droit. Déchirement; — gravatif, par accès, dans la moitié droite du front, jusqu'à la racine du nez et au dessus de la bosse frontale gauche, se portant vers le côté gauche.

Région occipitale. Pesanteur (2) — sourde. Pression dans la moitié gauche, allant vers l'oreille droite. Tiraillemens et élancemens. Douleur brûlante aux deux bosses occipitales; — lancinante au côté droit de la tête, descendant jusqu'à la nuque. Déchirement gravatif dans le côté gauche, sur un point voisin de la nuque.

Région verticale. Mal de tête (2); — superficiel; — pressif comme si un coryza allait se déclarer; — déchirant. Élancemens et pression.

Région pariétale. Pression derrière la conque de l'oreille droite. Mal de tête déchirant. Déchiremens par accès dans la moitié droite de la tête. Tiraillemens. Déchirement derrière l'oreille gauche.

Région temporale. Étourdissement avec chaleur. Pression tantôt dans la tempe droite, tantôt dans la gauche. Tiraillemens et élancemens. Mal de tête du côté gauche, comme à l'extérieur; la moindre pression sur les tempes augmente la douleur. Déchirement par intervalles dans la moitié droite de la tête, qui part en rayonnant de la tempe.

VISION.

Sensations. Sécheresse des yeux. Prurit dans les angles internes (2). Sensation dans l'œil droit, comme s'il y avait quelque corps étranger qui y causât de la pression. Ardeur dans les yeux (2). Sensation de froid dans les yeux. Mordications dans l'œil droit, comme s'il y était entré de la fumée. Secousse spasmodique dans la paupière inférieure gauche du côté de l'angle interne. Pression (3) ; Elancemens. Violente ardeur et vifs picotemens. Yeux fatigués, douloureux quand on les tourne. Douleur dans les yeux empêchant presque de les ouvrir. Douleur comme s'ils étaient déchirés et allaient sortir de leur orbite. Déchirement dans l'œil droit.

Fonction. Vue confuse, particulièrement de l'œil droit. Myopie. Mouches volantes. Photophobie (2). Lueurs passagères devant les yeux. Tremblement, vacillation des objets — à la lumière ; — dans l'air, en regardant au ciel pendant la grande chaleur de l'été. Contraction des paupières.

Texture. Yeux troubles (2) ; rouges (2) ; abattus ; cernés de bleu ; enflammés. Inflammation étendue sur le blanc de l'œil. Réfraction des yeux. Paupières — rouges et tuméfiées (2) causant des douleurs opiniâtres, quand elles sont sèches ; — pleines de boutons suppurans ; — rouges et ulcérées ; — enflammées, causant une douleur compressive.

AUDITION.

Sensations. Bourdonnement et murmure. Bruissement. Gargouillement. Battement. Espèce de sifflement passant devant les oreilles. Prurit. Sensibilité de l'oreille au bruit. Sensation comme d'afflux du sang vers les oreilles. Sorte de serrement causé par l'air intérieur. Douleur ressentie par suite d'un mal de tête. Elancemens déchirans dans l'intérieur de l'oreille, qui semble être trop étroite. Déchiremens (2) dans le conduit auditif droit ; gauche.

Fonction. Ouïe dure ; — par suite d'un bourdonnement.

OLFACTION.

Sensations. Sécheresse du nez. Prurit. Extrême sensibilité des nerfs olfactifs. Vif chatouillement dans le nez, sans cependant pouvoir éternuer. Douleur déchirante et comme d'érosion à la cloison interne de la moitié droite du nez, assez haut dans la cavité nasale.

Fonction. Illusions de l'odorat : comme une odeur de cancer dans le nez. Obstruction du nez, — totale ; — à la racine.

Texture. Gonflement du nez. Ulcération de la narine gauche, intérieurement.

GUSTATION.

Sensation. Goût acescent ; amarescent ; amer, comme s'il y avait quelque acide dans l'estomac, quoiqu'on trouve aux alimens leur saveur naturelle ; de fromage ; très-douceâtre ; fétide ; répugnant.

TACT.

Peau en général. Ardeur çà et là. Prurit léger, passager, comme des piqûres de puces, à différentes parties du corps et dans les dartres. Les ulcères indolens saignent pendant qu'on les panse, et causent ensuite des douleurs lancinantes.

Peau de la tête. Prurit au cuir chevelu. Eruption à la tête. Croûtes qui suppurent abondamment. Sensation pareille à celle qu'on produirait en tirant un cheveu, à gauche. Grosse tubérosité sous la peau sur la bosse frontale, sans que la peau ait changé de couleur à cette place. Ardeur dans le front. Eruption à la face. Prurit sur toute la face, avec boutons suppurans sur les joues, au front et surtout aux tempes. Face rouge, bouffie, parsemée de taches d'un rouge foncé et de boutons suppurans. Taches de rousseur, en plus grand nombre sur le côté gauche de la face et sur le nez. Teint jaune. Pâleur. Prurit autour de l'œil. Orgelet suppurant à la paupière. Quelques petits boutons rouges formant une croûte à la paupière droite supérieure. Cuisson, avec sensation comme d'érosion, derrière l'oreille droite et à son côté postérieur. Eruption autour de la bouche ; à la lèvre supérieure avec boutons. Gonflement dur à l'angle de la mâchoire inférieure. Boutons pruriteux autour du menton. Violent prurit au menton, en-devant.

Déchiremens (2) — passager à l'extérieur de la tête ; — sur le cuir chevelu, causés par un petit air froid ; — au dessus de la moitié droite du front ; — dans la partie moyenne et supérieure de la conque de l'oreille gauche. La région frontale douloureuse au toucher, à l'extérieur. Abcès à l'occiput. Mal de tête déchirant, en travers, entre le front et le vertex. Douleur comme des pincemens à la tête, derrière l'oreille. Léger tiraillement lancinant et brûlant, comme dans la peau, au dessus de la tempe droite. Tiraillement compressif, à l'extérieur, du côté droit du nez. Déchirement depuis le côté droit du nez jusque dans l'angle de l'œil. Douleurs déchirantes causées, dans les mouvemens de la lèvre, par une éruption avec boutons autour de la bouche. Grand ulcère au rouge de la lèvre inférieure. Sorte d'ampoule blanche, causant une douleur brûlante, au côté interne de la lèvre supérieure.

Peau du tronc.

Nuque. Ardeur.

Cou. Gros nœuds de boutons rouges tout autour. Petites taches semblables à des dartres, des deux côtés.

Dos. Ardeur sur l'omoplate. Violent prurit. Petites taches semblables à des dartres. Grande éruption de boutons avec ardeur brûlante entre les omoplates. Furoncles avec inflammation tout autour, et douleur lancinante et brûlante sur l'omoplate gauche.

Poitrine. Prurit. Ardeur au dessous de l'aisselle gauche. Tubercule dur, causant une douleur brûlante dans le sein gauche. Grandes taches d'un rouge clair autour de la fossette du cœur, avec prurit et ardeur.

Ventre. Grandes taches d'un rouge clair à la partie supérieure du ventre, causant du prurit et de l'ardeur. Démangeaison au pubis.

Anus. Eruption pruriteuse autour de l'anus, causant de la douleur quand on y touche. (V. *Anus.*)

Organes sexuels. Un peu de prurit brûlant.

Peau des extrémités supérieures.

Bras. Tubercule dur, causant une douleur brûlante.

Avant-bras. Gros furoncle à l'avant bras gauche. Grande tumeur inflammatoire, au dessous du coude, qui passe à la suppuration comme un furoncle.

Mains. Grande sécheresse. Eruption pruriteuse, entre les doigts. Rougeur, enflure indolente de la main droite jusqu'à la première articulation des doigts. Grandes taches d'un rouge clair sur l'articulation du pouce, causant du prurit et de l'ardeur. Deux tubercules à l'index, ressemblant à des verrues. Plusieurs petits furoncles causant une douleur lancinante quand on y touche. Petite envie, à l'ongle du médius de la main droite, causant un peu d'inflammation et de douleur. Violent prurit presque douloureux, avec un peu de rougeur extérieure aux deux dernières phalanges du doigt indicateur de la main droite. Déchirement avec ardeur et prurit dans la peau de la paume de la main droite, immédiatement sous les doigts. Gonflement, rougeur et inflammation de toutes les articulations des doigts.

Peau des extrémités inférieures.

Fesses. Ardeur comme d'érosion à la fesse gauche. Violent prurit suivi de duretés sous la peau, après s'être gratté. Furoncle à la fesse gauche.

Cuisses. Forte excoriation de l'entre-deux des cuisses. Sensation comme d'érosion à la partie supérieure et interne de la cuisse droite, avec un peu de prurit brûlant.

Jambes. Grandes taches rouges qui ne sont ni douloureuses, ni pruriteuses. Violent prurit (2) — du tendon au tibia ; — dans le mollet jusqu'à la cheville ; — aux jambes, avec duretés sous la peau après s'être gratté. Gonflement de la jambe jusqu'au dessus du genou, avec grandes taches rouges et chaudes causant une douleur brûlante. Ardeur et élancemens.

Tarses. Raideur, gonflement autour des chevilles.

Pieds. Ardeur. Enflure. Gonflement. Chaleur brûlante à la plante des pieds. Il survient des cors. Elancemens dans les cors. Déchirement et tiraillement dans un cor au petit doigt du pied. Douleurs entre les orteils comme par suite d'excoriation. Tension brûlante sur le coude-pied, non loin du gros orteil.

Poils. Forte chute des cheveux. Beaucoup de cheveux grisonnent.

MOUVEMENS VOLONTAIRES.

Os et Muscles en général. Craquement perceptible à l'oreille dans les articulations. Raideur des articulations. Elancemens — par-ci par-là ; — convulsifs, depuis le cou jusqu'au pied droit. Toutes les parties molles du corps douloureuses. Tiraillement dans tout le côté gauche du corps. Déchiremens dans différentes parties ; — partant du côté droit de la face et descendant le long des muscles du cou et du bras jusque dans les doigts.

De la tête. Tiraillemens à la face. Convulsions spasmodiques dans les muscles des joues. Douleur constrictive dans les muscles du front et de la face. Douleurs dans les os des pommettes, aux mâchoires. Déchirement dans l'os jugal gauche, au dessous de l'œil. Pression aux os du nez, immédiatement auprès de l'œil droit. Pression à la partie postérieure du côté droit de la mâchoire inférieure. Douleur picotante et lancinante dans la joue.

Du tronc.

Nuque. Pression sur un point peu étendu.

Cou. — Raideur douloureuse du côté gauche. Tension gravative par momens, çà et là, des deux côtés et en arrière. Déchiremens. Sorte de paralysie.

Dos. Battement continuel. Saisissement et constriction. Tension rhumatismale. Pression [illegible] ; — tiraillante dans l'omoplate gauche, comme par l'effet d'un vésicatoire. Tiraillemens ; — entre les omoplates ; — dans et le long de l'omoplate droite. Elancemens, se dirigeant vers le sacrum. Déchirement à droite, le long de l'épine. Forte douleur rhumatismale dans l'omoplate gauche.

Poitrine. Elancemens ; — dans les mamelons. — Déchiremens — dans l'aisselle droite ; — dans la région de la clavicule gauche ; — pulsatifs, sous l'aisselle droite. Tiraillemens. (Voy. *poitrine en général.*)

Des membres en général. Raideur. Flaccidité. Inquiétudes. Accablement subit. Tremblement tiraillant. Tiraillemens. Tension et tiraillemens dans les articulations. Convulsions.

Des extrémités supérieures.

Épaules. Vive pression sur un petit point de l'épaule gauche, près du cou, se dirigeant en arrière. Tension rhumatismale dans l'articulation de l'épaule droite. Déchirement violent dans l'articulation de l'épaule (2). Elancemens.

Bras. Convulsions dans les muscles. Faiblesse. Sorte de paralysie. Secousses spasmodiques. Tremblement du bras gauche. Paralysie soudaine du bras droit. Les douleurs ne permettent pas d'étendre les bras. Sensibilité douloureuse. Tiraillement dans le bras gauche. Déchirement — dans le bras droit ; — dans l'articulation du coude gauche jusqu'au poignet ; — dans l'extrémité du coude droit ; — compressif autour du coude droit.

Avant-bras. Déchiremens (2) — jusques dans les mains ; — dans le coude gauche jusqu'au poignet ; — dans l'avant-bras gauche presque au pli du coude. Tiraillement rhumatismal dans l'avant-bras droit.

Carpes. Tiraillement dans le poignet. Déchirement sourd. Douleur comme de foulure dans le poignet droit.

Mains. Convulsions. Deux doigts sont comme frappés de mort pendant une demi-heure. Crampe dans la main droite. Elancement sur le dos de la main. Tiraillement dans la main droite et les deux doigts du milieu. Jointures des doigts douloureuses au toucher. Déchirement — entre le poignet droit et l'éminence thénar ; — au côté externe de la main gauche et dans l'éminence hypothénar, en allant vers le poignet ; — dans les mains, s'étendant vers les doigts ; — dans la paume de la main droite, au-dessous du médius ; — au bout du doigt droit ; — dans les doigts mitoyens de la main droite ; — dans l'articulation médiane du doigt du milieu de la main droite, allant vers l'extrémité du doigt ; — entre le pouce et l'index, dans l'intérieur de la main droite ; — dans le pouce gauche ; — dans l'éminence thénar de la main gauche ; — violent, lancinant à l'extrémité et sous l'ongle du médius de la main gauche.

Des extrémités inférieures, en général. Douleurs dans les os.

Hanches. Pression dans la région de la hanche gauche ; tension rhumatismale ; tension et déchirement. Déchirement dans l'articulation du coxo-fémoral gauche. Douleurs déchirantes, passagères. Douleurs dans les articulations (2) — en arrière ; — dans les muscles. Elancemens.

Fesses. Léger déchirement compressif dans la fesse gauche. Déchirement dans la partie supérieure, au dessous de la hanche.

Cuisses. Agitation. Gonflement des genoux. Spasme dans la cuisse droite, jusqu'au genou. Convulsions continuelles dans les muscles du milieu de la cuisse droite, en arrière. Grande agitation dans les deux genoux.

Douleur — dans l'articulation de la cuisse droite jusque dans le genou ; — semblable à la douleur que produirait une blessure, et plus tard brûlante, dans la cuisse gauche ; — comme à la suite d'un coup, à la cuisse droite, dans un endroit immédiatement au-dessus de l'articulation du genou. Genoux douloureux comme s'ils allaient se briser. Elancemens dans la cuisse gauche. Déchirement — dans le milieu de la cuisse droite ; — dans la cuisse gauche, tout au haut ; — par accès d'une minute, dans les muscles extérieurs de la cuisse gauche, avec sensation de paralysie ; — dans les genoux.

Jambes. Grande pesanteur. Agitation. Crampe dans les mollets. Fréquentes douleurs convulsives au dessous du genou. Douleur ostéocope sur le côté de la jambe. Tiraillement — dans le jarret gauche ; — dans la jambe droite, qui parfois se retire spasmodiquement. Déchirement, — depuis le genou jusqu'au pied à travers le mollet ; — dans la jambe gauche ; — au dessous du mollet ; — lancinant au dessous du genou gauche, à la partie antérieure de la jambe ; — un peu convulsif, aigu, très-violent ; convulsif par intervalles dans la jambe gauche ; au dessous du milieu de la jambe gauche. Tiraillement rhumatismal dans la jambe gauche.

Tarses. Raideur et gonflement autour des chevilles. Déchiremens dans les chevilles ; élancemens. Douleur dans la cheville ; — interne comme si elle était démise. Chevilles douloureuses.

Pieds. Grande pesanteur. Sorte de raideur dans l'articulation du pied gauche. Pression dans un pied qui a été malade, comme si la cicatrice allait se déchirer de nouveau. Douleur de dislocation dans l'articulation du pied droit. Elancemens; — dans le coude-pied; — à la plante des pieds; — dans les orteils. Tiraillement — dans le pied au-dessous de la cheville; — la base du pied gauche. Déchirement — sous le talon gauche; — violent sur le côté du talon gauche; — dans les doigts des pieds; — dans les trois plus gros orteils du pied droit.

EXPRESSIONS.

Prosopose. Pâleur. Teint jaune. Visage plus étroit. Eruption à la face. Taches d'un rouge foncé. Taches de rousseur. Rougeur des yeux. Fluxion indolente à la joue. Gonflement et pâleur des lèvres. (*Voy. vision; peau de la tête; os et muscles de la tête; lèvres.*)

Phonation. Enrouement. Difficulté à parler, après élancemens causés dans l'oreille par l'action de se moucher. Perte de la voix, au point de ne pouvoir plus parler que très-bas.

SOMMEIL.

Sommeil. Somnolence (2) — avec pression sur les yeux et bâillemens fréquens. Insomnie. Sommeil agité (2) — en se couchant sur le côté gauche; — avec cris d'anxiété, gémissemens; — troublé par différentes affections; par des rêves pénibles (2); — lourd (2) — avec rêves très-vifs, mais agréables; — profond; — facile; — non réparateur. Espèce de cauchemar. Réveil — en sursaut avec effroi; — avec convulsions dans les membres; — avec anxiété.

Rêves. — effrayans, attristans, pénibles, tres-vifs, mais agréables, confus, multipliés, troublant le sommeil, avec cris et parler confus, causant de l'anxiété; rêvasseries.

DIGESTION.

Appétit. Défaut d'appétit. Satiété. Répugnance pour le pain. Préférence pour les alimens chauds. Grand appétit. Faim insatiable.

Soif. Manque de soif. Soif modérée; continuelle; vive. Répugnance pour la boisson avec soif.

Lèvres. Sécheresse. Pâleur; gonflement. Tuméfaction de la lèvre supérieure. Bouton pruriteux à la lèvre supérieure. Eruption au bord du rouge de la lèvre supérieure, causant une douleur déchirante dans les mouvemens de la lèvre et quand on y touche. Enflure de la lèvre supérieure; excoriation de la lèvre supérieure par suite d'un écoulement âcre par le nez. Sorte d'ampoule blanche. Grand ulcère au rouge de la lèvre inférieure.

Gencives. Gonflement empêchant d'ouvrir la bouche. Tuméfaction. Ulcération. Gencives saignantes. Douleur et chaleur. Douleurs picotantes et lancinantes dans la gencive gauche. Tiraillemens. Douleur convulsive dans la gencive inférieure. Déchirement.

Dents. Grande mobilité des dents. Battemens. Mal de dents (2) — pulsatif; — sourd en haut et en bas; — suivi d'une vive agitation; — tiraillant, spasmodique, au moindre contact de la dent; — déchirant, tiraillant dans les molaires inférieures gauches; — déchirant dans les racines des incisives inférieures gauches; — tiraillant dans les molaires inférieures droites, dans la mâchoire; — déchirant dans une dent creuse. Elancemens et douleur térébrante dans une dent creuse. Secousses isolées dans les molaires droites, supérieures, postérieures. Elancemens isolés, violens, se succédant avec lenteur dans une dent creuse.

Langue. — chargée. Excoriation. Boutons. Ulcère sous la langue.

Palais. Déchirement fourmillant et compressif en arrière.

Gorge. Serrement. Sécheresse (2) comme si des mucosités y étaient collées, avec envie de tousser et de cracher. Chatouillement dans l'arrière-gorge. Apreté et comme gonflement. Sensation brûlante, après rapports. Gonflement et allongement de la luette. Mal de gorge. Douleur en avalant — comme par suite d'excoriation. Elancemens — empêchant de manger et de boire pendant neuf jours. Déchirement dans le côté gauche.

Nausées. Malaise. Envies de vomir. Nausées — suivies de vomissemens (2) à jeun, avec serrement dans la région précordiale; — avec afflux d'eau à la bouche; — produite par l'od ur des jacinthes. Gorgées acides revenant à la bouche.

Rapports. Pyrosis. Rapports — à vide (2); — brûlans, n'arrivant que jusqu'au pharynx; — aigrelets; — presque brûlans; — bilieux; — acides, avec alimens digérés revenant à la bouche; — fréquens.

Estomac. Sensation de vide (2) — sans faim; — avec malaise, comme s'il allait survenir de la sueur. Pesanteur. Ardeur. Malaise et gonflement. Pression; — au cardia; — violente; — continuelle. Sensation — comme d'excoriation; — comme si l'estomac était malade. La digestion paraît lente. Région de l'estomac douloureuse à force de tousser. Fortes douleurs au dessus de l'estomac, rendant insupportable la pression des vêtemens. Saisissement et douleur comme rongeante à l'estomac, qui semble plein. Spasme, contraction de l'estomac jusque dans la poitrine. Violente douleur d'estomac.

Epigastre. Serrement à la région précordiale. Léger fourmillement. Ardeur. Sorte d'anxiété. Pression (2). Oppression. Tournoiement dans le creux de l'estomac.

Ventre en général. Pesanteur. Plénitude et serrement; tension (2). Ballonnement par des vents. Constriction. Pulsations dans le ventre avec sensation d'anxiété, semblable à celle qui résulterait d'un spasme. Enflure, contraction spasmodique, pincemens. Secousses. Gargouillemens. Sensation comme s'il y avait quelque chose de lourd dans le côté gauche du ventre. Plénitude du ventre avec pesanteur vers le rectum. Pression (2) — violente; — dans le côté droit du ventre; — de dedans au dehors, à droite; — forte, sur un petit point au milieu du haut du ventre; — dans le côté gauche de la partie moyenne du ventre; — tantôt à droite et tantôt à gauche, près des hanches; — comme produit par un vent déplacé; — avec déchiremens. Resserrement compressif, par intervalles, dans la partie gauche du ventre. Douleur constrictive et tiraillante, à une grande profondeur, dans le ventre. Mal de ventre tiraillant. Elancemens et pincemens, à droite, dans le haut du ventre. Elancemens s'étendant jusqu'à l'extrémité du gland. Douleurs des deux côtés du ventre, causées par une toux opiniâtre. Coliques (2) — venteuses; — comme si les intestins crevaient; — par courts accès; — au haut du ventre, sans diarrhée; — avec un peu de vomissement et de diarrhée; — avec plénitude et gonflement du bas-ventre. Déchirement dans les viscères.

Rég. ombilic. Sentiment de pression depuis la fossette du cœur jusqu'à l'ombilic. Fréquentes pressions de dedans en dehors, semblables à des pincemens, à droite de l'ombilic. Elancemens brûlans, à droite, près de l'ombilic. Déchiremens par accès dans un point peu étendu du milieu du ventre, un peu à gauche.

Hypochondres. Tension et gargouillemens, comme produits par des vents nombreux. Gêne et gonflement. Pression (2) — sourde dans l'hypochondre droit, à la région du foie; — vive sous les dernières côtes droites; — avec tension au bas de la région hépatique. Douleur compressive (2) — à la région du foie; — comme d'érosion, semblable à celle résultant d'un coup au dessous des côtes droites. Forte douleur; élancemens dans le foie. Foie douloureux au toucher.

Flancs. Pression déchirante, en quelque sorte pulsative, sur un petit point dans le flanc droit, tout près de la cuisse. Douleurs déchirantes, passagères.

Région lombaire. Pression — dans la région rénale droite; — de dedans au dehors, à droite, dans la région lombaire. Elancemens — dans la région rénale gauche; — réitérés, un peu au dessus de la région rénale, dans le dos. Déchirement dans la région rénale droite.

Aines. Gargouillemens dans l'anneau inguinal. Petits gonflemens glandulaires. Gonflement rouge dans l'aine droite, causant de la douleur comme si la partie était ulcérée en dedans, lorsqu'on remue ou qu'on y touche. Pulsation dans l'anneau inguinal droit. Pressions — de dedans en dehors dans l'anneau inguinal droit; dans l'anneau inguinal gauche; — fréquentes avec élancemens sourds dans la région inguinale droite. Tiraillement, comme si les règles allaient paraître chez une personne âgée. Douleurs; — à l'endroit d'une hernie; élancemens déchirans. La hernie inguinale sort et cause des douleurs déchirantes.

Sacrum. Raideur. Frissonnemens. Elancemens s'étendant dans le rectum. Douleur — comme s'il allait se briser; — avec élancemens dans les deux hanches et le côté gauche de la poitrine; — vive, pendant les règles; — si violente qu'elle resserre la poitrine, avec pression à l'estomac et constriction du bas-ventre. Déchirement en travers.

Rectum. Ardeur. Pression. Rétrécissement au point qu'il sort quand les selles sont dures. Elancemens; — petits; — partant du sacrum. Douleurs spasmodiques ne permettant pas aux matières fécales de sortir. Douleur déchirante pendant une minute.

Anus — douloureusement fermé. Ardeur pendant les évacuations alvines. Resserrement au périnée, immédiatement auprès de l'anus. Prurit (3) — à l'anus; — autour de l'anus. Démangeaisons. Elancemens; — petits, au bord de l'anus. Sensation de resserrement et déchirement dans le périnée et l'anus. Les boutons hémorrhoïdaires, à l'anus, douloureux au toucher. Gonflement et sortie des boutons hémorrhoïdaires.

Défécation. Constipation (2) — les deux ou trois premiers jours; — avec frissons fréquens. Ténesme, besoin d'aller à la selle (2) — fréquent; — continuel, mais ne s'étendant que jusqu'au rectum; — avec tension du bas-ventre. (*Voy. matières fécales.*)

RESPIRATION.

Poitrine en général. Oppression (3). Plénitude (2). Resserrement — produit par une violente douleur au sacrum; — comme par l'effet d'un spasme. Anxiété. Afflux du sang. Tension (2) — en avant, au côté gauche; — comme produite par des vents nombreux; — violente, en aspirant; — rhumatismale dans le côté droit. Pression (2) — à la partie inférieure de la poitrine; — dans le côté gauche; pression sourde; — s'étendant vers la région rénale; — un peu au dessous de l'aisselle gauche. Sensation comme d'excoriation (2). Douleur comme si la poitrine était à vif, en dedans. Sensation de compression rhumatismale, soulagée par des rapports à vide. Elancemens dans le côté gauche (2) — jusqu'au dos, permettant à peine de reprendre haleine; — pulsatifs; — avec convulsion. Elancemens dans le sternum. Violente douleur de poitrine, ne permettant pas de rester couché sur le côté gauche. Douleur dans le côté gauche, comme s'il y avait luxation, avec secousses par intervalles. Déchirement — dans la région de la clavicule gauche; — pulsatif sous l'aisselle droite; — dans le côté droit de la poitrine (2).

Respiration. — courte avec asthme; avec chaleur brûlante; avec pression dans la partie droite du bas-ventre; — gênée; — dérangée par une douleur déchirante dans le rectum; — difficile par suite d'ardeur à la région précordiale; par suite d'obstruction totale du nez.

Larynx. Sensation comme d'enrouement. Chatouillement. Envie de tousser comme provoquée par de la vapeur de soufre dans le larynx.

Pharynx. Léger fourmillement. Léger déchirement.

Trachée. Sensation comme si une grande quantité d'air remontait par ondées de la trachée artère et refluait vers la bouche. Sifflemens, comme par suite de mucosités dans la poitrine. Violent grattement fourmillant.

Toux. (2) — sèche; — produite par des chatouillemens dans l'arrière-gorge; — presque sans interruption; — très-fatigante; comme si une plume chatouillait le larynx; avec peu d'expectoration; — avec crachats sanguinolens. Une toux sèche, qui durait depuis long-tems, dégénère en toux avec expectoration puriforme, jaunâtre, accompagnée d'une sensation d'excoriation dans la poitrine.

Hoquets. (2) — après chaque repas.

Bâillemens. Fréquens (2) avec pression sur les yeux et envie de dormir; — alternant avec rapports. Envies de bâiller, qui ne peuvent être satisfaites.

Éternuemens. — sans coryza (2) — chaque matin, pendant une demi-heure; — quinze fois dans un jour, sans coryza.

CIRCULATION.

Cœur. Battemens de cœur (2) — avec anxiété; — avec défaillance et tremblement. Grande anxiété, qui paraît avoir son siège dans la fossette du cœur, à la suite de chagrin. Sentiment de pression à la fossette du cœur. Tension lancinante autour de la fossette du cœur. Déchiremens pulsatifs à la région du cœur.

Vaisseaux. Bouillonnement dans le sang (2) — se faisant souvent ressentir dans tous les vaisseaux; — troublant le sommeil. Sensation comme si la circulation du sang s'arrêtait. Grande agitation dans le sang, allant jusqu'à la sensation du tremblement. Engourdissement — pendant une demi-heure, de tout le côté droit du corps; — des bras et des jambes; — des mains; — des deux petits doigts avec froid à cette partie; des pieds jusque dans les mollets.

Artères. Accélération du pouls avec malaise et lassitude, après chaque repas.

Glandes. Gonflement. Tuméfaction des glandes du cou. Gonflement des glandes axillaires. Douleur térébrante dans les glandes sous-maxillaires, qui sont gonflées.

CALORIFICATION.

Froid. — Intérieur (2) par accès fréquens, comme si le sang cessait peu à peu d'être chaud. Frissonnemens — à l'intérieur, — pendant les quels il semble que le sang s'arrête dans le corps. Froid continuel, sensible même au toucher. Froid au corps, avec chaleur au front. Accès de froid, après des chaleurs au visage. Froid suivi, suivi d'un peu de chaleur. Frisson parcourant tout le corps, sans froid cependant. Violens frissonnemens avec engourdissement des mains. Grande disposition à se refroidir. Alternatives de froid et de chaud — avec rougeur des joues; — avec douleur gravative dans toute la tête et coryza. Frissons fréquens avec constipation. Froid au côté gauche du corps. Grande sensibilité de la tête au froid : un petit air froid cause une sensation de déchirement dans le cuir chevelu. Froid glacial à la face. Sensation de froid dans les yeux. Froid dans le dos; — continuel aux mains; descendant le long de la cuisse gauche; continuel aux pieds, qui sont couverts

...la sueur; au pied droit avec chaleur au pied gauche.

Chaud. Chaleur nocturne, avec soif vive, ne permettant pas de dormir. Alternatives de chaud et de froid — avec rougeur des joues. Vive chaleur par tout le corps — avec respiration courte, soif peu marquée. Fréquentes bouffées de chaleur montant au visage (2). Chaleur sèche montant à la face avec tournoiement dans le creux de l'estomac. Chaleurs au visage suivies d'un accès de froid. Chaleur dans la tête; — dans les tempes et aux oreilles; — au front avec froid au corps; — insupportable à la face, sans rougeur; — entre les omoplates, semblable à celle que produiraient des charbons ardens; — dans le bas-ventre; — au pied gauche avec froid au pied droit; — brûlante à la plante des pieds. Ardeur dans les yeux; dans la poitrine, à la région précordiale; dans le rectum; dans l'anus.

Fièvre. (2) chaque soir : frissons, puis chaleurs. Fièvre tous les deux jours; elle commence à 7 heures du soir par du froid avec des tremblemens violens, qui n'est suivi ni de chaleur, ni de sueur. Fièvre tous les après-midi, jusque fort avant dans la soirée, froid qui va toujours croissant, sans être suivi de chaleur ni de sueur. Fièvre; le soir, à 7 heures, tremblement et grand froid même dans le lit, pendant deux heures, avec tiraillemens dans les membres, le dos et le corps entier; en sortant d'un sommeil qui n'a point été troublé par des songes, elle est baignée de sueur, deux jours de suite; après la sueur, soif vive. Tous les soirs, fièvre : chaleur brûlante; elle boit souvent, mais peu; elle urine fréquemment, la nuit, mais ne rend qu'une très-petite quantité d'urine brune; elle éprouve de fréquens besoins d'aller à la selle sans évacuations réelles.

SÉCRÉTION ET EXCRÉTION.

Sueur. — d'odeur aigre par tout le corps, à l'exception des jambes; — principalement sur la poitrine; — à la partie gonflée des genoux; — forte, avec froid au front et au cou; — forte aux pieds, quoique froids, jusqu'à les excorier; — avec alternatives de froid et de chaud, à la suite d'une frayeur; — sans chaleur préalable, après nausées et vomissemens.

Larmes. Larmoiement; — abondant de l'œil droit. Les larmes cuisent et excorient la joue.

Chassie. (2) — abondante; — avec douleur comme d'excoriation ou de gerçure. Les paupières suppurent et se collent (2).

Cérumen. Suppuration et suintement des oreilles.

Crachats — salés et de couleur grise; — sanguinolens; — muqueux, noirâtres, épais, d'un blanc jaunâtre; — jaune grisâtre; — verts. Expectoration puriforme, jaunâtre. Peu d'expectoration avec toux très-fatiguante.

Mucus nasal. Coryza — sec; — chez une personne qui n'y est pas sujette; — empêchant de respirer; — violent avec gonflement du nez, avec céphalalgie catharrale; — très-fort, humide; — fréquent avec écoulement fétide par la narine gauche; — avec écoulement âcre; — avec douleur gravative dans toute la tête, et alternatives de froid et de chaud. Mucus sanguinolent.

Mucus vaginal. Fleurs blanches abondantes, à plusieurs reprises; — teintes en rougeâtre par du sang, avant la pleine lune.

Matières fécales. Selles très-peu abondantes, avec même sensation que s'il restait encore beaucoup de matières dans le rectum, et aussitôt après accumulation de vents dans le bas-ventre. Diarrhée avec coliques. Ténesme suivi de diarrhée. Selles dures, avec violente douleur dans le sacrum. Le plus souvent deux selles diarrhéiques avec coliques, de grand matin. Selle mi-moulée, mi-molle, pendant plusieurs jours de suite. Selle molle, plusieurs fois dans la journée, dont l'expulsion exige beaucoup d'efforts. Une ou deux selles en bouillie, par jour, pendant plusieurs semaines. Selle seulement tous les deux jours.

Urine — très-peu abondante; — abondante et fréquente; — peu abondante, mais fréquente; — de couleur brune; — foncée en couleur avec sédiment rougeâtre; — avec sédiment jaune; — offrant un trouble blanc aussitôt après sa sortie; — paraissant diminuer les huit premiers jours, puis à dater du 14e ou 15e jour, plus abondante.

Matières vomies. Vomissement — de mucus cinq fois de suite; — de sang coagulé et d'acide âcre; — nocturne, d'alimens et de bile; — avec coliques et diarrhée. Quatre vomissemens avec nausées.

Flatuosités. Gargouillemens (2) — après selle; — dans le côté gauche du ventre; — sensible à l'oreille et même au toucher. Ballonnement du ventre par des vents. Rétention; déplacement de vents. Grande accumulation de vents avec tension dans le bas-ventre (2). Vents nombreux (2) paraissant exciter çà et là dans le bas-ventre et les hypochondres, même dans le dos, la région des côtés et la poitrine de la tension et des gargouillemens, que diminuent toujours des rapports à vide. Borborygmes et vents sortant par l'anus. Légers borborygmes dans le haut du ventre, avec sentiment de pression depuis la fossette du cœur jusqu'à l'ombilic. Grand mouvement de flatuosités. Coliques venteuses (2) avec sortie non bruyante de vents inodores.

Hémorrhagie accidentelle. Saignemens de nez, trois jours de suite. Deux hémorrhagies nasales, en un jour. Forte épistaxis, après laquelle on mouche souvent du sang. Ecoulement de sang par l'anus, même les selles étant molles. Ecoulement de sang par l'urètre.

Sang menstruel. Réapparition des règles, passées depuis deux jours; suspendues depuis cinq mois. Apparition des règles deux jours trop tôt ou trop tard; quatre jours trop tôt, sept jours trop tôt; quatre jours trop tard, trois jours trop tard.

ORGANES DE LA REPRODUCTION.
ORGANES SEXUELS MALES.

Prurit brûlant. Grande faiblesse, avec douleurs dans le périnée.

Verge — petite, froide et sans érections; — flasque, même pendant l'acte vénérien. Erections rares, les premiers jours. Déchirement dans le côté du scrotum. Vif élancement en travers, immédiatement près du bas-ventre.

Gland. Humeur jaunâtre se rassemblant derrière la couronne du gland où paraissent des élévations molles d'un rouge foncé, avec prurit cuisant. Elancemens (2). Tiraillement chatouillant. Douleur tiraillante et déchirante. Déchirement gravatif vers la couronne du gland.

Prépuce. Fréquentes démangeaisons à la face interne du prépuce.

Testicules. Sensation convulsive dans le testicule gauche.

Urètre. Elancemens dans le col de la vessie. Ardeur fourmillante. Douleurs vives, mais de courte durée, et tiraillantes dans la partie antérieure. Tiraillement par intervalles dans la partie postérieure. Déchiremens (2) passagers en avant; — à l'orifice. Vive douleur déchirante qui, de l'extrémité postérieure, remonte obliquement dans le bas-ventre.

ORGANES SEXUELS FEMELLES.

Mamelles. Un peu de sang et d'eau visqueuse sort d'un mamelon, surtout quand on y touche.

Urètre. Ardeur, en urinant. Douleur semblable à celle que causerait une gerçure, en urinant.

Matrice. Spasmes tout-à-fait en bas et en travers.

COPULATION.

Copulation. Peu d'appétit vénérien, pendant sept jours. Appétit diminué pendant dix jours. Il s'endort pendant l'acte vénérien, sans éjaculer. Ejaculation tardive. Lassitude, après l'acte vénérien. Diminution des facultés génitales (2). Désir sans érections.

ÉTIOLOGIE.

RHYTHME.

Le jour. *Affections*, Mauvaise humeur, dans le corps entier. Abattement. *Dans la tête entière.* Vertiges, battemens; douleur continue. *Dans la région frontale.* Battemens. *Dans les yeux*, Elancemens. *Dans les oreilles.* Gargouillemens. *Dans les os et muscles du dos*, saisissement et constrictions; — *des membres supérieurs*, crampes dans la main droite; — *des membres infér.* Crampes dans le mollet. *Prosopose.* Pâleur de la face. *Sommeil.* Somnolence. *Estomac.* Contraction spasmodique. *Ventre en général.* Pression. *Poitrine en génér.* Contraction spasmodique. *Respiration* — courte. *Trachée-artère.* Sifflemens comme par suite de mucosités. *Toux* —. *Eternuemens.* — quinze fois, sans coryza. *Vaisseaux.* En engourdissement des jambes. *Froid* — avec malaise, le long de la cuisse gauche. *Crachats.* — muqueux. *Matières fécales.* Une ou deux selles en bouillie; plusieurs fois, selle molle, avec grands efforts.

Le matin. *Facultés intell.* Conception difficile; désordre dans les idées. *Corps entier.* lassitude; défaillance; tremblement; anxiété continuelle. *Tête entière.* Embarras; congestion de sang. *Rég. frontale*, pression. *Yeux*, élancemens; pression. *Oreilles*, battemens. *Nez*, obstruction, pression. *Goût* — amer, douceâtre. *Os et muscles des extrémités*, tiraillement dans le poignet et la base du pied gauche; — rhumatismal dans l'avant-bras droit. *Prosopose*, pâleur, abattement. *Phonation*, enrouement. *Sommeil* — lourd, somnolence. *Yeux* — très-pénibles. *Dents*, douleurs. *Lèvres*, gonflement. *Nausées*; — *Estomac*, vide et malaise, pression. *Ventre en génér.*, pression, coliques. *Anus et périnée*, resserrement et déchirement. *Défécation*, ténesme. *Toux*, — sèche. *Bâillemens*, — fréquens. *Eternuemens*; — pendant une demi-heure. *Cœur*, battemens. *Vaisseaux*, engourdissement de deux doigts; bouillonnement du sang. *Froid* — intérieur. Frissonnemens. *Sueur* — d'odeur aigre. *Matières féc.*, deux selles diarrhéiques. *Os et muscles des membres en gén.*, tension et tiraillement dans les articulations. *Epigastre*, coliques. *Vaisseaux*, engourdissement des mains. *Sueur.* — (En s'éveillant). *Affections*, pensées affligeantes. *Corps entier*, lassitude et pesanteur. *Os et muscles des membres en gén.*, relâchement et sorte de détente. *Vaisseaux*, engourdissement, pendant une demi-heure de tout le côté droit du corps; des deux petits doigts. (En sortant du lit). *Corps entier*, fatigue plus grande que la veille en se couchant. *Tête entière*, vertiges. *Os et muscles des membres en gén.*, sensation d'une sorte de détente; — *des membres inf.*, genoux douloureux. *Estomac*, vide et malaise. *Sacrum*, vives douleurs.

Avant midi. *Tête entière*, vertiges. *Nausées*, fortes envies de vomir.

A midi. *Poitrine en gén.*, plénitude et comme oppression.

Après midi. *Corps entier*, augm. des souffrances. *Tête entière*, pression, élancemens. *Yeux*, douleur. *Peau de la tête*, cessation d'un mal de tête superficiel. *Phonation*, enrouement. *Os et muscles de la tête*, tiraillement à la face; — *Des membres en gén.*, tiraillement. *Gencives*, douleurs convulsives. *Rapports* — bilieux. *Estomac*, sensation de vide sans faim. *Ventre en gén.*, plénitude, serrement, tension. *Poitrine en gén.*, âpreté et comme excoriation. *Froid*, — dans le dos. *Fièvre.* — *Sueur.* — *Larmes.* Larmoiement abondant de l'œil droit. *Matières fécales*, diarrhée. *Hémorrhagie accid.*, saignemens de nez par une petite plaie. *Urètre.* Douleur comme de gerçure, en avant. (Au lit.) *Corps entier*, Lassitude. Accès de tremblement. *Tête entière*, battemens. *Nez*, douleur déchirante et comme d'érosion. *Peau du tronc et des extrémités inf.*, violent prurit au dos, aux fesses et aux jambes. *Os et muscles du tronc et des extrémités inf.*, déchiremens partant du cou dans l'aisselle droite; — convulsifs, aigus dans la jambe gauche. *Gorge*, sécheresse, ainsi que dans la *Cavité buccale. Froid* — dans le dos durant un quart d'heure, avec froid aux pieds. *Verge*, déchiremens. (En sortant du lit.) *Ventre en gén.*, sensibilité douloureuse.

Après midi. *Flatuosités*, déplacement de vents; coliques venteuses; vents inodores. *Crachats*, peu d'expectoration. *Mucus nasal*, coryza. *Hémorrh. accid.*, violent saignement de nez par une petite plaie. *Urètre.* Douleur comme de gerçure, en avant.

Le soir. *Facultés intell.*, imagination surexcitée. *Corps entier*, Mieux être. Disposition à se trouver mal. *Tête entière*, étourdissement; douleurs. *Rég. vertic.*, déchiremens. *Rég. frontale*, Battement, douleur superficielle. *Rég. pariét.*, déchiremens. *Yeux*, — fatigués, douloureux, rouges, enflammés; sécheresse, sensation comme de froid; vue confuse; vacillation des objets à la lumière. *Oreilles*, bruissemens; battemens. *Peau de la tête*, prurit au menton, en devant. *Du tronc*, Prurit au dos. *Os et muscles de la tête*, tressaillement douloureux dans la mâchoire. *Du tronc*, tiraillement entre les omoplates. *Des extrémités sup.*, paralysie soudaine dans le bras droit. *Des extrémités inf.*, déchirement aux hanches; tiraillement dans la jambe droite, quelquefois avec spasmes. *Prosopose*, augm. de la pâleur du visage. *Sommeil*, somnolence. *Soif* — ardente. *Dents*, tiraillement avec élancemens. *Estomac*, pression. *Ventre en gén.*, gonflement; douleurs déchirantes dans les viscères. coliques. *Flancs*, douleurs déchirantes. *Hypochondres*, élancemens. *Défécation*, besoins d'aller à la selle. *Toux* — très-fatigante. *Vaisseaux* grande ébullition dans le sang. *Froid* — continuel; alternatives de froid et de chaud. *Fièvre*, —. *Sueur*, abondante. *Chassie.* — avec douleur comme d'excoriation ou de gerçure.

La nuit. *Tête entière*, vertiges; pesanteur; douleurs. *Rég. vertic.*, élancemens et pression. *Os et muscles en gén.*, tiraillement dans le côté gauche; — *du tronc*, déchirement dans les muscles du cou; — *dos extrém. sup.*, déchirement dans l'articulation de l'épaule; *des extrémités inf.*, élancemens dans les hanches; tiraillement dans les jambes, — rhumatismal dans la jambe gauche. Violente crampe dans le mollet. Douleurs dans les chevilles. *Sommeil*, — agité, interrompu, non réparateur, avec rêvasseries. *Rêves*, — nombreux; très-vifs, mais agréables. *Faim.* — *Soif.* — *Gencives*, tiraillement. *Dents*, pulsations; douleurs. *Gorge*, sécheresse. *Cavité bucc.*; sécheresse. *Rectum*, pression. *Sacrum*, douleurs. *Défécation*, épreintes. *Poitrine*, anxiété; élancemens dans le côté gauche. *Respiration* — difficile.

Trachée-artère, grattement fourmillant. Toux.
— Cœur, battemens avec anxiété. Vaisseaux,
engourdissement des membres, des pieds jusque dans les mollets. Chaleur, — brûlante à
la plante des pieds. Sueur, — forte, avec
froid au cou, principalement sur la poitrine ;
par tout le corps, à l'exception des jambes.
Chassie, — les paupières suppurent et se collent dans les angles internes. Mucus nasal,
coryza sec. Urine, — fréquente, mais peu
abondante. Verge, — élancemens déchirans en
travers.—(Au lit.) Corps entier, position couchée insupportable. Os et muscles des extrémités inf., agitation dans les deux genoux.

Avant minuit. Os et muscles des extrémités inf., déchirement depuis le genou jusqu'au
pied. Sommeil, insomnie.

A minuit. Corps entier, agitation. Ventre
en gén., coliques. Froid, — puis Chaleur, —
surtout à la face. Mat. vomies, vomissement.
Mat. fécales, diarrhée.

Après minuit. Poitrine en gén., accès d'anxiété ne permettant pas de reprendre haleine.
Chaleur —.

CAUSES IMPONDÉRABLES.

En chambre. Vertiges.

En plein air. Plénitude, oppression et resserrement de la poitrine. Larmoiement. (voy.
En marchant au grand air.)

Après contrariété. Défaillance avec battemens de cœur et tremblement.

Après anxiété. Grande hilarité, puis pleurs
sans motif.

Après frayeur. Alternatives de froid, de
chaleur et de sueur.

FONCTIONS.

Après repas. Corps entier, faiblesse. Tête
entière, embarras. Goût — amer, fétide, répugnant. Prosopose, tache rouge sur la joue
gauche. Dents, douleurs. Gorge, serrement.
Rapports — aigres, acides, d'un goût fétide.
Estomac, malaise et gonflement, pesanteur,
violente douleur. Epigastre, ardeur. Ventre
en gén., plénitude, serrement, tension. Poitrine en gén., plénitude. Respiration — difficile. Hoquets —. Cœur, soulèvemens. Vaisseaux, engourdissement des mains, accélération du pouls. Chaleur, — dans la tête. (Après
déjeuner). Rég. frontale, douleur. (Après
dîner). Ventre en général, coliques ;
déchiremens. Gland, élancemens. (Après
boissons chaudes). Dents, cessation des douleurs.

A jeun. Nausées.

Avant dîner. Epigastre, pression. Ventre
en gén., pression et déchiremens.

En aspirant. Estomac, douleur, élancemens. Epigastre, tension lancinante. Hypochondres, douleur compressive. Poitrine en gén.,
tension ; convulsion et élancemens ; augmentation d'une tension rhumatismale s'étendant
dans le dos. Trachée, sifflemens comme par
suite de mucosités dans la poitrine.

En urinant. Douleur comme d'une gerçure,
en avant dans l'urètre, chez une femme ; ardeur. Sensation de resserrement au périnée,
immédiatement auprès de l'anus.

Après avoir uriné. Ardeur fourmillante dans
l'urètre. Déchirement à l'orifice de l'urètre.

En mangeant. Elancement continu dans le
front. Il semble que les alimens passent sur
un point excorié. Frisson parcourant tout le
corps, sans froid cependant.

En avalant. Mal de gorge. Apreté et comme
gonflement de la gorge.

Pendant la selle. Douleur au vertex et
bourdonnement d'oreilles, Rétrécissement et
sortie du rectum. Ardeur dans l'anus, dans le
rectum.

Après selle. Grande lassitude. Gargouillement dans le ventre. Gonflement du ventre
entier par des vents. Spasmes du bas-ventre et
de la matrice, tout-à-fait en bas et en travers.
Ardeur, élancement dans le rectum.

Pendant le coït. Flaccidité du scrotum.
Ejaculation tardive. Il s'endort sans éjaculer.

En parlant. Apreté et comme excoriation
de la poitrine, avec enrouement.

En réfléchissant. Comme un vide dans la
tête ; pensées confuses.

En écrivant. L'eau vient à la bouche comme
dans la faim canine.

En lisant et en écrivant. Forte augmentation d'un mal de tête du côté gauche, comme
à l'extérieur, se faisant également sentir dans
l'oreille et dans les dents. Vue confuse.

En crachant. Comme une odeur de cancer
dans le nez.

En se mouchant. Elancemens dans l'oreille
et ensuite difficulté à parler.

En toussant. Violens battemens dans la
tête. Odontalgie. Mal de gorge. Douleur à la
poitrine, comme d'excoriation, avec crachats
d'un jaune grisâtre.

Après toux. Mal de tête pulsatif. Douleur à
la région de l'estomac. Crachats gris et d'un
goût salé ; — sanguinolens.

Avant les règles. Mauvaise humeur, mélancolie. Délire avec pleurs. Grande pesanteur
des jambes. Ballonnement du ventre. Malaise
et froid. Froid, puis chaleur surtout à la face,
avec agitation. Ecoulement, à plusieurs reprises, de flueurs blanches, teintes en rougeâtre
par du sang.

Pendant les règles. Délire avec pleurs.
Disposition à se trouver mal, avec vive chaleur
interne surtout dans la tête. Mal de tête sourd,
presque déchirant. Enflure du pied. Acidité
dans la bouche avec langue chargée. Nausées.
Vives douleurs au sacrum.

Après les règles. Gonflement du bas-ventre.
La hernie inguinale sort et cause des douleurs
déchirantes.

Par la pression (sur les tempes). Forte
augmentation d'un mal de tête, du côté gauche, comme à l'extérieur. (Sur le côté droit
du ventre) douleur dans les hypochondres.
Peau des extrémités inf., picotemens semblables à des coups d'aiguille, à la base des orteils. Os et muscles en gén. Douleurs dans
toutes les parties molles ; — des extrém. inf.,
douleurs dans la rég. des articulations des
hanches..

En touchant. Peau de la tête, éruption
douloureuse au bord du rouge de la lèvre supérieure ; — des extrém. sup., furoncles lancinans sur les mains ; — du tronc, éruption
pruriteuse autour de l'anus. Os et muscles de la
tête, douleur dans le côté gauche de la face ;
— des extrém. inf., douleur ostéocope sur le
côté gauche de la jambe. Estomac, ventre et
hypochondres douloureux. Aines, douleur
comme d'ulcération, en dedans, dans l'aine
droite. Mamelles, un peu de sang et d'eau
visqueuse en sort.

Par le mouvement. Tête entière, augmentation des douleurs. Rég. frontale, élancemens.
Aggravation des douleurs. Rég. occipitale, aggravation d'une sensation de pesanteur. Os et
muscles en gén., diminution des douleurs ; — du
tronc, cessation d'un déchirement dans le cou ;
— des extrémités sup., cessation d'un déchirement dans l'articulation de l'épaule ; d'une sensation de paralysie dans les bras. Déchirement
dans l'articulation du coude ; dans les avant-bras ;
— des extrémités inf., genoux douloureux.
Lèvres, douleur déchirante, causée par
une éruption au bord du rouge de la lèvre supérieure. Aines, douleur comme d'exulcération dans l'aine droite. (Dans le lit.) Cœur,
battemens avec anxiété.

En marchant. Tête entière, céphalalgie,
comme si la tête allait éclater, et comme si le
cerveau vacillait. Chaque pas résonne dans la
tête. Peau des extrémités inf., picotemens,
élancemens dans les orteils avec enflure des
pieds. Os et muscles. Dos, douleurs ; — cuisse
gauche, déchiremens par accès fréquens,
avec sensation de paralysie. Epigastre,
augmentation des coliques, sans diarrhée.
Aines, douleurs. (Ployé en deux.) Ventre,
diminution d'une pression dans la partie droite
du bas-ventre. (Au grand air.) Tête entière,
diminution d'une douleur simple continue.
Peau de la tête, déchiremens passagers.

Pendant la promenade. Ouïe, sensibilité
au bruit. (A cheval.) Mucus nasal, il renâcle
du mucus sanguinolent.

Après la promenade. Corps entier, épuisement des forces. Hémorr. accid., saignement du nez, par une petite plaie.

En montant. Céphalalgie comme si la tête
allait éclater, ou comme si le cerveau vacillait. Faiblesse extrême avec douleurs dans les
os des membres inférieurs. lancemens dans
la cuisse gauche.

En s'asseyant. Faiblesse. Douleur dans la
région des articulations des hanches, dans les
muscles. Douleurs causées par les boutons
hémorrhoïdaires à l'anus. Grande faiblesse
dans les parties génitales et les parties voisines,
avec douleurs dans le périnée.

En fléchissant (le corps). Douleur en haut
sur les dernières côtes droites (Les membres).
Craquement perceptible à l'oreille dans les articulations.

En se baissant. Douleur passive dans toute
la tête. (Etant assis), douleur dans l'articulation de la hanche, en arrière.

En se redressant. Céphalgie comme si la
tête allait éclater, ou comme si le cerveau vacillait. (Etant assis), douleur dans l'articulation de la hanche, en arrière.

En renversant la tête. Elancemens dans le
cerveau.

En ployant les genoux. Déchirement dans
la cuisse gauche, du haut en bas. Forte crampe
dans le mollet.

Après efforts. Pression et sentiment d'anxiété dans la région au dessous du cœur, dé-
générant en une grande propension à la tristesse. Pression dans la fossette du cœur et à la
partie inférieure de la poitrine.

Après vents. Diminution de pincemens dans
le ventre. Vif élancement déchirant, en travers dans le membre viril, immédiatement près
du bas-ventre.

Après coliques. Borborygmes et vents sortant par l'anus.

Après rapports. Soif vive.

Après rapports. Diminution d'un sentiment
de pression dans le côté gauche du bas-ventre,
comme produit par un vent déplacé. Diminution de la tension et des gargouillemens se manifestant dans le bas-ventre et les hypochondres, même dans le dos, la région des côtes et
la poitrine. Diminution d'une oppression dans
la poitrine et la région précordiale, avec lassitude des jambes. Diminution d'une sensation
d'oppression, de compression rhumatismale
sur la poitrine.

Après s'être gratté. Duretés sous la peau.

Après s'être frotté. Léger tiraillement lancinant et brûlant au dessus de la tempe droite,
suivi d'un serrement douloureux de la tête.

Après s'être refroidi. Augmentation d'un
déchirement violent, s'étendant du cou vers
l'articulation de l'épaule. Violente douleur
d'estomac, avec frissonnement et engourdissement des mains.

En dormant. Obstruction totale du nez ;
respiration difficile. Convulsions dans les
doigts. Nuits agitées avec gémissemens. Cris
d'anxiété. Rêvasseries. Espèce de cauchemar.
Il parle haut, sans avoir de rêves inquiétans.
Chaleur brûlante avec respiration courte, soif
peu marquée, pâleur de la face et frayeur.

Avant de s'endormir. Anxiété.

Après sommeil. Vertiges et nausées. Accès
d'anxiété ne permettant pas de reprendre haleine. Sensation de tiraillement rhumatismal
dans la jambe gauche. Forte sueur suivie d'une
soif ardente.

Après sieste. Sorte de gaze et lueurs passagères devant les yeux. Cinq vomissemens de
mucus.

POSITIONS.

En repos. Corps entier, augmentation de
la faiblesse qu'il ressent. Tête entière, augmentation d'une douleur simple, continue. Os
et muscles des extrémités sup., déchirement
violent s'étendant du cou jusque dans l'articulation de l'épaule ; déchirement dans les articulations de l'épaule et du coude ; les bras sont
comme paralysés.—Des extrémités inf., douleur dans la cheville externe, comme si elle était
démise. Lèvres, douleur brûlante causée par
une sorte d'ampoule blanche au côté interne
de la lèvre supérieure.

Couché. Malaise qui l'oblige à se lever.
Mieux-être ; il s'endort de suite. Déchirement
violent s'étendant du cou jusque dans l'articulation de l'épaule, mais diminuant en se couchant sur le côté affecté. Agitation dans les
cuisses et les jambes. Sommeil agité (en se
couchant sur le côté gauche). (En se couchant.)
Douleurs dans la région des articulations des
hanches, dans les muscles. (Au lit.) Cessation
d'élancemens isolés, violens, se succédant
avec lenteur dans une dent creuse. Froid au
pied gauche. (Voy. le soir, la nuit, le matin
au lit.)

Assis. Tiraillemens dans le dos ; élancemens
se dirigeant vers le sacrum. Déchirement dans
la cuisse gauche, du haut en bas. Forte crampe
dans le mollet. Somnolence. Vive douleur au
sacrum, l'empêchant de se redresser. (Droit),
déchiremens dans le sacrum, en travers. Engourdissement des jambes. Rétention de vents.

Debout. Sorte de disposition à se trouver
mal ; tintement, vue confuse ; en même temps
vive chaleur interne, surtout dans la tête, avec
grande pâleur de la face.

COTÉS DROIT ET GAUCHE.

Du côté droit.

Dans la région frontale, pression, élancemens, déchirement. Dans la région occipitale,
tiraillement. Dans la région pariétale, pression,
déchirement. Dans la région temporale, déchiremens. Vision, pression ; déchirement, mordications, vue confuse. Olfaction, douleur déchirante, comme d'érosion. Tact.
Peau de la tête, boutons. Oreilles, cuisson
avec sensation comme d'érosion. Rég. frontale,
déchiremens. Rég. temporale, tiraillement,
élancemens, brûlure. Nez, compression fourmillante. Peau des extrémités supérieures. Mains,
rougeur, enflure indolente, petite envie avec
inflammation et douleur, violent prurit avec
rougeur, déchirement avec ardeur et prurit.
Peau des extrémités inférieures. Cuisses,
sensation comme d'érosion avec un peu de
prurit brûlant. Mouvemens volontaires. Os et
muscles en général, élancemens convulsifs,
déchiremens. De la tête, nez, pression. Mâchoire, pression. Du tronc, dos, tiraillemens,
déchirement. Poitrine, déchirement, — pulsatif. Des extrémités supérieures. Epaule,
tension rhumatismale. Bras, paralysie, déchirement, — compressif. Avant-bras, tiraillement rhumatismal. Carpe, douleur comme de
foulure. Main, crampe, tiraillement. Coude,
déchirement. Des extrémités inférieures. Fesse, déchirement. Cuisse, spasme, convulsions, douleur simple, douleur comme de meurtrissure,
déchirement. Jambe, tiraillement avec rétraction spasmodique. Pied, douleur de dislocation,
déchirement. Dents, douleurs tiraillantes,
secousses isolées. Ventre en général, pression,

élancemens et pincemens. *Rég. ombilic.*, pressions semblables à des pincemens, élancemens brûlans. *Hypochondre*, pression sourde, — vive, douleur compressive, comme d'érosion. *Flancs*, pression déchirante et en quelque sorte pulsative. *Rég. lombaire*, pression, déchiremens. *Aines*, gonflement rouge et douleur comme d'ulcération en dedans, pulsation, pression. *Poitrine*, tension rhumatismale, déchirement pulsatif. *Vaisseaux. Corps en général*, engourdissement. *Froid*, au pied. *Larmes*, de l'œil droit.

Du côté gauche.

Dans la région frontale, déchirement. *Dans la région occipitale*, pression, déchirement. *Dans la rég. pariétale*, déchiremens. *Dans la rég. temporale*, douleur simple. — *Olfaction*, ulcération. *Tact. Peau de la tête*, cuir chevelu, picotemens. *Face*, taches de rousseur; *Oreilles*, déchiremens. *Peau du tronc, dos*, furoncle avec inflammation, douleur lancinante et brûlante, *Poitrine*, ardeur, tubérosité avec douleur brûlante. *Peau des extrémités supérieures, avant-bras*, furoncle. *Peau des extrémités inférieures*, fesse, ardeur comme d'érosion; furoncle. *Mouvemens volontaires, os et muscles en gén.*, tiraillement; *du la tête, os jugal*, déchirement; *du tronc, cou*, raideur douloureuse; *dos*, pression tiraillante, forte douleur rhumatismale ; *poitrine*, élancemens, déchirement; *des extrémités supérieures, épaule*, pression; *bras*, tremblement, tiraillement, déchirement; *avant-bras*, déchiremens; *main*, déchirement, — lancinant; *des extrémités inférieures, hanche*, pression, tension rhumatismale, déchirement ; *fesse*, déchirement compressif; *cuisse*, élancemens, déchirement, — avec sensation de paralysie ; *jambe*, tiraillement, déchirement, — lancinant, — convulsif, — aigu; tiraillement rhumatismal; *pied*, sorte de raideur, tiraillement, déchirement. *Gencives*, douleurs picotantes et lancinantes. *Dents*, douleurs déchirantes, tiraillantes. *Ventre en gén.*, gargouillemens, sensation de lourdeur, pression, resserrement compressif. *Rég. ombilic.*, déchiremens. *Rég. lombaire*, élancemens. *Aines*, pression, *Poitrine*, tension, pression, élancemens, douleur comme de luxation avec secousses, déchirement. *Froid*, au côté gauche du corps, le long de la cuisse. *Chaleur* au pied. *Flatuosités*, gargouillement dans le côté du ventre. *Testicules*, sensation convulsive.

NATURE DES SENSATIONS.

Abattement. Dans le corps entier, dans les membres en général.

Anxiété. Dans le corps entier, dans la région du cœur, dans l'épigastre, dans le ventre, dans la poitrine.

Ardeur. Dans les yeux, dans la peau en général, dans la peau de la tête, dans la peau du tronc, dans la peau des extrémités supérieures, dans la peau des extrémités inférieures, dans la gorge, dans l'estomac, dans l'épigastre, dans la rég. ombilicale, dans les hypochondres, dans le rectum, dans l'anus, dans la poitrine, dans l'urètre.

Battemens. Dans la tête entière, dans la région frontale, dans les oreilles, dans les os et muscles du tronc, dans les dents, — de cœur.

Constriction. Dans la tête entière, dans la région frontale, dans les os et muscles de la tête, du tronc, des extrémités en général, dans les dents, dans la gorge, dans l'estomac, dans l'épigastre, le ventre, la poitrine.

Convulsions. Dans les os et muscles en général, dans les gencives, dans l'estomac, dans le testicule.

Contraction. Des yeux, des paupières, de l'oreille, du rectum, de l'anus.

Cuisson. Dans la peau de la tête.

Déchiremens. Dans la tête entière, dans la région frontale, dans la région occipitale, dans la région verticale, dans la région pariétale, dans la région temporale, dans les yeux, dans l'oreille, dans le nez, dans la peau de la tête, dans la peau des extrémités supérieures et inférieures, dans les os et muscles en général, dans les gencives, dans les dents, dans le palais, dans la gorge, dans le pharynx, dans la rég. du cœur, dans le ventre, dans la rég. ombilicale, dans le flanc, dans les lombes, dans les aines, dans le sacrum, dans le rectum, dans l'anus, dans la poitrine, dans la verge, dans le gland, dans l'urètre.

Douleurs simples. Dans la tête entière, dans la région frontale, dans la région verticale, dans la région temporale, dans les yeux, dans l'oreille, dans la peau de la tête, dans les os et muscles de la tête, des extrémités en général, dans les gencives, dans les dents, dans la gorge, dans l'estomac, dans le ventre, dans les hypochondres.

Élancemens. Dans la tête entière, dans la région frontale, dans la région occipitale, dans la région verticale, dans la région temporale, dans les yeux, dans l'oreille, dans la peau de la tête, dans le tronc, dans la peau des extrémités inférieures, dans les os et muscles en général dans les gencives, dans les dents, dans la verge, dans la région du cœur, dans la région ombilic., dans les hypochondres, dans les lombes, dans les aines, dans le crum, dans le rectum, dans la poitrine, dans la verge, dans le gland.

Embarras. De la tête entière.

Enflure. Dans les extrémités supérieures et inférieures, des lèvres, des gencives, des glandes, du veut.

Faiblesse. Dans les extrémités supérieures.

Gonflement. Dans z, à la mâchoire, dans les extrémités supérieures et inférieures, des gencives, dans la gorge, dans l'estomac, du ventre, des hypochondres, dans les aines, des glandes.

Fourmillemen. Dans le palais, dans la gorge, dans le larynx, dans le pharynx, dans la trachée-artère, dans la rég. précordiale, dans l'urètre.

Inflammation. Des yeux, dans la peau du tronc, dans la peau des extrémités supérieures.

Malaise. Dans le corps entier, dans l'estomac.

Lassitude. Dans le corps entier.

Mordications. Dans les yeux.

Paralysie (Sensation de). dans les os et muscles du tronc, des extrémités supérieures et inférieures.

Pesanteur. Dans le corps entier, dans la tête entière, dans la région occipitale, dans les os et muscles des membres inférieurs, dans l'estomac, dans le ventre.

Picotemens. Dans les yeux, dans la peau de la tête, dans les gencives.

Pincemens, dans la peau de la tête, dans le ventre.

Pression. Dans la tête entière, dans la rég. frontale, dans la région occipitale, dans la région verticale, dans la région pariétale, dans la région temporale, dans les yeux, dans les os et muscles de la tête, du tronc, des extrémités supérieures et inférieures, dans le palais, à l'estomac, dans la région du cœur, dans l'épigastre, dans le ventre, dans la rég. ombilic., dans les hypochondres, dans le flanc, dans les lombes, dans les aines, dans le rectum, dans la poitrine.

Prurit. Dans les yeux, dans l'oreille, dans le nez, dans le corps entier, dans la peau de la tête, dans la peau du tronc, dans la peau des extrémités supérieures, dans la peau des extrémités inférieures, aux lèvres, dans l'anus, dans les organes sexuels, au prépuce.

Pulsation. Dans la tête entière, dans les os et muscles du tronc, dans le ventre en général, dans le flanc, dans les aines, dans la poitrine en général, dans la région du cœur.

Raideur. Dans les os et muscles en général, dans le sacrum.

Rhumatismale (Douleur). dans les os et muscles du tronc, des extrémités supérieures, des extrémités inférieures, dans la poitrine en général.

Sécheresse. Des yeux, du nez, dans la peau des extrémités supérieures, des lèvres, de la gorge.

Sensibilité douloureuse. Du corps entier, de la tête entière, de l'oreille, du nez, des extrémités supérieures et inférieures.

Spasmes. Dans les paupières, dans les os et muscles de la tête, des extrémités supérieures et inférieures, dans les dents, dans le ventre, dans le rectum, dans la matrice.

Tension. Dans les extrémités inférieures, dans les os et muscles du tronc, dans les membres en gén.. dans la région du cœur, dans le ventre, dans les hypochondres, dans la poitrine.

Térébration. Dans les dents, dans les glandes.

Tiraillemens. Dans la région frontale, dans la région occipitale, dans la région pariétale, dans la région temporale, dans la peau de la tête, dans la peau des extrémités inférieures, dans les os et muscles en général, dans les membres en gén., dans les gencives, dans les dents, dans le ventre, dans les aines, dans le gland, dans l'urètre.

Tressaillemens. Dans les os et muscles de la tête.

Tremblement. Dans le corps entier, dans les membres en général.

Ulcération. Des paupières, du nez, des gencives, des lèvres, de la langue.

PARIS QUADRIFOLIA.

SYMPTOMATOLOGIE.

FACULTÉS AFFECTIVES.

Affections. Grande propension à la moquerie et au mépris. Niais et sot, il plaisante, même étant seul.

FACULTÉS SENSITIVES.

Corps entier. Anxiété (2) Agitation intérieure. Sensation comme après l'ivresse. Malaise obligeant à se coucher. Lassitude comme après un voyage à pied.

Tête entière. Lourdeur (2). Vertige (2) — tournoyant, subit; — l'empêchant de parler et de voir. Sensation comme si les piliers du crâne étaient tendus, durant long-temps. Pression de dedans en dehors. Sensation comme si toute la tête était boursoufflée, comme si les tempes et les yeux étaient chassés en dehors. Céphalalgie (2).

Région frontale. Tension au dessus des sourcils. Pression douloureuse — au dessus de l'orbite de l'œil gauche; — continuelle au fond de la bosse frontale. Céphalalgie étourdissante, battant comme le pouls, dans le côté gauche (2).

Région occipitale. Sensation comme si les piliers du crâne étaient tendus. Douleur tiraillante, tranchante dans les muscles, du côté droit.

Région verticale. Douleurs avec chute des cheveux.

Région temporale. Légère pression du côté gauche. Douleur pressive du côté droit.

VISION.

Sensations. Il lui semble avoir les yeux enflés, comme si leurs orbites étaient trop étroits et l'empêchaient de les remuer avec facilité. Douleurs brûlantes dans les angles internes.

Fonction. Tout ce qu'il regarde lui paraît se mouvoir. Scintillations, par suite des efforts qu'il fait pour vomir. Larmoiement. Tressaillemens et frémissemens de la paupière supérieure de l'œil droit; fourmillemens au bord. Dilatation des pupilles.

AUDITION.

Sensations. Douleur dans l'oreille droite (2) — très-cruelle; — violente, déchirante. Tintement dans l'oreille gauche. Douleur subite, comme si on enfonçait un clou dans le canal auditif.

Fonction. Sensation comme d'un épais brouillard devant les oreilles, empêchant de bien entendre.

OLFACTION.

Sensation. Odeur de cresson et d'ognon.

Fonction. Plénitude au haut du nez. Obstruction complète.

GUSTATION.

Sensations. Goût — amer ; — de cresson et d'ognon.

TACT.

Peau en général. Sensation de contraction de la peau avec légers frissonnemens aux membres inférieurs et chaleur aux parties supérieures du corps. Fourmillemens en plusieurs endroits sous la peau, sans prurit.

Peau de la tête. Douleur du cuir chevelu et de la peau de la tête, au toucher, comme si les cheveux faisaient mal. Tension dans les téguments du front (2) et de l'occiput; comme

si la peau était collée aux os et presque immobile. Boutons au front (2) causant des douleurs pressives au toucher. Petits boutons secs avec mordication pruriteuse au dessus du sourcil gauche. Sensation comme si l'on enfonçait une pointe aiguë sous la bosse frontale droite. Taches pruriteuses, rouges, sur la joue et les apophyses de la mâchoire inférieure, comme des grains de millet, ne contenant pas de liquide. Terribles mordications pruriteuses et brûlures dans le côté gauche de la mâchoire inférieure. Pression et grattement au dessous de l'os zygomatique. Éruption de boutons sous le nez, suppurant à la pointe, avec aréole rouge. Bouton pruriteux au côté droit du menton. L'épiderme du palais s'enlève par suite d'une inflammation peu douloureuse.

Peau du tronc. Douleur rongeante, mordicante sur le sternum. Au dessous du mamelon gauche, petite plaie avec sensation de pulsations douloureuses, causant des douleurs lancinantes au toucher.

Peau des extrémités supérieures. Fourmillement à la surface interne de la main gauche, douleur à l'os métacarpien de l'index et du médius de la main droite. douleur au bout du médius, comme s'il suppurait en dessous, ou était meurtri.

Peau des extrémités inférieures. Picotemens comme d'épingle dans la hanche droite, à plusieurs reprises. Pincemens sur le dos du bas du pied.

Poils. Chute des cheveux avec douleur au vertex.

MOUVEMENS VOLONTAIRES.

Os et muscles de la tête. Céphalalgie dans l'os frontal gauche, en montant les degrés, martelante, ondoyante. Douleur tiraillante, tranchante dans les muscles de l'occiput, du côté droit. Pression au dessous de l'os zygomatique (2). Tension et pression dans la joue gauche. Serrement dans le muscle sterno-cléido-mastoïdien gauche.

Os et muscles du tronc. Sensation de faiblesse dans les muscles de la nuque. Comme un lourd poids sur la nuque. Tension dans les muscles du cou et de la nuque. Déchiremens resserrans dans tous les muscles abdominaux, remontant jusqu'au creux de l'estomac.

Os et muscles des extrémités supérieures. Sensation de pesanteur dans les bras. Douleur dans l'avant-bras comme de fatigue. Violent déchirement dans l'avant-bras droit. Douleur resserrante derrière l'articulation de la main gauche. Cruels déchiremens dans l'index gauche.

Os et muscles des extrémités inférieures.

En général. Tiraillemens dans les jambes.

Hanches. Sensation douloureuse, tiraillemens dans l'articulation de la hanche droite.

Cuisses. Tension douloureuse sur le genou droit. Douleur resserrante autour de la rotule droite.

Jambes. Douleur tiraillante de bas en haut dans les tendons du jarret droit.

Tarses. Violens élancemens pénétrans à la cheville interne du pied gauche.

Pieds. Élancemens sourds sur le dos du bas du pied droit. Douleur de paralysie à la plante du pied gauche, durant plusieurs jours. Violens élancemens douloureux à la plante des pieds, à travers la partie charnue des gros orteils.

EXPRESSION.

Prosopose. Pâleur de la face. Rougeur de la face, avec chaleur sèche, brûlante. (*Voy.* PEAU DE LA TÊTE, OS ET MUSCLES DE LA TÊTE, LÈVRES.)

Phonation. Enrouement (2) — faible avec sécheresse de la trachée-artère ; — si fort qu'il ne peut prononcer un seul mot à haute voix, et revenant de quart d'heure en quart d'heure ou de demi-heure en demi-heure, sans sensation douloureuse dans la gorge. Voix de basse-taille, par suite d'une âpreté dans la trachée-artère.

SOMMEIL.

Sommeil—plein de rêves. Somnolence avec bâillemens.

Rêves — nombreux.

DIGESTION.

Appétit — peu après avoir bien mangé.

Lèvres. Éruption de boutons à la lèvre supérieure, suppurant à la pointe, avec aréole rouge. Vésicule à l'intérieur de la lèvre inférieure.

Langue. Sécheresse et rudesse de la langue avec goût amer. Racine de la langue brune. Langue blanche, comme couverte de grains de millet.

Palais. Ardeur. Sécheresse (2) et brûlure chatouillante dans la partie supérieure. Inflammation peu douloureuse aux parties dures, au bout de trois jours l'épiderme s'enlève.

Gorge. Ardeur. Brûlures. Grattement par derrière (2). Sensation de sécheresse quelquefois subite au fond, par derrière, avec sensation de grattement et afflux d'une quantité d'eau sans goût dans la bouche, comme lorsqu'on a faim. Râle produit par de la mucosité amassée dans le gosier.

Nausées — continuelles, le matin ;—très-fréquentes, comme si des mucosités visqueuses s'étaient attachées à la partie postérieure du larynx. Violentes envies de vomir.

Estomac. Chaleur dans la région de l'estomac.

Épigastre. Gargouillemens, comme par suite de vide.

Ventre en général. Gargouillemens et borborygmes dans le bas-ventre, sans douleur. Pression (2). Sensation de tension. Bas-ventre gros, et causant une sensation de malaise après les repas. Agitation dans le bas ventre. Ligne rouge, courbe, au dessus du nombril, au point où les côtes cessent, avec sensation pressive, douloureuse, surtout au milieu. Pression comme d'un corps dur, sur une petite place à gauche, au dessus du nombril.

Hypochondres. Picotemens douloureux entre les quatre dernières côtes du côté droit, tout près de la colonne vertébrale.

RESPIRATION.

Poitrine en général. Mucosité, sans excitation à expectorer. Élancement fortement pressif sur le mamelon gauche, en aspirant. Sensation très violente, tantôt tranchante, tantôt lancinante dans le côté droit de la cavité de la poitrine à côté du cartilage xiphoïde, comme si la douleur était à égale distance du dos et du sternum, au milieu de la cavité de la poitrine elle-même, mais plutôt cependant du côté droit.

Trachée. Sécheresse. Âpreté. Irritation provoquant à vomir, par accès fréquens.

Larynx. Léger brûlement. Mucosité visqueuse attachée à la partie postérieure (3) provoquant à vomir (2).

Toux — aussitôt qu'il se couche sur le côté gauche ; — avec efforts continuels pour vomir, sans résultat ; — suivie de vissemens d'une mucosité visqueuse, verdâtre, provenant du larynx.

Hoquets (2) continuels après les repas.

Bâillemens (2) avec somnolence ; — continuels ; — avec frissonnemens.

CIRCULATION

Cœur. Battemens.

CALORIFICATION.

Froid (3). Horripilation. Léger frissonnement aux membres inférieurs avec chaleur dans les parties supérieures. Frissonnemens sur la poitrine, le bas-ventre et les extrémités inférieures avec chair de poule et bâillemens ; pied d'un froid glacial. Froid dans tout le côté droit du corps depuis la tête jusqu'au pied, avec température convenable dans le côté gauche. Après chaleur et sueur sur le dos et le front, horripilation dans le dos et disparition de la sueur.

Chaud (3). Température de tout le corps élevée. Chaleur avec sueur sur le dos et le front, puis horripilation dans le dos et disparition de la sueur. Chaleur sèche, brûlante et rougeur de la face. Chaleur dans les parties supérieures du corps avec léger frissonnement dans les membres inférieurs et sensation de contraction de la peau.

SÉCRÉTION ET EXCRÉTION.

Sueur — générale, mordicante, pruriante, forçant à gratter. Sueur avec chaleur sur le dos et au front, puis horripilation dans le dos et disparition de la sueur.

Larmes. Larmoiement.

Chassie (2) — dans les angles internes, avec douleur brûlante. Mucosité liquide coulant des yeux.

Salive. Afflux de salive sans goût (2) — contractant la bouche comme les astringens ; — avec sécheresse quelquefois subite dans le gosier et sensation de grattement.

Crachats. Mucosité (3) — sur la poitrine, sans excitation à l'expectorer ;—amassée dans le gosier et produisant du râle ; — blanche, visqueuse, sans goût.

Mucus buccal. Écume blanche aux angles de la bouche, ce qui ne lui était jamais arrivé.

Mucus nasal — mêlé de sang (2) ; — rouge et verdâtre ; — liquide. Coryza fluant alternant avec coryza sec.

Matières fécales. Plusieurs selles. Selle un peu dure, pénible. Selle un peu liquide, comme de la mucosité. Selles d'odeur fétide.

Matières vomies. Vomissement d'un peu de mucosité par suite d'une irritation dans la trachée-artère ; — de mucosité visqueuse, verdâtre provenant du larynx, après nausées.

Urine. Peu d'urine. Urine d'un jaune très-foncé, sans sédiment. Urine brûlante, nuage au milieu, dépôt rougeâtre et pellicule chatoyante. Urine devenant plus trouble au bout de quelques heures, avec pellicule grasse.

Hémorrhagie accidentelle. Épistaxis. Violens saignemens de nez.

Flatuosités. Gargouillemens et borborygmes dans le bas-ventre, sans douleur.

ORGANES DE LA REPRODUCTION.

Urètre. Besoin pressant d'uriner (2) après chaque émission d'urine ; — toutes les dix ou quinze minutes. Ardeur (2) à la sortie de l'urine ; violente à l'extrémité. Picotemens dans la partie antérieure de l'urètre.

Copulation. Excitation de l'appétit sexuel et de la volupté pendant le coït.

Pollutions — nocturnes.

ÉTIOLOGIE.

RHYTHME.

Le jour. Chassie dans les angles internes des yeux.

Le matin. (*En se levant.*) Obstruction complète du nez ; il mouche avec beaucoup de peine du mucus mêlé de sang. Terribles mordications pruriteuses et brûlures dans le côté gauche de la mâchoire inférieure et sous son bord gauche. Racine de la langue brune. Nausées continuelles. (*En s'éveillant.*) Sécheresse de la bouche. Sueur générale, mordicante, pruriante, forçant à gratter. (*Après s'être levé.*) Larmoiement. Besoin pressant d'uriner, après chaque émission d'urine.

Après midi. Bâillemens avec somnolence.

Le soir. (*Au grand air.*) Augmentation d'une sensation d'embarras dans la tête.

La nuit. Céphalalgie, agitation intérieure. Sommeil plein de rêves.

FONCTIONS.

Après repas. Faim. Bas-ventre gros et causant une sensation de malaise. Hoquets continuels. Chaleur avec sueur sur le dos et le front, puis horripilation dans le dos et disparition de la sueur.

En marchant. Sensation douloureuse dans l'articulation de la hanche droite.

En aspirant. Augmentation de picotemens douloureux entre les quatre dernières côtes du côté droit, tout près de la colonne vertébrale. Élancement fortement pressif sur le mamelon gauche.

En urinant. Ardeur à l'extrémité de l'urètre.

En grattant. Augmentation d'une mordication causée par de petits boutons secs au dessus du sourcil gauche. Douleurs causées par des taches pruriteuses, rouges, sur la joue et les apophyses de la mâchoire inférieure, par un bouton pruriteux au côté droit du menton ; par des boutons pruriteux à l'os métacarpien de l'index et du médius de la main droite.

En touchant. Douleur brûlante dans les angles internes des yeux. Douleur du cuir chevelu et de la peau de la tête comme si les cheveux faisaient mal. Boutons au front causant des douleurs pressives. Petite plaie au dessous du mamelon gauche avec pulsations causant des douleurs lancinantes.

En fumant. Céphalalgie.

Après lecture. Vertiges empêchant de parler et de voir.

POSITIONS.

Debout. Douleurs tiraillantes de bas en haut dans les tendons du jarret droit.

Plié. Tension douloureuse sur le genou droit, quand une partie du corps repose dessus.

En laissant pendre le bras. Augmentation d'une douleur dans l'avant-bras, comme de fatigue.

CÔTÉS DROIT ET GAUCHE.

Du côté droit. *Région occipitale.* Douleur tiraillante, tranchante. *Région temporale.* Pression. *Vision.* Tressaillemens et frémissemens de la paupière supérieure. *Audition.* Douleurs très-cruelles, déchirantes. *Peau des extrémités supérieures.* Boutons pruriteux à l'os métacarpien de l'index et du médius de la main. *Peau des extrémités inférieures.* Picotemens dans la hanche. *Os et muscles de la tête.* Douleur tiraillante, tranchante dans les muscles de l'occiput. *Os et muscles des extrémités supérieures.* Violent déchirement dans l'avant-bras. *Os et muscles des extrémités inférieures.*

Tiraillemens douloureux dans l'articulation de la hanche. Douleur tiraillante de bas en haut dans les tendons du jarret droit. Elancemens sourds sur le bas du pied. *Hypochondres.* Picotemens douloureux entre les quatre dernières côtes, tout près de la colonne vertébrale. *Poitrine en général.* Sensation très-violente, tantôt tranchante, tantôt lancinante. *Froid* dans tout le côté droit du corps. *Du côté gauche. Région frontale.* Pression; céphalalgie étourdissante, battante. *Région temporale.* Pression. *Audition.* Tintement. *Peau de la tête.* Petits boutons secs avec mordication pruriteuse au dessus du sourcil. Terribles mordications pruriteuses et brûlures à la mâchoire inférieure. *Peau du tronc.* Au dessous du mamelon, petite plaie avec sensations de pulsations douloureuses, causant des douleurs lancinantes au toucher. *Os et muscles de la tête.* Céphalalgie dans l'os frontal, martelante, ondoyante. Serrement dans le muscle sterno-cléido-mastoïdien. Tension et pression dans la joue. *Os et muscles des extrémités supérieures.* Douleur resserrante derrière l'articulation de la main. Cruels déchiremens dans l'index. *Os et muscles des extrémités inférieures.* Violens élancemens pénétrans à la cheville interne. Douleur de paralysie à la plante du pied. *Ventre en général.* Pression comme d'un corps dur, au dessus du nombril. *Poitrine en général.* Elancement forcement pressif sur le mamelon.

NATURE DES SENSATIONS.

Agitation dans le corps entier, dans le ventre en général.

Anxiété dans le corps entier.

Ardeur au palais, à la gorge, à l'urètre.

Battemens dans la région frontale, de cœur.

Brûlures dans les yeux, dans la peau de la tête, dans le palais, dans la gorge, dans le larynx.

Contraction de l'orbite des yeux, dans la peau en général.

Déchiremens dans les os et muscles du tronc, des extrémités supérieures.

Douleurs simples dans la tête entière, dans la région verticale, dans l'oreille, dans la peau de la tête.

Élancemens dans la peau du tronc, dans les os et muscles des extrémités inférieures, dans la poitrine en général.

Faiblesse dans les os et muscles du tronc, des extrémités supérieures.

Fourmillement au bord des paupières, dans la peau en général, dans la peau des extrémités supérieures.

Frémissemens dans les paupières.

Grattement dans la gorge.

Lassitude dans le corps entier.

Malaise dans le corps entier.

Mordications dans la peau de la tête, du tronc.

Paralysie (douleur de) dans les os et muscles des extrémités inférieures.

Pesanteur dans la tête entière, dans les os et muscles du tronc, des extrémités supérieures.

Picotemens dans la peau des extrémités inférieures, dans les hypochondres, à l'urètre.

Pincemens dans la peau des extrémités inférieures.

Plénitude au haut du nez, du ventre en général.

Pression dans la tête entière, dans la région frontale, dans la région temporale, dans la peau de la tête, dans les os et muscles de la tête, dans le ventre et la poitrine en général.

Prurit sur la peau de la tête, des extrémités supérieures.

Pulsations dans la peau du tronc.

Sécheresse de la langue, du palais, de la gorge, de la trachée-artère.

Serrement dans les os et muscles de la tête, du tronc, des extrémités inférieures.

Tension dans la tête entière, dans la région frontale, dans la région occipitale, dans la peau de la tête, dans les os et muscles de la tête, du tronc, des extrémités inférieures, dans le ventre en général.

Tiraillemens dans la région occipitale, dans les os et muscles de la tête, des extrémités inférieures.

Tranchantes (douleurs) dans les os et muscles de la tête, dans la poitrine en général.

Tressaillemens dans les paupières.

SMILAX SALSAPARILLA.

SYMPTOMATOLOGIE.

FACULTÉS AFFECTIVES.

Affections. Taciturnité (2). Tristesse (5). Humeur maussade et cependant disposition au travail (2). Humeur très-variable, un rien le chagrine (2), tout lui répugne. Distraction. Abattement. Joyeux et enclin à plaisanter.

FACULTÉS SENSITIVES.

Corps entier. Malaise (2) — violent, au point de tomber en défaillance, — avec vertiges en fixant long-temps un objet, — suivi d'abattement, — comme s'il allait tomber malade. Paresse avec somnolence. Grande anxiété dans tout le corps avec tremblement. Epuisement avec oppression de la poitrine et difficulté à respirer.

Tête entière. Embarras, pesanteur, lourdeur (3). Hébétement (2). — Battement, résonnement. Grande chaleur. Gargouillemens avec congestions. Compression sourde, douloureuse. Vertiges (2) — par accès fréquens. Tournoiement comme dans l'ivresse. Céphalalgie (2) — pressive, comme un lourd poids dans la tête — sourde, comme si la tête était liée ou serrée, — à la suite d'une douleur déchirante ressentie dans presque tous les membres. Élancemens. Grande anxiété. Déchiremens pressifs dans différens endroits, extérieurement. Les douleurs ressenties dans la tête s'exacerbent par le toucher et la marche.

Région frontale. Picotemens vifs au milieu du front, battemens à droite. Pression (2) — avec sensation de pesanteur tout autour du front, — douloureuse dans le front, dans le côté gauche, — violente, suivie d'élancemens dans le côté gauche, — naissant lentement dans le côté droit, accompagnée de picotemens. Élancemens (3) — douloureux, sourds dans le côté gauche, tiraillans, — violens en avant, — violens, pénétrans dans le côté droit. Déchiremens — profondément dans le cerveau, — partant de la nuque et passant par dessus le vertex, — avec tremblement des mains et des pieds.

Région occipitale. Douleur pressive. Élancemens tiraillans. Douleur lancinante dans le côté gauche. Tiraillemens dans le côté droit.

Région verticale. Céphalalgie pressive, naissant et disparaissant lentement, plutôt dans la partie supérieure du cerveau. Céphalalgie lancinante, déchirante dans le côté gauche. Violente douleur pressive, lancinante du côté droit.

Région pariétale. Battement et martellement, profondément dans le cerveau du côté droit. Pression avec élancemens fréquens dans le côté gauche (2); — au côté droit, profondément dans le cerveau, — douloureuse sur le côté gauche, déchirante. Violens élancemens pressifs, déchirans dans le côté droit, causant des compilations par leur violence. Déchiremens lancinans dans le côté gauche. Tiraillemens lancinans dans le côté droit.

Région temporale. Douleur pressive. Forte pression du côté droit. Douleur lancinante, pressive. Elancemens du côté droit, violens, pénétrans, — brûlans, obtus du côté gauche. Tiraillemens pressifs du côté droit.

VISION.

Sensations. Pression dans les yeux (2), dans l'œil gauche, comme un grain de sable. Violente ardeur dans les yeux. Mal d'yeux; tous les objets affectent la vue, paupières sèches et comme enflammées. Ardeur continuelle dans les paupières, alternant quelquefois avec une douleur pressive. Fréquens élancemens dans les deux yeux, avec sensation comme s'il y avait du sable ou de la poussière.

Fonction. Vue trouble, comme un nuage devant les yeux (2). Dilatation des pupilles.

Texture. Trouble extraordinaire de l'œil gauche. Strie large, rouge depuis la cornée vers l'angle externe; les angles des yeux sont aussi injectés, bleus, et le droit un peu enflé. Sécheresse et inflammation des paupières.

AUDITION.

Sensations. Tintement dans l'oreille gauche, bruit prolongé, prurit. Violent prurit dans le conduit auditif extérieur gauche. Sensation de constriction dans l'oreille droite. Violente pression et constriction dans l'oreille gauche. Constriction douloureuse à l'oreille extérieure droite. Douleur d'ulcération au fond de l'oreille gauche, ainsi qu'autour de sa partie antérieure. Déchiremens dans l'oreille droite (2). Douleur déchirante, pressive dans le cartilage de l'oreille droite et le conduit auditif extérieur. Déchiremens derrière l'oreille gauche, en haut, fréquens. Elancemens — partant de la gorge, — sous et devant l'oreille gauche, — violens, sourds, profondément dans l'intérieur de l'oreille droite. Tiraillemens et tressaillemens visibles dans le lobe de l'oreille gauche, et bientôt après de l'oreille droite.

OLFACTION.

Sensations. Obstruction, brûlure. Sensation comme si de petites vésicules crevaient dans le nez, avec épistaxis. La narine droite qui était obstruée et pleine de croûtes, se rouvre.

GUSTATION.

Sensations. Goût amer dans la bouche (3), sur la lèvre inférieure, avec éructations aigres. Goût fort mauvais, herbacé. Goût constamment douceâtre. Goût très-acide et muqueux comme du levain, dans la gorge. Perte de goût aux alimens. Le pain a un goût amer. Dégoût de la pipe.

TACT.

Peau en général. Prurit sur tout le corps (2) — de peu de durée, — lancinant, — fréquent, — brûlant avec horripilation. Prurit tantôt aux oreilles, tantôt à la nuque, tantôt aux jambes, etc. Prurit persistant autour du cou, des épaules, au visage, et sur le cuir chevelu, avec sensation d'une grande chaleur à ces parties. Apparition de petits boutons miliaires, dès qu'il va au grand air, au sortir d'une chambre chaude. Eruption de boutons à l'endroit où il se gratte. Les pustules ouvertes par le grattement forment des ulcères qui suppurent long-temps.

Peau de la tête. Grande sensibilité des tégumens de la tête. Prurit au cuir chevelu, prurit au côté de la tête, prurit sous le front. Petite pustule au milieu du front. Prurit sur toute la face. Pustules au visage, sans sensation. Petit bouton pruriteux à la joue avec inflammation et douleurs brûlantes; il s'y forme une croûte épaisse qui fait éprouver des douleurs déchirantes au grand air. Croûte au lobule de l'oreille, qui cause d'abord des douleurs brûlantes; puis des démangeaisons. Prurit tantôt au bout de l'oreille droite, tantôt au bout de la gauche. Petite pustule au côté droit du nez; prurit à l'aile droite. Violent prurit à la mâchoire où viennent de très-petits boutons. Vésicule transparente sur le côté droit de la lèvre inférieure. Plusieurs boutons pruriteux au menton. Vésicule pruriteuse sous le menton.

Peau du tronc. Cou. Violentes et fréquentes piqûres comme d'épingles.

Dos. Prurit. Piqûres comme d'épingles, du dedans en dehors, avec chaleur. Petits boutons rouges sans sérosité, causant du prurit seulement à la chaleur.

Poitrine. Piqûres du dedans en dehors, avec chaleur.

Ventre. Prurit (2) extérieurement.

Mésogastre. Prurit, par accès fréquens.

Hypochondres. Prurit du côté droit.

Peau des extrémités supérieures.

Avant-bras. Prurit; — à la face interne de l'avant-bras droit.

Carpe. Prurit, en avant, à l'articulation de la main. Grosse vésicule transparente sur le côté interne de l'articulation du côté droit, derrière le petit doigt, causant des cuissons; après l'avoir ouverte, il en sort une eau claire; les cuissons augmentent et la place reste long-temps enflammée: La croûte qui s'y forme, cause de violentes démangeaisons.

Mains. Prurit et chaleur brûlante avec sensation de raideur dans les deux mains, dont les veines sont gonflées. Douleur comme produite par d'innombrables épingles dans la première articulation du pouce : cette place est ensuite douloureuse au toucher. Plusieurs grandes fentes au pouce droit à travers lesquelles on aperçoit la chair, avec douleur brûlante. Les bouts des doigts sont douloureux, quand on les presse, comme s'ils suppuraient en dessous, ou comme si l'on mettait du sel sur une plaie.

Peau des extrémités inférieures.
Fesses. Prurit à la fesse droite. Pustule à la fesse gauche, causant des douleurs lancinantes au toucher.
Hanches. Fort prurit aux deux os des hanches.
Cuisses. Prurit (2). Écorchure au pli de la cuisse droite. Brûlures au côté interne des cuisses pendant la menstruation : la douleur empêchant de les rapprocher. Violent prurit à la face externe et antérieure de la cuisse gauche, où se forment, après grattement, une foule de petits boutons qui disparaissent bientôt : il en est de même aux deux cuisses et dans les jarrets. Prurit à la partie interne du genou, au dessus du jarret. Une foule de boutons rouges, pruriteux sur le genou droit. Prurit au dessous du genou gauche. Violent prurit sous les articulations des genoux, et en avant au dessus des genoux. Sensation d'écorchure dans le jarret droit, au point de pouvoir à peine marcher, avant les règles. Petits boutons rouges sans sérosité, causant du prurit, seulement à la chaleur.
Jambes. Prurit au mollet droit où viennent une quantité de petits boutons. Prurit dans le tibia gauche. Violent prurit aux tendons, sous les mollets.
Tarses. Piqûres comme d'épingles au haut de la cheville externe du pied droit, en avant. Prurit au bord externe du pied droit, à la cheville.
Pieds. Sensation dans les deux pieds comme s'ils étaient enflés, avec prurit et chaleur à la plante des pieds. Deux petites pustules au dos du pied droit ; prurit. Violent prurit dans la plante du pied gauche, et après grattement violens élancemens à travers le talon, jusque dans le dos du pied.
Poils. Chute des cheveux avec grande sensibilité des tégumens de la tête.

Os et muscles en général. Brisure dans tout le corps, et abattement. Déchiremens de peu de durée dans toutes les articulations du corps, tantôt ici et tantôt là.
Os et muscles de la tête. Douleur lancinante, pressive à l'os temporal. Tiraillemens pressifs à l'os temporal droit, se faisant également sentir dans le cartilage de l'oreille. Tiraillemens lancinans dans l'apophyse mastoïde droite (2), répondant dans la bosse frontale gauche. Douleur déchirante, tiraillante dans les muscles de la mâchoire du côté droit, qui paraissent s'être resserrés convulsivement. Douleur lancinante, sourde, à la racine de l'apophyse mastoïde droite, cessant au toucher. Raideur et tension dans les articulations des mâchoires et dans les muscles. Douleur lancinante, pressive au bord intérieur et inférieur de la mâchoire droite, mais seulement au toucher et en rejetant la tête en arrière. Violente douleur comme produite par un coup au bord inférieur des orbites des deux yeux, mais seulement en pressant dessus.
Os et muscles du tronc.
Cou. Élancemens ; tension ; tiraillemens ; pression dans les muscles du côté droit (3). Battemens et tressaillemens dans le côté gauche. Douleur de luxation au côté gauche, comme dans les tendons.
Nuque. Endolorissement. Tension et élancemens. Déchiremens.
Dos. Petits élancemens violens au milieu de la colonne vertébrale, entre les deux omo-plates. Douleur lancinante à côté de la colonne vertébrale, depuis l'omoplate droite jusqu'à la dernière fausse côte.
Poitrine. Élancemens dans le côté droit.
Anus. Constriction douloureuse des muscles constricteurs de l'anus.
Os et muscles des extrémités en général. Tremblement des mains et des pieds. Douleur déchirante dans presque tous les membres.
Os et muscles des extrémités supérieures.
Épaules. Craquement ; douleur de paralysie dans l'articulation de l'épaule droite. Élancemens dans les deux épaules. Douleur comme produite par un coup. Déchirement dans l'épaule gauche jusque dans les doigts, par accès fréquens. Violens déchiremens dans les deux épaules, s'étendant peu à peu dans les coudes où ils cessent, à plusieurs reprises.
Bras. Sensation comme de raideur. Douleur pulsative, intermittente, lancinante, passant rapidement, extérieure, près de l'articulation de l'épaule. Douleur lancinante, sourde à la partie supérieure et antérieure de l'os du bras. Déchiremens dans tout le bras droit depuis l'épaule jusqu'à l'articulation de la main. Violens déchiremens à la face supérieure du bras gauche jusqu'à l'articulation de la main. Déchiremens dans tout le bras gauche jusqu'à l'extrémité du pouce.
Avant-bras. Douleur déchirante de paralysie à côté de l'articulation du coude, du dehors en dedans, à l'avant-bras. Douleur déchirante, pressive à l'os du coude, dans les muscles des avant-bras. Douleur de paralysie à l'avant-bras droit, surtout à l'articulation du coude. Déchiremens lancinans, tiraillans dans les muscles internes de l'avant-bras gauche.
Carpes. Déchiremens dans l'articulation de la main gauche (2). Élancemens déchirans sur l'articulation de la main gauche, en avant. Douleur déchirante à la partie supérieure de l'articulation de la main gauche, se dirigeant vers le quatrième doigt, où elle cause des élancemens déchirans, tiraillans. Douleur dans l'articulation de la main droite, comme par suite de luxation, paraissant se diriger vers le quatrième doigt. Douleur pressive, lancinante, par accès, à l'os métacarpien de l'index de la main droite.
Mains. Sensation de raideur dans les deux mains avec prurit et chaleur brûlante. Déchirement sur le dos du quatrième doigt de la main gauche vers l'extrémité. Déchirement tiraillant dans le quatrième doigt de la main droite, à travers les os. Élancemens pressifs dans les muscles du pouce de la main gauche. Petits élancemens dans la dernière articulation du petit doigt de la main droite.
Os et muscles des extrémités inférieures.
Hanches. Douleur lancinante, pressive à l'ischion droit, dans quelque position que ce soit.
Cuisses. Faiblesse pendant les règles. Pesanteur pressive, bien qu'indolente, dans la cuisse gauche. Douleur pressive, sourde à la cuisse droite, un peu au dessus du jarret. Douleur pressive, lancinante, dans la cuisse gauche, non loin de la rotule. Douleur pressive au côté interne de la cuisse gauche dans le voisinage de l'articulation du genou. Douleur déchirante, pressive, dans le voisinage de l'articulation du genou, en haut et extérieurement. Faiblesse dans les articulations des genoux. Picotemens isolés, vifs sur le côté interne du genou gauche. Douleur pressive, tiraillante, lancinante sur le genou droit. Déchiremens dans et au dessus du genou gauche. Quelques déchiremens douloureux dans le genou droit. Violens déchiremens dans le jarret gauche ; puis déchiremens.
Jambes. Faiblesse et fatigue. Douleur déchirante dans les muscles de la jambe droite. Douleur tiraillante, sourde en avant, sur le tibia du pied droit. Déchiremens dans le tibia droit, en bas. Déchiremens profondément dans le tibia gauche.
Pieds. Lassitude continuelle. Faiblesse. Tiraillement douloureux se changeant en tressaillemens sur le dos du pied droit. Battemens douloureux, pressifs et élancemens martelans au côté interne de la plante du pied droit, puis dans toute la plante. Douleur tensive dans les tendons et les orteils du pied gauche, avec sensation comme si les orteils étaient fortement tirés en avant. Déchiremens tiraillans dans le gros orteil du pied droit. Déchiremens dans le gros orteil du pied gauche, plutôt au bout. Violent déchirement dans la plante du pied gauche, depuis le talon jusqu'aux doigts, puis violent prurit, et après grattement, violens élancemens à travers le talon jusque dans le dos du pied.

EXPRESSIONS.

Prosopose. (Voy. *Peau de la tête; os et muscles de la tête ; lèvres*).

SOMMEIL.

Sommeil. — Profond avec rêves effrayans; — agité; — souvent interrompu; — faible ; — facile avec violens sursauts. Somnolence avec froid intérieur. Insomnie sans motif. Réveil causé par des rêves voluptueux ; par différentes affections. Réveils—fréquens avec froid,—comme produits par un bruit effrayant. Sursauts et difficulté à se rendormir, cinq fois dans la nuit. Sursauts causés par des rêves effrayans. Soubresauts rapides.
Rêves.—Voluptueux sans érection ; attristans; pénibles (2) ; effrayans (2), mais dont on perd le souvenir; d'affaires de la ville; de spectres; de parens morts depuis long-temps.

DIGESTION.

Appétit. Pas d'appétit et pas de faim (2). Appétit meilleur qu'à l'ordinaire, pendant plusieurs jours.
Soif. Adipsie complète avec sécheresse dans la bouche. Souvent dans la journée soif contre sa coutume. Soif continuelle avec chaleur générale. Fréquens désirs d'eau, précédés de frissons.
Lèvres. Vésicule transparente sur le côté droit de la lèvre inférieure.
Gencives. Douleurs dans les gencives de la mâchoire inférieure du côté droit (2). Déchiremens (2) lancinans dans les gencives et à la racine de la dernière molaire de la mâchoire inférieure du côté droit. Fourmillemens du côté droit.
Dents. Maux de dents. Élancemens—dans les dents de la mâchoire inférieure partant de la tempe droite ; — dans une dent qui l'avait fait souffrir long-temps auparavant, mais de peu de durée;—à la racine de la dernière molaire inférieure du côté droit. Odontalgie tiraillante à la mâchoire inférieure du côté droit avec pesanteur de la tête surtout du côté droit. Douleurs dans les dents de la mâchoire supérieure du côté droit, en mordant. Les molaires du côté gauche et une molaire du côté droit commencent à faire mal.
Langue. Rudesse. Langue chargée, blanchâtre, sans goût étranger toutefois.
Palais. Douleurs tiraillantes, pressives dans les parties molles du palais.
Cavité buccale. Sécheresse. Goût amer. Mucosité. (Voy. *gustation*).
Gorge. Rudesse et sécheresc. Constriction avec respiration gênée comme par des spasmes. Âpreté provoquant une toux sèche. Malaise. Élancemens. Douleur dans le côté droit; et en avalant sensation comme s'il y avait un grain d'avoine : élancemens remontant jusque dans l'oreille. Pression spasmodique. Mucosité qu'il ne peut détacher malgré ses efforts ; — abondante, produisant un râle continuel.
Nausées (2). Malaise. Afflux d'eau sans goût dans la bouche ; d'eau amère; d'eau aigre remontant de l'estomac. Dégoût en pensant aux alimens qu'il a pris. Vapeurs d'un mauvais goût remontant dans la bouche. Régurgitations aiguës et amères. Envies continuelles de vomir, sans résultat. Hauts-le-corps continuels.
Rapports. (2). Éructations continuelles, imparfaites ;—fréquentes, à vide ; — ayant le goût des alimens ;—d'abord aigres et amères, puis à vide ; — aigres avec goût amer dans la bouche;—comme des hoquets. Propension aux éructations, mais en vain.
Estomac. Ballonnement après avoir pris peu de nourriture. Chaleur et ardeur. Sensation de serrement avec malaise. Malaise continuel sans envies de vomir. Torsions spasmodiques avec propension aux éructations. Mal d'estomac avec envies de vomir.
Épigastre. Pression dans le creux de l'estomac (2). Douleur pressive, précisément au dessus du cartilage xiphoïde et dans le creux de l'estomac.
Ventre en général. Sensation de vide dans le bas-ventre avec gargouillemens (2). Sensation de vide, peu de temps après avoir mangé. Grande plénitude. Ardeur et chaleur. Ballonnement gazeux du bas-ventre. Pincemens et gargouillemens, montant ensuite vers l'estomac du côté gauche; continuels sans diarrhée et sans ballonnement gazeux. Gargouillemens et fermentation avec diarrhée. Glapissement sonore dans le bas-ventre, comme dans un accès de spasmes. Forts pincemens dans le bas-ventre (2). Tournoiemens— avec froid;—avec chaleur. Sensibilité du ventre, en appuyant dessus. Maux de ventre, semblables à des coliques, sans diarrhée. Élancemens tantôt dans le côté gauche et tantôt dans le droit. Douleur tiraillante dans le bas-ventre, comme après un refroidissement. Pression douloureuse vers le dedans et pincemens dans le côté gauche du bas-ventre, sur une petite place. Douleur tranchante sur une ligne étroite dans le côté gauche, tout au travers jusqu'au dos; puis roulement dans le ventre et cessation de la douleur. Douleurs dans le ventre, comme une contriction des intestins, puis violens borborygmes et gargouillemens sonores. Constriction des intestins dans le bas-ventre ; horribles pressions vers le bas comme si les intestins allaient être poussés hors du corps. Cruelles mordications et tranchées dans le rectum avec sortie de quelques excrémens. Violentes tranchées.
Région ombilicale. Gargouillemens sonores. Douleurs tranchantes. Tranchées.
Hypogastre. Tournoiement comme après un purgatif, mais sans diarrhée. Sensations pressives comme une constriction.
Hypochondres. Douleur dans la région des fausses côtes du côté gauche comme de brisure avec battemens. Élancemens dans la région des fausses côtes du côté gauche; violens sous les côtes droites. Douleur—lancinante à côté de la colonne vertébrale depuis l'omoplate droite jusqu'à la dernière fausse côte; — lancinante, pressive sous la dernière côte vraie;—lancinante, déchirante depuis l'omoplate jusqu'à la dernière fausse côte.
Région lombaire. Fourmillemens extérieurement. Région des reins douloureuse, comme brisée. Violens maux de reins. Élancemens au dessous des côtes gauches dans la région lombaire, sans rapport avec la respiration.
Aines. Pincemens dans la région inguinale gauche.
Anus. Prurit au côté gauche. Épreintes et ardeurs à l'anus après évacuation. Douleur d'écorchure, se changeant en prurit. Constric-

tion douloureuse des muscles constricteurs de l'anus.

Défécation. Epreintes (2), mais pas de selle. Le second jour, constipation. Fréquens besoins d'aller à la selle, mais il ne sort que peu d'excrémens; après l'évacuation, épreintes dans l'anus.

RESPIRATION.

Poitrine en général. Embarras. Sensation comme de serrement, par accès fréquens. Grande oppression. Élancemens dans le côté droit de la poitrine (2); dans le côté gauche; violens au milieu du sternum; au milieu de la poitrine à côté du sternum, sans relation avec l'inspiration ou l'expiration. Pression fréquente, mais passagère avec respiration courte. Douleur pressive au sternum. Sensation de constriction douloureuse alternant souvent avec une dilatation subite. Douleur tiraillante, pressive à la clavicule, dans la région du sternum.

Respiration.—Courte avec pression sur la poitrine;—pénible, brève après dîner;—fréquente et brève;—pénible avec sensation de constriction dans la poitrine et dans la gorge;— gênée comme par des spasmes avec sensation de constriction dans la gorge et grande anxiété.

Larynx. Élancemens pressifs, douloureux dans le cartilage thyroïde, n'empêchant cependant pas d'avaler.

Toux. Sèche, provoquée par une âpreté dans la gorge. Toux avec céphalalgie.

Hoquets, — durant long-temps. Trois hoquets, après le dîner.

Bâillemens — avec horripilations;— fréquens, pendant lesquels les yeux se remplissent de larmes.

Éternuement— avec coryza fluent. Envies d'éternuer, sans résultat.

CIRCULATION.

Cœur. Battemens fréquens; — avec bouillonnement du sang.

Vaisseaux. Bouillonnement du sang.

Glandes. Une glande sous l'oreille droite est très-enflammée et enflée: elle vient ensuite à suppuration.

CALORIFICATION.

Froid. Horripilations (3) — s'étendant sur tout le corps de bas en haut;—avec prurit brûlant sur tout le corps;—avec bâillemens fréquens; — avec chair de poule et éructations continuelles;—avec frissons suivis de chaleur et sueur sur tout le corps. Frisson sur tout le corps, à l'exception de la face et de la poitrine qui étaient singulièrement chaudes; les autres parties du corps étaient froides même dans le voisinage du poêle. Frissons suivis de désirs d'eau. Fort frisson surtout aux pieds qui sont très-froids, tandis que la poitrine et la face sont brûlantes, la nuit au lit. Froid avec fréquens reveils;—violent avec frissonnement et claquement des dents;—non suivi de chaleur, de soif, ni de sueur;—parcourant tout le corps, de peu de durée;—et frissonnemens sans froid extérieur sensible. Mains froides, plus froides au bout des doigts. Froid intérieur avec somnolence.

Chaud. Chaleur générale avec soif continuelle. Grande chaleur dans tout le corps, comme si la transpiration allait s'établir. Chaleur avec sueur après frissons et horripilations. Forte chaleur à la face (3). Sensation d'une grande chaleur avec prurit picotant autour du cou, des épaules, au visage et sur le cuir chevelu. Chaleur brûlante à la poitrine et à la face avec froid sur tout le reste du corps. Chaleur à la face de peu de durée, avec sueur au front, chaleur sur la poitrine et sur le dos, accompagnée de piqûres comme d'épingles du dedans en dehors, plus fréquentes et plus violentes au cou. Chaleur telle que le sang bouillonne, que le cœur bat et que le front se couvre de sueur. Chaleur dans la tête, dans l'estomac et dans le ventre. Chaleur brûlante et prurit avec sensation de raideur dans les deux mains dont les veines sont gonflées. Chaleur à la plante des pieds avec prurit et sensation d'enflure.

SÉCRÉTION ET EXCRÉTION.

Sueur. — Au front (3) avec forte chaleur, bouillonnement du sang, battemens de cœur; — avec grande chaleur dans la tête; — avec chaleur à la face, de courte durée. Sueur sur tout le corps avec chaleur.

Larmes. Larmoiement fréquent. Les yeux se remplissent de larmes, en bâillant. Les yeux pleurent de deux jours l'un, seulement.

Chassie. Yeux collés par de la chassie.

Crachats. Mucosité dans la gorge qu'il ne peut détacher malgré ses efforts.

Mucus nasal — très-épais. Coryza fluent avec éternuemens.

Matières fécales. Le premier jour, selle dure; le second, constipation; le troisième, évacuation d'excrémens d'abord durs, puis mous. Evacuation tardive avec horribles pressions vers le bas; sortie de quelques excrémens à plusieurs reprises, mais avec cruelles mordications et tranchées dans le rectum. Bientôt après, seconde selle avec sensation comme si le rectum allait être chassé hors du corps: la douleur permet à peine de s'asseoir. Selles fréquentes, à demi liquides, avec violentes tranchées dans le ventre. Pas de selle le 3e et le 4e jour. Selles solides et fréquentes. Selle peu copieuse et solide, pendant l'évacuation tranchées dans le ventre. Selle très-dure. Deux selles solides. Selle comme à l'ordinaire, il est vrai, mais visqueuse et gluante. Selle molle suivie d'épreintes dans l'anus. Selles fréquentes, quatre ou cinq fois par jour. Selle liquide suivie d'ardeurs dans l'anus. Diarrhée avec gargouillemens et fermentation dans le ventre. Excrémens très-peu copieux; évacuations tardives et rares.

Mucus vaginal. Leucorrhée muqueuse, en assez grande quantité.

Urine. — Claire et rouge; pâle; d'un jaune foncé déposant un léger nuage, de couleur foncée; trouble comme une eau bourbeuse, aussitôt après l'émission, et peu copieuse; trouble après quelques instans de repos et déposant un sédiment considérable, de couleur d'argile; brûlante, mais sans cuissons; avec brûlures et trouble déjà pendant l'émission. Sortie difficile de l'urine. Peu d'urine avec besoin pressant (2). Fréquentes et abondantes émissions (3). Evacuations plus fréquentes que de coutume, et chaque fois (le premier jour excepté) en quantité d'autant plus grande qu'il s'est retenu plus long-temps. Émissions tardives et rares. Le matin, pas d'urine; après midi, trois émissions de suite, urine pâle, abondante; puis de nouveau, pas d'émission. Beaucoup d'urine aqueuse avec quelques cuissons dans l'urètre. Fréquentes émissions d'urine qui ne se trouble plus, mais dépose seulement un nuage. Les émissions copieuses cessent. L'urine qui avait coulé en petite quantité jusqu'au 8e jour, devient plus abondante, et il doit se relever jusqu'à trois fois la nuit; pendant quinze jours les émissions sont toujours copieuses. Constriction douloureuse dans la vessie, sans besoin d'uriner.

Flatuosités. Émissions de vents puans, d'une odeur putride, fréquentes.

Hémorrhagie accidentelle. Fréquens saignemens de nez. Epistaxis avec sensation comme si de petites vésicules se crevaient dans le nez.

Sang menstruel. Règles en retard de trois jours; dès qu'elles coulent parfaitement, les besoins d'uriner cessent. Règles très-peu copieuses, mais très-corrosives; le sang ne coule que par momens.

ORGANES DE LA REPRODUCTION.

Verge. Douleurs brûlantes et déchiremens pruriteux depuis le gland jusqu'à la racine de la verge, après l'évacuation de l'urine. Erections moins fréquentes qu'auparavant.

Urètre. Besoins fréquens d'uriner (3)—avec émission d'urine peu copieuse (2); quelques gouttes d'urine seulement;—à l'apparition des règles;—avec pressions sur la vessie, et après émissions, douleurs tranchantes. Chaque matin, il est réveillé par un besoin d'uriner. Ardeur, cuissons en urinant. L'urine sort sans qu'il sente rien dans les voies urinaires, comme après la prise d'un diurétique.

ÉTIOLOGIE.

RHYTHME:

Le jour. *Affections*, mauvaise humeur; bonne disposition, joyeux et enclin à plaisanter. *Os et muscles*, cessation d'un endolorissement de la nuque; faiblesse dans les articulations des genoux. *Soif* — souvent contre l'ordinaire; —avec chaleur générale. *Dents*, odontalgie tiraillante à la mâchoire inférieure du côté droit, avec pesanteur de la tête. *Gorge*, sensation de constriction et dans la poitrine avec respiration pénible, cessant souvent. *Hypogastre*, tournoiemens comme après un purgatif, mais sans diarrhée. *Anus*, prurit. *Éternuemens*, cessation d'éternuemens avec coryza fluent. *Cœur*, battemens. *Chaleur* — avec sueur sur tout le corps. *Larmes*, larmoiemens fréquens. *Flatuosités*, fréquentes émissions de vents.

Le matin. *Affections*, mauvaise humeur avec tête lourde; tout lui répugne, il n'a de plaisir à rien. *Corps entier*, violent malaise au point de tomber en défaillance. *Tête entière*, embarras et hébétement, comme par suite d'une compression dans les tempes; vertiges par accès fréquens; pression profondément dans le cerveau. *Région frontale*, pression et sensation de pesanteur; violens élancemens en avant. *Région pariétale*, pression avec élancemens fréquens dans le côté gauche; battemens et martellemens dans le côté droit, profondément dans le cerveau. *Vision*, mal d'yeux; sensibilité douloureuse; sécheresse et inflammation des paupières; violentes ardeurs dans les yeux qui sont collés par de la chassie (en s'éveillant). *Audition*, déchiremens de peu de durée dans l'oreille droite; violent prurit dans le conduit auditif extérieur gauche; douleur d'ulcération au fond de l'oreille gauche, ainsi qu'autour de sa partie antérieure; violens élancemens sourds profondément dans l'intérieur de l'oreille droite; élancemens sous et devant l'oreille gauche. *Olfaction*, obstruction pendant quelque temps. *Gustation*, goût désagréable, très-acide et muqueux comme du levain; goût fort mauvais, herbacé; goût douceâtre (en fumant); goût amer, de peu de durée (en se levant). *Peau*, prurit lancinant sur tout le corps (en se levant); prurit au côté droit de la tête; prurit en avant à l'articulation de la main; fort prurit aux deux os des hanches; violent prurit dans les jarrets, aux tendons sous les mollets; sensation comme d'enflure dans les deux pieds, avec prurit et chaleur à la plante. *Os et muscles*, brisure dans tout le corps et abattement; raideur et tension dans les articulations des mâchoires et dans les muscles; violente douleur comme produite par un coup au bord inférieur des orbites des deux yeux (en s'éveillant); endolorissement à la nuque; tremblement des mains et des pieds, avec déchiremens dans tout le front et pincemens dans le ventre; déchiremens dans tout le bras gauche jusqu'au bout du pouce avec douleur pressive sur la poitrine; douleur tensive dans les tendons et les orteils du pied gauche, avec sensation comme si les orteils étaient fortement tirés en avant; faiblesse dans les pieds avec sensation comme s'il allait tomber malade. *Sommeil*, grande envie de dormir et paresse, sans être précisément mal disposé. *Rêves* — de spectres. *Soif* — avec chaleur générale. *Dents*, odontalgie tiraillante à la mâchoire inférieure du côté droit, avec pesanteur de la tête du même côté; élancemens dans une dent qui l'avait fait souffrir long-temps auparavant, mais de courte durée. *Langue*, — chargée, blanchâtre, sans goût étranger toutefois; rudesse (en s'éveillant), *Cavité buccale*, mucosité; sécheresse (au lit); — sans soif. *Gorge*, râle continuel produit par la mucosité qui s'y forme en abondance; sécheresse (au lit); sécheresse et élancemens (en avalant); rudesse et sécheresse (de suite après réveil); âpreté provoquant une toux sèche. *Rapports*, fréquentes éructations à vide; éructations aigres avec goût amer dans la bouche (en se levant). *Nausées*, afflux d'eau sans goût dans la bouche. *Estomac*, grand malaise; il essaye constamment de vomir et ne le peut pas. *Ventre*, comme une constriction des intestins, puis violens borborygmes et gargouillemens sonores; sensibilité douloureuse; maux de ventre semblables à des coliques sans diarrhée; élancemens dans le côté gauche (assis); cessation de douleurs tranchantes. *Région ombilicale*, douleurs tranchantes à une petite place; tranchées, puis tournoiemens, *Hypogastre*, sensation pressive, comme une constriction. *Hypochondres*, élancemens du côté gauche. *Région lombaire*, fourmillemens, extérieurement; violentes douleurs. *Poitrine*, — engorgée et oppressée; pression et oppression; violens élancemens au milieu du sternum; élancemens dans le côté gauche et en même temps dans le front où ils persistent long-temps. *Respiration*, — pénible. *Bâillemens*, — fréquens avec horripilations. *Éternuemens* (en se levant) — avec coryza fluent. *Froid*, — même dans une chambre chaude; parcourant tout le corps, de peu de durée, au lit; horripilations avec chair de poule et éructations continuelles. *Chaleur*, — dans tout le corps, cessant bientôt. *Chassie*, yeux collés par de la chassie. *Crachats*, mucosité dans la gorge qu'il ne peut détacher malgré ses efforts; sans expectoration. *Urine*, — rouge et peu copieuse; pas d'urine. *Urètre*, besoin d'uriner réveillant chaque matin.

A midi. *Tête entière*, résonnement bourdonnant; cessation de battemens. *Vision*, vue trouble comme à travers un nuage.

Après midi. *Affections*, tristesse. *Corps entier*, mieux-être; mauvaise disposition. *Tête entière*, céphalalgie sourde, comme si la tête était liée ou serrée; gargouillemens avec congestions. *Région frontale*, pression et sensation de pesanteur ; déchiremens. *Région temporale*, élancement depuis la tempe droite jusque dans les dents de la mâchoire inférieure; violent élancement pénétrant dans la tempe droite. *Vision*, trouble extraordinaire de l'œil gauche avec sensation, comme s'il était couvert d'un voile. *Audition*, bruit dans l'oreille gauche durant long-temps; déchiremens derrière l'oreille gauche, en haut, fréquens. *Peau*, prurit dans le dos; à la cuisse, au dessous du genou gauche; au dos du pied droit; puis dans le tibia gauche; violent à la face externe et antérieure de la cuisse gauche, dans les jarrets. *Os et muscles*, déchiremens dans la nuque, passant par dessus le vertex dans le front; dans l'épaule gauche jusque dans les doigts, cessant souvent; dans tout le bras droit depuis l'épaule jusqu'à l'articulation de la main; douleur de paralysie dans l'articulation de l'épaule droite; déchiremens dans l'articulation de la main gauche; sur le dos du quatrième doigt de la main gauche, vers la pointe; grande faiblesse dans les membres inférieurs, en sorte qu'il a de la peine à remuer le pied; déchiremens dans le genou gauche; dans le tibia droit; profondément, dans le tibia gauche. *Soif*, fréquens désirs d'eau précédés de frissons. *Gencives*, douleurs à la mâchoire inférieure du côté droit. *Gorge*, élancemens remontant jusque dans l'oreille (en fumant). *Nausées*, eau aigre remontant de l'estomac dans la bouche, malaise continuel sans envie de vomir. *Hypochondres*, douleur du côté gauche, comme de brisure avec battemens. *Poitrine*, pression fréquente, mais passagère; élancemens dans le côté droit. *Urine*, — pâle; trois émissions de suite.

Le soir. *Affections*, cessation d'une très-mauvaise humeur; gaîté. *Corps entier*, cessation d'un sentiment d'épuisement. *Région frontale*, élancemens violens, pénétrans. *Vision*, pression dans le globe des yeux (en lisant). *Peau*, prurit de courte durée; prurit lancinant sur tout le corps, de cinq à sept heures; exacerbation d'un prurit se faisant sentir çà et là sur le corps. Prurit, extérieurement, au ventre; prurit à l'avant-bras vers la main, et à la partie interne du genou au dessus du jarret (au lit); prurit à la fesse droite; au mollet droit où viennent quantité de boutons; violent aux tendons sous les mollets; prurit au bord externe du pied droit à la cheville, forçant à se gratter jusqu'au sang; fourmillement dans le pied (en le levant, couché). *Os et muscles*, violens déchiremens à la face supérieure du bras gauche jusqu'à l'articulation de la main, avec élancemens dans le côté droit de la poitrine; violens déchiremens au dessus du genou gauche; déchirement dans le gros orteil du pied droit. *Rêves*, — effrayans avec sursauts. *Gencives*, déchiremens à la mâchoire inférieure du côté droit. *Dents*, odontalgie; mal de dent du côté droit avec fourmillemens dans les racines, ne cessant qu'après en avoir fait sortir un peu de sang : mais il y éprouve ensuite pendant quelque temps de violentes douleurs. *Rapports*, fréquentes éructations à vide. *Nausées*, régurgitations aigres et amères remontant de l'estomac. *Épigastre*, pression (en chantant). *Ventre*, pincemens et gargouillemens l'empêchant de dormir; violentes tranchées et selles fréquentes, à demi liquides. *Hypogastre*, sensation pressive, comme une constriction. *Hypochondres*, violens élancemens (assis). *Région lombaire*, — douloureuse, comme brisée. *Poitrine*, — engagée et oppressée; élancemens dans le côté droit. *Froid*, — non suivi de chaleur, de soif, ou de sueur; horripilation (en se couchant); cessation de cette sensation (au lit). *Chaleur*, — telle que le sang bouillonne, que le cœur bat et que le front se couvre de sueur (au lit). *Flatuosités*, émission de vents ayant une odeur putride.

La nuit. *Peau*, prurit sur tout le corps, ne lui permettant pas de s'endormir; violentes démangeaisons causées par une croûte qui s'était formée sur le côté interne de l'articulation de la main droite, derrière le petit doigt, après l'ouverture d'une grosse vésicule transparente. *Os et muscles*, douleurs déchirantes dans presque tous les membres, suivies de céphalalgie. *Sommeil*, insomnie sans motif; fréquens réveils avec froid; après réveil, sommeil difficile; soubresauts rapides; réveil causé par des rêves voluptueux sans érection; sommeil troublé par différentes affections; cinq fois sursauts et difficulté à se rendormir. *Gorge*, pression spasmodique, cessant souvent. *Estomac*, cessation d'un serrement avec malaise. *Anus*, douleur d'écorchure se changeant en prurit. *Poitrine*, pression et oppression. *Froid*, — avec frissonnemens, non suivi de chaleur, fort frisson surtout aux pieds qui sont très-froids, tandis que la poitrine et la face sont brûlantes (au lit). *Urine*, — abondante; il doit se relever plusieurs fois pour uriner.

A minuit. *Os et muscles*, cessation de déchiremens violens au dessus du genou gauche. *Ventre*, cessation de pincemens et de gargouillemens empêchant de dormir.

Après minuit. *Peau*, violens déchiremens dans la plante du pied gauche, depuis le talon jusqu'aux doigts, puis violent prurit. *Sommeil*, réveil causé par des douleurs tranchantes dans le ventre.

CAUSES IMPONDÉRABLES.

Au grand air. *Corps entier*, mieux-être. *Région frontale*, cessation d'un violent élancement en avant. *Vision*, cessation d'élancemens fréquens dans les deux yeux, avec sensation comme s'il y avait du sable ou de la poussière. *Peau*, apparition de petits boutons miliaires; douleurs déchirantes causées par une croûte épaisse qui s'est formée sur un petit bouton pruriteux à la joue. *Froid*, frisson parcourant tout le corps.

FONCTIONS.

Après repas. *Corps entier*, malaise, puis abattement (déjeuner). *Tête entière*, sensation de compression sourde; douloureuse des deux côtés (déjeuner). *Os et muscles*, cessation d'une brisure dans tout le corps avec abattement. *Langue*, cessation de la rudesse. *Rapports*, éructations ayant le goût des alimens; cessation d'éructations aigres. *Nausées*, régurgitation amère; afflux d'eau amère dans la bouche. *Estomac*, sensation de chaleur comme après avoir bu des liqueurs; torsions spasmodiques avec propension aux éructations, mais en vain. *Ventre*, grande plénitude; sensation de vide peu après déjeûner; pincemens et gargouillemens montant ensuite vers l'estomac du côté gauche. *Hypochondres*, violens élancemens sous les côtes droites et dans le ventre. *Respiration*, — pénible et brève; fréquentes aspirations profondes (dîner). *Hoquets*, — (dîner). *Froid*, cessation d'un froid violent avec frissonnemens et claquement des dents (déjeuner). *Chaud*, grande chaleur dans tout le corps, comme si la transpiration allait s'établir (déjeuner).

En mangeant, *tête entière*, grande chaleur dans la tête et sueur au front. *Rapports*, éructations aigres.

En aspirant, *os et muscles*, exacerbation d'une douleur lancinante, déchirante depuis l'omoplate jusqu'à la dernière fausse côte. *Ventre*, exacerbation d'une pression douloureuse vers le dedans et du bas-ventre dans le côté gauche du bas-ventre sur une petite place. *Poitrine*, serrement à plusieurs reprises. *Respiration* — gênée comme par des spasmes avec sensation de constriction dans la gorge et grande anxiété.

En respirant profondément. *Toux*, — sèche avec brûlure dans le nez.

Par le mouvement (de la tête) *tête entière*, pesanteur ; exacerbation de déchiremens pressifs en quelques endroits. *Peau*, diminution d'un prurit accompagné de chaleur brûlante avec sensation de raideur dans les deux mains dont les veines sont gonflées, diminution d'une sensation comme d'enflure dans les deux pieds avec prurit et chaleur à la plante; (du pied en haut) fourmillement, (de la tête en arrière) *Os et muscles*, douleur lancinante, pressive au bord intérieur et inférieur de la mâchoire droite; (des mâchoires) Raideur et tension dans les articulations des mâchoires et dans les muscles; (de la tête) douleur de luxation dans le côté gauche du cou comme dans les tendons; endolorissement de la nuque; tension et élancement dans la nuque; douleur lancinante, pressive dans les muscles du cou; (des bras) douleur comme produite par un coup dans l'épaule; élancemens dans les deux épaules; douleur de paralysie dans l'articulation de l'épaule droite; craquement dans l'articulation de l'épaule droite; sensation de raideur dans les bras; — exacerbation de déchiremens tiraillans dans le quatrième doigt de la main droite, à travers les os; (du pied) Craquement dans l'articulation du pied gauche. *Ventre*, cessation d'élancemens dans le côté gauche. *Poitrine*, élancemens dans le côté droit.

En marchant. *Tête entière*, exacerbation des douleurs ressenties dans la tête. *Région frontale*, déchirement; battement du côté droit (au grand air); *poitrine*, élancemens dans le côté gauche, et en même temps dans le front où ils persistent long-temps (au grand air).

En touchant. *Tête entière*, exacerbation d'une douleur lancinante, pressive. *Peau*, douleurs lancinantes causées par une pustule à la fesse gauche. *Os et muscles*, cessation d'une douleur lancinante, sourde à la racine de l'apophyse mastoïde droite; douleur lancinante, pressive au bord intérieur et inférieur de la mâchoire droite; douleur lancinante, pressive dans les muscles du cou; exacerbation d'une douleur pressive précisément au dessous du cartilage xiphoïde et dans le creux de l'estomac; exacerbation d'une douleur pressive au sternum.

En pressant. *Vision* (sur les paupières sup.) douleur indéfinisable et en même temps élancemens. *Peau*, grande sensibilité des téguniens de la tête. *Os et muscles*, violente douleur comme produite par un coup au bord inférieur des orbites des deux yeux. *Ventre*, sensibilité.

En bâillant, Larmoiement; Tranchées dans la région ombilicale.

En travaillant. Poitrine fortement engagée, rendant la respiration pénible.

Après grattement. *Peau en général*, exacerbation d'un prurit sur tout le corps; apparition d'une quantité de boutons à l'endroit où l'on se gratte. *Peau de la tête*, cessation d'un prurit au cuir chevelu, au visage, avec sensation d'une grande chaleur à ces parties; réapparition d'un prurit sur le front. *Peau du tronc*, cessation d'un prurit picotant autour du cou, des épaules, avec sensation d'une forte chaleur à ces parties; cessation d'un prurit au côté gauche de l'anus; au ventre ; à l'hypochondre droit ; d'un prurit avec petits boutons rouges sur le dos. *Peau des extrémités supérieures*, apparition de deux vésicules qui disparaissent bientôt, à la face interne de l'avant-bras droit. *Peau des extrémités inférieures*, cessation d'un fort prurit aux deux os des hanches; d'un prurit à la fesse droite, mais qui revient souvent; d'un prurit avec petits boutons rouges de la grosseur d'une tête d'épingle sur les cuisses, mais pour peu de temps; d'un prurit à la cuisse au dessous du genou gauche; au tibia gauche; au dos du pied droit ; cuissons causées par un violent prurit aux tendons sous les mollets; diminution d'un prurit violent sous les articulations des genoux et en avant au dessus des genoux; apparition d'une quantité de boutons, disparaissant bientôt sur les cuisses, sur la face externe et antérieure de la cuisse gauche ; sur les jarrets; élancemens violens à travers le talon jusque dans le dos du pied.

Après selle. Ardeurs, épreintes à l'anus.

Pendant selle. Tranchées.

Après urine, *Urètre*, douleurs tranchantes; douleurs brûlantes et déchiremens pruriteux.

En urinant. Ardeur, cuissons dans l'urètre.

Après vents. *Région ombilicale*, cessation de tranchées avec tournoiemens dans le ventre; *hypogastre*, cessation d'une sensation de pression semblable à une constriction.

Après éructations. Cessation d'un glapissement sonore dans le bas-ventre comme dans un accès de spasmes.

Avant règles. Sensation d'écorchure dans le jarret droit au point de pouvoir à peine marcher.

Pendant la menstruation. *Peau*, écorchure au pli de la cuisse droite. *Os et muscles*, faiblesse dans les cuisses. *Urine*, — de couleur foncée en quantité suffisante et même plus considérable. *Urètre*, violens besoins d'uriner avec émission de quelques gouttes d'urine seulement; cessation des besoins d'uriner dès que les règles coulent parfaitement.

POSITIONS.

En repos. *Os et muscles*, exacerbation d'un déchirement de paralysie à l'avant-bras droit, surtout à l'articulation du coude ; diminution d'une douleur comme produite par un coup dans l'épaule droite.

Assis. *Os et muscles*, douleur pressive, sourde à la cuisse droite, un peu au dessus du jarret; battemens douloureux, pressifs et élancemens martelans au côté interne de la plante du pied droit, puis dans toute la plante.

Debout. *Os et muscles*, quelques déchiremens douloureux dans le genou droit (en bâillant); lassitude continuelle dans les pieds. *Poitrine*, élancemens dans le côté droit.

Couché. *Gorge*, cessation d'élancemens remontant jusque dans l'oreille.

Penché. *Hypochondres*, élancemens du côté gauche. *Lombes*, violentes douleurs.

En ployant le corps en deux. *Ventre*, cessation de pincemens et de gargouillemens montant vers l'estomac du côté gauche. *Hypochondres*, cessation d'élancemens violens du côté gauche.

CÔTÉS DROIT ET GAUCHE.

Du côté droit.

Région frontale. Battemens; pression avec picotemens; élancemens. *Région occipitale*. Tiraillemens. *Région verticale*. Pression; élancemens. *Région pariétale*. Battement et martellement, pression, élancemens pressifs, déchirans; tiraillemens lancinans. *Région temporale*. Pression, élancemens, tiraillemens pressifs. *Audition*. Sensation de constriction; déchirement, pression, élancemens. *Olfaction*. Obstruction de la narine. *Peau de la tête*. Prurit au côté droit de la tête; à l'aile du nez avec petite pustule; vésicule transparente sur la lèvre inférieure. *Peau du tronc*, prurit à l'hypochondre. *Peau des extr. sup.* Prurit à l'avant-bras; à l'articulation de la main; plusieurs grandes fentes au pouce avec douleur brûlante. *Peau des extr. inf.* Prurit à la fesse ; écorchure au pli de la cuisse; boutons pruriteux sur le genou; prurit au mollet avec boutons; piqûres en haut de la cheville; prurit; pustules au dos du pied. *Os et muscles de la tête.* Tiraillemens pressifs à l'os temporal ; lancinant dans l'apophyse mastoïde ; douleur déchirante , tiraillante dans les muscles de la mâchoire ; lancinante, pressive à son bord intérieur et inférieur. *Os et muscles du tronc.* Élancemens, pression, tension, tiraillemens dans les muscles du cou ; douleur lancinante dans le dos ; élancemens dans la poitrine. *Os des muscles des extr. sup.* Craquement , douleur de paralysie dans l'articulation de l'épaule; déchirement dans le bras depuis l'épaule jusqu'à l'articulation de la main; douleur de paralysie à l'avant-bras, surtout à l'articulation du coude ; douleur dans l'articulation de la main comme par suite d'une luxation; douleur pressive, lancinante, par accès, à l'os métacarpien de l'index ; déchirement tiraillant dans le quatrième doigt de la main, à travers les os ; petits élancemens dans la dernière articulation du petit doigt. *Os et muscles des extr. inf.* Douleur lancinante , pressive à l'ischion droit ; douleur

pressive , sourde , à la cuisse , pressive tiraillante , lancinante sur le genou ; déchiremens douloureux ; douleur déchirante dans les muscles de la jambe; tiraillante , sourde, en avant, sur le tibia; déchiremens en bas; tiraillement douloureux se changeant en tressaillemens sur le dos du pied; battemens douloureux, pressifs et élancemens martelans au côté interne de la plante du pied , puis dans toute la plante; déchiremens tiraillans dans le gros orteil. *Lèvres.* Vésicule transparente. *Gencives.* Douleur dans la partie inférieure, déchiremens lancinans; fourmillemens. *Dents.* Douleurs ; élancemens ; tiraillemens. *Gorge.* Douleurs. *Ventre en général.* Élancemens. *Hypochondres.* Élancemens violens; douleur lancinante. *Poitrine en général.* Élancemens. *Glandes.* Inflammation et enflure d'une glande sous l'oreille; laquelle vient à suppuration.

Du côté gauche.

Région frontale. Pression , élancemens.

Région occipitale. Élancemens. *Région verticale.* Élancemens, déchiremens. *Région pariétale.* Pression et élancemens; déchiremens lancinans. *Région temporale.* Élancemens brûlans. *Vision.* Pression, trouble extraordinaire. *Audition.* Tintement; bruit prolongé; prurit, pression et constriction; déchirement, élancemens. *Peau des ext. inf.* Pustule à la fesse causant des douleurs lancinantes; prurit à la cuisse; au dessous du genou; dans le tibia; dans le pied suivi d'élancemens violens. *Os et muscles du tronc.* Battemens et tressaillemens dans les muscles du cou ; douleur de luxation. *Os et muscles des extr. sup.* Déchirement dans l'épaule jusque dans les doigts ; déchiremens dans tout le bras gauche jusqu'à l'extrémité du pouce; déchiremens lancinans , tiraillans dans les muscles internes de l'avant-bras ; déchiremens dans l'articulation de la main ; élancemens déchirans ; déchirement sur le dos du quatrième doigt de la main; élancemens pressifs dans les muscles du pouce. *Os et muscles*

des extr. inf. Pesanteur pressive , bien qu'indolente, dans la cuisse ; douleur pressive, lancinante non de la rotule; pression douloureuse au côté interne, dans le voisinage de l'articulation du genou; picotemens isolés, vifs sur le côté interne du genou ; déchirement dans le genou et au dessus ; élancemens suivis de déchiremens dans le jarret; déchiremens dans le tibia; douleur pressive dans les tendons et les orteils du pied; déchiremens dans le gros orteil; violent déchirement dans la plante du pied depuis le talon jusqu'aux doigts ; violens élancemens à travers le talon jusque dans le dos du pied. *Dents.* Douleurs dans les molaires. *Ventre en général.* Pincemens et gargouillemens remontant vers l'estomac; élancemens; pression et pincemens ; douleur tranchante. *Hypochondres.* Douleur comme de brisure avec battemens ; élancemens. *Région lombaire.* Élancemens. *Aines.* Pincemens. *Anus.* Prurit. *Poitrine en général.* Élancemens.

NATURE DES SENSATIONS.

Anxiété dans le corps entier ; dans la tête entière.

Ardeur dans les yeux ; dans l'estomac ; dans le ventre; à l'anus; dans l'urètre.

Battemens dans la tête entière; dans la région pariétale; dans les os et muscles du cou , des pieds; dans les hypochondres; au cœur.

Brisure dans tout le corps; dans les hypochondres; dans la région lombaire.

Branlantes (douleurs) dans la région temporale; dans la peau de la tête ; des mains ; dans la verge.

Brûlure dans le nez; sur la peau en général; aux mains; aux cuisses.

Constriction dans la tête entière; dans l'oreille; dans l'anus; dans la gorge, dans le ventre; à l'anus ; dans la poitrine.

Cuissons dans les carpes; dans l'urètre.

Déchiremens dans la tête entière; dans la région frontale, verticale , pariétale ; dans les oreilles; dans la peau de la tête; dans tout le corps en général; dans les os et muscles de la tête, de la nuque; dans les extrémités en général; dans les épaules, les bras , les avant-bras, les carpes , les mains ; dans les cuisses , les jambes , les pieds ; dans les gencives; dans les hypochondres; dans la verge.

Démangeaisons. dans la peau de la tête , des carpes.

Douleurs simples dans les yeux; dans les gencives; dans les dents; dans la gorge; dans l'estomac; dans le ventre.

Écorchure (douleur d') dans les cuisses ; à l'anus.

Élancemens dans la tête entière; dans la région frontale, occipitale, verticale , pariétale , temporale ; dans les yeux ; dans les oreilles ; dans la peau en général ; dans la peau des fesses , des pieds ; dans les muscles de la tête , du cou, de la nuque , du dos , de la poitrine , des épaules, des bras, des avant-bras, des carpes, des mains, des hanches, des cuisses , des pieds; dans les gencives; dans les dents; dans la gorge; dans le ventre; dans les hypochondres; dans la région lombaire; dans la poitrine ; dans le larynx.

Embarras dans la tête entière ; dans la poitrine.

Enflure dans les yeux; dans les glandes.

Enflure (sensation d') dans les pieds.

Faiblesse dans les cuisses; dans les jambes; dans les pieds.

Fourmillement dans les gencives; dans la région lombaire.

Inflammation des paupières; dans la peau de la tête; dans les glandes.

Luxation. (douleur de) dans les os et muscles du cou, dans les carpes.

Malaise dans le corps entier; dans la gorge; dans l'estomac.

Martellement dans la région pariétale; dans les muscles des pieds.

Meurtrissure (sensation de) dans les os et muscles de la tête , des épaules.

Paralysie (douleur de) dans l'épaule ; dans les avant-bras.

Pesanteur dans la tête entière; dans la région frontale ; dans les cuisses.

Picotemens dans la région frontale; dans la peau en général; dans les cuisses.

Pincemens dans le ventre ; dans les aines.

Piqûres dans la peau du cou , du dos , de la poitrine , des mains , des tarses.

Plénitude dans le ventre.

Pression dans la tête entière ; dans la région frontale , occipitale , verticale , pariétale , temporale ; dans les yeux; dans l'oreille ; dans les os et muscles de la tête, du cou, des avant-bras , des carpes, des mains, des hanches, des cuisses, des pieds; dans le palais; dans la gorge ; dans l'épigastre ; dans le ventre ; dans l'hypogastre ; dans la poitrine ; dans le larynx.

Prurit dans l'oreille ; sur le corps en général ; sur la peau de la tête; au dos; au ventre; aux hypochondres; aux avant-bras; aux carpes; aux mains; à la fesse; aux hanches; aux cuisses; aux jambes ; aux pieds.

Pulsation (douleur de) dans les os et muscles des bras.

Raideur dans les mains ; dans les os et muscles de la tête , des bras, des mains.

Rudesse de la langue ; de la gorge.

Sécheresse des paupières ; de la bouche; de la gorge.

Sensibilité douloureuse de la peau de la tête ; du ventre.

Serrement dans la tête entière ; dans les os et muscles de la tête ; dans l'estomac ; dans la poitrine.

Tension dans les os et muscles de la tête , du cou, de la nuque, des pieds.

Tiraillemens dans la région frontale , occipitale , pariétale , temporale ; dans l'oreille; dans les os et muscles de la tête , du cou , des avant-bras , des mains , des cuisses , des jambes, des pieds ; dans les dents ; dans le palais; dans le ventre; dans la poitrine.

Torsion (douleur de) dans l'estomac.

Tranchées dans le ventre ; dans la région ombilicale.

Tranchantes (douleurs) dans le ventre; dans la région ombilicale.

Tremblement dans le corps entier; dans les extrémités en général.

Tressaillemens dans l'oreille; dans les os et muscles du cou, des pieds.

Ulcération (douleur d') dans l'oreille; dans les mains.

COLCHICUM AUTUMNALE.

SYMPTOMATOLOGIE.

Les symptômes de toxication sont en italiques ; ceux d'entre eux qui se sont reproduits chez l'homme bien portant sont en majuscules.

FACULTÉS INTELLECTUELLES.

Conception. DIFFICULTÉ A COORDONNER SES IDÉES ET A LES EXPRIMER.

Réflexion. La tension de l'esprit exacerbe considérablement les douleurs.

Mémoire — AFFAIBLIE ; LES MOTS MÊMES LUI ÉCHAPPENT.

FACULTÉS AFFECTIVES.

Affections. Mauvaise humeur (2). Abattement de l'esprit (2). Crainte d'événemens funestes. Grande distraction. Répugnance pour toute espèce de travail. Des causes extérieures telles qu'une vive lumière, une forte odeur, le toucher, la pétulance des autres le mettent hors de lui.

FACULTÉS SENSITIVES.

Corps entier. ANXIÉTÉ. PROSTRATION DES FORCES (2). Agitation. Sensation de tremblement et de faiblesse. Faiblesse (2), endolorissement et sensibilité de tout le corps, tels qu'il peut à peine se toucher sans gémir. Les souffrances qu'il éprouve, lui paraissent insupportables. (Voyez *Peau en gén., Os et muscles en gén.*).

Tête entière. Embarras (2) — comme des maux de tête. Douleurs constrictives. Secousses lancinantes dans la profondeur des parties molles. *Céphalalgie pénible.* Irritation des nerfs du cerveau. *Violentes douleurs.*

Région frontale. Fourmillemens. Tension déchirante à une petite place , à gauche , comme s'il allait s'y former un ulcère. Cépha-

lalgie tiraillante , de peu de durée , au dessus des yeux, constrictive. *Céphalalgie légère, au milieu.*

Région verticale. Déchiremens fourmillans , térébrans à une petite place , à droite et plus tard à gauche. Tiraillemens à gauche, descendant jusque dans le nez. Douleur pressive , à droite, sur une petite place de peu de durée.

Région occipitale. Pression (3). Pesanteur pressive. Pression très-pénible, sans être cependant violente, dans la profondeur du corvelet. Violente pression du côté droit. Douleur pressive , déchirante à une petite place , à droite. Déchiremens à une petite place , à gauche.

Région pariétale. Déchirement pénétrant, très-douloureux, tiraillant dans le côté gauche de la tête , commençant le plus souvent dans

le globe de l'œil du même côté, se dirigeant dans cette direction vers l'occiput et durant plusieurs jours. Déchiremens jusqu'au vertex.

Région temporale. Déchiremens à droite.

VISION.

Sensation. Fourmillement tiraillant dans la profondeur des globes des yeux. Mordications dans l'œil droit, surtout dans l'angle externe, avec quelques larmes et sensation comme si cet angle était collé par de la chassie. Yeux douloureux. Douleur pressive dans l'œil droit. Déchiremens courts , violens, aigus dans l'œil droit et autour.

Fonction. Tressaillemens dans les paupières (2); tiraillemens. Tressaillemens dans la paupière supérieure droite. Tiraillemens lents, mais visibles (semblables à des tressaillemens) dans la paupière inférieure gauche, vers l'angle interne. *Grande lucidité. Pupilles contractées.*

Texture. Exulcération d'une glande de Meïbomius à la paupière inférieure de l'œil gauche, avec tuméfaction de la paupière; les nerfs étant très-irrités.

AUDITION.

Sensation. Constriction (2), puis élancemens comme produits par de fines aiguilles dans l'intérieur. Douleur constrictive. Elancemens constrictifs dans l'oreille gauche. Déchirement dans le conduit auditif de l'oreille droite. Oreilles comme bouchées et bruissemens, en faisant quelques pas dans la chambre.

OLFACTION.

Sensation. Fourmillemens dans le nez (2), au bout du nez. Sensation de chaleur et de fourmillemens dans l'intérieur du nez comme dans l'épistaxis. Sensation de serrement dans la partie supérieure du nez. Sensation de pression et de lourdeur dans les os. Douleur d'écorchure dans la cloison du nez, de la narine droite.

Fonction. Odorat tellement surexcité que la plus faible odeur lui cause des malaises.

GUSTATION.

Sensation. Pas de goût aux alimens. Goût amer, de bile, produit par une mucosité jaunâtre qui se forme en grande quantité dans le gosier.

TACT.

Peau en général. Chaleur sèche de la peau. Prurit en plusieurs endroits. Secousses lancinantes dans la peau. Elancemens dans la peau tels que tout le corps tressaille. *Mordications. Face, cou, poitrine, bras et jambes couverts d'un exanthème d'un rouge pourpre.*

Peau de la tête. Léger déchirement dans les tégumens de la tête. Pincemens et fourmillemens aux oreilles et dans quelques places de la peau du visage, comme après avoir eu froid dans un changement de tems. *Boutons au visage.*

Peau du tronc. Fourmillemens sur la poitrine. Brûlures extérieures, à droite, à côté du creux de l'estomac. Douleur comme d'écorchure intérieure entre la hanche gauche et les côtes.

Peau des extrémités supérieures. Pincemens et fourmillemens dans les doigts. *Prurit aux mains.*

Peau des extrémités inférieures. Fourmillement dans la surface interne du gros orteil du second et du troisième doigt du pied droit, comme s'il étaient endormis. Pincemens et fourmillemens dans certains orteils, dans la partie charnue des doigts du pied droit.

Poils. Chute abondante des cheveux.

MOUVEMENS VOLONTAIRES.

Os et muscles en général. Sensation de tremblement et de faiblesse dans tout le corps. Grand abattement (2), il est à peine en état de parler distinctement ou de marcher dans la chambre. Tous les muscles comme paralysés. La paralysie des muscles, surtout dans les articulations des genoux, fait que ses jambes ploient souvent sous lui. Démarche chancelante par suite de secousses lancinantes, tiraillantes, se succédant rapidement à travers le périoste, et qui sont jointes toujours à une sensation de paralysie et à une paralysie réelle de peu de durée. Secousses déchirantes, isolées, le plus souvent du côté gauche. Secousses déchirantes, subites à travers tout un côté du corps, comme des secousses électriques. Tension déchirante sur de petites places, tantôt dans une partie du corps et tantôt dans une autre. Tiraillemens et tressaillemens faibles, ainsi que des déchiremens dans les incisives, les paupières, les muscles de la face et plusieurs autres parties du corps, tantôt ici et tantôt là.

Os et muscles de la tête. Déchiremens dans les mâchoires du côté droit (2). Déchiremens derrière l'oreille droite, dans la région de l'articulation de la mâchoire. Les muscles masticateurs semblent élargis: il ne peut ouvrir la bouche sans ressentir des douleurs. Douleurs constrictives à l'articulation de la mâchoire inférieure du côté droit. Secousses lancinantes dans la face. Douleur tressaillante, tiraillante dans les muscles du visage, profondément dans les os, sensation très-pénible dans les os de la face comme s'ils étaient écartés fortement, avec quelques secousses tiraillantes. Déchiremens et tension dans le côté gauche du visage jusque dans l'oreille.

Os et muscles du tronc.

NUQUE. Déchiremens à droite, à côté de la nuque, extérieurs.

COU. Douleur tensive dans les muscles du côté droit, extérieurement. Douleur pressive à la partie supérieure, du côté droit, sous l'oreille, vis-à-vis l'articulation de la mâchoire. Douleur pressive dans les muscles, un peu à gauche au dessus du larynx, dans la gorge et au cou.

DOS. Elancemens dans les muscles du dos (3) isolés; tensifs entre les omoplates; fortement pressifs, sourds, continuels sous et entre les deux omoplates; continuels, sourds à l'extrémité supérieure gauche de l'omoplate droite. Déchiremens à gauche de la colonne vertébrale. *Violentes douleurs.*

Extrémités en général. Grande faiblesse dans les muscles (2).

Os et muscles des extrémités supérieures.

ÉPAULES. Tiraillemens tantôt lancinans, tantôt tressaillans dans les muscles.

BRAS. Douleur de paralysie, si violente qu'il ne peut tenir même des objets légers. Gloussement sur le côté externe du bras gauche. Douleur brûlante, pressive à la surface interne du bras gauche, tout près de l'aisselle. Douleur constrictive sur l'aisselle gauche. Pression déchirante, sourde, à droite, derrière l'aisselle droite. Douleur sur une petite place sous et presque dans l'aisselle droite, comme après avoir reçu un coup. Fréquentes douleurs déchirantes, pressives tantôt dans l'aisselle droite, tantôt dans la gauche. Déchiremens au côté interne du coude droit et du gauche, remontant vers le bras.

AVANT-BRAS. Déchiremens, non loin de l'articulation de la main.

CARPES. Déchiremens, dans l'articulation de la main droite.

MAINS. Déchiremens dans le dos de la main droite. Tremblement de la main droite au point qu'il peut à peine écrire. Déchiremens dans et sous la dernière phalange du petit doigt de la main droite, quelquefois très-violens. Déchiremens lancinans dans les tégumens capsulaires du petit doigt de la main droite. Déchiremens dans les phalanges supérieures du petit doigt et de l'annulaire de la main gauche. Déchiremens dans les phalanges moyennes du médius et de l'annulaire de la main droite. Constriction en avant dans le troisième et le quatrième doigt de la main droite. Tiraillement pressif dans la partie inférieure et la partie charnue du pouce droit. Douleur dans la dernière articulation du pouce droit, comme s'il y avait une esquille. Tiraillement rhumatismal dans la dernière articulation du pouce gauche. Déchirement sous le pouce et l'index gauche. Déchiremens lancinans, surtout dans la partie inférieure de la main droite.

Os et muscles des extrémités inférieures.

HANCHES. Tiraillemens tantôt lancinans, tantôt tressaillans dans les muscles du côté droit. Déchiremens. Pression constrictive sur la hanche droite, et au dessus. Déchiremens fugaces depuis la hanche gauche jusque dans la jambe.

FESSES. Déchiremens profonds, vers l'anus.

CUISSES. Déchiremens, par accès, dans la partie supérieure de la cuisse droite. Déchiremens dans la cuisse droite, vers la hanche; dans la cuisse gauche, en haut; au côté interne de la cuisse droite, tout en haut; au milieu de la cuisse gauche. Serrement dans la cuisse gauche, comme des spasmes. Violens tiraillemens de paralysie dans toute la cuisse droite. Douleur déchirante, au dessus du genou gauche. Douleur pressive à la partie interne du genou droit.

JAMBES. Tiraillemens dans la profondeur des muscles. Déchiremens tiraillans dans la profondeur de l'articulation de la jambe gauche, paraissant avoir leur siége dans ses ligamens. Déchiremens tensifs sur la face interne du tibia gauche, en bas. Déchiremens dans le côté gauche du mollet gauche; dans la partie inférieure du mollet droit.

TARSES. Déchirement dans l'articulation du pied gauche. *Violentes douleurs.*

PIEDS. Déchirement sur le coude-pied gauche; tiraillemens sur le coude-pied droit. Déchiremens dans la plante du pied gauche (1); sur une petite place du bas du pied droit, au dessous de la cheville, près de la plante; dans le pli interne du pied droit, entre la partie charnue du gros orteil et le talon; dans le dos droit près de la plante du pied. Douleur pressive, tiraillante dans le gros orteil gauche, puis dans le droit, et ensuite dans les doigts moyens du pied gauche, plutôt à la surface inférieure des orteils. Déchiremens lancinans à la partie charnue du gros orteil droit, près du côté interne. Le gros orteil gauche cause des douleurs comme quand l'ongle est entré dans les chairs. Elancemens très-aigus, térébrans au dessus de l'ongle en haut, à l'extrémité du gros orteil. *Violentes douleurs spasmodiques dans les plantes.*

EXPRESSIONS.

Prosopose. Visage abattu. EXPRESSION DE TRISTESSE ET DE CHAGRIN. *Face rouge. Face d'un noir bleuâtre. Face défaite, pâle. Yeux entourés de cercles profonds d'une couleur foncée. Décomposition des traits du visage.* (Voy. *Peau de la tête*, *Os et muscles de la tête.*)

Phonation. Enrouement avec âpreté de la gorge.

SOMMEIL.

Sommeil. — agité. Fréquens soubresauts. Somnolence (2). Sommeil troublé par des secousses lancinantes tantôt dans la peau seulement, et tantôt dans la profondeur des parties molles de la tête et de la face. *Insomnie.*

DIGESTION.

Appétit. — pour tel ou tel mets, et dégoût en le voyant ou en le sentant. Pas de plaisir à manger. Inappétence.

Soif. — un peu plus qu'à l'ordinaire. *Soif ardente; inextinguible. Désir de boissons froides.*

Lèvres. Déchiremens aigus, tranchans dans le rouge de la lèvre supérieure, du côté gauche. *Lèvres écorchées. Élancemens et brûlures.*

Gencives. Douleur d'écorchure. Déchiremens tout en haut, à droite; dans les gencives des incisives de la mâchoire inférieure du côté gauche.

Dents. Sensation comme si les dents étaient trop longues avec déchiremens dans les mâchoires du côté droit. Odontalgie pressive dans les molaires inférieures du côté gauche. Frémissemens douloureux dans les molaires supérieures. Déchiremens dans les racines des dents de la mâchoire inférieure du côté gauche. Sensibilité telle qu'il ne peut mordre. Douleur tiraillante dans les dents; dans les incisives (2). Déchiremens et tiraillemens dans les incisives.

Langue. — *humide et couverte d'un épais enduit jaune.* Quelques ELANCEMENS fugaces, au milieu. Déchiremens à gauche, en arrière. *Raideur. Brûlures. Lourdeur.*

Palais. Fourmillemens (2) mordicans, en arrière. Sensation continuelle de grattement et de fourmillement en arrière comme par suite d'un coryza. Déchiremens tout-à-fait en arrière, plutôt du côté gauche.

Cavité buccale. Fortes ardeurs.

Gorge. Sécheresse avec salivation aqueuse. Apreté avec voix enrouée. Fourmillemens continuels excitant à tousser et à se râcler la gorge. Goût amer, de bile, produit par une mucosité jaunâtre; — par des vomissemens de bile. Beaucoup de mucosité. Douleur pressive dans les muscles, un peu à gauche au dessus du larynx.

OEsophage. Sensation à l'orifice, comme s'il y avait une grosse tumeur. *Douleur, avec déglutition pénible.*

Rapports. ÉRUCTATIONS à vide CONTINUELLES (2).

Nausées. MALAISE (2) — *moindre après chaque vomissement; causé par différentes odeurs.* Envies de vomir et malaises produits par sa salive lorsqu'il l'avale. Violens haut-le-corps. Dégoût des alimens dés qu'il les sent ou les voit.

Estomac. Fourmillement comme pour vomir. Malaise. Sensation de froid glacial. Sensibilité douloureuse à la moindre pression. Sensation comme d'écorchure. *Ardeurs, Douleurs aiguës.*

Épigastre. PRESSION. Légère sensation d'OPPRESSION. *Tension.* Sensation de constriction pressive dans le côté gauche, s'étendant jusque dans la région des hanches. Quelques déchiremens tranchans dans le côté gauche. *Violente douleur.*

Ventre en général. Plénitude et malaise dans le bas-ventre avec afflux copieux de salive aqueuse. Malaise et douleur dans tout le bas-ventre. Fort BALLONNEMENT du bas-ventre comme après avoir trop mangé, même à jeun. Légère sensation de froid dans le bas-ventre avec douleur et faiblesse. Tournoiemens comme si la diarrhée allait s'établir. Pression dans le bas-ventre. ARDEURS. *Chaleur violente. Sensibilité du bas-ventre.* Douleur comme de vents qui ne peuvent sortir. Violens pincemens avec plusieurs vomissemens de bile. Constriction douloureuse avant de vomir. Sensation de serrement du bas-ventre vers la poitrine, avec anxiété et chaleur surtout de la tête. MAUX DE VENTRE (2); pressifs du dedans en dehors, au dessous du creux de l'estomac. Douleurs lancinantes çà et là au dessous de la région ombilicale. Douleur constrictive, à gauche de la hanche droite, dans le bas-ventre; déchiremens. *Douleurs aiguës.*

Région ombilicale. Pression aiguë du dedans au dehors, un peu à gauche au-dessus du nombril. Violens élancemens aigus. Maux de ventre pressifs, avec ballonnement gazeux.

Hypochondres. Douleur comme produite par des vents qui ne peuvent sortir, en avant, au dessous des fausses côtes du côté droit.

Région lombaire. Picotemens lancinans. Douleur. Tiraillemens.

Sacrum. Elancemens brûlans. Une tache de la grosseur de la main causant des douleurs violentes, comme s'il y avait suppuration en dessous, au milieu.

Anus. Fourmillemens et violens tressaille-mens. Ardeurs passagères. Déchiremens pico-tans. Crampes dans le muscle constricteur. Douleur pendant les évacuations.

Défécation. TÉNESME (2). Fréquens besoins d'aller à la selle avec évacuation nulle ou peu copieuse d'excrémens durs (2); précédés de maux de ventre.

RESPIRATION.

Poitrine en général. Oppression par mo-mens; anxieuse. Pression (2) douloureuse; lancinante, sourde tout en haut dans le côté droit; par momens, sur de petites places du côté droit tantôt en haut et tantôt en bas. Sen-sation tensive fréquente. SENSATION DE CON-STRICTION PRESSIVE. Élancemens sourds dans le côté droit; violens dans le côté gauche; brûlans, comme extérieurement, sur le côté droit. Élancemens sourds profondément dans le côté gauche; de dedans en dehors, aigus, pénétrans dans le côté droit. Douleur déchi-rante, sourde dans le côté droit de la poi-trine, à peu de distance de l'aisselle, causant une sensation d'écorchure. Déchiremens lan-cinans, sourds, tout au fond, du côté droit.

Respiration. — accélérée; — gênée.

Pharynx. Inflammation.

Larynx. Chatouillement.

Trachée. Fourmillemens.

Toux. — brève, creuse.

Hoquets. — durant des heures. HOQUETS.

Bâillemens. — fréquens.

Éternuemens. — avec fourmillement dans le nez.

CIRCULATION.

Cœur. Forts battemens. Déchiremens dans la région du cœur.

Artères. Pouls grand, plein et dur : envi-ron 90 à 100 pulsations par minute. Pouls à peine sensible. Pouls spasmodique donnant environ 80 pulsations par minute.

Glandes. Exulcération d'une glande de Méibomius, à la paupière inférieure de l'œil gauche.

CALORIFICATION.

Froid. Horripilations parcourant tous les membres. Frissonnemens dans le dos. MAINS ET PIEDS FROIDS. Légère sensation de froid dans le bas-ventre. Comme un froid glacial dans l'estomac. Alternatives de froid et de chaud.

Chaud. Chaleur du corps. Chaleur sèche de la peau. Chaleur surtout de la tête avec anxiété et serrement du bas-ventre. Chaleur violente dans les intestins. Alternatives de chaud et de froid.

SÉCRÉTION et EXCRÉTION.

Sueur. Transpiration. Suppression de la transpiration.

Salive. SALIVATION PLUS ABONDANTE (2). Sa-livation aqueuse avec sécheresse de la gorge. La salive, s'il l'avale, lui donne des malaises et des envies de vomir. Afflux d'eau dans la bouche. Afflux copieux de salive aqueuse avec malaise, plénitude et sensation désagréable dans le bas-ventre.

Crachats. Mucosité (2) verdâtre; liquide qu'il doit cracher souvent; abondante, jau-nâtre, amère comme de la bile.

Mucus nasal. Coryza long, jamais fluant : beaucoup de mucus visqueux.

Matières vomies. Vomissement de la nour-riture qu'il avait prise trois heures auparavant. Plusieurs vomissemens de bile au milieu de violens pincemens dans le ventre. VOMISSE-MENS VIOLENS — de matière liquide, mu-queuse; — de liquide vert, jaunâtre.

Matières fécales. Propension à la diar-rhée. DIARRHÉE aqueuse. FRÉQUENTES SELLES AQUEUSES. Selle liquide précédée de maux de ventre. SELLES PEU COPIEUSES (2). Les selles qui ne sont pas précisément dures, mais liées; peu copieuses, n'ont lieu qu'avec de grands efforts. Selle très-peu copieuse relativement à la nourriture que l'on a prise. Évacuation nulle ou peu copieuse d'excrémens durs avec besoin d'aller à la selle et douleur à l'anus, plusieurs fois dans la journée. Évacuation d'une matière jaunâtre, muqueuse, floconneuse, sans aucun excrément.

Urine. — d'abord trouble, puis d'un jaune clair; plus foncée qu'à l'ordinaire; pâle et abondante. Sécrétion plus copieuse que de coutume (3). QUELQUES GOUTTES D'URINE SEULE-MENT, CAUSANT DES DOULEURS CUISANTES. Pas d'émission.

Hémorrhagie accidentelle. Épistaxis.

Sang menstruel. Cessation des règles qui venaient de paraître. Règles en avance de sept jours.

ORGANES DE LA REPRODUCTION.

Verge. Déchiremens dans le gland; dans le cordon spermatique gauche.

Urètre. BRÛLURE (2) fourmillante, insup-portable avec sensation comme s'il n'avait pas fini d'uriner; comme par suite d'écorchure. Mordications avec besoin d'uriner. Strangu-rie. Quelques épreintes avec évacuation d'u-rine un peu plus copieuse. Tiraillemens (2) pressifs; tout au fond. Déchiremens. Douleurs tranchantes dans la partie antérieure.

ÉTIOLOGIE.

RHYTHME.

Le jour. Défécation, besoin d'aller à la selle avec évacuation nulle ou peu copieuse d'excrémens durs et douleur à l'anus, plusieurs fois. Poitrine, douleur pressive; oppression anxieuse. Salive, salivation plus abondante.

Le matin. Os et muscles, tiraillemens tan-tôt tressaillans dans les mus-cles de l'épaule et dans ceux de la hanche du côté droit. Phonation, enrouement avec âpreté de la gorge. Rapports, beaucoup d'é-ructations à vide. Épigastre, pression (en s'éveillant). Poitrine, plusieurs élancemens violens dans le côté gauche.

Après-midi. Corps entier, sensation de tremblement et de faiblesse.

Le soir. Corps entier, exacerbation des dou-leurs en général. Peau, pincemens et fourmil-lemens dans certains orteils, dans la partie charnue des doigts du pied droit, dans les doigts, les oreilles et à quelques places de la peau du visage, comme après avoir eu froid dans un changement de temps. Os et muscles, déchiremens au milieu de la cuisse gauche; violens tiraillemens de paralysie dans toute la cuisse droite; douleur déchirante, précisé-ment au dessus du genou gauche. Hémorrha-gie accidentelle, épistaxis.

La nuit. Corps entier, exacerbation des dou-leurs en général. Os et muscles, exacerbation de déchiremens tiraillans dans la profondeur de l'articulation de la jambe gauche, parais-sant avoir leur siège dans ses ligamens. Som-meil, insomnie causée par des secousses lan-cinantes, tantôt dans la peau seulement, et tantôt dans la profondeur des parties molles de la tête et de la face. Chaleur, — du corps.

FONCTIONS.

Après repas. Corps entier, sensation de tremblement et de faiblesse (dîner). Ventre, augmentation d'un ballonnement pénible.

En mangeant. Estomac, quelques malaises (dîner). Ventre, douleurs pressives de dedans en dehors, précisément au dessous du creux de l'estomac (dîner). Région ombilicale, maux de ventre pressifs avec ballonnement gazeux (sou-per).

En avalant. Os et muscles, tension dans les muscles du cou du côté droit extérieurement.

En buvant. Œsophage, sensation à l'ori-fice comme s'il y avait une grosse tumeur.

En aspirant. Poitrine, élancemens dans le côté gauche.

En expirant fortement. Poitrine, élance-mens dans le côté gauche.

Par le mouvement. Occiput, pesanteur pressive. Olfaction, exacerbation d'une dou-leur d'écorchure dans la cloison du nez, du côté droit (du nez). Nausées, augmentation des malaises et des vomissemens. Poitrine, plu-sieurs élancemens violens dans le côté gauche.

En marchant. Audition, oreilles comme bouchées et bruissemens (ployé en deux). Os et muscles, cessation d'une douleur lanci-nante, tensive entre les omoplates.

En travaillant de tête. Corps en général, exacerbation considérable des douleurs. Occi-put, pression très-pénible, sans être cependant violente dans la profondeur du cervelet.

En éternuant. Crachats, sortie involontaire par la bouche d'une mucosité verdâtre.

En urinant. Urètre, sensation de brûlure comme par suite d'une écorchure; douleurs brûlantes.

Après avoir uriné (le matin, au lit). Urè-tre, brûlure fourmillante, insupportable avec sensation comme si l'on devait encore uriner : en même temps ardeur dans l'anus.

En se soulevant. Estomac, fourmillemens comme pour vomir.

En touchant. Olfaction, exacerbation d'une douleur d'écorchure dans la cloison du nez, du côté droit. Sacrum, exacerbation de dou-leurs violentes, comme s'il y avait suppuration en dessous, causées par une tache de la gros-seur de la main.

Après éructations. Épigastre, diminution d'une sensation de constriction pressive, du côté gauche, s'étendant jusque dans la région des hanches. Ventre, cessation de maux de ventre pressifs de dedans en dehors, précisé-ment au dessous du creux de l'estomac.

Après maux de ventre. Défécation, fré-quens besoins d'aller à la selle. Matières féca-les, selle liquide.

Après crampes (dans l'anus). Défécation, besoin d'aller à la selle sans pouvoir rien faire pendant long-temps.

Avant vomissement. Ventre, constriction douloureuse.

Après effort pour vomir. Crachats, une grande quantité de mucosité jaunâtre, amère comme de la bile, vient dans la bouche.

Après vomissemens. Estomac, diminution pour quelque temps des malaises.

POSITIONS.

Debout. Corps entier, malaise.

Couché. Corps entier, mieux-être. Os et muscles, douleur lancinante, tensive entre les omoplates. Nausées, diminution des vomisse-mens.

Replié sur soi-même. Nausées, diminu-tion des malaises et des vomissemens.

CÔTÉS DROIT ET GAUCHE.

Du côté droit.

Région verticale, douleur pressive. Région occipitale, violente pression; douleur pressive, déchirante. Région temporale, déchiremens. Vision, mordications; douleur pressive; dé-chiremens courts, violens, aigus; tressaillemens dans la paupière. Audition, déchirement. Ol-faction, douleur d'écorchure. Peau du tronc, brûlures extérieures à côté du creux de l'esto-mac. Peau des extrémités inférieures, pince-mens et fourmillemens dans les pieds. Os et muscles de la tête, déchiremens dans les mâ-choires; derrière l'oreille, dans la région de l'articulation de la mâchoire; douleur con-strictive à l'articulation de la mâchoire infé-rieure. Os et muscles du tronc, déchiremens, à côté de la nuque, extérieurs; douleur tensive dans les muscles du cou, extérieurement; dou-leur pressive à la partie supérieure du cou, vis-à-vis l'articulation de la mâchoire; élance-mens continuels, sourds à l'extrémité supé-rieure gauche de l'omoplate droite. Os et mus-cles des extrém. sup., pression déchirante, sourde derrière l'aisselle; douleur comme de meurtrissure sous et presque dans l'aisselle; déchiremens dans l'articulation de la main; dans le dos de la main; dans et sous la der-nière phalange du petit doigt; lancinans dans les tégumens capsulaires du petit doigt; dans les phalanges moyennes du médius et de l'an-nulaire; constriction en avant dans le 3e et le 4e doigt; tiraillement pressif dans la partie inférieure et la partie charnue du pouce; dou-leur dans la dernière articulation du pouce, comme s'il y avait une esquille; déchiremens lancinans dans la partie inférieure de la main; tremblement de la main au point de pouvoir à peine écrire. Os et muscles des extrém. in-fér., tiraillemens, tantôt lancinans, tantôt tres-saillans dans les muscles de la hanche; pres-sion constrictive sur la hanche et au dessus; déchiremens dans la cuisse, vers la hanche; par accès dans la partie supérieure; au côté interne, tout en haut; violens tiraillemens de paralysie dans toute la cuisse; douleur pressive à la partie interne du genou; déchiremens dans la partie inférieure du mollet; sur une petite place du bas du pied au dessous de la cheville près de la plante; dans le pli interne du pied entre la partie charnue du gros orteil et le ta-lon; dans le talon près de la plante; tiraillans sur le coude-pied; douleur pressive, tiraillante dans le gros orteil; déchiremens lancinans à la partie charnue du gros orteil, près du côté in-terne. Gencives, déchiremens tout en haut. Dents, déchiremens dans les mâchoires. Ven-tre, douleur constrictive; déchiremens près de la hanche. Hypochondres, douleur comme produite par des vents qui ne peuvent sortir en avant, au dessous des fausses côtes. Poitri-ne, pression douloureuse; lancinante, sourde tout en haut; par momens sur de petites places tantôt en haut et tantôt en bas; élancemens sourds; brûlans, comme extérieurement; de dedans en dehors, aigus, pénétrans; douleur déchirante, sourde, à peu de distance de l'ais-selle, causant une sensation d'écorchure; dé-chiremens lancinans, sourds, tout au fond.

Du côté gauche.

Région frontale, tension déchirante comme s'il allait s'y former un ulcère. Région verti-cale, tiraillemens descendant jusque dans le nez. Région occipitale, déchiremens. Région pariétale, déchiremens pénétrant, très-dou-loureux, tiraillant. Vision, tiraillemens lents, mais visibles comme des tressaillemens dans les yeux; exulcération d'une glande de Méibomius avec tuméfaction de la paupière. Audition, élancemens constrictifs. Peau du tronc, douleur comme d'écorchure intérieure entre la hanche et les côtes. Os et muscles de la face, déchirement et tension jusque dans l'o-reille. Os et muscles du tronc, douleur pressive dans les muscles du cou ; déchiremens à gauche de la colonne vertébrale. *Os et muscles des extrém. sup.*, glissement sur le côté externe du bras ; douleur brûlante, pressive à la surface interne du bras, près de l'aisselle ; douleur constrictive sur l'aisselle ; déchiremens dans les phalanges supérieures du petit doigt et de l'annulaire ; tiraillement rhumatismal dans la dernière articulation du pouce ; déchirement sous le pouce et l'index. *Os et muscles des extrém. infér.*, déchiremens fugaces depuis la hanche jusque dans la jambe ; tiraillans dans la profondeur de l'articulation de la jambe paraissant avoir leur siége dans ses ligamens ; tensifs sur la face interne du tibia, en bas ; dans le côté gauche du mollet ; dans l'articulation du pied ; sur le coude-pied ; dans la plante du pied ; douleur pressive, tiraillante dans le gros orteil, puis dans les doigts moyens, plutôt à la surface inférieure ; douleurs comme si l'ongle était entré dans les chairs, au gros orteil. *Lèvres*, déchiremens aigus, tranchans dans le rouge de la lèvre supérieure. *Gencives*, déchiremens dans les gencives des incisives de la mâchoire inférieure. *Dents*, odontalgie pressive dans les molaires inférieures ; déchiremens dans les racines de la mâchoire inférieure. *Langue*, déchiremens, en arrière. *Palais*, déchiremens, tout-à-fait en arrière. *Gorge*, douleur pressive dans les muscles. *Épigastre*, sensation de constriction pressive s'étendant jusque dans la région des hanches ; quelques déchiremens tranchans. *Ventre*, pression aiguë de dedans en dehors au dessus du nombril. *Poitrine*, élancemens violens ; sourds, profonds. *Verge*, déchiremens dans le cordon spermatique.

NATURE DES SENSATIONS.

Anxiété dans le corps entier ; dans la poitrine.

Apreté dans la gorge.

Ardeur dans l'anus ; dans l'urètre.

Battemens de cœur.

Brûlantes (douleurs) dans les os et muscles des extrémités supérieures ; dans le sacrum ; dans la poitrine.

Brûlure dans la peau du tronc ; dans l'urètre.

Constriction dans la tête entière ; dans la région frontale ; dans l'oreille ; dans les os et muscles de la tête ; des extrémités supérieures, des extrémités inférieures ; dans l'épigastre ; dans le ventre ; dans la poitrine.

Crampes dans l'anus.

Déchiremens dans la région frontale, verticale, occipitale, pariétale, temporale ; dans les yeux ; dans l'oreille ; dans la peau de la tête ; dans les os et muscles de la tête, du tronc, des extrémités supérieures, des extrémités inférieures ; dans la lèvre ; dans les gencives ; dans les mâchoires ; dans la langue ; dans le palais ; dans l'épigastre ; dans le ventre ; dans l'anus ; dans la poitrine ; dans la région du cœur ; dans la verge ; dans l'urètre.

Douleurs rhumatismales dans les os et muscles des extrémités supérieures.

Douleurs simples dans la tête ; dans le ventre ; dans la région ombilicale ; dans la région lombaire ; dans l'anus.

Douleurs tranchantes dans la lèvre ; dans l'épigastre ; dans l'urètre.

Douleur d'ulcération dans le sacrum.

Ecorchure (douleur d') dans le nez, dans la peau du tronc ; dans les gencives ; dans l'estomac ; dans la poitrine.

Elancemens dans la tête entière ; dans l'oreille ; dans la peau en général ; dans les os et muscles du tronc, des extrémités supérieures, des extrémités inférieures ; dans la langue ; dans le ventre ; dans la région ombilicale ; dans la région lombaire ; dans le sacrum ; dans la poitrine.

Embarras dans la tête entière.

Faiblesse dans le corps entier ; dans les extrémités en général.

Fourmillemens dans la région frontale, verticale ; dans les globes des yeux ; dans le nez ; dans la peau de la tête ; dans la peau du tronc, des extrémités supérieures, des extrémités inférieures ; dans le palais ; dans la gorge ; dans l'estomac ; dans l'anus ; dans la trachée-artère ; dans l'urètre.

Frémissemens dans les dents.

Lourdeur dans les os du nez.

Malaise dans le corps en général ; dans l'estomac ; dans le ventre.

Meurtrissure (douleur de) dans les os et muscles des extrémités supérieures.

Mordications dans les yeux ; dans le palais.

Paralysie (douleur de) dans les os et muscles en général ; dans les extrémités supérieures et inférieures.

Pesanteur dans la région occipitale.

Picotemens dans la région lombaire ; dans l'anus.

Pincemens dans la peau de la tête, des extrémités supérieures et inférieures ; dans le ventre.

Pression dans la région verticale, occipitale ; dans les yeux ; dans les os du nez, dans les os et muscles du tronc, des extrémités supérieures et inférieures ; dans les dents ; dans la gorge ; dans l'épigastre ; dans le ventre ; dans la région ombilicale ; dans la poitrine ; dans l'urètre.

Prurit dans la peau en général.

Sécheresse de la gorge.

Secousses (lancinantes) dans la tête entière ; dans la peau en général ; dans les os et muscles en général ; dans les os et muscles de la tête. (déchirantes) dans les os et muscles en général. (tiraillantes) dans les os et muscles de la tête.

Sensibilité douloureuse du corps entier ; des dents ; de l'estomac.

Serrement dans le nez ; dans les extrémités inférieures ; dans le ventre.

Tension dans la région frontale ; dans les os et muscles de la tête, du tronc, des extrémités inférieures ; dans la poitrine.

Térébration dans la région verticale.

Tiraillemens dans la région frontale, verticale, pariétale ; dans les paupières ; dans les os et muscles en général ; dans les os et muscles de la tête, des extrémités supérieures et inférieures ; dans les dents ; dans la région lombaire ; dans l'urètre.

Tremblement du corps entier ; des mains.

Tressaillemens dans les paupières ; dans la peau en général ; dans les os et muscles en général ; dans les os et muscles de la tête, des extrémités supérieures et inférieures ; dans l'anus.

VERATRUM ALBUM.

SYMPTOMATOLOGIE.

Les symptômes de toxication sont en italiques ; ceux d'entre eux qui se sont reproduits chez l'homme bien portant sont en majuscules.

FACULTÉS INTELLECTUELLES.

Entendement. Difficulté à coordonner ses idées (4). Inaptitude aux travaux d'esprit. Il lui semble être dans un état de rêve. Esprit dispos et lucide avec faiblesse générale du corps.

Imagination. Exaltation des facultés de l'esprit (3). DÉLIRE calme.

Mémoire. — affaiblie.

FACULTÉS AFFECTIVES.

Affections. Taciturnité (3). ANXIÉTÉ (2). — comme par suite d'un cerveau troublé ; comme dans l'attente d'un événement malheureux ; avec crainte d'apoplexie. Agitation — inquiète ; — le portant à s'occuper, mais manque de persévérance. Disposition au travail ; à la frayeur. Indifférence (2). Excès de sensibilité. Esprit caustique. Abattement. Morosité. Mélancolie avec pleurs involontaires. Désespoir violent causé par un malheur imaginaire. Grande impatience : un rien le met hors de lui (2). *Angoisses.*

FACULTÉS SENSITIVES.

Corps entier. Faiblesse générale du corps (4) — comme après une grande marche ; comme s'il n'avait point assez dormi ; avec pesanteur ; avec tournoiemens dans le bas-ventre ; telle que les fémurs semblent vouloir se détacher des hanches. Accablement comme par l'effet d'un air trop chaud. Syncope. Sensation générale comme si la vie allait le quitter. L'air libre l'affecte et lui est désagréable comme à un convalescent. Anxiété (2). — violente avec sueur froide sur le front et nausées. Activité et mobilité avec diminution des douleurs et des pressions. *Malaise.* (Voyez *Peau en gén., Os et muscles en gén.*).

Tête entière. Sensation de chaleur et de froid en même temps, avec sensibilité des cheveux. Bourdonnemens excités par des mouvemens tractifs dans le bas-ventre. Hébétement avec nausées pendant deux jours. Ivresse. Vertiges (3). Occupé, tête libre ; inactif, tête entreprise. Étourdissemens continuels ; — il lui semble que rien ne tient dans sa tête ; — causés par une raideur paralytique de la nuque. Mal de tête (4) — pulsatif par intervalles ; comme si le cerveau était brisé en morceaux ; terrible avec ophthalmie douloureuse ; pendant le flux menstruel avec envie de dormir ; avec oppression de la poitrine et respiration pénible ; avec raideur douloureuse de la nuque ; augmentant jusqu'au vertige. Tête douloureusement entreprise avec pression tensive, tantôt dans les tempes et tantôt au vertex. Douleur par accès, çà et là, dans le cerveau, se composant de brisure et de pression. CÉPHALALGIE — pressive et pulsative ; constrictive comme par l'effet d'un lien, avec constriction douloureuse dans le pharynx. Migraine pressive et en même temps mal d'estomac.

Région frontale. Bruissement avec céphalalgie interne sourde. Céphalalgie pulsative au dessus de l'œil gauche, pendant un quart d'heure. Mal de tête sourdement pressif s'étendant des tempes vers le front.

Région verticale. Froid. Pression (3) — sourde ; tensive avec tête douloureusement entreprise ; devenant pulsative dans le mouvement. Douleur serrante, intérieure.

Région temporale. Sensation comme si une goutte d'eau coulait sur la tempe, mais sans nulle sensation de fraîcheur. Pression tensive avec tête douloureusement entreprise. Mal de tête sourdement pressif, s'étendant des tempes vers le front.

VISION.

Sensation. Sentiment de faiblesse dans les yeux. Forte sensation de chaleur, durant longtemps. Petit élancement pruriteux dans l'intérieur des paupières. Élancement douloureux, pressif dans la paupière supérieure, à l'angle interne. Petits élancemens vifs dans les coins des yeux. Pression dans les paupières comme si elles étaient sèches. Sécheresse des paupières (2) — elles causent la même douleur que si elles étaient à vif, et sont immobiles et agglutinées. Sécheresse douloureuse dans la paupière supérieure, comme s'il y avait du sel entre elle et l'œil, sans grande douleur dans l'œil. Sorte de paralysie des paupières, qui semblent trop lourdes. Sensation de sécheresse et de chaleur dans les yeux avec douleurs sécantes et larmoiement abondant. Douleur comme de brisure à l'angle externe de l'œil droit, par accès répétés. Ophthalmie douloureuse avec mal de tête terrible.

Fonction. Diplopie (2) Eblouissement. Il lui semble avoir du feu devant les yeux, pendant huit heures. Extrême dilatation des pupilles (3) — avec faiblesse très-notable de la vue. Les pupilles tendent à se rétrécir. Rétrécissement des pupilles (3) — très-grand ; avec tête entreprise ; avec chaleur et ardeur brûlante aux joues, et froid aux pieds ; avec douleur pressive, continuelle dans les yeux ; avec constriction spasmodique du larynx.

Texture. Yeux ternes et cernés de bleu. Yeux d'un aspect aqueux, comme tapissés de blanc d'œuf. Distorsion et proéminence des yeux. Inflammation de l'œil avec douleur tiraillante. Inflammation du blanc de l'œil avec douleur tiraillante, intérieure.

AUDITION.

Sensation. Bourdonnemens provoqués par de forts bâillemens. Bruissement. Tintement. Bruit comme de vent ou d'ouragan. Même sensation que s'il y avait une peau tendue devant l'oreille. Dans l'oreille droite, sensation comme d'un souffle froid, suivie d'une grande sensation de chaleur, à plusieurs reprises. Pression dans l'oreille droite. Douleur tractive et tensive dans l'oreille droite et dans tout le côté droit de la face. Douleur pressive dans le conduit auditif. Élancemens isolés, profonds dans l'oreille gauche. Tiraillemens dans le lobe de l'oreille.

Fonction. Dureté de l'ouïe. Les oreilles sont bouchées.

OLFACTION.

Sensation. Chaleur et sécheresse dans le

nez comme pendant l'enchifrènement. Sensation comme si le nez était sec en dedans, semblable à celle que l'on éprouve sur une route couverte de poussière. Comme une odeur de fumier dans le nez. Sensation comme si le nez était ulcéré en dedans. Sensation comme de compression et de pression aux os du nez.

GUSTATION.

Sensation. Goût — pâteux; acide; putride comme de fumier; putride, herbacé; de bile avec envie de vomir; piquant semblable à celui de la menthe poivrée, dans la gorge, avec chaleur montant de la gorge dans la bouche, qui persiste et s'accompagne de nausées et de soulèvemens de cœur.

Fonction. Diminution du goût. Défaut de goût.

TACT.

Peau en général. Prurit rongeant. Prurit qui, à en juger par la sensation, a son siége dans les os. Eruption miliaire. Petits boutons douloureux aglomérés par places. Eruption cutanée, psoriforme.

Peau de la tête. Elancement pruriteux, rongeant, continuel, sur le cuir chevelu. Prurit au front. Prurit çà et là au visage et derrière les oreilles comme s'il allait y survenir de petits boutons (sans rongeur visible) avec sensation d'écorchure derrière les oreilles. Vifs élancemens, immédiatement derrière l'oreille gauche et la mâchoire. Léger frisson en dessous de la peau de la tête du côté droit, avec une sorte de hérissement des cheveux. Eruption de boutons, non loin du coin de la bouche, sur le bord de la partie rouge, qui est douloureuse par elle-même. Prurit fourmillant en différens endroits du visage, plus cuisant que lancinant, après quoi apparaissent de petits boutons rouges avec un bord rouge, dur, élevé, et une petite tête brune, qui se remplissent d'un pus jaune; ces boutons, d'abord indolens, causent à leur maturité une douleur ulcérative, lorsqu'on y touche. Fourmillement et prurit cuisant au dessous de l'oreille droite. Tubercule douloureux à la mâchoire inférieure, devenant ensuite un bouton plein de pus, entouré d'un bord enflammé. Douleur cuisante en avant, à la mâchoire inférieure.

Peau du tronc. Cou. Traction et pression au côté gauche. Douleur à l'extérieur, comme par suite d'écorchure. Tout autour, léger élancement semblable à des piqûres d'orties, avec rougeur à la peau et élévations miliaires sensibles seulement au toucher.

Omoplates. Douleur entre les omoplates; *brûlure.*

Poitrine. Léger élancement semblable à des piqûres d'orties, avec rougeur à la peau et élévations miliaires sensibles seulement au toucher. Elancemens aigus et lents près des mamelons, finissant par causer des démangeaisons.

Coccyx. Elancemens par intervalles; sensation plutôt pruriteuse que lancinante.

Peau des extrémités en général. Prurit aux bras et aux jambes comme s'il allait y survenir une éruption, mais sans rougeur.

Peau des extrémités supérieures.

Bras. Douleur tractive de haut en bas et superficielle dans le milieu de l'humérus gauche. Douleur tractive dans le pli du coude, il lui semble que la partie est enflée.

Carpe. Prurit rongeant au côté interne du poignet.

Mains. Fourmillement dans les mains et les doigts; dans la main comme après engourdissement; dans les doigts, causant de l'anxiété. Dartre sèche sur la main, entre le pouce et le doigt indicateur. Tubercule rouge et indolent sur le dos des doigts, entre la seconde et la troisième articulation. Douleur tensive dans le médius. Douleur pruriteuse, brûlante dans la première phalange du petit doigt, comme s'il était gelé.

Peau des extrémités inférieures.

Jambes. Fourmillement. Sensation de brûlure comme après avoir été exposé à un grand froid. Cuisson au côté interne de l'articulation du genou. Sensation cuisante de prurit et de fourmillement dans le mollet.

Tarses. Ardeur dans les chevilles.

Pieds. Tressaillemens se succédant rapidement. Les pieds enflent et désenflent au bout de quelques heures. Prurit brûlant dans le talon gauche, en dessous. Douleur lancinante dans le gros orteil. Violent élancement dans un cor au pied gauche. Douleur d'écorchure dans un cor, en soulevant assez le pied pour ne plus appuyer sur les orteils.

Poils. Sensibilité des cheveux avec sensation de chaud et de froid en même temps à la tête. Sensation dans les cheveux du côté droit de la tête, comme si une mèche était électrisée.

MOUVEMENS VOLONTAIRES.

Os et muscles en général. Défaut de ressort des muscles (2). Tremblement général. Pesanteur de tout le corps, surtout des bras et des mains, l'empêchant de tenir un livre, même léger, devant ses yeux. Epuisement des forces — comme dans une paralysie; disposant au sommeil. Sensation de brisure dans les os. Elancemens passagers, çà et là, dans le corps. Douleur dans les parties musculeuses du corps, qui se compose de pression et de brisure. Douleurs tiraillantes dans les muscles extenseurs. (Voy. Corps entier.)

Os et muscles de la tête. Douleur tractive et tensive dans tout le côté droit de la face et dans l'oreille. Sensation vulsive, pinçante dans les parties musculeuses du visage. Sensation comme de pression et de compression aux os du nez. Occlusion des mâchoires, empêchant de parler. Pression sourde dans les muscles gauches de la mâchoire, semblable à une forte compression exercée avec un morceau de bois émoussé. Tous les muscles de la mâchoire inférieure causent une douleur comme contusive. Douleurs lancinantes comme dans l'articulation des mâchoires, l'empêchant d'abaisser convenablement la mâchoire inférieure.

Os et muscles du tronc. Nuque. Raideur (2) paralytique produisant le vertige; douloureuse avec mal de tête. Faiblesse dans les muscles.

Dos. Pression violente et comme contusive (2). Douleur rhumatismale entre les omoplates depuis la nuque jusqu'au sacrum. Douleur pressive, tractive, comme contusive dans l'épine dorsale.

Ventre. Vulsion dans les muscles du ventre.

Sacrum. Douleur paralytique dans l'articulation. Elancement de longue durée. Douleur pressive. Douleur contusive au côté gauche.

Os et muscles des extrémités en général. Lassitude dans les membres (3), les cuisses surtout. Engourdissement, raideur des membres. Douleur dans les membres comme s'ils étaient épuisés par une trop grande fatigue. Traction spasmodique dans le membre au dessus de l'articulation. Douleur tractive dans les membres; — sur lesquels on est couché. Faiblesse et douleur contusive dans les articulations, comme s'il n'avait pas assez dormi. Paralysie douloureuse, comme à la suite d'une trop longue fatigue, dans les membres supérieurs et inférieurs. *Tiraillemens. Convulsions.*

Os et muscles des extrémités supérieures. Epaules. Douleur serrante. Elancemens isolés dans l'articulation de l'épaule gauche.

Bras. Tremblement dans le bras droit. Sensation de paralysie (2). Sensation dans les bras comme s'ils étaient trop pleins et enflés. Elancement en quelque sorte électrique, suivi d'une douleur contusive dans le coude et dans le genou. Douleur paralytique, comme contusive; ce n'est qu'avec douleur qu'il peut lever les bras et les tenir levés. Douleur contusive, paralytique, dans le bras gauche. Douleur en forme de goutte dans le muscle deltoïde et le genou.

Avant-Bras. Douleur dans le milieu de l'avant-bras gauche, comme par suite d'une compression des os.

Carpes. Vulsion dans le poignet droit et plus haut vers le coude.

Mains. Douleur comme de luxation dans l'articulation du pouce. La seconde série des phalanges des doigts est douloureuse.

Os et muscles des extrémités inférieures. Hanches. Douleur de paralysie.

Fesses. Tressaillement pulsatif, perceptible à l'œil, dans le muscle grand fessier; ce muscle s'élévant et s'abaissant d'une manière isochrone au pouls.

Cuisses. Douleur de paralysie. Difficulté extrême de marcher comme par suite de paralysie d'abord de l'articulation de la cuisse droite, et ensuite de celle de la gauche. Lassitude dans les cuisses. Douleur comme contusive. Douleur rhumatismale, tractive dans les muscles. Douleur pressive, en forme de crampe.

Jambes. Démarche chancelante. Réapparition de la goutte. Pesanteur douloureuse dans les jambes, comme si elles étaient menacées de paralysie. Douleur d'appesantissement dans les jambes comme par suite de lassitude. Craquement au genou. Lassitude, pesanteur et faiblesse dans les genoux (2). Soulèvement visible du genou, sans douleur. Douleur serrante au genou, passant rapidement comme un seul coup de couteau. Douleur en forme de goutte dans le muscle deltoïde et dans le genou. Vulsion douloureuse dans le genou droit. Elancement dans les genoux. Douleur paralytique dans l'articulation du genou. Douleur contusive dans les genoux. Douleur spasmodique, tractive dans le creux du jarret de la cuisse droite. Tension dans les jarrets, comme s'ils étaient trop courts. Douleur dans l'os au dessous du genou, en s'appuyant sur la jambe, comme si elle avait été cassée et qu'elle n'eût point encore assez de soutien. Douleur dans les mollets et les tibias comme s'ils allaient se briser. Douleur tiraillante dans les tibias. Crampe dans les mollets.

Tarses. Pression de la cheville, comme si l'os était immédiatement comprimé. Traction douloureuse en travers des articulations du pied. Les articulations du pied causent, en marchant, la même douleur qu'après avoir fait un faux pas.

Pieds. Sentiment de faiblesse et de pesanteur dans les pieds. Douleur tensive dans les tendons extérieurs des orteils. Tremblement avec froid. *Crampes.*

EXPRESSION.

Prosopose. Yeux ternes et cernés de bleu. Distorsion et proéminence des yeux. Chaleur et rougeur à la face (2). Teinte bleuâtre du visage. Pâleur du visage. Pâleur du visage avec chaleur par tout le corps et sueur générale sans soif. (Voy. Peau de la tête, os et muscles de la tête.)

SOMMEIL.

Sommeil. Envie de dormir causée par l'abattement; avec mal de tête pendant le flux menstruel. Lassitude somnolente. Sommeil tardif; trop profond; stupéfiant, coma vigil. Il s'éveille de meilleure heure qu'à l'ordinaire. Il s'endort sur sa chaise sans perdre entièrement connaissance. Coma vigil; un œil ouvert et l'autre est fermé ou à demi; sursauts fréquens comme par suite de frayeurs. Envie de dormir avec sursauts produits par la frayeur, l'empêchant de dormir; ensuite accidens fébriles. *Insomnie complète.*

Rêves. Rêves vifs et inquiétans (3). Rêves confus. Sanglots pendant le sommeil. *Rêvasseries, étant éveillé.*

DIGESTION.

Appétit. Défaut d'appétit (2) — avec mollesse de l'estomac. Répugnance pour les alimens chauds et appétence pour le fruit (2). Désir d'alimens froids, de hareng, de sardines, de fruits. Appétence pour les choses aigrelettes (2).

Soif. Soif avec sécheresse des lèvres et de la langue; soif d'eau avec sécheresse dans la bouche, au palais; avec sensation intérieure de froid le parcourant de la tête aux pieds. *Soif vive* (2) pour les boissons froides.

Lèvres. Ardeur à la partie rouge de la lèvre supérieure et un peu au dessus. La peau des lèvres se gerce. Sécheresse des lèvres et de la langue avec soif.

Dents. Ebranlement des dents. Odontalgie dans les dents molaires supérieures gauches, composée de pression et de pesanteur, comme si l'on avait coulé du plomb dedans. Mal de dents d'abord pressif, puis se terminant pendant la mastication en une traction qui s'épanouit dans la racine, même en ne tenant qu'une chose molle entre les dents.

Langue. Sécheresse de la langue avec soif. *Brûlure.*

Palais. Sécheresse avec soif. Sensation de froid à une partie du palais. Sentiment d'engourdissement comme quand une partie brûlée se cicatrise ou reste couverte d'un épiderme épais, ou comme si le palais était couvert d'une pellicule de prune.

Cavité buccale. Sensation de chaleur (3). Ardeur, comme si la bouche avait été frottée de poivre, mais sans sécheresse. Sensation de fraicheur, semblable à celle qu'excite la menthe poivrée. Sécheresse (2) avec soif; avec viscosité, sans soif particulière. Sensation extrêmement pénible de sécheresse et de viscosité, alternant avec l'humectation de la bouche. Une grande quantité de liquide mucilagineux, chaud, douceâtre et salé, monte dans la bouche, après une sensation de froid dans la gorge et dans une partie du palais.

Gorge. Ardeur (2). Sensation de froid. Grattement comme dans un catarrhe. Apreté. Sécheresse que les boissons ne font point passer. Sensation de fraicheur semblable à celle qu'excite la menthe poivrée. Chatouillement au bas des bronches, excitant à tousser avec expectoration facile; sans expectoration. Goût piquant semblable à celui de la menthe poivrée, dans la gorge, avec chaleur montant de la gorge dans la bouche, qui persiste et s'accompagne de nausées et de soulèvemens de cœur. Rétrécissement de la gorge comme par un gonflement. Constriction spasmodique de la gorge, comme après avoir mangé un fruit vert. Mal de gorge intérieur, surtout au côté gauche, avec enflure des glandes de la mâchoire inférieure du même côté.

Rapports. Eructations à vide. Eructations, puis sensation de grattement au larynx, presque comme dans le soda. Rapports — amers; même à jeun, acides; ayant le goût des alimens; violens, en grande partie d'air.

Nausées (3) — allant jusqu'au vomissement, avec sueur froide au front et extrême anxiété; fortes, avant le vomissement; avec hébétement dans la tête, pendant deux jours; en mangeant avec appétit, et pression dans la région de l'estomac; et soulèvemens de cœur avec goût piquant dans la gorge et chaleur montant de la gorge dans la bouche. Envies de vomir — avec goût de bile dans la bouche; fréquentes, avec froid et mélancolie.

Estomac. Sentiment de faiblesse de l'estomac, avec froid interne et faible pression à la région stomacale. Pression dans la région de l'estomac avec faim et nausées. Douleur d'estomac comme dans la faim canine. *Douleurs brûlantes.*

Épigastre. Mollesse dans le creux de l'estomac. Sorte de défaillance au creux de l'estomac avec sensation comme de brisure dans les intestins au dessus du pubis. Besoin d'aller à la selle dans l'épigastre; cependant la selle n'a lieu que difficilement ou même n'a point lieu, comme par inaction du rectum et défaut de mouvement péristaltique dans les autres intestins. Douleurs pressives et tractives autour du creux de l'estomac. Douleur resserrante dans le creux de l'estomac. Violente pression dans le creux de l'estomac, s'étendant jusque dans le sternum, la région sous-costale et les os des ilions.

Ventre. Gargouillemens indolens dans le bas-ventre, comme par l'effet de vents. Tournoiement dans le bas-ventre. Pincemens (3) — dans le ventre, tantôt au dessous et tantôt au dessus de l'ombilic; avec gargouillemens semblables à ceux que produiraient des vents, dont il sort aussi quelques uns, mais rarement et en petite quantité; dans le bas-ventre comme pendant la diarrhée, mais sans envie d'aller à la selle. Tranchées avec diarrhée. Douleurs serrantes (2) dans le bas-ventre avec toux creuse et longue. Vulsion dans les muscles du ventre avec chaleur non désagréable dans la poitrine. Resserrement du ventre à cause de la dureté et du volume des matières. Colique venteuse qui en va ahit tout le bas-ventre, et les intestins, tantôt sur une partie et tantôt sur une autre. Sensation fréquente dans le bas-ventre, comme si la diarrhée allait survenir, mais sans nulle envie d'aller à la selle; seulement malaise et buborygmes dans le bas-ventre. Douleur comme de brisure dans les intestins (2) — parce que les vents refusent de sortir; au dessus du pubis, accompagnée d'une sorte de défaillance au creux de l'estomac. Mal de ventre (3) — subit (pinçant?) et aussitôt après envie d'aller par le bas; sourd, avec gonflement et ténesme de l'abdomen par des vents, et agitation; tractif et pressif, pinçant et tractif auquel succèdent des vents et une selle de matières visqueuses tenant fortement au rectum. Mouvemens tractifs dans le bas-ventre, excitant des bourdonnemens dans la tête, au milieu d'un coma vigil. Élancemens se dirigeant le long du cordon ombilical, à travers l'anneau. Douleur dans le bas-ventre, comme si l'on y donnait un coup de couteau, tantôt sur un point et tantôt sur un autre. Pression douloureuse dans le cœcum, comme si un vent s'y trouvait emprisonné spasmodiquement. Douleur pressive, sourde, comme de brisure dans les viscères de la région pubienne, avec sensation dans l'aine gauche semblable à celle que produit une hernie qui va sortir. PRESSION DANS LE BAS-VENTRE.

Hypogastre. Douleur serrante, lancinante, Douleur tiraillante, tractive, pendant des minutes entières, dans la profondeur de l'hypogastre, mais surtout au dessus du pubis.

Mésogastre. Mal de ventre autour de l'ombilic, semblable à celui que produiraient des vents, sans tension considérable du bas-ventre, ni douleur en y touchant.

Hypochondres. Sensation profonde, comme aux approches d'une défaillance. Pression qui se termine par un élancement au dessous de la dernière côte droite. Douleur tensive, semblable à celle que produiraient des vents. Douleur produite par une rétention de vents. Élancement dans la région de la rate. Violente pression dans le creux de l'estomac s'étendant jusque dans le sternum, la région sous-costale et les os des ilions.

Région iliaque. Violente pression partant du creux de l'estomac et passant par le sternum et la région sous-costale.

Aines. Sensation dans l'aine gauche, semblable à celle que produit une hernie qui va sortir, avec douleur pressive, sourde, comme de brisure dans les viscères de la région pubienne.

Anus. Ardeur (2) — douloureuse; en allant à la selle. Pression vers l'anus avec hémorrhoïdes borgnes.

Défécation. CONSTIPATION (2). Ténesme — avec diarrhée âcre; avec mal de ventre sourd, gonflement de l'abdomen par des vents et agitation. Sensation fréquente dans le bas-ventre comme si la diarrhée allait survenir *Épreintes continuelles; diarrhée.* (Voyez *Ventre, Matières fécales.*)

RESPIRATION.

Poitrine en général. OPPRESSION (3) — et difficulté de respirer, avec mal de tête. Poitrine si pleine qu'il serait disposé à des éructations continuelles sans nausées. Chatouillement à la partie la plus inférieure du sternum; comme pour tousser dans le milieu du sternum. Rétrécissement. Pression molle. Catarrhe sans toux proprement dite. Chaleur non désagréable avec vulsion dans les muscles du ventre. Douleur légère et indescriptible dans le creux de l'aisselle droite. Douleur pressive; resserrante à la région du sternum. Douleur produite par une rétention de vents. Constriction douloureuse — comme par un lien; comme une crampe, revenant périodiquement, dans le côté gauche, spasmodique des muscles intermédiaires des côtes, vers le côté gauche, coupant la respiration. Douleur sécante. Quelques accès de douleur lancinante dans le côté droit, interceptant la respiration. Douleur corriginate dans le côté droit. Pression douloureuse, isochrone au pouls, dans la partie supérieure du sternum. Douleur pulsative — légèrement lancinante sur un petit point du côté gauche; comme une pointe émoussée sur le côté gauche, à la hauteur de la 4e côte et en touchant la partie, douleur comme si elle était ulcérée et malade en dedans.

Respiration — presque insensible; courte au moindre mouvement; PÉNIBLE AVEC OPPRESSION DE LA POITRINE et mal de tête; insuffisante par suite d'un resserrement de la poitrine et d'une pression intérieure; plus rapide, bruyante avec battemens de cœur et anxiété; interceptée par des accès de douleur lancinante dans le côté droit de la poitrine, par une constriction spasmodique des muscles intermédinires des côtes, vers le côté gauche. *Sensation de suffocation.*

Larynx. Sensation de grattement presque comme dans le soda, après éructations. Constriction (2).

Pharynx Constriction douloureuse, avec céphalalgie constrictive.

Trachée-artère. Rétrécissement de la trachée-artère par des mucosités visqueuses. Suffocation produite par la grande quantité d'eau qui lui vient dans la gorge et qui tombe souvent dans la trachée-artère.

Toux — excitée par un chatouillement tout au bas des bronches, avec expectoration facile; sans expectoration. Tussiculation sèche, produite par un chatouillement à la partie la plus inférieure du sternum. Toux profonde et creuse (deux ou trois quintes chaque fois) semblant venir du bas-ventre. Toux creuse et longue avec douleur serrante dans le bas-ventre.

Hoquets. HOQUETS.

Baillemens. (4) — et pandiculations (2) répétées avec faiblesse et douleur contusive dans les articulations, comme s'il n'avait pas assez dormi; souvent si forts qu'ils provoquent des bourdonnemens dans les oreilles.

Éternuemens, *éternuemens.*

CIRCULATION.

Cœur. Battemens de cœur (3) — violens qui soulèvent les côtes, sans douleur; avec anxiété et respiration plus rapide, bruyante; violens avec la même sensation que si le cœur était très chaud, après accès d'anxiété. Pression.

Vaisseaux. Engourdissement dans les doigts. Les bras et les jambes sont comme engourdis, même en se tenant couché. Le sang se porte avec force à la tête.

Artères. Pouls presque insensible (2) — très-lent; mais donnant le même nombre de pulsations qu'à l'ordinaire.

Glandes. Douleur dans les glandes sous-maxillaires, comme si on les pinçait. Gonflement des glandes du côté gauche de la mâchoire inférieure, et en même temps mal de gorge intérieur, surtout au côté gauche, qui en avalant cause une sorte de constriction du larynx, laquelle persiste quelque temps après la déglutition.

CALORIFICATION.

Chaud. Chaleur par tout le corps et sueur générale sans soif, avec pâleur du visage. Sensation insupportable de chaleur avec jactation inquiète. Sensation de chaud et de froid en même temps, à la tête, avec sensibilité des cheveux. Chaleur à la partie antérieure de la tête et au front, à laquelle succède une sueur d'abord chaude puis toujours froide. Chaleur dans les yeux et à la face, avec rougeur des joues Chaleur et rougeur au visage (2) — avec frisson au corps; avec rétrécissement des pupilles et froid aux pieds; avec chaleur dans les mains; avec léger frisson fébrile. Ardeur dans la bouche (2); dans la gorge. Sensation de chaleur alternant avec une sensation de froid dans l'oreille droite. Chaleur non désagréable dans la poitrine avec vulsion dans les muscles du ventre. Chaleur dans le dos comme si la sueur allait s'établir. Chaleur et sueur, mais plus de chaleur que de sueur.

Froid. Frissonnemens à la peau, par exemple, du visage. Froid avec mélancolie et fréquentes envies de vomir. Frisson et chair de poule. Froid par tout le corps (2) — avec délire calme. Une sensation intérieure de froid le parcourt depuis la tête jusqu'aux orteils, avec soif. Frisson par tout le corps, chaque fois avant de vomir. Sensation de froid et de chaud en même temps à la tête, avec sensibilité des cheveux. Sensation de froid au vertex et en même temps aux pieds. Face froide, hippocratique. Sensation de froid alternant avec une sensation de chaleur dans l'oreille droite. Froid dans la gorge et à une partie du palais, après quoi la bouche se remplit d'une grande quantité de liquide mucilagineux, chaud, douceâtre, salé, puis le froid cesse pendant quelques instans, mais revient. Froid interne et faible pression à la région stomacale, avec sentiment de faiblesse de cette partie. Frisson continuel dans le dos et sur les bras. Sentiment de froid aux bras (2). Sensation de froid et de cuisson au côté externe de l'articulation du genou. Froid aux pieds (2) — avec tremblement; avec chaleur et ardeur brûlante aux joues, qui sont rouges, et rétrécissement des pupilles. FROID AUX EXTRÉMITÉS.

Fièvre. Accidens, *mouvemens fébriles.* Fièvre quotidienne. Fièvre qui revient plusieurs jours, quelquefois pendant long-temps. Rougeur et chaleur au visage avec léger frisson fébrile. Froid fébrile et froid avec soif, pendant une demi-heure, sans chaleur ensuite, avec lassitude dans les membres, les cuisses surtout.

SÉCRÉTION ET EXCRÉTION.

Sueur — par tout le corps (3), très-abondante, avec chaleur générale sans soif et pâleur du visage. SUEUR FROIDE. Sueur d'odeur aigre. Sueur au moindre mouvement. Sueur et chaleur, mais plus de chaleur que de sueur. Sueur d'abord chaude, puis toujours froide, succédant à une chaleur à la partie antérieure de la tête et au front. Sueur froide au front (2). Tendance à la sueur à la face. Sueur au visage et dans le creux des aisselles.

Larmes. Larmoiement (3) — abondant avec douleurs sécantes, sensation de sécheresse et chaleur dans les yeux; à la suite d'une pression dans les paupières, qui paraissent trop sèches; fréquent comme dans le coryza, les yeux étant ronges.

Chassie. Paupières immobiles et agglutinées. Les paupières se collent pendant le sommeil.

Salive. Afflux dans la bouche d'une grande quantité d'eau (3) — aqueuse, avec goûtacide; insipide (2). La salive lui coule continuellement de la bouche.

Crachats. Expectoration facile avec toux excitée par un chatouillement tout au bas des bronches. Mucosités visqueuses adhérentes à la trachée-artère et empêchant le passage de l'air. Il lui faut tussiculer pour arracher les mucosités de la gorge.

Mucus nasal. Coryza.

Mucus buccal. Viscosité avec sécheresse dans la bouche. Liquide muci'agineux, chaud, douceâtre et salé montant en grande quantité dans la bouche. Écume à la bouche.

Matières fécales. Selles rapides, fréquentes. molles. Excrémens âcres. La dureté et le volume des matières produisent un resserrement du ventre. Diarrhée (2) — avec tranchées; avec douleur pendant et après la selle. Un peu de matières liquides sortent inopinément avec les vents, et ensuite diarrhée âcre avec ténesme. Matières pultacées d'un jaune vert, dont les dernières portions consistent à moitié en mucus; après avoir terminé, il lui reste encore envie d'aller à la selle, mais il ne rendit plus que du mucus; ensuite il éprouva dans les intestins, au dessus du pubis, une sensation comme de brisure accompagnée d'une sorte de défaillance au creux de l'estomac. Selle de matières visqueuses, tenant fortement au rectum. Selle dont la première partie est moulée, et le reste en longues bandelettes minces, quoique de consistance et de couleur ordinaires.

Matières vomies. Vomissement à deux reprises, chacune de trois ou quatre efforts; dans l'intervalle d'un quart d'heure entre ces accès, les nausées continuèrent, les matières vomies avaient une odeur aigre. Vomissement d'abord de bile, puis de mucosités visqueuses. VOMISSEMENS *violens, bilieux, même de sang.*

Urine — peu abondante, jaune et se troublant dès sa sortie; ardente; âcre.

Flatuosités. Gargouillemens indolens dans le bas-ventre, comme par l'effet des vents. Borborygmes dans le bas-ventre (2) — avec malaise; comme s'il avait la diarrhée. Emission de vents (3) — fréquente (2). Les vents sortent avec violence par le haut et par le bas. Colique venteuse; plus les vents sortent tard, plus leur émission est difficile. Rétention de vents causant une douleur de brisure dans les intestins. Vents et selle de matières visqueuses succédant à un mal de ventre pinçant et tractif.

Hémorrhagie accidentelle. Saignement de nez en dormant.

Sang menstruel. Les règles, supprimées depuis long-temps, reviennent à la nouvelle lune.

ORGANES DE LA REPRODUCTION.

Parties génitales en général. Grande sensibilité.

Verge. Écorchure du prépuce. Érections.

Urètre. Ardeur à la partie intérieure, pendant l'émission de l'urine. Élancement à l'orifice, après avoir uriné. Douleur pinçante, en n'urinant pas. Douleur comme si l'urètre était lié derrière le gland avec efforts inutiles pour uriner; la vessie étant vide.

Testicules. Douleur tractive.

ÉTIOLOGIE.

RHYTHME.[1]

Pendant la journée. *Entendement*, trouble dans les idées. *Affections*, apathie. *Poitrine en général*, quelques accès de douleur lancinante dans le côté droit, interceptant la respiration. *Sueur*, tendance à la sueur à la face.

Le matin. *Corps entier*, faiblesse générale comme s'il n'avait pas assez dormi; l'esprit étant du reste lucide et dispos. *Tête entière*, fort étourdissement; mal de tête (tiraillant?) pendant le flux menstruel interrompu pendant six semaines. *Région verticale*, pression sourde (après le réveil). *Vision*, dilatation extrême des pupilles avec faiblesse très-notable de la vue, il ne reconnait pas ou ne reconnait que très-lentement les personnes mêmes qui sont près de lui. *Audition*, pression dans l'oreille droite. *Os et muscles*, douleur dans le dos, pression douloureuse et comme contusive (en se baissant et en se redressant); pesanteur douloureuse dans les jambes, comme si elles étaient menacées de paralysie. *Sommeil*, lassitude somnolente l'empêchant de se lever; il s'éveille de meilleure heure qu'à l'ordinaire. *Ventre*, tranchées avec diarrhée; douleur pressive, sourde, comme de brisure dans les viscères de la région pubienne, avec sensation dans l'aine gauche semblable à celle que produit une hernie qui va sortir; mal de ventre (pinçant?) subit, et aussitôt après envie d'aller par le bas; excrétion de matières pultacées d'un jaune vert dont les dernières portions consistaient la moitié en mucus; après avoir terminé, nouveau besoin, mais il ne rendit plus que du mucus, et ensuite il éprouva dans les intestins, au dessus du pubis, une sensation comme de brisure accompagnée d'une sorte de défaillance au creux de l'estomac (après le réveil). *Hoquets*, hoquet, en fumant comme à l'ordinaire. *Bâillemens*, bâillemens et pandiculations répétées avec faiblesse et douleur contusive dans les articulations, comme s'il n'avait pas assez dormi. *Chaud*, chaleur au visage (au lit). *Froid*, froid (aussitôt levé); froid fébrile et froid avec soif, pendant une demi-heure, sans chaleur ensuite, avec lassitude dans les membres, les cuisses surtout. *Sueur*, sueur très-abondante sur tout le corps; sueur d'odeur aigre; un peu de sueur surtout au visage. *Mucus buccal*, sensation extrêmement pénible de viscosité et de sécheresse dans la bouche, sans soif, pendant une heure (après le réveil et le lever).

Avant midi. *Corps entier*, chute rapide des forces, engageant au sommeil. *Os et muscles*, raideur des muscles (après s'être tenu debout).

A midi. *Vision*, Sécheresse douloureuse dans la paupière supérieure, comme s'il y avait du sel entre elle et l'œil, sans grande douleur dans l'œil (en sortant de table). *Appétit*. Manque d'appétit pour les alimens chauds, mais grand désir de fruits.

Après midi. *Os et muscles*, soulèvement visible du genou, une fois par quart d'heure et par demi-heure, sans douleur. *Rapports*, — acides, pincement dans le ventre, tantôt au dessous et tantôt au dessus de l'ombilic (peu après avoir mangé). *Soif*, — vive. (Voy. *Après repas*).

Le soir. *Affections*, exacerbation d'une mélancolie noire. *Tête entière*, diminution d'un mal de tête, se faisant sentir le matin pendant le flux menstruel. *Peau*, sensation de brûlure dans les jambes, comme si elles avaient été exposées à un grand froid; douleur d'écorchure dans un cor, en soulevant assez le pied pour ne plus s'appuyer que sur les orteils. *Os et muscles*, douleur dans les articulations du pied comme après avoir fait un faux pas, lorsque auparavant, en se tenant assis, on les avait étendues assez pour que le pied fût appuyé sur le dos des orteils (en marchant); cessation d'un soulèvement visible du genou, se manifestant l'après-midi (au lit). *Soif*, — vive. *Lèvres*, Sécheresse des lèvres et de la langue, non sans soif. *Rapports*, éructations; ensuite sensation de grattement au larynx, presque comme dans le soda (au lit). *Ventre*, mal de ventre tractif et pressif (en marchant); mouvemens tractifs dans le bas-ventre, excitant des bourdonnemens dans la tête, avec anxiété, au milieu d'un coma vigil (au lit). *Toux*, — profonde et creuse (deux ou trois quintes chaque fois) semblant venir du bas-ventre. *Chaleur*, — et sueur, mais plus de chaleur que de sueur (aussitôt au lit); chaleur et rougeur au visage (et frisson au corps); chaleur dans le dos, comme si la sueur allait s'établir (en marchant lentement au grand air). *Sueur*, — partout le corps (au lit).

La nuit. *Vision*, ophtalmie douloureuse, avec mal de tête terrible, ne lui permettant pas de dormir. *Sommeil*, la vivacité extrême de l'esprit l'empêche de s'endormir avant minuit; en même temps, sensation insupportable de chaleur dans le lit avec jactation inquiète; réveil avec froid et tremblement dans le bras droit. *Rêves*, - inquiétans; agités. *Hémorrhagie accidentelle*, saignement de nez (en dormant).

Avant minuit. *Fièvre*, — quotidienne.

POSITIONS.

Debout. *Corps entier*. Extrême faiblesse l'obligeant à se tenir assis ou couché; réapparition des incommodités qui avaient disparu en se tenant assis ou couché. *Peau*, élancemens par intervalles au coccyx, sensation plutôt prurïteuse que lancinante; sensation cuisante de prurit et de fourmillement dans le mollet; tressaillemens se succédant rapidement dans le pied; douleurs lancinantes, courtes dans l'orteil du pied droit. *Os et muscles*, douleur pressive dans le sacrum; tressaillement pulsatif, perceptible à l'œil dans le grand muscle fessier, ce muscle s'élevant et s'abaissant d'une manière isochrone au pouls; traction en forme de crampe, au haut des muscles fessiers; douleur rhumatismale, tractive dans les muscles de la cuisse; tension dans les jarrets, comme s'ils étaient trop courts; douleur spasmodique, tractive dans le creux du jarret de la cuisse droite. *Poitrine*. Pression molle avec rétrécissement.

Assis. *Corps entier*, mieux être; cessation d'un extrême sentiment de faiblesse se faisant sentir debout; cessation de toutes les incommodités, à l'exception du mal de tête. *Tête entière*, cessation d'un mal de tête allant jusqu'au vertige. *Régions temporale et verticale*, exacerbation d'une pression tensive tantôt dans les temps et tantôt au vertex, avec tête douloureusement entreprise et avec rétrécissement des pupilles. *Vision*, cessation d'éblouissemens. *Peau*, violent élancement dans un cor au pied gauche. *Os et muscles*, cessation d'une douleur ressentie dans la sacrum, en marchant sur un terrain uni; tressaillement pulsatif, perceptible à l'œil dans le muscle grand fessier, ce muscle s'élevant et s'abaissant d'une manière isochrone au pouls; douleur comme contusive dans les cuisses; soulèvement visible du genou, une fois par quart d'heure ou par demi-heure, sans douleur; traction douloureuse en travers des articulations du pied. *Ventre*, douleur pressive sourde comme de brisure dans les viscères de la région pubienne, avec sensation dans l'aine gauche semblable à celle que produit une hernie qui va sortir. *Poitrine*, cessation d'une sorte d'oppression.

Couché. *Corps entier*, mieux être; cessation de toutes les incommodités, à l'exception du mal de tête. *Vision*, cessation d'éblouissemens. *Os et muscles*, douleur dans les membres sur lesquels on est couché, comme si le lit était trop dur.

FONCTIONS.

En mangeant. *Os et muscles*, douleur contusive dans les muscles de la mâchoire inférieure; douleur lancinante dans l'articulation des mâchoires, l'empêchant d'abaisser convenablement la mâchoire inférieure. *Dents*, odontalgie d'abord pressive, se terminant par une traction qui s'épanouit dans la racine. *Nausées*. — avec faim et pression dans la région de l'estomac.

Après repas. *Nausées*, envie de vomir (après déjeuner) cessant après avoir mangé de la viande au dîner. *Rapports*, éructations à vide. *Estomac*, cessation d'une pression. *Ventre*, pincement tantôt au dessus et tantôt au dessous de l'ombilic. *Hypogastre*, douleur serrante, lancinante. *Hypochondres*, élancement (en marchant). *Poitrine*, douleur pressive à la région du sternum. *Matières fécales*, sortie inopinée de matières liquides avec les vents, puis diarrhée âcre et ténesme (après dîner).

Après avoir bu. *Poitrine*, douleur resserrante, pressive. *Froid*, frisson et chair de poule.

En avalant. Sorte de constriction du larynx, qui persiste quelque temps après la déglutition.

En inspirant. Pression se terminant par un élancement au dessus de la dernière côte droite. Forte oppression sur la poitrine.

En expirant. Douleur sur les côtes.

En marchant. *Tête entière*, mal de tête augmentant jusqu'au vertige. *Os et muscles*, douleur dans le sacrum; douleur pressive, tractive, comme contusive dans l'épine du dos; douleur tractive dans les membres, cessant en continuant à marcher; sentiment de faiblesse et de pesanteur dans les pieds et les genoux; douleur contusive dans les genoux (en descendant l'escalier); tension dans les jarrets comme s'ils étaient trop courts; douleurs dans les articulations du pied comme après avoir fait un faux pas; cessation de tressaillemens rapides dans le pied, se manifestant en étant debout; douleur tensive dans les tendons extérieurs des orteils. *Épigastre*, douleur resserrante dans le creux de l'estomac. *Hypochondres*, Élancemens à la région de la rate. *Poitrine*, rétrécissement et pression comme par l'effet d'une plénitude, de sorte que la respiration est insuffisante. *Chaleur*, — dans le dos comme si la sueur allait s'établir (lentement, au grand air). *Sueur*, — au visage et dans le creux des aisselles.

Après avoir marché. Douleur pressive, tractive, comme contusive dans l'épine du dos; réapparition d'un tressaillement pulsatif, perceptible à l'œil, dans le muscle grand fessier : ce muscle s'élevant et s'abaissant d'une manière isochrone au pouls.

En agissant. *Région verticale*, céphalalgie pressive, devenant pulsative. *Région temporale*, diminution d'une pression tensive, tantôt dans les temps, et tantôt au vertex, avec tête douloureusement entreprise et rétrécissement des pupilles (en se baissant ou en se couchant sur le dos); exacerbation d'un mal de tête sourdement pressif, s'étendant des tempes vers le front (en se penchant en avant). *Audition*, bruissemens dans les oreilles (en se levant de son siège). *Os et muscles*, douleurs tiraillantes dans les muscles extenseurs (en s'asseyant). *Os et muscles du tronc*, raideur paralytique de la nuque, produisant le vertige; douleur resserrante entre les omoplates (en tournant le corps); exacerbation d'une douleur rhumatismale entre les omoplates, et depuis la nuque jusqu'au sacrum; douleur dans le dos, pression douloureuse et comme contusive (en se baissant et en se redressant); élancement au sacrum, de longue durée (en se baissant); douleur paralytique et contusive dans l'articulation du sacrum et du genou; douleur contusive au côté gauche du sacrum (en se baissant et en se redressant). *Os et muscles des extrémités*, traction spasmodique dans le membre au dessus des articulations; tremblement dans le bras (en saisissant quelque objet); sensation de froid aux bras (en les levant); douleur contusive, paralytique au bras gauche (en l'étendant); douleur tractive dans le pli du coude avec sensation de paralysie (en étendant le bras); douleur tensive dans le médius; douleurs dans la seconde série des phalanges des doigts (en saisissant quelque objet); diminution d'une douleur de lassitude dans les jambes, les genoux surtout (en changeant souvent de place). *Ventre*, déplacement d'un pincement dans le ventre (en s'asseyant). *Poitrine*, sorte d'oppression, respiration courte au moindre mouvement. *Vaisseaux*. Le sang se porte avec force à la tête (en se baissant). *Sueur*, — froide au front (dès qu'il se lève de sa chaise).

En appuyant (sur la partie). Cessation d'une douleur comme de brisure ressentie à l'angle externe de l'œil droit, par accès répétés. Cessation d'une douleur pressive, tractive, comme contusive dans l'épine du dos; douleur dans l'os au dessous du genou, comme si la jambe avait été cassée et qu'elle n'eût point encore assez de soutien.

En touchant. Exacerbation des douleurs causées par une éruption de boutons, non loin du coin de la bouche, sur le bord de la partie rouge. Douleur ulcérative causée par de petits boutons en différens endroits du visage. Douleur constrictive causée par un tubercule douloureux à la mâchoire inférieure. Douleur d'ulcération au côté gauche de la poitrine, dans lequel se fait sentir une pression pulsative.

Après grattement. Ardeur causée par une éruption miliaire, et apparition de tubercules comme après des piqûres d'orties. Cessation d'un léger élancement semblable à des piqûres d'orties, se faisant ressentir tout autour du cou et à la poitrine.

En toussant. Elancement se dirigeant le long du cordon ombilical à travers l'anneau. Oppression sur la poitrine.

Pendant le sommeil. Saignement de nez. Sanglots.

Après sommeil. *Vision*, sécheresse des paupières, qui sont immobiles et agglutinées: pression dans les paupières comme par suite de sécheresse, puis larmoiement (après sieste). *Os et muscles*, tremblement dans le bras droit avec froid. *Bâillemens*, — et pandiculations (après sieste).

Pendant la selle. Anxiété avec crainte d'apoplexie. Douleur rhumatismale entre les omoplates et depuis la nuque jusqu'au sacrum. Douleurs avec diarrhée. Ardeur à l'anus.

Après la selle. Diminution de la grande faiblesse que l'on ressentait. Douleurs.
En urinant. Ardeur à la partie antérieure de l'urètre.
Après avoir uriné. Élancement à l'orifice de l'urètre.
Pendant la menstruation. Mal de tête (tiraillant?)
Après éructations. Sensation de grattement au larynx, presque comme dans le soda.
Avant vomissement. Grandes nausées. Frisson partout le corps, chaque fois.
Après vomissement. Extrême faiblesse.

COTÉS DROIT ET GAUCHE.

Du côté droit. *Vision*, douleur comme de brisure à l'angle externe de l'œil, par accès répétés. *Audition*, sensation dans l'oreille comme d'un souffle froid, suivie d'une grande sensation de chaleur, à plusieurs reprises; pression dans l'oreille; douleur tractive et tensive. *Peau de la tête*, léger frisson en dessous de la peau avec une sorte de hérissement des cheveux; fourmillement et prurit cuisant au dessous de l'oreille. *Os et muscles de la tête*, douleur tractive et tensive dans tout le côté de la face et dans l'oreille. *Os et muscles des extrémités supérieures*, tremblement dans le bras; vulsion dans le poignet et plus haut vers le coude. *Os et muscles des extrémités inférieures*, vulsion douloureuse dans le genou; douleur spasmodique, tractive dans le creux du jarret. *Poils*, sensation dans les cheveux comme si une mèche était électrisée. *Hypochondres*, pression se terminant par un élancement au dessous de la dernière côte. *Poitrine en général*, douleur légère et indescriptible dans le creux de l'aisselle; douleur corripiante; quelques accès de douleur lancinante, interceptant la respiration.

Du côté gauche. *Région frontale*, céphalalgie pulsative au dessus de l'œil pendant un quart d'heure. *Audition*, Élancemens isolés, profonds, dans l'oreille. *Peau de la tête*, vifs élancemens immédiatement derrière l'oreille et la mâchoire. *Peau du tronc*, traction et pression au cou. *Peau des extrémités supérieures*, douleur tractive de haut en bas et superficielle dans le milieu de l'humérus. *Peau des extrémités inférieures*, prurit brûlant dans le talon, en dessous; violent élancement dans un cor. *Os et muscles de la tête*, pression sourde dans les muscles de la mâchoire, semblable à une forte compression exercée avec un morceau de bois émoussé. *Os et muscles du tronc*, douleur contusive au sacrum. *Os et muscles des extrémités supérieures*, élancemens isolés dans l'articulation de l'épaule; douleur contusive, paralytique dans le bras; douleur dans le milieu de l'avant-bras, comme par suite d'une compression des os. *Dents*, odontalgie dans les molaires supérieures, composée de pression et de pesanteur, comme si l'on avait coulé du plomb dedans. *Gorge*, mal de gorge intérieur, surtout au côté gauche. *Aines*, sensation semblable à celle que produit une hernie qui va sortir, avec douleur pressive, sourde, comme de brisure dans les viscères de la région pubienne. *Poitrine en général*, constriction douloureuse, spasmodique des muscles intermédiaires des côtes, coupant la respiration; constriction douloureuse, comme une crampe, revenant périodiquement; douleur pulsative, légèrement lancinante sur un petit point; douleur pulsative à la hauteur de la quatrième côte, et en touchant la partie, douleur comme si elle était ulcérée et malade en dedans. *Glandes*, gonflement des glandes de la mâchoire inférieure.

NATURE DES SENSATIONS.

Anxiété dans le corps entier.
Ardeur dans la peau des extrémités inférieures; aux lèvres; dans la cavité buccale; dans la gorge; dans l'anus; dans l'urètre.
Battemens de cœur.
Brisure dans la tête entière; dans les yeux; dans les os et muscles en général; dans les os et muscles des extrémités inférieures; dans le ventre.
Brûlure (sensation de) dans la peau des extrémités supérieures; inférieures.
Bruissement dans la région frontale; dans les oreilles.
Chaleur dans le corps entier; dans la tête entière; dans la région frontale; dans les yeux; dans l'oreille; dans les mains; dans le dos; dans la poitrine.
Chatouillement dans la gorge; dans la poitrine en général.
Constriction dans la tête entière; dans la gorge; dans le ventre; dans la poitrine; dans le larynx; dans le pharynx.
Contusive (douleur) dans les os et muscles de la tête; du tronc; des membres en général; des extrémités supérieures; des extrémités inférieures.
Crampe dans les os et muscles des extrémités inférieures; dans la poitrine.
Cuisson dans la peau de la tête; des extrémités inférieures.
Démangeaison dans la peau du tronc.
Douleur pulsative dans la tête entière; dans la région frontale; verticale; dans les os et muscles des extrémités inférieures; dans la poitrine.
Douleur séeante dans les yeux; dans la poitrine.
Douleur serrante dans la région verticale; dans les os et muscles des extrémités supérieures; des extrémités inférieures; dans l'épigastre; dans le ventre; dans l'hypogastre; dans la poitrine.
Douleur simple dans la tête entière; dans les yeux; dans les os et muscles des extrémités supérieures; dans la gorge, dans l'estomac; dans le mésogastre; dans les hypochondres; dans l'aine; dans la poitrine; dans l'urètre.
Écorchure (sensation d') dans la peau de la tête; dans la peau du tronc; des extrémités inférieures; dans la verge.
Élancement dans les paupières; dans les oreilles; dans la peau de la tête; dans la peau du tronc; des extrémités inférieures; dans les os et muscles du corps en général; dans les os et muscles de la tête; du tronc; des extrémités supérieures, des extrémités inférieures; dans le ventre; dans l'hypogastre; dans les hypochondres; dans la poitrine; dans l'urètre.
Embarras dans la tête entière.
Engourdissement dans les os et muscles des extrémités en général; dans le palais.
Faiblesse dans le corps entier, dans les yeux; dans les os et muscles du tronc; des membres en général; dans l'estomac, dans l'épigastre.
Fourmillement dans la peau de la tête; des extrémités supérieures; des extrémités inférieures.
Froid dans le corps entier; dans la tête entière; dans la région verticale; dans l'oreille; dans le dos; aux bras; au genou; dans les pieds; dans la gorge; au palais.
Inflammation des yeux.
Lassitude dans les os et muscles des extrémités en général.
Luxation dans les os et muscles des extrémités supérieures.
Malaise dans le corps entier.
Paralysie (sensation de) dans les os et muscles du tronc; des extrémités en général; des extrémités supérieures; des extrémités inférieures.
Pesanteur dans le corps entier; dans les os et muscles en général; dans les os et muscles des extrémités inférieures; dans les dents.
Pincement dans le ventre; dans les glandes; dans l'urètre.
Pression dans la tête entière; dans la région frontale; dans la région temporale; dans les paupières; dans les oreilles; dans le nez; dans la peau du tronc; dans les os et muscles en général, dans les os et muscles de la tête; du tronc; des extrémités supérieures; des extrémités inférieures; dans les dents; dans l'estomac; dans l'épigastre; dans le ventre; dans les hypochondres; dans la région iliaque; dans l'anus; dans la poitrine; dans le cœur.
Prurit dans la peau en général; dans la peau de la tête; du tronc; des extrémités en général.
Raideur dans les os et muscles du tronc; des membres en général.
Rhumatismale (douleur) dans les os et muscles du tronc; des extrémités inférieures.
Sécheresse des paupières; du nez; des lèvres; de la langue; du palais; dans la cavité buccale.
Sensibilité douloureuse des cheveux; des parties génitales.
Spasmodique (douleur) dans les os et muscles des extrémités inférieures; dans la gorge; dans le ventre; dans la poitrine.
Tension dans la région temporale; dans les oreilles; dans la peau des extrémités supérieures; dans les os et muscles de la tête; des extrémités inférieures; dans les hypochondres.
Tiraillement dans les yeux; dans les oreilles; dans les os et muscles en général; dans les os et muscles des extrémités inférieures; dans l'hypogastre.
Tournoiement dans le ventre.
Tractive (douleur) dans les oreilles; dans la peau du tronc; des extrémités supérieures; dans les os et muscles de la tête; du tronc; des membres en général; dans les dents; dans l'épigastre; dans le ventre; dans l'hypogastre; dans les testicules.
Tranchante (douleur) dans le ventre.
Tremblement dans les os et muscles en général; dans les os et muscles des extrémités supérieures; des extrémités inférieures.
Tressaillement dans la peau des extrémités inférieures; dans les os et muscles des extrémités inférieures.
Ulcération (douleur d') dans le nez; dans la peau de la tête; dans la poitrine.
Vulsion dans les os et muscles de la tête; du tronc; des extrémités supérieures; des extrémités inférieures.

VERATRUM SABADILLA.

SYMPTOMATOLOGIE.

FACULTÉS INTELLECTUELLES.

Conception. Difficulté à concevoir. Diminution notable des facultés intellectuelles. Esprit comme tendu.
Imagination. Imaginations bizarres.

FACULTÉS AFFECTIVES.

Affections. Humeur sombre (2); très irritable (2); gaie (2) contre son habitude, — suivie d'indifférence, presque de stupeur. Tristesse. Pas de plaisir au travail. Facilité à s'effrayer. Un rien chagrine et inquiète.

FACULTÉS SENSITIVES.

Corps entier. Extrême abattement (4) comme à la suite d'une longue maladie; avec embarras de la tête. Sensation de malaise (3) avec douleur; sans douleur. Agitation anxieuse. Un grand nombre des douleurs se manifestent d'abord à droite, puis à gauche, ou vont de droite à gauche. (Voyez *Peau en général*; *Os et muscles en général*; *Fièvre*.)
Tête. Embarras (3). Vertiges (5) violens; il est comme hébété; avec pression d'arrière en avant dans l'occiput. Chaleur, insensible à l'extérieur, avec sensation de froid intérieurement. Étourdissement (2) — comme après l'ivresse, sans vertige et sans douleur. Céphalalgie (6); — pressive (3) comme si la tête allait éclater; pressive comme à la suite d'une forte pression s'étendant depuis les deux côtés des tempes jusqu'au vertex et de là jusqu'à la partie inférieure de l'occiput; — continuelle, tensive d'abord dans le front, puis dans toute la tête; — comme si une ligne avait été tirée du milieu du front au dessus des tempes vers l'occiput et y avait laissé une trace brûlante; — comme si quelques parties du cerveau étaient comprimées entre des objets tranchans; — lancinante. Douleur de pesanteur, d'abord à droite seulement, ensuite dans le front, puis à gauche et finissant par envahir toute la tête. Douleur tournoyante, térébrante, commençant dans le côté droit, et finissant par s'étendre dans toute la tête. Maux de tête causés par la tension de l'esprit.
Région frontale. Espèce de mouvement tournoyant. Sensation sourde comme après avoir reçu un coup, avec pesanteur des membres. Fonillement se faisant sentir en même temps qu'un tiraillement douloureux dans le lobe droit du foie jusque dans le gauche. Céphalalgie (8); — pressive (6) avec étourdisse-

ment; pressive au dessus de l'œil gauche; pressive, sourde dans la partie antérieure de la tête; pressive, tensive dans le front; pressive, étourdissante et vertigineuse faisant chanceler comme dans l'ivresse; pressive, violente;—lancinante (4), sourde dans la bosse frontale gauche; lancinante, constrictive au dessus des yeux; lancinante, déchirante extérieurement dans le côté gauche; — légère, tressaillante d'abord à droite, puis à gauche, au dessus du front; — martelante, à droite dans le front et plus tard aussi vers le haut; — comme si le cerveau allait tomber en avant, au dessus de l'œil. (Voyez *Chaleur*.)

Région occipitale. Pression d'arrière en avant avec vertige. Céphalalgie, comme une pression du dedans au dehors depuis la partie supérieure de l'occiput, à travers le cerveau jusqu'au front. Douleur comme si l'on pressait fortement sur une plaie, du côté gauche.

Région verticale. Point corrosif, brûlant. Légère céphalalgie du côté droit. Céphalalgie pressive. Tiraillemens.

Région pariétale. Pression douloureuse dans le côté droit du cerveau, s'étendant jusque dans les molaires de la mâchoire inférieure, à gauche.

Région temporale. Céphalalgie (3);—pressive (7) du dedans au dehors à la tempe droite; pressive, avec étourdissement; pressive, légère; pressive à la tempe gauche, près de l'oreille; pressive vers l'os temporal droit; — battante dans la tempe gauche;—tiraillante; — lancinante (3) surtout dans la tempe droite; lancinante extérieurement dans la région temporale gauche.

VISION.

Sensation. Pression dans le globe de l'œil. Sensation comme si une inflammation allait se déclarer avec paupières rouges. Sensation de brûlure dans l'œil gauche, comme s'il y était entré quelque chose de corrosif, cessant et revenant après quelques pulsations. Tiraillement douloureux vers le haut, intérieurement, dans l'œil droit.

Fonction. Voile devant les yeux pendant un vertige, comme dans un accès de défaillance. (Voyez *Fièvre*.)

Texture. Paupières rouges.

AUDITION.

Sensation. Craquemens et bruissemens (2). Bruit comme si quelque chose de lourd se brisait à terre. Prurit brûlant dans les lobules des oreilles, intérieurement, sans qu'elles soient extérieurement ni rouges ni brûlantes. Sensation brûlante dans l'oreille droite, sans qu'on y remarque de rougeur. Douleur pressive dans l'intérieur de l'oreille. Élancement dans le lobule de l'oreille droite. Violent élancement dans l'oreille gauche (2).

Fonction. Dysécie; sensation comme si quelque corps était devant l'oreille.

OLFACTION.

Sensation. Fourmillement brûlant dans le nez. Sensation de sécheresse dans le haut du nez. Sensation constrictive, mordicante, comme produite par de la moutarde.

Fonction. Obstruction tantôt de l'une et tantôt de l'autre narine, ensorte qu'il ne peut expirer sans produire un bruit sifflant, ni aspirer sans efforts et au milieu de rouflemens sourds.

GUSTATION.

Sensation. Goût — amer (3) depuis la gorge jusqu'au nez; sur la langue avec malaise, mais goût naturel aux alimens; aigre, dans le gosier jusque dans l'arrière bouche, et en même temps, brûlure dans la poitrine; pâteux; — comme de fruits mal mûrs, avec crachement copieux; — de brûlé

avec brûlure dans le gosier et à la luette; graisseux, comme s'il avait mangé du suif, après régurgitation d'une mucosité amère; — doux dans la bouche; — répugnant, brûlant, douceâtre; — du médicament, mais après la première bouchée le goût redevient naturel.

Fonction. Défaut de goût.

TACT.

Peau en général. Picotemens sous toute la peau, surtout aux doigts des mains et des pieds. Espèce de tressaillement dans la lèvre supérieure, dans les mains, dans les doigts ou dans les cuisses, surtout du côté gauche, et toujours à gauche. Le bas-ventre, les mains et la poitrine sont comme parsemés de taches rouges de la grosseur d'une tête d'épingle, mais sans élévation. Sensation brûlante, fourmillante çà et là sur le corps. Légère douleur dans la peau, par places, surtout au visage avec une sorte de sensation de chaleur. Horribles démangeaisons sur tout le corps.

Peau de la tête. Prurit très-violent sur le cuir chevelu; tension; élancemens; douleur brûlante. Prurit au vertex. Brûlure à la tempe gauche. Fourmillement brûlant au dessus des sourcils. Picotemens sur le front avec chaleur. Petits boutons derrière l'oreille droite. Sensation brûlante, fourmillante, lancinante derrière l'oreille. Prurit lancinant çà et là au visage avec chaleur. Fortes démangeaisons dans la joue gauche; peau tachetée au visage comme des dartres. (Voy. *Lèvres.*)

Peau du tronc. Dos. Sensation brûlante, fourmillante, lancinante entre les omoplates.

POITRINE. Violent prurit autour des mamelons.

Peau des extrémités en général. Sensation de fourmillement. Douleurs brûlantes dans les doigts des mains et des pieds. Sensation douloureuse *dans* les mains et les pieds comme si l'on avait la gale.

Peau des extrémités supérieures. BRAS. Places rouges, parsemées de points également rouges, mais sans élévation, causant une sensation brûlante, au bras gauche.

AVANT-BRAS. Ligne rouge, relevée comme une callosité, à travers l'avant-bras gauche. Petits boutons pénétrans dans la peau et causant des démangeaisons brûlantes.

MAINS. Sécheresse (2). Les deux mains sont comme parsemées de petites taches rouges, surtout la gauche. Taches jaunes sur les doigts. Espèce de gale entre les doigts de la main droite, causant un fort prurit. La peau devient rugueuse en plusieurs endroits à côté des ongles. Picotemens fourmillans dans le pouce droit, vers l'index. Picotemens brûlans au bout des doigts de la main gauche. Déchirement pruriteux, passager dans l'annulaire gauche. (Voy. *Chaleur.*)

Peau des extrémités inférieures.

CUISSES. Sensation lancinante dans les deux cuisses en même temps.

JAMBES. Brûlure des genoux. Ampoule blanche avec bord rouge, causant des douleurs brûlantes, en avant sur le genou gauche.

PIEDS. Enflure des pieds (2). Picotemens dans les doigts des pieds qui sont comme endormis.

Os et muscles en général. Abattement (4). Lassitude excessive, subite. Flaccidité. Violent tremblement. Élancemens fugaces tantôt ici et tantôt là. Douleur de brisure dans différentes parties du corps, tantôt dans l'une et tantôt dans l'autre, cruelle, passagère. Élancemens battans, sourds, presque pressifs, quelquefois aussi pinçans, par accès fréquens tantôt ici et tantôt là, rarement à la même place. Douleur violente dans tous les os, surtout dans les articulations, comme si l'on coupait avec un couteau bien affilé tout autour des os, intérieurement, mais principalement

dans le bras droit. Térébration. (Voy. *Corps entier*).

Os et muscles de la tête. Craquemens dans les articulations des mâchoires comme si elles étaient déboîtées, surtout la droite, mais sans douleur. Battement et tressaillement dans les muscles de la mâchoire supérieure du côté gauche. Tiraillemens dans les mâchoires et les dents. Térébration brûlante derrière l'oreille gauche dans la parotide, la mâchoire inférieure et les glandes. Accès de douleurs pressives intérieurement dans la joue gauche, à l'endroit où les dents se touchent.

Os et muscles du tronc. NUQUE. Douleur.

Dos. Craquemens. Élancemens (2) se succédant rapidement au côté droit. Accès d'élancemens douloureux suivis d'une sensation de tiraillement. Douleur simple comme de lassitude, mais cruelle cependant, par accès fréquens. Douleur simple comme de brisure dans la colonne vertébrale.

POITRINE. (Voy. *Poitrine, estomac, etc.*)

VENTRE. Constriction spasmodique des muscles abdominaux, du côté gauche, avec douleur brûlante. (Voy. *Ventre, Hypochondres, etc.*)

Os et muscles des extrémités en général. Craquement dans les articulations. Lassitude (3) — paralytique. Pesanteur (2) — surtout dans les articulations; dans les pieds surtout; avec sensation sourde dans le front; continuelle, l'obligeant à rester couché. Sensation de paralysie (2). Tremblement. Douleur comme de brisure, dans les genoux surtout. Tiraillemens (3, — douloureux; à travers les membres; particulièrement douloureux dans le milieu de l'os et forçant à étendre les membres. Douleurs, surtout dans les jambes.

Os et muscles des extrémités supérieures. ÉPAULES. Craquemens. BRAS. Pandiculation et extension. Tremblement. Secousse subite, douloureuse fesant lever le bras droit. Pincemens par accès dans la partie charnue du bras droit, au milieu de la partie interne. Douleur pressive (2) dans le bras droit; dans les muscles du bras. Tressaillement spasmodique dans le coude. Tiraillement douloureux dans l'articulation du coude droit. Douleur pressive sous l'articulation du coude.

AVANT-BRAS. Élancemens dans les muscles de l'avant-bras gauche, du dedans au dehors. Douleur pressive dans les muscles de l'avant-bras droit, près de l'articulation de la main. Douleur tressaillante à la partie interne de l'avant-bras, plutôt vers la main.

CARPE. Douleur dans l'articulation de la main droite, continue.

MÉTACARPE. Déchirement battant, intérieur, au métacarpe gauche, en haut, du côté du petit doigt.

MAINS. Tremblement (2), comme produit par la faiblesse de l'âge; comme par suite d'apoplexie. Serrement subit dans la main droite, l'empêchant d'en faire usage. Crampes dans la main droite, surtout dans les doigts, si violentes que la main en est raide et les doigts crochus. Élancement dans la main droite. Douleur pressive à l'index de la main gauche. Élancemens dans la main droite. Douleur pressive à l'index de la main gauche. Élancemens dans l'index de la main droite. Raideur douloureuse, tiraillante, de paralysie dans le pouce et l'index de la main gauche. Tressaillemens par secousses, très-douloureux dans le pouce droit. Douleur battante dans le médius droit, comme intérieurement dans les os. Déchiremens dans le médius de la main gauche. Constriction spasmodique, indolente, du petit doigt et de l'annulaire de la main gauche (Voy. *Os et muscles en général, Os et muscles des extrémités en général*).

Os et muscles des extrémités inférieu-

res. HANCHES. Douleur pressive dans la hanche gauche.

CUISSES. Élancemens, par accès, dans les muscles de la cuisse droite. Douleur lancinante, par accès, à la cuisse droite, intérieurement, à côté des parties génitales. Douleur pressive dans la cuisse droite. Pression douloureuse dans l'articulation de la cuisse droite. Douleur de brisure dans les muscles antérieurs des cuisses. Douleurs tiraillantes dans la cuisse droite. Violentes douleurs compressives dans les cuisses. Faiblesse des genoux (2). Élancemens dans le genou droit. Quelques élancemens, extérieurement, au genou gauche. Déchirement dans le côté droit du genou. Tiraillement pressif au côté externe de l'articulation du genou gauche.

JAMBES. Lassitude. Douleurs tiraillantes dans la jambe droite. Pincement pressif le long de l'os du tibia droit. Inflammation érysipélateuse au tibia de la jambe droite accompagnée d'une violente douleur brûlante. Tension dans le mollet droit. Douleur violente, déchirante, tensive dans les mollets.

PIEDS. Pesanteur (2) Tension de la plante. Pression douloureuse à la plante du pied gauche (Voy. *Os et muscles en général, des extrémités en général*).

EXPRESSION.

Prosopose. Rougeur et chaleur de la face (5). Paupières rouges. Cercle bleu autour des yeux (Voy. *Peau de la tête, Os et muscles de la tête, Lèvres*, etc.).

Phonation. Enrouement. Voix sourde.

SOMMEIL.

Sommeil. Grande somnolence (3) — par suite d'abattement. Sieste, contre son habitude. Sommeil agité (2) non réparateur; jactation. Demi-sommeil par suite d'un malaise général avec rêves confus. Sommeil profond sans rêves. Sommeil difficile par suite des préoccupations de l'esprit; par suite d'une toux sèche. Sommeil troublé par des rêves sans suite dont il ne se souvient pas; par des élancemens en avant dans le milieu du côté droit de la poitrine; par un prurit dans la peau; par un frisson instantané. Réveil comme en sursaut. (Voy. *Fièvre*.)

Rêves — confus (2) avec demi-sommeil; troublant le sommeil. Beaucoup de rêves. Rêve très-vif, mais parfaitement suivi. Rêves voluptueux.

DIGESTION.

Appétit. Manque d'appétit (4). Répugnance pour toute espèce d'alimens (3) — et pour le café; avec faim; jusqu'au premier repas. Dégoût pour la viande. Appétit pour les mets succulens. Boulimie, extrême avidité (Voyez *Gustation, Chaleur*).

Soif — modérée avec froid et chair de poule. Soif après le froid. Soif qui ne s'apaise que quelque temps après avoir bu. Soif pour l'eau froide; il doit, contre son habitude, boire souvent froid (Voy. *Chaleur, Fièvre*).

Lèvres. Espèce de tressaillement léger dans la lèvre supérieure. Fourmillement et picotemens brûlans. Ardeur extrême. Sensibilité douloureuse de la lèvre supérieure, douleur tensive, d'écorchure à la commissure intérieure comme si elle était fendue, ou comme si elle était serrée et relevée par un fil.

Gencives. Fréquens tressaillemens douloureux, par accès. Gencives bleuâtres.

Dents. Légers battemens et tiraillemens non continus. Petits élancemens du haut en bas dans les dents supérieures du côté droit. Tiraillemens. Pression douloureuse partant du côté droit du cerveau et s'étendant jusque dans les molaires de la mâchoire inférieure à gauche. Odontalgie à la mâchoire inférieure du côté gauche. Douleur lancinante dans une molaire (2) — antérieure de la mâchoire inférieure du côté gauche vers l'oreille; de la mâchoire inférieure du côté droit, s'étendant jusque dans les glandes sous-maxillaires.

Langue. — chargée et épaisse, ordinairement jaunâtre, surtout au milieu et par derrière; — couverte d'un enduit blanc, bleuâtre au bout, avec gencives également bleuâtres. Élancemens, pincemens sourds, par accès, au bout de la langue plutôt à droite. Douleur comme d'écorchure avec vésicules. Douleurs brûlantes (3) — d'outre en outre, et bientôt après crachement copieux avec goût acide. Brûlure au bout de la langue avec forte douleur de gorge.

Palais, Sensation brûlante, fourmillante, lancinante.

Gorge. Sécheresse (2). Âpreté et grattement (4) — douloureux; obligeant à se râcler souvent la gorge comme pour en détacher quelque chose; comme après avoir avalé quelque chose d'âcre avec sécheresse à l'endroit où les fosses nasales s'ouvrent dans la gorge. Sensation de constriction au fond du gosier, comme s'il était serré, ou comme après avoir bu une liqueur corrosive. Enflure de la luette. Ardeur (3) — avec pression; violente dans la gorge et dans l'estomac avec respiration oppressée; légère, montant peu à peu de l'estomac dans le gosier et devenant extrêmement violente dans la gorge. Brûlure dans le gosier et à la luette avec goût de brûlé. Sensation comme si des vapeurs s'élevaient du haut de la gorge avec amertume, presque comme le soda. Forte douleur de gorge avec brûlure au bout de la langue. Beaucoup de mucosités.

Cavité buccale. Sécheresse et mucosité. Douleur derrière la langue comme s'il y avait quelque corps étranger. Douleur comme d'écorchure et de brûlure. (Voy. *Gustation.*)

Rapports. Pyrose (2). Éructations (5) — à vide avec sensation d'horripilation sur tout le corps; acides, mais rares; fréquentes (3) ayant en partie le goût du médicament et en partie un goût amer et de brûlé; fréquentes, douloureuses, n'arrivant souvent que jusqu'au milieu de la poitrine, comme si l'air pénétrait difficilement à travers l'orifice de l'estomac; fréquentes, d'un goût rance ou ayant le goût du médicament.

Nausées. Malaise (5) — continuel, n'allant cependant pas jusqu'au vomissement; avec régurgitation d'une mucosité amère; avec goût amer sur la langue; avec haut-le-corps sans vomissement, puis violent vertige suivi d'une céphalalgie pressive; avec nausées et anxiété. Nausées (4) — continuelles; dès qu'il aperçoit quelque aliment cuit. Envies de vomir, accompagnées de quelques haut-le-corps avec afflux de salive.

Estomac. Mollesse et malaise (2) — avec froid. Sensation de vide. Ardeur (4) — forte; violente ainsi que dans la gorge avec respiration oppressée; légère, montant peu à peu de l'estomac dans le gosier où elle devient extrêmement violente; s'étendant du bas-ventre à travers l'estomac jusque dans la bouche, avec afflux copieux de salive paraissant aussi brûlante que la chaleur quoique ce ne soit pas le cas. Chaleur intérieure, sans douleur, dans la région de l'estomac et du foie. Légère pression comme par suite d'une enflure. Douleur corrosive, brûlante. Sensation comme si l'estomac se retournait.

Épigastre. Oppression subite dans le creux de l'estomac, avec anxiété. Pression pinçante, par accès, au fond de l'épigastre, à une place entre le creux de l'estomac et les vertèbres. Douleur lancinante, sourde, à gauche, à côté du creux de l'estomac. Douleur intérieure, légèrement térébrante, à gauche, au dessus du creux de l'estomac, comme si l'on pressait sur une plaie.

Ventre en général. Gargouillemens (4) — comme produits par le vide; sonores avec tournoiement; — et murmures; sonores, sans émission de vents; avec pincemens dans la région de la vessie, dans la profondeur de laquelle se font aussi sentir quelques élancemens. Frissonnement intérieur dans le bas-ventre. Chaleur à travers le bas-ventre avec besoin d'aller à la selle, sans évacuation. Chaleur dans le bas-ventre s'étendant à travers l'estomac jusque dans la bouche, avec afflux copieux de salive paraissant brûlante. Brûlure dans le bas-ventre (4) — et l'anus après chaque selle; douloureuse; violente avec fort gargouillement, puis selle contenant du sang avec ardeur dans l'anus. Douleur sourde dans le bas-ventre et en même temps dans l'anus. Pincemens, puis besoin d'aller à la selle, mais il ne soit que des vents. Quelques élancemens dans le côté gauche. Tiraillemens très-saillans, passagers dans la région pubienne avec léger besoin d'aller à la selle. Déchiremens pinçans de peu de durée dans le tube intestinal. Douleur lancinante, sourde dans le côté gauche du bas-ventre, comme s'il y avait quelque mal. Térébration douloureuse dans le bas-ventre. (Voyez *Os et muscles du tronc, Matières fécales.*)

Région ombilicale. Sensation de brûlure. Espèce de pincement, et bientôt après selle copieuse, immédiatement suivie d'une seconde, et un quart d'heure après, sortie d'une grande quantité de vents puans.

Hypochondres. Sensation de chaleur dans l'hypochondre droit, non loin du creux de l'estomac. Chaleur intérieure, sans douleur, dans la région du foie et de l'estomac. Élancemens — dans le côté droit sous les fausses côtes; surtout dans la région du foie; dans le côté gauche, d'abord plutôt en haut puis en bas, dans la région des fausses côtes. Sensation comme si l'on passait le dos d'un couteau sur la région du foie, douleur pressive, violente. Fouillement dans le lobe droit du foie jusque dans le gauche, pendant lequel se manifeste un tiraillement douloureux tout à travers, et en même temps fouillement dans la région frontale. Violente douleur lancinante dans le côté droit au dessus des dernières côtes, puis aussi dans le côté gauche.

Région iliacale. Douleur au bord supérieur de l'ilion, non loin de l'épine supérieure antérieure.

Région lombaire. Douleur dans les reins avec frissonnemens. Douleur cruelle dans les reins, à gauche, dans la région de la symphyse sacro-iliaque.

Aines. Élancemens lents, sourds, par accès, au milieu de la région inguinale gauche.

Anus. Démangeaisons. Violent fourmillement comme produit par des vers. Brûlure (2) dans l'anus et le bas-ventre après chaque selle; douloureuse, comme un charbon ardent, avant d'aller à la selle contenant du sang. Douleur sourde et en même temps dans le bas-ventre.

Défécation. Besoin d'aller à la selle — avec gargouillemens dans le bas-ventre; violent, avec selle pénible et peu copieuse; léger, augmentant peu à peu, avec tiraillemens tressaillans, passagers dans la région pubienne, comme s'ils passaient du cordon spermatique jusqu'au pubis, sans évacuation, il ne sort que des vents. Épreintes avec chaleur à travers le bas-ventre. Constipation, et quand il a une selle, elle est solide et exige beaucoup d'efforts; elle devient ensuite plus facile; mais elle est toujours peu copieuse : plus la dose augmente, plus la constipation dure long-temps. (Voy. *Matières fécales.*)

RESPIRATION.

Poitrine en général. Picotemens à l'extérieur sur le côté droit. Quelques picotemens térébrans du dedans au dehors dans le côté droit. Quelques picotemens au dessus du cartilage xiphoïde. Brûlure (4) forte; sourde avec goût amer; aigre dans le gosier jusque dans l'arrière-bouche; douloureuse dans le côté gauche; comme s'il avait avalé de l'eau bouillante, sur le côté droit. Tension. Oppression (5), comme s'il y avait un lourd poids sur la poitrine; très-forte avec angoisses; — et étouffemens avec fièvre. Pression forte, douloureuse, oppressive, au milieu. Poitrine libre, légère, et vide. Élancemens (4) dans le côté droit entre la troisième et la quatrième côte; en avant, dans le milieu du côté droit, et en même temps toux fréquente avec expectoration; isolés, dans le côté gauche; pinçans derrière le cœur, vers le côté gauche, au fond et au milieu du corps. (Voy. *Peau du tronc, Os et muscles du tronc, Fièvre.*)

Respiration. — brève, pénible (4) avec ardeur violente dans la gorge et dans l'estomac; par suite d'un resserrement dans la gorge. Respiration plus facile qu'à l'ordinaire. Sifflement dans la trachée-artère. Haleine chaude. (Voy. *Fièvre.*)

Larynx. Grattement. (Voy. *Gorge.*)

Trachée-artère. Sifflemens.

Toux (3). — fréquente, avec expectoration et en même temps élancemens en avant dans le milieu du côté droit de la poitrine; violente; très-brève avec quelques quintes légères, puis larmoiement; exacerbant les haut-le-corps; nocturne, sèche, provoquée par un grattement, un râclement dans le larynx, troublant le sommeil.

Hoquets. Quelques hoquets.

Baillemens. — fréquens, faibles et en même temps larmoiement. (Voy. *Fièvre.*)

Eternuemens. — très-forts, de temps en temps, puis larmoiement; — en même temps céphalalgie lancinante, constrictive au dessus des yeux et paupières rouges comme dans le coryza, quoique ce dernier ne se déclare pas.

CIRCULATION.

Cœur. Battemens et en même temps sensation comme si toutes les veines [illegible] battaient. Sensation de chaleur dans les parties précordiales.

Vaisseaux. Pieds comme endormis. Douleur dans l'épaule droite jusque dans la poitrine, comme si la circulation du sang était arrêtée par une ligature trop fortement serrée; quelquefois aussi dans l'épaule gauche. (Voyez *Cœur, Fièvre.*)

Artères. Pulsations de toutes les artères avant de s'endormir.

Glandes. Sensation tensive, constrictive dans la parotide avec augmentation de la sécrétion de la salive de ce côté. Térébration brûlante dans les glandes, la parotide et la mâchoire inférieure. Les glandes sous-maxillaires sont douloureuses au toucher comme par suite d'une enflure. Douleur lancinante partant d'une molaire de la mâchoire inférieure du côté droit et s'étendant jusque dans les glandes sous-maxillaires.

CALORIFICATION.

Chaud. Chaleur fugace interrompue par des frissonnemens. Espèce de sensation de chaleur et de légère douleur dans la peau, par places, surtout au visage. Espèce de chaleur et sensation comme s'il allait se déclarer des fourmillemens, surtout, dans les jambes, après une sensation générale de froid. Chaleur et sueur avec toux nocturne, sèche, empêchant le sommeil. Chaleur plutôt intérieure; les mains, les lèvres, les joues et le front sont brûlans; mains toujours sèches et rudes; bouche presque toute sèche et collée par de la mucosité; soif modérée; appétit pour les mets succulens; pas de sueur : cet état reste le même pendant quinze jours. Chaleur dans la tête, insensible à l'extérieur (2) — avec sensation de froid; comme après avoir bu des spirituaux. Chaleur sans sueur réelle; et picotemens dans le front, à la suite d'un frisson instantané qui agite et réveille. Chaleur au front (3) — avec céphalalgie pressive dans la partie antérieure de la tête, et bientôt après froid continu sur le cuir chevelu; les cheveux même étant froids au toucher. Chaleur à la face (7) — fugace avec rougeur; avec prurit lancinant çà et là; seulement au toucher, avec rongeur; insensible à l'extérieur; brûlante, rapide avec froid au front, sans soif; avec joues rouges et brûlantes; avec frisson parcourant tout le corps, surtout les extrémités. Chaleur intérieure, sans douleur, dans la région de l'estomac et du foie. Sensation de chaleur dans l'hypochondre droit, non loin du creux de l'estomac; dans les parties précordiales. Chaleur dans le bas-ventre s'étendant à travers l'estomac jusque dans la bouche, avec afflux copieux de salive paraissant brûlante. Chaleur brûlante dans les plaies d'une main, le reste de la main étant entièrement froid. (Voy. *Estomac, Gorge, Ventre, Sueur, Fièvre,* etc.)

Froid. Sensibilité au froid. Frissonnemens sans soif et sans chaleur ensuite. Froid avec chair de poule et soif modérée. Froid pendant toute la journée. Froid par tout le corps. Horripilation par tout le corps (2) avec éructations à vide. Frissonnemens avec douleur dans les reins. Horripilation fébrile à travers tout le corps. Frisson parcourant tout le corps, surtout les extrémités, avec face brûlante. Frisson instantané qui agite et réveille; puis chaleur sans sueur réelle, et picotemens dans le front. Corps froid avec forte sueur à la tête et au visage qui sont brûlans au toucher. Sensation générale de froid, puis espèce de chaleur et sensation comme s'il allait se déclarer des fourmillemens surtout dans les jambes. Sensation de froid avec chaleur dans la tête, insensible à l'extérieur. Froid continu sur le cuir chevelu, après chaleur au front et céphalalgie pressive dans la partie antérieure de la tête, les cheveux mêmes étant froids au toucher. Froid au front avec chaleur brûlante, rapide des joues, sans soif. Frisson parcourant tout le dos (2) après sortie de vents courts, sans bruit. Froid dans l'estomac avec mollesse et malaise. Froid aux pieds. Le froid augmente les malaises et les douleurs. (Voyez *Fièvre.*)

Fièvre (3) — Chaleur fugace interrompue par des frissonnemens; état fébrile, sensation de malaise, anxiété, agitation, facilité à s'effrayer, respiration brève et enrouée, tremblement, fortes congestions du sang, yeux ternes et regard incertain, il lui semble que tout se meut autour de lui, l'air même : envie insurmontable de dormir avec bâillemens; horripilation d'un froid glacial sans tremblement; malaise continuel; — il est pris de frissonnemens violens et au bout d'une demi-heure, alternatives de chaud et de froid; ensuite oppression, étouffemens et transpiration abondante avec froid; — fréquens accès d'horripilations avec tremblement : ils passent vite sans être immédiatement suivis de chaleur et sans soif. Puis il est repris subitement de chaleur, surtout au visage, il lui semble qu'un air brûlant lui sort de la bouche et des narines, sans soif et avec sensation très-agréable dans tout le corps et tête libre. Les accès momentanés d'horripilation se répètent huit à dix fois, en peu de temps; les accès de chaleur sont plus rares, mais durent plus long-temps; — un frisson lui parcourt le dos comme si on l'inondait d'eau froide. Froid intérieur qui fait claquer les dents. La chaleur du poêle diminue le froid, mais ne le chasse pas entièrement. Il dure deux heures et cesse peu-à-peu. La chaleur s'établit ensuite, va en augmentant, et finalement il transpire un peu, surtout au front. *Les extrémités inférieures sont simplement chaudes. Soif. La chaleur et la sueur durent au plus trois quarts d'heure. La nuit suivante, il se déclare des élancemens dans la poitrine avec toux.*

SÉCRÉTION ET EXCRÉTION.

Sueur (5) — abondante ; au moindre effort ; au lit, ce qui ne lui était jamais arrivé ; avec chaleur et toux sèche empêchant le sommeil ; forte à la tête et au visage qui sont brûlans au toucher tandis que le reste du corps est froid ; forte sur la poitrine et dans les aisselles ; aux pieds, la plante étant humide contre l'ordinaire. (Voy. *Fièvre*.)

Larmes. Larmoiement — avec bâillement ; après éternuement ; après quelques quintes légères de toux. Larmes à la plus légère douleur ressentie dans une partie quelconque du corps, par exemple dans la main.

Chassie. — dans les angles externes des yeux.

Salive. Afflux de salive (2) — douceâtre ; abondant qui contracte presque la bouche, comme s'il y avait du métal ; copieux, paraissant brûlant, avec chaleur dans le bas-ventre, s'étendant à travers l'estomac jusque dans la bouche ; avec envies de vomir, accompagnées de quelques haut-le-corps. Augmentation de la sécrétion de la salive avec

sensation tensive, constrictive dans la parotide.

Crachats. Crachemens copieux avec goût dans la bouche comme de fruits mal mûrs. Il crache un sang rose qui vient des fosses nasales. Mucosité douce, fade. Malaise et régurgitation d'une mucosité amère.

Mucus nasal. Écoulement fréquent d'un mucus liquide, quoique épais, blanchâtre, transparent, quelquefois en gros morceaux, même en se mouchant doucement, sans coryza. Mucus visqueux d'un vert jaune.

Mucus buccal. Langue chargée et épaisse, le plus souvent jaunâtre, surtout au milieu et par derrière. Langue couverte d'un enduit blanc. Bouche collée par de la mucosité. (Voy. *Chaleur*.)

Matière fécales. Après forte dose, plusieurs selles dans la journée ; après plusieurs petites dose, constipation pendant quatre jours. Selle copieuse immédiatement suivie d'une seconde. Évacuation extraordinaire suivie d'un peu d'une seconde, mêlée de beaucoup de vents : dès cet instant, espèce de douleur brûlante dans le bas-ventre, laquelle dura huit jours et diminua ensuite peu à peu, mais y laissant un prurit se changeant par le grattement en une légère brûlure. Diarrhée brune, comme fermentée. Selle entièrement liquide après gargouillemens sonores dans le bas-ventre dix minutes après, gargouille-

mens encore plus violens suivis d'une selle copieuse, molle. Selle pénible et peu copieuse avec violent besoin. (Voy. *Défécation*.)

Urine — épaisse et troublée, comme de l'eau bourbeuse. Peu d'urine, quoique buvant beaucoup. Émission un peu plus copieuse, mêlée d'un peu de sang. Quelques gouttes d'urine seulement avec besoin continuel d'uriner, accompagné de cruelles brûlures dans le canal. (Voy. *Urètre*.)

Flatuosités. Sortie de vents courts, sans bruit, suivie d'une selle molle. Sortie de vents avec besoin d'aller à la selle sans évacuation. Beaucoup de vents puans, après deux selles copieuses. Quantité étonnante de vents à la suite de gargouillemens dans le bas-ventre, et bientôt après selle qui se renouvelle au bout d'une demi-heure. (Voy. *Ventre*.)

Hémorrhagie accidentelle. Deux forts saignemens de nez, quoique n'y étant pas sujet. (Voy. *Matières fécales*.)

Sang menstruel. Diminution des règles, mais elles reparaissent bientôt, irrégulières, tantôt plus abondantes, tantôt plus faibles. Règles un peu en retard, mais plus abondantes que jamais et coulant un jour de plus : trois ou quatre jours auparavant, pression douloureuse vers le bas comme si elles allaient paraître.

ORGANES DE LA REPRODUCTION.

Verge. Raideur un peu douloureuse sans désir de coït. Douleur tiraillante, battante, lancinante, par accès, vers l'extrémité (Voyez *Copulation*, *pollution*.)

Urètre. Brûlures (3) violentes ; seulement lorsqu'il n'urine pas et en même temps besoin d'uriner ; cruelles, avec besoin continuel d'uriner, ce besoin devient de plus en plus violent, comme si une grande quantité d'urine allait sortir, et en même temps tiraillemens de bas en haut. Sensation de serrement jusqu'au bout de l'urètre avec besoin d'uriner.

Testicules. Mouvement tournoyant, lent ; quelquefois un petit frémissement monte des cuisses dans les testicules, et alors le tournoiement recommence et augmente. Douleur légère de meurtrissure dans le testicule gauche.

COPULATION.

Copulation. Insensibilité aux plaisirs sexuels. Diminution de l'appétit sexuel ; pendant cinq jours, il n'éprouve pour ainsi dire aucun désir, puis cet appétit augmente, la verge restant néanmoins flasque.

Pollution. — au milieu de rêves voluptueux, mais faible émission de semence avec verge flasque : ensuite, raideur douloureuse de la verge et abattement.

<hr>

ÉTIOLOGIE.

RHYTHME.

Le jour. *Affections*, taciturnité. *Tête entière*, tête douloureuse. *Os et muscles des extrémités supérieures*, térébration principalement dans le bras droit. *Sommeil*, somnolence. *Appétit*, — manque. *Respiration*, — courte. *Vaisseaux*, douleur comme si la circulation du sang était arrêtée par une ligature trop fortement serrée, dans l'épaule droite jusque dans la poitrine. *Chaleur*, — fugace. *Froid*, —. *Testicule*, mouvement tournoyant, lent.

Le matin. *Corps entier*, (en s'éveillant) fatigue, accablement ; (assis) abattement de plus en plus fort jusqu'à ce qu'il s'endorme. *Tête entière*, tête vertigineuse ; (en se levant) vertige, comme hébétement. *Peau des extrémités supérieures*, rugosité de la peau des mains. *Peau des extrémités inférieures*, enflure des pieds. *Os et muscles en général*, les effets primitifs du médicament, surtout les douleurs des membres, l'abattement et la somnolence, paraissent acquérir plus d'intensité dans les dernières heures de la matinée. *Os et muscles du tronc*, douleur simple, comme de lassitude, mais cruelle cependant dans tout le dos, par accès fréquens. *Sommeil*, réveil comme en sursaut. *Appétit*, — grand. *Lèvres*, (en s'éveillant) douleur tensive, d'écorchure, à la commissure intérieure. *Chaleur*, — plus forte et interrompue par des frissonnemens ; (en se levant) chaleur plutôt intérieure. *Crachats*, (à jeun) beaucoup de mucosité dans la gorge. *Verge*, raideur un peu douloureuse, tensive, sans désir de coït. *Pollution*, — au milieu de rêves voluptueux avec émission de semence en très-petite quantité et verge flasque : ensuite raideur douloureuse de la verge avec abattement.

Avant-midi. *Corps entier*, malaise. *Audition*, claquement dans l'oreille, et à l'entrée de l'air, bruissement.

A midi. *Appétit*, — manque. *Chassie*, — dans les angles externes des yeux.

Après midi. *Peau des extrémités supérieures*, la peau des mains redevient naturelle.

Os et muscles du tronc, douleur simple comme dessitude, mais cruelle cependant dans tout le dos, par accès fréquens. *Sommeil*, sieste comme son habitude. *Hypochondres*, (assis) violente douleur, subite, lancinante, dans le côté droit au dessus des dernières côtes, puis dans le côté gauche. *Respiration*, — brève, pénible.

Le soir. *Corps entier*, malaise et incommodité générale. *Tête entière* (en lisant) douleurs comme si quelques parties du cerveau étaient comprimées entre des objets tranchans ; (en se mettant au lit) vertige tel qu'il ne peut se tenir debout. *Os et muscles des extrémités en général*, lassitude paralytique ; pesanteur continuelle. *Appétit*, boulimie. *Soif*, — pour l'eau froide. *Aines*, élancemens lents, sourds, par accès, au milieu de la région inguinale gauche. *Artères* (avant de s'endormir) pulsations de toutes les artères. *Fièvre*, — (2). *Sueur*, (après avoir marché) — forte sur la poitrine et dans les aisselles : violent prurit autour des mamelons. *Urètre*, besoin d'uriner accompagné d'une sensation de serrement jusqu'au bout de l'urètre ; besoin continuel d'uriner accompagné de cruelles douleurs dans le canal, avec émission de quelques gouttes d'urine seulement. *Testicules*, douleur légère de meurtrissure, du côté gauche.

La nuit. *Peau en général*, (au lit) horribles démangeaisons. *Peau des extrémités*, violentes douleurs dans les mains et les pieds comme s'il avait la gale ; (au lit) espèce de gale entre les doigts de la main droite causant un fort prurit. *Os et muscles*, grande agitation avec douleur pressive dans la cuisse droite et dans le bras droit. *Sommeil*, — troublé par des rêves sans suite ; par des élancemens en avant dans le milieu du côté droit de la poitrine ; par un frisson instantané suivi de chaleur sans sueur réelle. *Toux*, — sèche provoquée par un grattement dans le larynx, ne permettant pas de reposer ; fréquente avec expectoration. *Chaleur*, — plutôt intérieure. *Sueur*, (au lit) — ce qui ne lui était jamais arrivé.

Après minuit. *Os et muscles des extrémités inférieures*, (au lit) douleur très-violente, déchirante, tensive dans les mollets, qui disparaît presque entièrement après s'être levé. *Sommeil*, — troublé par un prurit dans la peau. *Sueur*, — abondante.

CAUSES IMPONDÉRABLES.

Au grand air. *Corps entier*, mieux être, après sensation d'abattement. *Vaisseaux* (par le froid) exacerbation d'une douleur comme si la circulation du sang était arrêtée par une ligature trop fortement serrée, dans l'épaule droite jusque dans la poitrine. *Larmes* (en marchant) larmoiement.

Au froid. *Corps entier*, Exacerbation des malaises et des douleurs. *Peau en général*, augmentation de la rougeur des taches sur la peau. (Voy. *Au grand air*.)

POSITIONS.

En repos. *Corps entier* (étendu) diminution de l'abattement et de la pesanteur qui se fait sentir dans tout le corps. *Os et muscles*, diminution d'une douleur tiraillante dans les membres, principalement dans les jambes, forçant à les étendre ; élancement dans les muscles de l'avant-bras gauche ; constriction spasmodique, indolente, du petit doigt et de l'annulaire de la main gauche.

Debout. *Os et muscles*, pression douloureuse à la plante du pied gauche.

Couché. *Corps entier*, mieux-être (2). *Os et muscles*, (— sur le membre) violente exacerbation d'une douleur pressive dans l'articulation de la cuisse droite. *Poitrine*, oppression comme s'il y avait un lourd poids dessus.

Assis. *Corps entier*, (le matin) abattement de plus en plus fort jusqu'à ce qu'il s'endorme. *Tête entière*, vertige (2). *Os et muscles du tronc*, douleur comme de brisure dans la colonne vertébrale ; cessation d'une douleur simple, comme de lassitude, mais cruelle cependant, dans tout le dos, par accès fréquens (en étant assis, recourbé en arrière et appuyé contre quelque objet) ; exacerbation d'une douleur au bord supérieur de l'ilion, non loin de l'épine supérieure antérieure. *Os et muscles des extrémités inférieures*, (au lit) douleur très-violente, déchirante, tensive dans les mollets, qui disparaît presque entièrement après s'être levé. *Sommeil*, — troublé par un prurit dans la peau. *Sueur*, — abondante.

* rieures*, douleur pressive dans la hanche gauche ; élancemens, par accès, dans les muscles de la cuisse droite ; quelques élancemens, extérieurement, au genou gauche. *Ventre en général*, quelques élancemens dans le côté gauche. *Hypochondres*, (après-midi) violente douleur subite, lancinante dans le côté droit au dessus des dernières côtes, puis dans le côté gauche. *Poitrine*, oppression comme s'il y avait un lourd poids dessus ; (en expirant) quelques picotemens térébrans du dedans au dehors dans le côté droit.

Appuyé. *Tête entière*, (la tête appuyée en avant) diminution des vertiges.

FONCTIONS.

Après repas. *Corps entier*, cessation d'un malaise. *Gustation*, cessation d'un goût amer dans la bouche, depuis la gorge jusqu'au nez. *Gorge*, exacerbation de grattemens. *Nausées*, — et malaises avec anxiété.

Avant repas. *Appétit*, répugnance pour toute espèce d'alimens.

En mangeant. *Gustation*, le goût redevient naturel ; cessation d'un goût répugnant, brûlant, douceâtre dans la bouche.

Après avoir bu. *Gorge*, sensation de brûlure ; *Chaleur*, (— du vin) — de la face.

Par le mouvement. *Tête entière*, (en se levant de son siège) vertige comme si tout tournait ; exacerbation d'une pesanteur douloureuse, qui devient alors comme tournoyante. *Vision*, (en levant les yeux en haut) augmentation d'une pression sur le globe de l'œil (en abaissant les yeux) diminution d'une pression sur le globe de l'œil. *Peau de la tête*, (en montant rapidement l'escalier) petits picotemens dans la peau du front. *Peau des extrémités inférieures*, (en marchant) douleurs violentes dans les pieds qui sont un peu enflés. *Os et muscles en général*, (en se remuant et en marchant) craquemens dans les articulations, exacerbation d'une douleur tiraillante dans les membres, principalement dans les jambes, forçant à les étendre. *Os et muscles du tronc*, (en marchant) douleur simple, comme de lassitude, mais cruelle cependant, dans tout le dos, par accès fréquens; douleur dans la nuque (**en la remuant**); **en marchant**) diminution d'une douleur au bord supérieur de l'ilion, non loin de l'épine supérieure antérieure. *Os et muscles des extrémités supérieures* (— **rapide du bras**) diminution d'une douleur térébrante, se faisant sentir principalement dans le bras droit; (**en remuant le bras**) douleur pressive dans les muscles du bras; cessation de quelques élancemens dans les muscles de l'avant-bras gauche; douleur pressive dans les muscles de l'avant-bras droit; (**en pliant le bras**) douleur pressive sous l'articulation du coude; exacerbation d'une douleur continue dans l'articulation de la main droite; (**en soulevant quelque objet**) fort tremblement de la main gauche, comme si elle avait été frappée d'apoplexie; cessation d'une douleur pressive à l'index de la main gauche. *Os et muscles des extrémités inférieures*, (**en marchant**) douleur de brisure dans les muscles antérieurs des cuisses; (**en étendant les pieds**) faible diminution de douleurs violentes dans les cuisses comme si on les comprimait: cette douleur qui s'exacerbe par un peu de mouvement, diminue par un mouvement continu; (**en marchant**) déchirement dans le côté droit du genou; pincement pressif le long de l'os du tibia droit; tension dans le mollet droit. *Dents* (**pendant une promenade**) légers battemens et tiraillemens non continus. *Région lombaire*, (**en se baissant**) douleur cruelle à gauche, dans la région de la symphyse sacro-iliaque. *Poitrine*, cessation de quelques picotemens térébrans du dedans au dehors. *Larmes* (**en marchant au grand air**) larmoiement.

Après mouvement. *Corps entier*, (**après avoir un peu marché**) lassitude extraordinaire et embarras dans la tête. *Tête entière*, (**après promenade**) céphalalgie; (**après être rentré chez soi**) douleur tournoyante, térébrante qui commence dans le côté droit de la tête, rend douloureuses les deux tempes, et finit par s'étendre sur toute la tête après s'être mis au lit. *Sueur*, (**vers le soir**) — forte sur la poitrine et dans les aisselles: violent prurit autour des mamelons.

En respirant. *Olfaction*, sifflemens dans le nez, une narine étant obstruée. *Poitrine*, tension; élancemens en avant dans le milieu du côté droit. *Trachée-artère* (**couché**) sifflemens.

En lisant. *Tête entière*, (**le soir**) douleurs comme si quelques parties du cerveau étaient comprimées entre des objets tranchans.

En urinant. Violentes brûlures dans l'urètre, comme s'il lâchait de l'eau chaude.

En toussant. *Hypochondres*, exacerbation d'élancemens dans le côté gauche. *Poitrine*, élancemens en avant dans le milieu du côté droit. *Larmes*, larmoiement.

En avalant. Exacerbation d'une forte douleur de gorge. Sensation d'un corps étranger dans la gorge. Gorge sèche et aride.

En touchant. *Os et muscles*, exacerbation d'une douleur térébrante se faisant sentir principalement dans le bras droit; exacerbation d'une douleur de brisure dans les muscles antérieurs des cuisses.

En pressant. *Région frontale*, diminution d'un fouillement. *Os et muscles*, diminution d'une douleur au bord supérieur de l'ilion, non loin de l'épine supérieure antérieure; (**sur la partie affectée**) exacerbation d'un tressaillement par secousses très-douloureux dans le pouce droit. *Epigastre*, douleur au dessous du creux de l'estomac, comme si l'on pressait sur une plaie. *Hypochondres*, douleur comme d'une ancienne blessure à l'endroit d'un fouillement pendant lequel se manifeste un tiraillement douloureux.

Après selle. *Ventre*, brûlure dans le bas-ventre et l'anus; (— **mêlée de sang**) espèce de douleur brûlante dans le bas-ventre.

COTÉS DROIT ET GAUCHE.

Du côté droit. *Région frontale*, céphalalgie martelante. *Région verticale*, légère céphalalgie. *Région pariétale*, pression douloureuse, s'étendant jusque dans les molaires de la mâchoire inférieure à gauche. *Région temporale*, céphalalgie pressive du dedans au dehors; vers l'os temporal; lancinante. *Vision*, tiraillement douloureux, vers le haut, intérieurement. *Audition*, sensation brûlante; élancement dans le lobule. *Peau de la tête*, petits boutons derrière l'oreille. *Peau des extrémités supérieures*, espèce de gale entre les doigts de la main, causant un fort prurit; picotemens fourmillans dans le pouce, vers l'index. *Os et muscles du tronc*, élancemens se succédant rapidement dans le dos. *Os et muscles des extrémités supérieures*, secousse subite, douloureuse dans le bras; pincement dans la partie charnue du bras, au milieu de la partie interne; douleur pressive dans le bras; tiraillement douloureux dans l'articulation du coude; douleur pressive dans les muscles de l'avant-bras, près de l'articulation de la main; douleur dans l'articulation de la main; serrement subit dans la main, l'empêchant d'en faire usage; violentes crampes dans la main, surtout dans les doigts; élancement dans la main; élancement dans l'index; tressaillement par secousses, très-douloureux dans le pouce; douleur battante dans le médius, comme intérieurement dans les os. *Os et muscles des extrémités inférieures*, douleur pressive dans la hanche; élancemens par accès dans les muscles de la cuisse; douleur lancinante, par accès, à la cuisse, intérieurement, à côté des parties génitales; douleur pressive dans la cuisse; pression douloureuse dans l'articulation de la cuisse; tiraillement douloureux dans la cuisse; élancement dans le genou; douleurs tiraillantes dans la jambe; pincement pressif le long de l'os du tibia; inflammation érysipélateuse au tibia, accompagnée d'une violente douleur brûlante; tension dans le mollet. *Dents*, petits élancemens de haut en bas dans les dents supérieures; douleur lancinante dans une molaire de la mâchoire inférieure, s'étendant jusque dans les glandes sous-maxillaires. *Hypochondres*, sensation de chaleur; élancemens sous les fausses côtes. *Poitrine en général*, picotemens à l'extérieur; quelques picotemens térébrans, du dedans au dehors; brûlure, comme s'il avait avalé de l'eau bouillante; élancemens. *Vaisseaux* douleur dans l'épaule jusque dans la poitrine, comme si la circulation du sang était arrêtée par une ligature trop fortement serrée.

Du côté gauche. *Région frontale*, céphalalgie pressive au dessus de l'œil; lancinante, sourde; lancinante, déchirante extérieurement. *Région occipitale*, douleur comme si l'on pressait fortement sur une plaie. *Région temporale*. Céphalalgie pressive, près de l'oreille; battante dans la tempe gauche; lancinante extérieurement. *Vision*, sensation de brûlure. *Audition*, violent élancement. *Peau en général*, espèce de tressaillement à différentes parties du corps. *Peau de la tête*, brûlure à la tempe; fortes démangeaisons dans la joue. *Peau des extrémités supérieures*, places rouges, parsemées de points également rouges, mais sans élévation, causant une sensation brûlante, au bras; ligne rouge, relevée comme une callosité, à travers l'avant-bras; picotemens brûlans au bout des doigts de la main; déchirement pruriteux, passager dans l'annulaire. *Peau des extrémités inférieures*, ampoule blanche avec bord rouge, causant des douleurs brûlantes, en avant sur le genou. *Os et muscles de la tête*, battement et tressaillement dans les muscles de la mâchoire supérieure; térébration brûlante dans la mâchoire inférieure; accès de douleurs pressives intérieurement dans la joue, à l'endroit où les dents se touchent. *Os et muscles du tronc*, constriction spasmodique des muscles abdominaux avec douleur brûlante. *Os et muscles des extrémités supérieures*, élancemens dans les muscles de l'avant-bras, du dedans au dehors; déchirement battant, intérieur, au métacarpe du côté du petit doigt; douleur pressive à l'index; raideur douloureuse, tiraillante, de paralysie dans le pouce et l'index; déchirement dans le médius; constriction spasmodique, indolente du petit doigt et de l'annulaire. *Os et muscles des extrémités inférieures*, quelques élancemens, extérieurement, au genou; tiraillemens pressifs au côté externe de l'articulation du genou; pression douloureuse à la plante du pied. *Dents*, pression douloureuse dans les molaires de la mâchoire inférieure; odontalgie à la mâchoire inférieure; douleur lancinante dans une molaire antérieure de la mâchoire inférieure, vers l'oreille. *Epigastre*, douleur lancinante, sourde, à côté du creux de l'estomac; douleur intérieure, légèrement térébrante, au dessus du creux de l'estomac. *Ventre en général*, quelques élancemens; douleur lancinante, sourde dans le bas-ventre, comme s'il y avait quelque mal. *Hypochondres*, élancemens dans la région des fausses côtes. *Région lombaire*, douleur cruelle dans la région de la symphise sacro-iliaque. *Aines*, élancemens lents, sourds, par accès, au milieu de la région inguinale. *Poitrine en général*, brûlure douloureuse; élancemens isolés, pinçans derrière le cœur. *Testicules*, légère douleur de meurtrissure.

NATURE DES SENSATIONS.

Anxiété dans le corps entier.

Ardeur dans les lèvres; dans la gorge; dans l'estomac; dans les hypochondres.

Battemens dans la région frontale, temporale; dans les os et muscles en général; dans les dents; dans la région du cœur; dans la verge.

Brisure dans les os et muscles en général.

Brûlure dans les yeux; dans les oreilles; dans le nez; dans la peau de la tête, du tronc; des extrémités en général; dans les lèvres; dans la langue; dans le palais; dans la gorge; dans la cavité buccale; dans l'estomac; dans le ventre en général; dans la région ombilicale; dans l'anus; dans la poitrine en général; dans l'urètre.

Constriction dans la tête entière; dans la région frontale, occipitale; dans le nez; dans les os et muscles du tronc, des extrémités supérieures, des extrémités inférieures; dans la gorge; dans les glandes; dans l'urètre.

Crampes dans les os et muscles des extrémités supérieures.

Craquemens dans les oreilles; dans les os et muscles de la tête, du tronc, des extrémités en général.

Déchiremens dans la région frontale; dans la peau des extrémités supérieures, des extrémités inférieures; dans le ventre en général.

Démangeaisons dans la peau en général; dans l'anus.

Écorchure (douleur d') dans les lèvres; dans la langue; dans la cavité buccale.

Élancemens dans la région frontale, temporale; dans les oreilles; dans la peau de la tête, du tronc, des extrémités inférieures; dans les os et muscles en général; dans les dents; dans la langue; dans le palais; dans l'épigastre; dans le ventre en général; dans les hypochondres; dans les aines; dans la poitrine en général; dans la verge.

Embarras dans la tête entière.

Faiblesse dans le corps entier; dans les os et muscles en général.

Fouillement dans la région frontale; dans les hypochondres.

Fourmillemens dans le nez; dans la peau de la tête, du tronc, des extrémités en général; dans les lèvres; dans le palais; dans l'anus.

Gargouillemens dans le ventre en général.

Inflammation dans les yeux; dans les os et muscles des extrémités inférieures.

Meurtrissure (douleur de) dans les testicules.

Pesanteur dans la tête entière; dans les os et muscles des extrémités en général.

Picotemens dans la peau en général; dans les lèvres; dans la poitrine en général.

Pincemens dans les os et muscles en général; dans la langue, dans le ventre en général; dans la région ombilicale; dans la poitrine en général.

Pression dans la tête entière; dans la région frontale, occipitale, verticale, pariétale, temporale; dans les yeux; dans les oreilles; dans les os et muscles de la tête, des extrémités supérieures, des extrémités inférieures; dans les dents; dans l'estomac; dans l'épigastre; dans les hypochondres dans la poitrine en général.

Prurit dans les oreilles; dans la peau de la tête, du tronc, des extrémités supérieures.

Raideur dans les os et muscles des extrémités supérieures; dans la verge.

Sécheresse du nez; des mains, de la gorge, de la bouche.

Spasmodiques (douleurs) dans les os et muscles du tronc, des extrémités supérieures.

Tension dans la tête entière; dans la région frontale; dans la peau de la tête; dans les os et muscles des extrémités inférieures; dans les lèvres; dans la poitrine en général; dans les glandes.

Térébration dans la tête entière; dans les os et muscles en général; dans l'épigastre; dans le ventre en général; dans les glandes.

Tiraillemens dans la région verticale, temporale; dans les yeux; dans les os et muscles de la tête, du tronc, des extrémités en général; dans les dents; dans le ventre en général; dans la verge.

Tranchantes (douleurs) dans la tête entière; dans les os et muscles en général.

Tremblement dans les os et muscles en général.

Tressaillemens dans la région frontale; dans la peau en général; dans les os et muscles des extrémités supérieures; dans les lèvres; dans les gencives; dans le ventre en général.